Fortschritte der operativen Dermatologie
Band 1

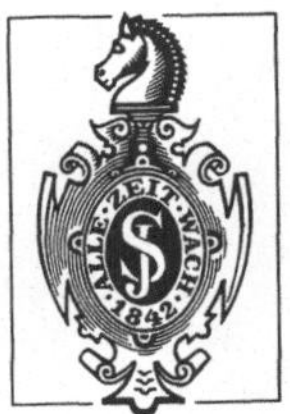

Operative Dermatologie im Kopf-Hals-Bereich

Herausgegeben von
R. P. A. Müller, H. C. Friederich und J. Petres

Mit 229 Abbildungen und 50 Tabellen

Springer-Verlag
Berlin Heidelberg New York Tokyo 1984

Dr. R. P. A. Müller
Prof. Dr. J. Petres
Hautklinik, Städtische Kliniken Kassel
Mönchebergstraße 41/43, D-3500 Kassel

Prof. Dr. H. C. Friederich
Zentrum für Hautkrankheiten am Klinikum
der Universität Marburg, Deutschhausstraße 9
D-3550 Marburg

ISBN-13:978-3-540-12982-0   e-ISBN-13:978-3-642-69433-2
DOI: 10.1007/978-3-642-69433-2

CIP-Kurztitelaufnahme der Deutschen Bibliothek
Operative Dermatologie im Kopf-Hals-Bereich/
hrsg. von R. P. A. Müller ... – Berlin ;
Heidelberg ; New York ; Tokyo : Springer, 1984.
(Fortschritte der operativen Dermatologie ; Bd. 1)
ISBN-13:978-3-540-12982-0

NE: Müller, Roland P. A. [Hrsg.]; GT

Vorwort

Die operative Dermatologie ist ein festes, unveräußerliches Teilstück der allgemeinen dermatologischen Klinik und Dermatotherapie. Dem Studenten wird sie als integrierender Bestandteil des Gegenstandskatalogs für „Dermatologie, Venerologie und Andrologie" im 2. Abschnitt des Medizinstudiums gelehrt. Umfassender ist das dermato-chirurgische Programm, das der in der Hautklinik tätige Assistent während der Weiterbildung zum Arzt für Hautkrankheiten durchläuft, das seit 1980 Inhalt der „Weiterbildungsordnung" ist.

Programm und Methodik der operativen Dermatologie orientieren sich an einer alten europäischen dermato-chirurgischen Tradition. Die lange und wechselvolle Geschichte der operativen Dermatologie in den Ländern des deutschen Sprachgebietes beschreibt *Kleine-Natrop* im vorliegenden Band. Die heute von Dermatologen deutscher Sprache ausgeführte operative Dermatologie stellt nichts anderes dar, als eine an der internationalen Norm orientierte und ergänzte Weiterführung der therapeutischen Tradition der großen Dermatologenschulen des beginnenden 20. Jahrhunderts.

Die operative Dermatologie befaßt sich klinisch und experimentell mit der Theorie und Praxis der „Behandlung von Hautkrankheiten durch Ausschneidung" einschließlich der nachfolgenden Defektdeckung. Die notwendige Radikalität der Eingriffe bestimmt die Art der Operation, nicht das am Abschluß der Therapie wahrscheinlich zu erwartende Körperbild. Das posttherapeutisch entstandene Körperbild ist ein wichtiger Bestandteil aller dermatologischen Heilpläne, aber nicht der entscheidende. Für jede Indikation existieren mehrere operationstechnische Lösungen. Eingesetzt wird das risikoärmste und erfolgversprechendste Verfahren.

Das heute an allen dermatologischen Ausbildungsstätten betriebene Facharzttraining schafft die technischen Voraussetzungen dafür, daß die Entscheidung und praktische Ausführung einer Therapie mit Stahl, Strahl, Elektro-, Kryo- und Chemo-Chirurgie samt der feingeweblichen Diagnostik – auch der intraoperativen – in einer Hand vereinigt bleibt, bzw. einem immer gleichbleibenden Team zugeordnet werden kann. Das Ziel eines solchen Vorhabens ist es, den Dermatologen in die Lage zu versetzen, Hautkranke, die der dermato-chirurgischen Versorgung bedürfen, diagnostisch zu erfassen und hinsichtlich der Therapie richtig zu gewichten. Er wird den Kranken dann der eigenen oder einer interdisziplinären Behandlung zuführen, mit dem Ziel, diese technisch optimal auszuführen, um die von Arzt und Patienten gewünschte Heilung zu gewährleisten.

Sinn der seit 1978 jährlich stattfindenden Kongresse der „Vereinigung für operative Dermatologie" ist es, den Dermatologen fachspezifische neue Impulse zu vermitteln, moderne Behandlungsmethoden aufzugreifen und zu diskutieren, an alt erprobte Behandlungsmethoden zu erinnern, und sie mit den Ergebnissen neuer Techniken zu vergleichen, die experimentelle operative Dermatologie zu fördern, das interdisziplinäre Gespräch mit den übrigen, ebenfalls an der Hautchirurgie beteiligten Fächern zu pflegen. Die „Vereinigung für operative Dermatologie" knüpft damit an eine alte dermatologische Tradition an, die von Schreus erfolgreich in der „Deutschen Gesellschaft für ästhetische Medizin" begonnen und durch fachspezifische Neuentwicklungen abgelöst wurde.

Lebendiger Ausdruck dieser Entwicklung soll die Initiierung der Reihe „Fortschritte der operativen Dermatologie" mit dem vorgelegten ersten Band sein. Er befaßt sich mit der operativen Therapie im Kopf- und Halsbereich. Aufbauend auf eine Schilderung der Klinik und Diagnostik der Tumoren dieser Hautregionen werden die Fortschritte der operativen Dermatologie bei der Behandlung dort lokalisierter benigner, semimaligner und maligner Tumoren beschrieben. Den Indikationen, der Behandlungstechnik und den Ergebnissen der Laser-Therapie ist ein weiterer Abschnitt gewidmet.

Die „Fortschritte der operativen Dermatologie" stellen eine Plattform dar, auf der künftig der Stand des Erreichten zusammen mit den Ausblicken auf die bevorstehende Weiterbildung der operativen Dermatologie von erfahrenen Fachvertretern einem größeren Interessentenkreis vorgestellt wird.

Wenn der am Hautorgan behandelnde Arzt, durch das Studium dieses Bandes angeregt, die darin enthaltenen Fortschritte kundig sichtet und in sein eigenes therapeutisches Programm aufnimmt, kommt eine erfolgversprechende, risikolose Therapie zustande, die den Operierenden und Behandelten gleichermaßen befriedigt.

An dieser Stelle ist es ein besonderes Anliegen der Herausgeber den Autoren für ihre engagierte Mitarbeit zu danken. Erst durch sie konnte dieses Werk entstehen.

Dem Springer-Verlag gebührt besonderer Dank für die hervorragende Ausstattung dieses ersten Bandes der „Fortschritte der operativen Dermatologie" und für die Bereitschaft diese Reihe weiterhin verlegerisch zu betreuen.

Kassel/Marburg, 1984   R. P. A. Müller
                                              H. C. Friederich
                                              J. Petres

Inhaltsverzeichnis

Mitarbeiterverzeichnis

Prof. Dr. med. P. ALTMEYER
Zentrum der Dermatologie und Venerologie, Klinikum der Johann-Wolfgang-Goethe-Universität,
Theodor-Stern-Kai 7, 6000 Frankfurt/Main 70

Dr. H. H. ALZIN
Urologische Universitätsklinik, 6650 Homburg/Saar

Prof. Dr. med. R. ARBOGAST
Chirurgische Klinik und -Poliklinik der Universität Würzburg,
Josef-Schneider-Straße 2, 8700 Würzburg

Prof. Dr. med. W. AUST
Augenklinik der Städtischen Kliniken Kassel,
Möncheberstraße 41–43, 3500 Kassel

Dr. med. F. BAHMER
Universitäts-Hautklinik, 6650 Homburg/Saar

Prof. Dr. med. B.-R. BALDA
Klinik für Dermatologie und Allergologie, Zentralklinikum
Augsburg, Stenglinstraße, 8900 Augsburg

Dr. med. A. BLANK
Dermatologische Klinik, Universitätsspital Zürich, Gloriastraße 31,
CH-8091 Zürich

Prof. Dr. Dr. h. c. O. BRAUN-FALCO
Dermatologische Klinik und Poliklinik der Universität München,
Frauenlobstraße 9–11, 8000 München 2

Priv.-Doz. Dr. med. E. W. BREITBART
Universitäts-Hautklinik, Martinistraße 52, 2000 Hamburg 20

Dr. med. H. BREUNINGER
Abteilung Dermatologie I, Universitäts-Hautklinik,
Liebermeisterstraße 25, 7400 Tübingen

Dr. med. R. BRUNNER
Dermatologische Klinik und Poliklinik der Universität München,
Frauenlobstraße 9–11, 8000 München 2

Dr. med. P. BUMM
Hals-Nasen-Ohren-Klinik, Zentralklinikum Augsburg,
Stenglinstraße, 8900 Augsburg

Dr. med. C. CHMELIZEK-FEURSTEIN
HNO-Abteilung, Landeskrankenanstalten Salzburg,
Müllner Hauptstraße 48, A-5020 Salzburg

Prof. Dr. med. E. CHRISTOPHERS
Universitäts-Hautklinik, Schittenhelmstraße 7, 2300 Kiel

Dr. med. L. CLODIUS
Dermatologische Klinik, Universitätsspital Zürich, Gloriastraße 31,
CH-8091 Zürich

Dr. med. M. DESCHLER
Dermatologische Klinik und Poliklinik der Universität München,
Frauenlobstraße 9–11, 8000 München 2

Priv.-Doz. Dr. med. E. DIEM
I. Universitäts-Hautklinik, Alserstraße 4, A-1090 Wien

Prof. Dr. med. W. DRAF
Klinik für Hals-Nasen-Ohrenkrankheiten und Plastische Gesichts-
chirurgie, Städtische Kliniken Fulda, Pacelliallee 4, 6400 Fulda

Dr. med. H. DREPPER
Abteilung für Gesichts- und plastische Chirurgie, Fachklinik Hornheide, Dorbaumstraße 300, 4400 Münster-Handorf

Dr. med. I. EFFENDY
Zentrum für Hautkrankheiten am Klinikum der Universität
Marburg, Deutschhausstraße 9, 3550 Marburg

Prof. Dr. med. F. EHRING
Fachklinik Hornheide, Dorbaumstraße 300, 4400 Münster-Handorf

Dr. med. B. ESSER
Rathausstraße 3, 4770 Soest

Dr. rer nat. F. FRANK
MBB-AT GmbH, 8000 München

Prof. Dr. med. H. C. Friederich
Zentrum für Hautkrankheiten am Klinikum der Universität Marburg, Deutschhausstraße 9, 3550 Marburg

Dr. med. A. Grösser
Dermatologische Klinik und Poliklinik der Universität München, Frauenlobstraße 9–11, 8000 München 2

Dr. med. W. Groth
Universitäts-Hautklinik, Joseph-Stelzmann-Straße 9, 5000 Köln 41

Dr. med. K. Gründer
Klinik für Dermatologie und Venerologie, Medizinische Hochschule Lübeck, Ratzeburger Allee 160, 2400 Lübeck

Dr. med. L. Häussermann
Universitäts-Hautklinik, Joseph-Stelzmann-Straße 9, 5000 Köln 41

Dr. rer. nat. D. Haina
Gesellschaft für Strahlen- und Umweltforschung mbH,
8000 München

Dr. med. S. Halber
Hautklinik am Klinikum Minden, Portastraße 7–9, 4950 Minden

Dr. med. H. Hamm
Universitäts-Hautklinik, von-Esmarch-Straße 56, 4400 Münster

Prof. Dr. med. E. Haneke
Dermatologische Universitäts-Klinik, Hartmannstraße 14,
8520 Erlangen

Dr. med. M. Hartmann
Zähringer Straße 14, 7800 Freiburg i. Br.

Prof. Dr. med. M. Hundeiker
Fachklinik Hornheide, Dorbaumstraße 300, 4400 Münster-Handorf

Dr. med. H. Jung
Klinikum der Johann-Wolfgang-Goethe-Universität, Zentrum der Zahn-, Mund- und Kieferchirurgie,
Theodor-Stern-Kai 7, 6000 Frankfurt/Main 70

Dr. med. D. Kastor
Hautklinik der Universität Göttingen,
v.-Siebold-Straße 3, 3400 Göttingen

Dr. med. R. Kaufmann
Hautklinik, Städtische Kliniken Darmstadt,
Heidelberger Landstraße 379, 6100 Darmstadt

Prof. Dr. med. H. Kerl
Universitätsklinik für Dermatologie und Venerologie,
Auenbruggerplatz 8, A-8036 Graz

OMR Prof. Dr. Dr. Dr. med. h. c. H. E. Kleine-Natrop
Hautklinik der Medizinischen Akademie „Carl Gustav Carus",
Fetscherstraße 74, DDR-8019 Dresden

Prof. Dr. med. O. Klinge
Institut für Pathologie, Städtische Kliniken Kassel,
Mönchebergstraße 41–43, 3500 Kassel

Dr. med. H. Kneifel
Universitätsklinik für Dermatologie und Venerologie,
Auenbruggerplatz 8, A-8036 Graz

Dr. med. B. Konz
Dermatologische Klinik und Poliklinik der Universität München,
Frauenlobstraße 9–11, 8000 München 2

Dr. med. Ch. Kuehnl-Petzoldt
Einsendungslabor für Hauthistologie, Rosastraße 9,
7800 Freiburg i. Br.

Prof. Dr. med. E. Landes
Hautklinik, Städtische Kliniken Darmstadt,
Heidelberger Landstraße 379, 6100 Darmstadt

Priv.-Doz. Dr. med. M. Landthaler
Dermatologische Klinik und Poliklinik der Universität München,
Frauenlobstraße 9–11, 8000 München 2

Dr. A. Langehenke
Dermatologische Klinik und Poliklinik der Universität München,
Frauenlobstraße 9–11, 8000 München 2

Dr. med. W. Lehnert
Dermatologische Klinik und Poliklinik des Bereichs Medizin
(Charité) der Humboldt-Universität,
Schumannstraße 20/21, DDR-1040 Berlin

Dr. med. R. P. A. MÜLLER
Hautklinik der Städtischen Kliniken Kassel,
Mönchebergstraße 41–43, 3500 Kassel

Dr. med. D. L. MUNZ
Zentrum Radiologie, Abteilung für Allgemeine Nuklearmedizin,
Klinikum der Johann-Wolfgang-Goethe-Universität,
Theodor-Stern-Kai 7, 6000 Frankfurt/Main 70

Dr. med. D. NEUKAM
Hautklinik Linden der Medizinischen Hochschule Hannover,
Ricklinger Straße 5, 3000 Hannover 91

Dr. med. F. W. NEUKAM
Klinik für Mund-, Kiefer- und Gesichtschirurgie, Medizinische
Hochschule Hannover,
Konstanty-Gutschow-Straße 8, 3000 Hannover 61

Dr. med. P. PÄUSER
Pathologisches Institut der Universität Dortmund, Virchowstraße 3,
4600 Dortmund 30

Dr. A. PETERS
Fachklinik Hornheide, Abteilung für Gesichts- und plastische
Chirurgie, Dorbaumstraße 300, 4400 Münster

Prof. Dr. med. J. PETRES
Hautklinik der Städtischen Kliniken Kassel,
Mönchebergstraße 41–43, 3500 Kassel

Dr. med. M. PFULG
Dermatologische Klinik, Universitätsspital Zürich, Gloriastraße 31,
CH-8091 Zürich

Dr. med. H. RASOKAT
Universitäts-Hautklinik, Joseph-Stelzmann-Straße 9, 5000 Köln 41

Dr. med. H.-J. RAUCH
Universitätsklinik für Dermatologie und Venerologie,
Auenbruggerplatz 8, A-8036 Graz

Dr. med. W. REBLING
Pathologisches Institut der Universität Dortmund, Virchowstraße 3,
4600 Dortmund 30

Dr. med. M. ROTHENSTEIN
Universitäts-Hautklinik, Martinistraße 52, 2000 Hamburg 20

Prof. Dr. med. Dr. rer. nat. K. SALFELD
Hautklinik am Klinikum Minden, Portastraße 7–9,
4950 Minden

Dr. med. H. SCHIBLI
Dermatologische Klinik, Universitätsspital Zürich, Gloriastraße 31,
CH-8091 Zürich

Dr. med. W. SCHMELLER
Klinik für Dermatologie und Venerologie, Medizinische Hochschule Lübeck, Ratzeburger Allee 160, 2400 Lübeck 1

Prof. Dr. sc. med. H. SCHUBERT
Hautklinik der Medizinischen Akademie,
Postfach 434, DDR-5010 Erfurt

Dr. med. H. SCHULZ
Louise-Schröder-Straße 20, 4619 Bergkamen

Dr. med. V. SEIPP
Frankfurter Straße 3, 6100 Darmstadt

Dr. med. W. SEIPP
Elisabethenstraße 11, 6100 Darmstadt

Univ.-Doz. Dr. med. O. STAINDL
HNO-Abteilung, Landeskrankenanstalten Salzburg,
Müllner Hauptstraße 48, A-5020 Salzburg

Dr. U. STEINKE
Zentrum für Hautkrankheiten am Klinikum der Universität
Marburg, Deutschhausstraße 9, 3550 Marburg

Dr. W. STERRY
Universitäts-Hautklinik, Joseph-Stelzmann-Straße 9,
5000 Köln 41

Dr. D. E. TANG
Universitäts-Hautklinik, 6650 Homburg/Saar

Dr. med. H. TILKORN
Abteilung für Gesichts- und plastische Chirurgie, Fachklinik Hornheide, Dorbaumstraße 300, 4400 Münster

Prof. Dr. med. H. TRITSCH
Universitäts-Hautklinik, Joseph-Stelzmann-Straße 9,
5000 Köln 41

Dr. med. A. VALAVANIS
Dermatologische Klinik, Universitätsspital Zürich, Gloriastraße 31,
CH-8091 Zürich

Dr. med. E. VOGT
Zentrum für Hautkrankheiten am Klinikum der Universität
Marburg, Deutschhausstraße 9, 3550 Marburg

Dr. med. G. WAGNER
Universitäts-Hautklinik, Joseph-Stelzmann-Straße 9, 5000 Köln 41

Prof. Dr. med. W. WAIDELICH
Institut für Medizinische Optik, Universität München,
8000 München

Dr. med. C. WALTER
Klinik am Rosenberg, Plastische Wiederherstellungschirurgie,
Gesichtschirurgie, HNO, CH-9410 Heiden bei St. Gallen

Prof. Dr. Dr. H. WEERDA
Hals-Nasen-Ohrenklinik der Universität,
Killianstraße 5, 7800 Freiburg i. Br.

Priv.-Doz. Dr. med. S. WELKE
Hautklinik der Christian-Albrechts-Universität Kiel,
Schittenhelmstraße 7, 2300 Kiel

Dr. med. H. WINTER
Dermatologische Klinik und Poliklinik des Bereichs Medizin
(Charité) der Humboldt-Universität,
Schumannstraße 20/21, DDR-1040 Berlin

Dr. med. R. WURZEL
Klinik für Dermatologie und Venerologie, Medizinische Hochschule Hannover, Ratzeburger Allee 160, 2400 Lübeck

I. Historische Entwicklung der operativen Dermatologie

Aus der Geschichte der operativen Dermatologie in den Ländern des deutschen Sprachgebietes

H. E. Kleine-Natrop

Auf einer der letzten Therapietagungen in Weimar (1961), vor mehr als 20 Jahren, unternahm ich einen vermeintlich umfassenden und von mir als regelrecht eingeschätzten Überblick über „Die operative Therapie des Dermatologen" [18]. Vielleicht war die Formulierung des Themas, mit dem ich den Rahmen der dermatochirurgischen Arbeit unseres Faches abstecken wollte, nicht ganz ohne Einfluß auf die Nomenklatur der „Vereinigung für operative Dermatologie", wenn ich mich bei dieser Vermutung auf eine Veröffentlichung von H. C. Friederich [7] stützen darf.

Nicht zuletzt deshalb ist es für mich, von der ehrenvollen Einladung ganz abgesehen, besonders reizvoll, nach dem Rahmen der operativen Therapie, reichlich 20 Jahre später, heute und hier ihre Geschichte zu skizzieren.

Allerdings zeigte sich schon nach dem ersten Anlesen der Literaturquellen, daß damit eine Aufgabe in den Raum gestellt war, deren Lösung schwieriger ist, als zunächst anzunehmen.

Die Dermatologie und die Venerologie oder die Dermatovenerologie als ärztliche/klinische Spezialität und damit die Dermatologen oder Dermatovenerologen als Spezialisten sind bestenfalls mehr oder minder 150 Jahre alt. Im Gegensatz dazu ist die chirurgisch-operative Behandlung von Hautkranken viel älter, geradezu uralt.

Ferner wird ein knapper Überblick zusätzlich dadurch erschwert, daß das Selbständigwerden der Dermatologie und Venerologie um die Mitte des 19. Jahrhunderts, der Dermatovenerologie als universitätsüblicher Spezialität durch eine, in einer ersten Skizze schwer zu fassenden Vielfalt und Heterogenität gekennzeichnet ist. Beschränkung auf ausgewählte Daten und Fakten ist folglich notwendig. Insofern ist mein Überblick ein erster Versuch, ein Essay, das zwar wichtige Entwicklungslinien und Personen pointiert, aber gleichzeitig für jeder Art Ergänzungen offen und aufnahmebereit bleibt.

Und schließlich eine letzte Vorbemerkung: Ob man unser Fach noch so benannt wissen will oder nicht, ist eine Frage der persönlichen oder vielleicht auch offiziellen Freiheitsgrade. Wer aber von Haut- und Geschlechtskrankheiten, von Dermatovenerologie spricht, muß sich klar sein, daß eben diese Dermatovenerologie gleichermaßen ein Kind der Inneren Medizin wie der Chirurgie ist. Das trifft den historischen Sachverhalt ebenso wie die zeitgeschichtliche Entwicklung seit der Mitte des 19. Jahrhunderts. Der Beweis ist nun anzutreten und zwar – um das noch einmal zu wiederholen – im Sinne eines ersten Versuches.

Soweit die Medizinhistorie, soweit die wissenschaftsgeschichtliche Erinnerung zurückreicht, wurden immer auch von Ärzten (unabhängig von der Berufsdefinition) sowohl Hautkranke, als auch Leprakranke und später Geschlechtskranke behandelt.

Das gilt von Anbeginn, gilt für die Periode, in der es keine bedingte Trennung von Medizin und Chirurgie gab und gilt später auch für die Zeit, in der von Spezialärzten für Haut- und/oder Geschlechtskrankheiten noch nicht die Rede war.

Und immer erfolgten solche Behandlungen bei gegebener Indikation und vorhandenen Möglichkeiten auch mittels chirurgisch-operativer Maßnahmen, die von den Ärzten eigenhändig, manu proprio, vorgenommen und keineswegs gewohnheitsmäßig besonderen Chirurgen, welcher Kategorie auch immer, überlassen wurden.

Das war im Hinblick auf die Struktur der Universitäten zunächst die Zeit, in der nur ein einziges Fakultätsmitglied für die Praktische Medizin (und oft für etliche andere Fachgebiete mehr) zuständig war, der sogenannte Professor für Spezielle Pathologie und Therapie. Manchmal war dieser auch schon ein Vertreter der Klinischen Medizin, einer noch undifferenzierten Klinischen Medizin, und verfügte über ein Hospital mit der Möglichkeit stationärer Behandlung, welche die „Chirurgia medica" implizierte.

Daniel Sennert (1572–1637), der aus Breslau stammende Professor an der alten sächsischen Universität Wittenberg, berichtete (Medicinae Practicae Libri VI/Wittenberg 1628–1634) nicht nur über den ersten historisch beglaubigten Kaiserschnitt an einer Lebenden, sondern mit gleicher Deutlichkeit auch über eine Rhinophymoperation [14, 19, 23]. Ob er selbst nicht nur der Mann der „Chirurgia medica", sondern auch der Mann der „Chirurgia instrumentalis" war, bleibt letztlich offen; aber immerhin.

Dabei ging es um einen Kranken ganz aus der Nähe von Dresden, der sich 1629 seine Nasenknollen amputieren ließ, weil ihn das Riesen-Rhinophym beim Lesen behinderte. Leider sind weitere Einzelheiten des operativen Vorgehens nicht erläutert.

Die im ausgehenden Zeitalter des Barock zunehmend geforderte Medizin am Krankenbett förderte die Einrichtung von kleinen Hospitälern und Kliniken, die dem Universitätsunterricht dienten. Sie gliederten sich in der Folge in medizinische und chirurgische, dann in Innere und Äußere Kliniken. Das ist zu unterstreichen, um der lange zu sehr in den Vordergrund gespielten Meinung entgegenzutreten, daß die Universitäten sich ihrer Verpflichtung zur chirurgischen Ausbildung entzogen hätten.

Die historisch überstrapazierte „Trennung von Medizin und Chirurgie", aus der Mitte des 19. Jahrhunderts die ebenfalls überstrapazierte „Wiedervereinigung von Chirurgie und Medizin" resultierte, war weniger eine Trennung der universitätsüblichen Medizin und Chirurgie (Chirurgia medica) einschließlich der Geburtshilfe, als eine zwischen diesen und einer bunten Kategorie von Militärwundärzten, Feldscheren, Wander-Chirurgen, von Ärzten zweiter Klasse für die Landbevölkerung und schließlich zünftigen Barbier- und Bader-Chirurgen. Diese, unter den Umständen von damals einfühlbare Trennung, gründete in der unterschiedlichen wissenschaftlichen Vorbildung und Ausbildung und hatte zudem soziale Hintergründe [5, 6]. Unabhängig davon waren aber die Wundärzte aller Art und Ärzte zweiter Klasse praktisch notwendig, weil die Zahl der Universitätsabsolventen zur Betreuung der Bevölkerung gar nicht ausreichte.

Den Wundärzten und Landärzten zweiter Klasse war die Behandlung innerer Krankheiten nicht gestattet, es sei denn im Beisein und in der Verantwortung eines promovierten Arztes. Um so mehr widmeten sie sich der Behandlung aller äußeren Krankheiten, selbstverständlich auch der Hautkrankheiten. Daraus ergab sich eine starke Bindung zwischen den Chirurgen aller Art, übrigens auch den promovierten Universitäts-Chirurgen, und der Dermatovenerologie in statu nascendi, eine Bindung, die keineswegs nur in der Venerologie wurzelte.

Die absolutistischen Monarchen des 18. Jahrhunderts suchten in der Folge die Ausbildung ihrer Militärwundärzte, die sich in den vorausgegangenen Kriegen als mangelhaft erwiesen hatte, aber auch das Niveau ihrer Landärzte zweiter Klasse zu verbessern. Zu diesem Zweck gründeten sie Chirurgische bzw. Chirurgisch-medizinische Akademien, an denen, wenn irgend möglich, nicht nur chirurgische, sondern auch medizinische Hospitäler eingerichtet und für den Unterricht genutzt wurden.

Obwohl auch an den (in Deutschland meist kleinen) Universitäten „Chirurgia medica" gelehrt und oft auch „Chirurgia instrumentalis" praktiziert wurde, waren diese landesherrlich geförderten und meist nicht nur der Armee dienenden Chirurgisch-medizinischen Akademien den Landesuniversitäten an praktischer Effektivität oft überlegen.

Die alten Universitäten haben gegen die jungen Akademien teils zu Recht, teils zu Unrecht meist immer wieder polemisiert. Das ist eine Tatsache. Eine andere, in unserem Zusammenhang relevante, ist aber die, daß diese chirurgisch pointierten Einrichtungen sich die Klinik der äußeren Krankheiten, natürlich auch der Hautkrankheiten, einschließlich ihrer operativen und konservativen Therapie, besonders angelegen sein ließen.

Als ausgewählte Beispiele, deren Zielsetzungen und Struktur übrigens keineswegs einheitlich waren, kann man das Josephinum, die k. u. k. Medizinisch-chirurgische Josephs-Akademie in Wien (1785) nennen, die Pepinière, das Medizinisch-chirurgische Friedrich Wilhelms-Institut in Berlin (1795), das später mit der Medizinisch-chirurgischen Akademie für das Militär verbunden wurde und die kgl. sächsische Chirurgisch-medizinische Akademie im Kurländer Palais in Dresden (1815/deren Vorgängerin, das Collegium medico-chirurgicum, bereits 1748 gegründet wurde und bis 1813 bestand).

Der vielgewandte und vielseitige Plenck, Joseph Jakob Edler von Plenck (1738–1807) aus Wien, zunächst zünftiger Chirurg und Regimentschirurg, hatte bereits als Doktor der Chirurgie und Professor der Anatomie, Chirurgie und Geburtshilfe in Tyrnau/Ungarn seine und die erste Systematik der Hautkrankheiten veröffentlicht [31, 41], ehe er Professor an der Josephs-Akademie wurde.

Die Berliner Akademie, damals schon Kaiser Wilhelms-Akademie für das Militärärztliche Bildungswesen, krönte 1908 ihren Stiftungstag in Erinnerung an ihren einstigen chirurgischen Lehrer, Johann Friedrich Dieffenbach (1794–1847), mit einer Festrede über die Plastische Chirurgie [9].

Und schließlich: Aus der Deszendenz der Dresdner Akademie stammt überhaupt die Nomenklatur „Plastische Chirurgie" [9, 25].

Dazu ist in gebotener Kürze einiges mehr auszuführen. Hier sind Friedrich August v. Ammon (1799–1861), Friedrich Moritz Oswald Baumgarten (1813–1849) und Eduard Zeis (1807–1868) zu nennen. Zeis setzte mit seinem „Handbuch" [49], das mit Hilfe und unter der Protektion von Johann Friedrich Dieffenbach (1794–1847) und Philipp Franz v. Walther (1782–1849) schließlich fertig wurde und Dieffenbach zusammen mit v. Ammon gewidmet war, die damals noch umstrittene, heute allgemeingültige Bezeichnung „Plastische Chirurgie" durch [25]. Sie wurde in der Folge auch von seinem Gönner v. Ammon übernommen, der mit seinem Assistenten Baumgarten eine „Kritik der Plastischen Chirurgie" veröffentlichte (Berlin 1842), die in Gent/Belgien als Preisschrift ausgezeichnet wurde. Darin sagten die beiden voraus, daß die plastische Dermatochirurgie „zur Blüte der gesamten operativen Heilkunde" ersprießen würde.

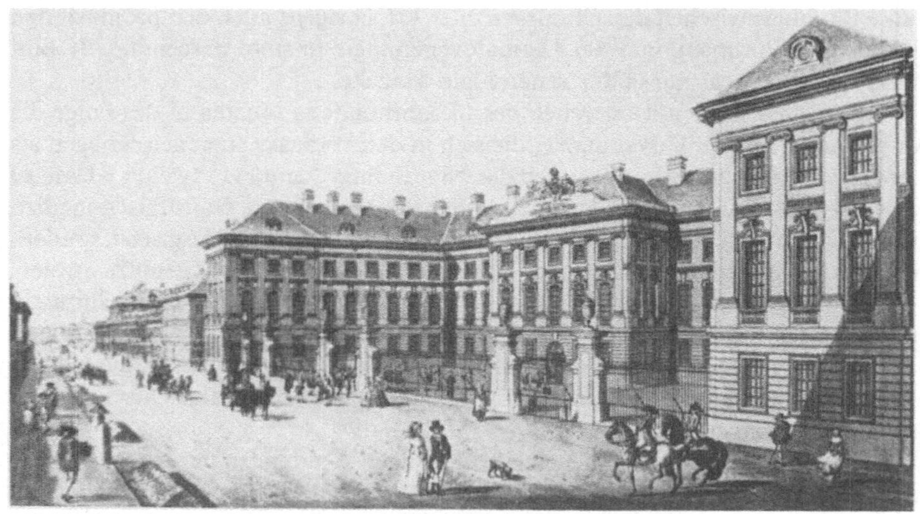

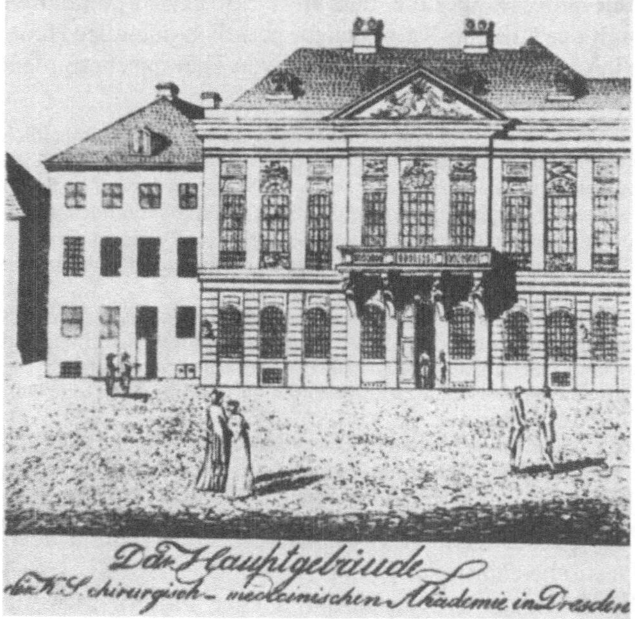

Abb. 1 (oben). K. k. Medizinisch-chirurgische Josephsakademie (1790). Aus Lesky [27]

Abb. 2 (unten). Kgl. Sächsische Chirurgisch-medizinische Akademie (aus Kleine-Natrop; Das heilkundige Dresden, Dresden und Leipzig 1964)

Nach seiner Professur für Chirurgie an der Universität Marburg von 1844 bis 1849 wurde Zeis (der sich persönlich-menschlich sehr oft schwer tat) leitender Arzt der Chirurgischen Klinik in Dresden, in der nicht nur schon seit 1866 eine eigene venerologische Abteilung bestand (Keimzelle der 2. Äußeren Abteilung, der ältesten Hautklinik (1874) in Dresden), sondern auch Maximilian K. F. Nitze (1848–1906), von Albert Neisser (1855–1916) noch als Dermatologe eingeordnet [6], durch Einführung des Blasenspiegels zu einem Wegbereiter der selbständigen Urologie wurde. Alte Beziehungen: Chirurgie und Venerodermatologie, Venerodermatologie und Urologie.

Bevor nachstehend kursorisch die operative Dermatologie in der Gründungsperiode der selbständigen dermatovenerologischen Universitätskliniken in der Vigil der modernen naturwissenschaftlichen Medizin, am Vorabend der Medizinalreform angesprochen wird, sind zum Verständnis der Situation einige Anmerkungen zweckdienlich.

Trotz des vorausgegangenen Zeitalters der Aufklärung waren die deutschsprachigen Universitäten und nicht zuletzt ihre medizinischen Fakultäten klein (sehr klein, noch kleiner), entsprechend knapp (deswegen durchaus nicht schlecht) besetzt und wenig besucht. Sie waren auch der im 19. Jahrhundert zunehmenden Spezialisierung gegenüber meist wenig aufgeschlossen. Man wollte halten, was man hatte: Die Mediziner ihre „Krätzigen", ihre Dermatovenerologie, die Chirurgen ihre „Syphilitischen" oder „Venerischen", ihre Venerodermatologie.

Der berühmte Chirurg Theodor Billroth (1829–1894) zum Beispiel polemisierte mit viel Verve und wenig Einfühlungsvermögen trotz der andersartig günstigen Entwicklung in Wien (s. später) gegen ein Selbständigwerden der Dermatovenerologie in Innsbruck [6]. In Leipzig war es kein geringerer als Carl Thiersch (1822–1895), der Mann der weltbekannten Thiersch-Lappen, der sehr mitverantwortlich war, daß dort erst 1896 die Dermatovenerologie mit Gustav Riehl (1855–1943) zu ihrer Lehrkanzel kam, obwohl sich sowohl Albert Neisser (1855–1916) als auch Edmund Lesser (1852–1918) viel früher bei der Fakultät habilitiert hatten und als Privatdozenten und Privatkliniker tätig gewesen waren [6]. In Halle waren es andererseits die Internisten, die weder einem Ernst Kromayer, noch einem Erich Hoffmann das volle dermatovenerologische Wirkungsspektrum freigaben [6, 8, 10, 21, 26]. Dieses restriktive Verhalten mancher Fakultäten ist auch der Grund, daß abgesehen von Medizin und Dermatologie, Venerologie und Chirurgie auch heute mehr oder minder seltsam anmutende Übergangs-Fachkombinationen praktiziert wurden, wie z. B. Dermatologie und Urologie, Dermatologie und Pädiatrie, Dermatologie und Laryngologie. G. R. Lewin (1820–1896), der Nachfolger von Friedrich Wilhelm Felix von Bärensprung (1822–1864) an der Charité in Berlin, Vorgänger von Edmund Lesser (1852–1918), war z. B. auch ein ganz ausgezeichneter und renommierter Laryngologe.

Was blieb, war die auf die Dauer nicht mehr aufzuhaltende historisch und sachlich motivierte Verbindung von Dermatologie und Venerologie. „Krätzige" und „Syphilitische", Hautkranke und Geschlechtskranke wurden bald von der einen neuen Spezialität der Ärzte für Haut- und Geschlechtskranke behandelt und betreut.

Beispielgebend für das Selbständigwerden der Dermatovenerologie ist die Entwicklung in der Donaumonarchie, insbesondere an der Universität Wien.

Weithin bekannt ist, daß dort der Betreuer des „Ausschlagzimmers" im Allgemeinen Krankenhaus als Adlatus des Internisten Josef Škoda (1805–1881) 1844 als Privatdozent für Dermatologie öffentliche Vorlesungen hielt, 1845 als ordinierender Arzt eine eigene Abteilung bekam, 1849 Professor wurde und in knapp 25 Jahren die neue Spezialität begründete: Ferdinand Hebra (1816–1880), der geborene Ferdinand Schwarzmann aus Brünn und als ordentlicher Professor ad personam geadelte Ritter von Hebra[1] [6, 27, 40].

Weniger bekannt ist, daß sich im selben Jahr wie Hebra, 1844, dort ein junger Doktor der Chirurgie, Magister der Augenheilkunde und Geburtshilfe und Doktor der Medizin für chirurgische Instrumenten- und Bandagenlehre habilitierte, der das Operateur-Institut in Wien absolviert hatte und Primarius der 4. Chirurgischen Abteilung im Allgemeinen Krankenhaus war. Ihm gelang es 1849 zwei, jeweils verschiedenen internistischen Primariaten angeschlossene Syphilitiker-Abteilun-

---

1 Für die Schilderung vieler Einzelheiten zu den Textpassagen Wien und Österreich bin ich den Veröffentlichungen von L. Schönbauer, Erna Lesky, auch der von H.-H. Eulner besonders verpflichtet; was mit Dankbarkeit geschieht.

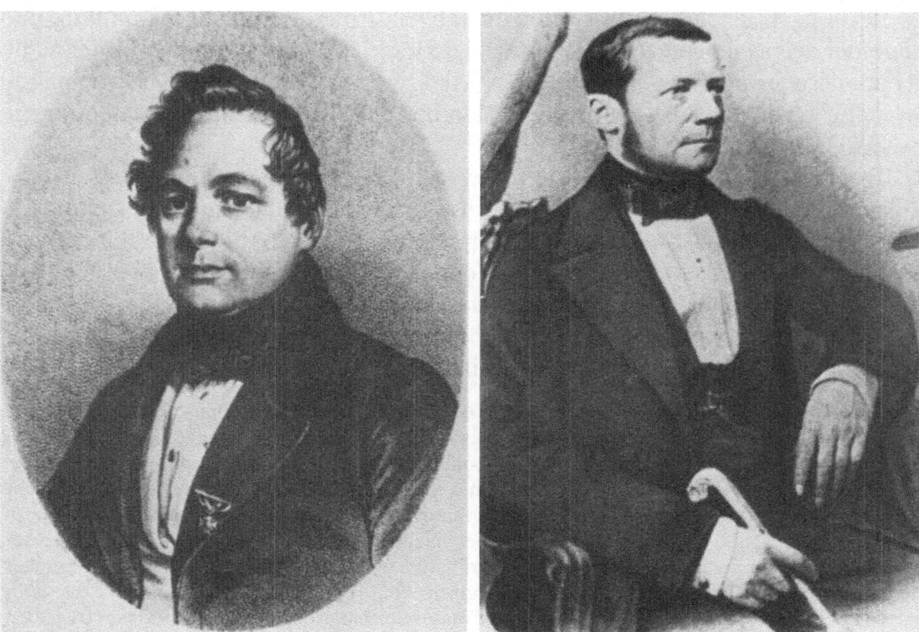

Abb. 3 (links). Friedrich August von Ammon (aus Kleine-Natrop; Das heilkundige Dresden, Dresden und Leipzig 1964)

Abb. 4 (rechts). Eduard Zeis (aus Kleine-Natrop; Das heilkundige Dresden, Dresden und Leipzig 1964)

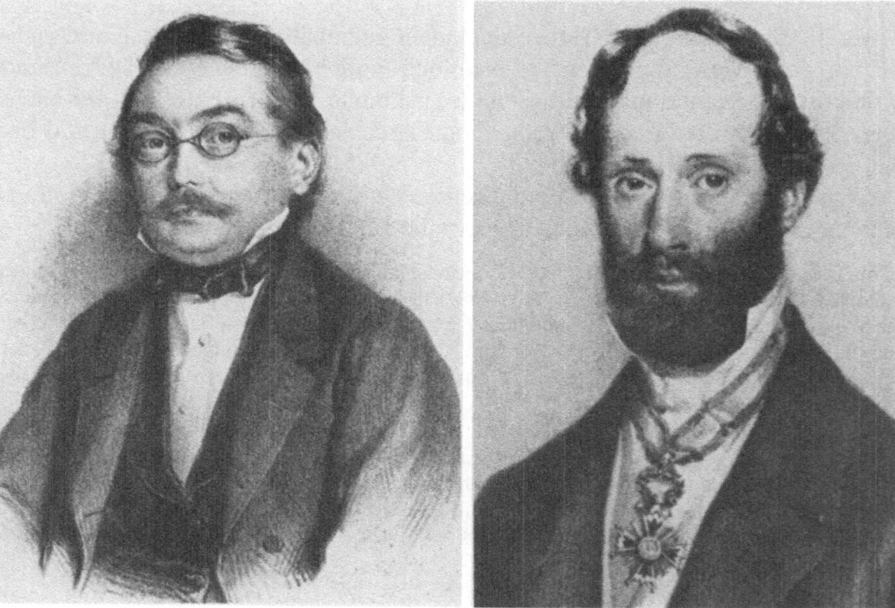

Abb. 5. (links). Ferdinand von Hebra (aus Lesky [27])

Abb. 6 (rechts). Karl Ludwig Sigmund (aus Schönbauer [40])

gen unter seiner Leitung zu einer Klinik für Syphilitische zu vereinen: Karl Sigmund (1810–1883), ein Siebenbürger Sachse und Pastorensohn aus Schässburg, später Karl Ludwig Sigmund, Ritter von Ilanor.

Was berichtet wurde, ist die Gründung von „Wien I", Klinik für Haut- und Geschlechtskrankheiten und von „Wien II", Klinik für Geschlechts- und Hautkrankheiten.

Die aktuell beste Kennerin der Wiener Medizingeschichte, Erna Lesky, hat schon 1961 bestätigt [46], daß eine Kompetenzabgrenzung zwischen beiden Kliniken nie stattfand. „Die Hebrasche Klinik hat stets auch über reiches Syphilismaterial verfügt. Ebenfalls wurden auch in der Sigmundschen Klinik Hautfälle aufgenommen. Man konnte aus dieser Praxis nur sagen, daß die Hebrasche Klinik vorwiegend für das dermatologische Lehrfach, jene Sigmunds für das syphilidologische bestimmt war."

Gräbt man weiter nach, wird das von Erna Lesky Gesagte noch deutlicher. Wohl blieb der aus Mähren stammende Isidor von Neumann (1832–1906) als Nachfolger Sigmunds vorzugsweise der Syphilidologie und auch der operativen Dermatologie verbunden, war aber immerhin de facto ein Schüler Hebras [27, 40]. Andererseits hatte auch der junge Hebra mit chirurgischen und medizinhistorischen Kenntnissen brilliert [40]. Sein Nachfolger und Schwiegersohn Moritz Kohn (1837–1902) aus Kaposvar, der sich später Kaposi nannte, stammte aus der Klinik Sigmund und war als Syphilidologe habilitiert und renommiert [40].
Nennt man die beiden frühen Schrittmacher der Dermatovenerologie in Wien, Hebra und Sigmund, muß man, wenn es um die operative Dermatologie geht, auch an den in Oberungarn geborenen Eduard Lang (1841–1916) erinnern.

Er war seit 1871 erster dermatologischer Fachvertreter an der Universität Innsbruck und ging 1887, obwohl bereits Titularordinarius, ans Allgemeine Krankenhaus nach Wien, um die seit 1869 bestehende 2. Abteilung für Syphilis zu übernehmen. Dieser Schritt erregte erhebliches Aufsehen; denn Lang war bereits ein Syphilidologe von internationalem Rang. Wichtiger erwies sich jedoch, daß Lang, übrigens ein Schüler von Theodor Billroth, aus der Abteilung hinfort ein Zentrum der Lupusbekämpfung machte. 1907 verlegte er seine Tätigkeit in die durch seine Bemühungen geschaffene Lupusheilstätte im Wilhelminenspital [40].
Lang ließ sich die Lupuskranken, die trotz vielgeübter unfruchtbarer und vielfach grausamer Behandlungsmethoden als unheilbar galten, mit Geschick und ärztlich philantropischem Elan angelegen sein. Er entwickelte seit 1892 eine plastisch-operative Methode, exstirpierte die Lupusherde weit im Gesunden und deckte die Defekte mit Thiersch-Lappen.

Dieser Hinweis auf Lang ist zusätzlich wichtig für die Geschichte der operativen Dermatologie, weil hier sehr deutlich auch schon die Konturen einer kosmetisch-ästhetischen Dermatologie aufscheinen [20, 35].
Beschreibt man die Anfänge der selbständigen Dermatologie und Syphilidologie in Wien, ist schließlich noch anzumerken, daß es Hebra war, der in seiner Klinik die Wasserbett-Behandlung von Kranken mit schweren und ausgedehnten Verbrennungen einführte, infolge der 1887 unter dem Dermatologen Gustav Riehl (1855–1943) und dem Chirurgen Anton von Eiselsberg (1860–1939) die Einrichtung einer speziellen Wasserbett-Station resultierte [27, 40].

Der Hebra-Nachfolger Kaposi führte den von der Chirurgie, von Theodor Billroth und Karl Gussenbauer (1842–1903) kommenden deutschstämmigen und künstlerisch begabten Ungarn Dr. med. Karl Henning (1860–1917) zur Dermatologie. Er wurde der anerkannte Vormann der Wiener Moulage-Kunst und das Haupt einer kleinen Moulageur-Dynastie, die in der Folge nicht nur berühmt, sondern gelegentlich auch etwas skandalumwittert war. Letzteres gilt vornehmlich in Bezug

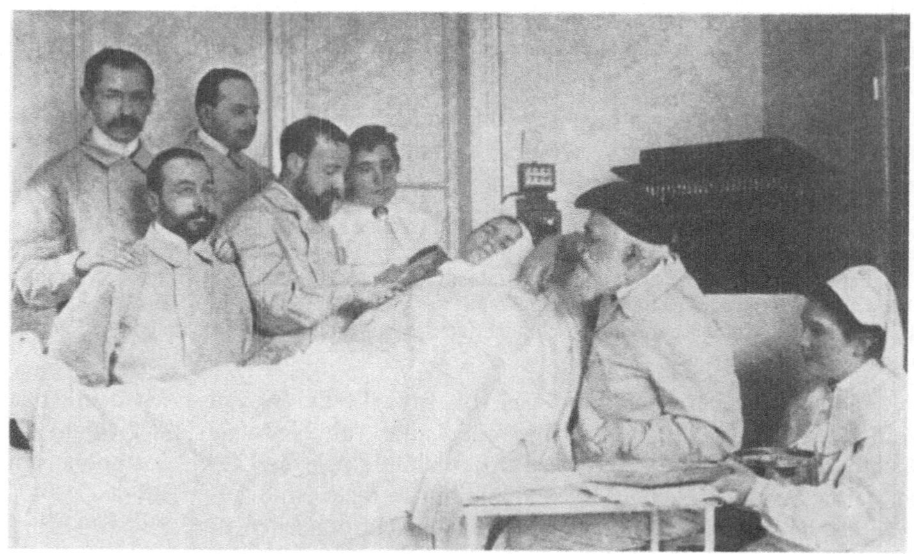

Abb. 7. Eduard Lang mit seinen Mitarbeitern (aus Lesky [27])

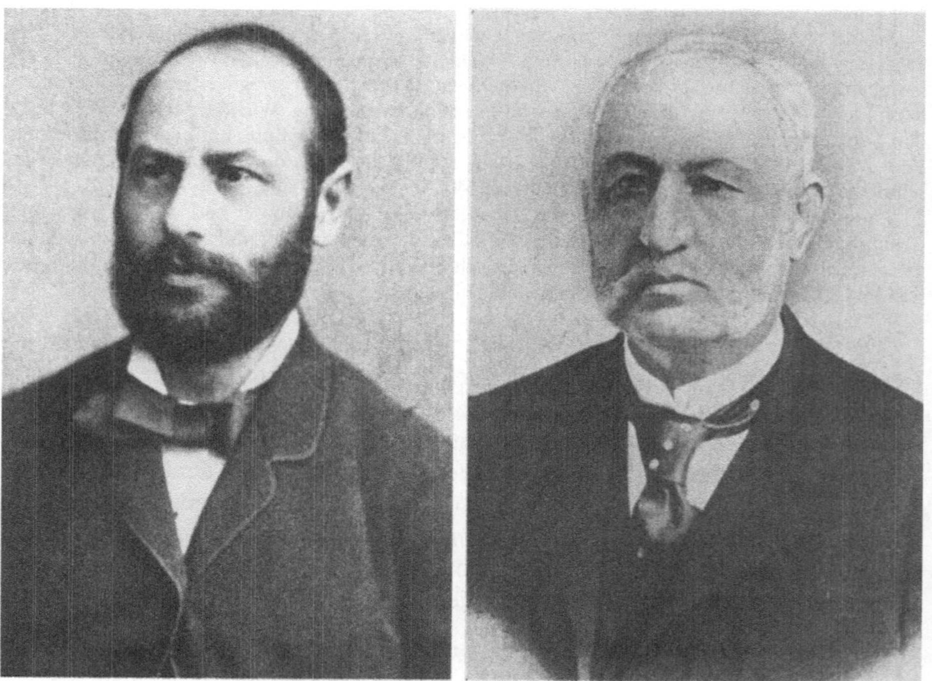

Abb. 8 (links). Moritz Kaposi [aus Lesky [27]

Abb. 9 (rechts). Isidor Neumann (aus Schönbauer [40])

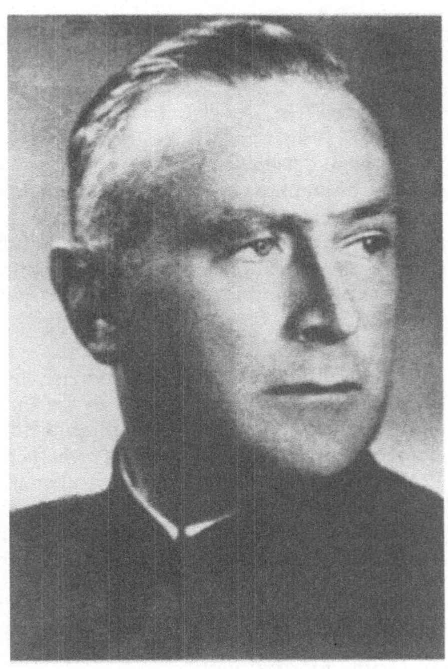

Abb. 10. Wilhelm Richter (aus der Universitäts-
hautklinik Greifswald)

auf die bahnbrechenden Arbeiten der Henning-Moulageure für die Nasen- und Gesichtsprothetik, auch im Interesse der Lupuskranken von Eduard Lang. Weitere und allerlei bemerkenswerte Einzelheiten müssen einer Geschichte der prothetischen Dermatologie, wenn man sie so nennen will, vorbehalten bleiben. Hier geht es darum, den impliziten historischen Zusammenhang von dermatologischer Wachsbildnerei und Gesichtsprothetik einerseits und operativen Dermatologie andererseits einmal ins Rampenlicht zu rücken [15, 17, 22, 32].

An der objektiv zweckmäßigen Zusammengehörigkeit von Dermatologie und Venerologie, die ja auch verwirklicht wurde, bestand schon sehr früh kein Zweifel mehr. Trotzdem war die dualistische Entwicklung der beiden Spezialitäten in Wien, die keineswegs extrem dualistisch verlief – wie bereits berichtet –, oft Anlaß zu der oberflächlich-pauschalen Bemerkung, die Venerologie sei aus der Chirurgie, die Dermatologie aus der Medizin hervorgegangen. Ihr zutreffender Grundtenor ist nicht abzustreiten, aber immerhin wurde damit eine Regel in den Raum gestellt, von der es sehr viele Ausnahmen gibt, wenn man das Geschehen an den verschiedenen Universitäten ins Auge faßt.

Eine vollständige Übersicht (z. B. [6]) ist in einem eng gesteckten Rahmen unmöglich. Die getroffene kleine Auswahl bringt bewußt Beispiele, die in eine Geschichte der operativen Dermatologie passen, unbeschadet der Tatsache, daß in der Anlaufphase der selbständigen Spezialität Dermatovenerologie an den verschiedenen Universitäten ihre aktuelle Provenienz schwankte und oft kurzfristig wechselte.

Zum Beispiel Bonn. Der erste Fachvertreter, Joseph Doutrelepont (1834–1918) aus Malmedy, hatte sich 1863 unter dem Chirurgen Wilhelm Busch (1826–1881) für Chirurgie und Augenheilkunde habilitiert und baute dann die gemeinsame Klinik für Hautkrankheiten und Syphilis auf, die sowohl von der Medizin, wie von der Chirurgie protegiert wurde [6, 10]. Er beschäftigte sich besonders mit der Hauttuberkulose, bei der er den Nachweis des Tuberkelbakteriums in lupösem Gewebe erbrachte [46].

Zum Beispiel Kiel. Der erste Fachvertreter, der etwas abenteuerumwitterte Ernst von Düring-Pascha (1858–1944), war als Professor der Dermatologie in der Türkei gewesen, ehe er nach Kiel berufen wurde und hatte dort sowohl als Arzt und Geburtshelfer, wie auch als Facharzt für Haut- und Geschlechtskrankheiten gearbeitet. Anzumerken ist, daß v. Düring während seiner dermatologischen Assistentenzeit bei Paul Gerson Unna (1850–1929) vorrangig für die operative Dermatologie zuständig war. Unna empfahl ihn dann der türkischen Regierung. In Kiel resignierte v. Düring-Pascha wegen Mißhelligkeiten mit der preußischen Regierung und des örtlich vorerst zu eng begrenzten Arbeitsgebietes und ging als Leitender Arzt des Lahmann-Sanatoriums „Weißer Hirsch" nach Dresden [6, 47].

Zum Beispiel Halle. Der erste Fachvertreter, Ernst Kromayer (1862–1933) aus Stralsund, war ein gestandener Dermatovenerologe und an der Universität Halle als Privatdozent für sein Fach habilitiert. Trotzdem vermochte er sich gegen die dortigen Internisten und nicht eingehaltene Versprechungen der preußischen Regierung nicht fachbezogen ordnungsgemäß durchzusetzen, resignierte 1904 endgültig in Halle und wurde ein überaus erfolgreicher Facharzt in Berlin.

Kromayer war der Mann der rotierenden Hautstanze, der partiell lacküberzogenen Epilationsnadeln und alles in allem ein Vorkämpfer der operativen und der ästhetisch-kosmetischen Dermatologie [5, 8, 10, 21, 26], dessen Wirken ausführlicher gewürdigt werden müßte als es hier möglich ist.

Es gibt noch etliche weitere Beispiele, daß Chirurgen oder vorzugsweise operativ tätige Dermatovenerologen als maßgebende Geburtshelfer der selbständigen Dermatovenerologie wirksam wurden. Zeit und Raum reichen nicht, sie in einem ersten historischen Versuch alle zu nennen.

Schlußendlich sei noch an Tübingen und den ersten dermatologischen Lehrstuhlinhaber seiner Universität Paul Linser (1871–1963) erinnert, der sich im angiologisch-phlebologischen Sektor der operativen Dermatologie bahnbrechend bewährte und eine, auch durch den mit ihm gar nicht verwandten Karl Linser (1895–1976) geförderte Entwicklung mit in Bewegung brachte, die innerhalb der Dermatovenerologie sowie interdisziplinär zusehends an Bedeutung und praktischer Wirksamkeit gewinnt [39].

Damit sind dann schon die Lehrer meiner Dermatologengeneration an der Reihe oder unserer, wenn ich die Älteren von ihnen in diese Feststellung einbeziehen darf.

Als Lehrstuhlinhaber mit ausgeprägten chirurgisch-operativen Neigungen und Fähigkeiten sind beispielsweise (auch hier ohne Anspruch auf Vollständigkeit) Wilhelm Richter, Carl Moncorps und Hans Theodor Schreus herauszustellen [24].

Wilhelm Richter (1892–1944) als Nachfolger von Walther Schönfeld (1888–1977) und Josef Hämel (1894–1969) später Lehrstuhlinhaber in Greifswald (1935–1944) ist vor allem wegen seiner Buchveröffentlichung „Dermatologie und Chirurgie" [37] zu erwähnen, welche für den praktischen Arzt die Grenzgebiete zwischen beiden Fächern darstellt.

Die Monographie, mit einem Vorwort von August Bier (1861–1949) und Karl Zieler (1874–1945), ist im gegebenen Zusammenhang in erster Linie wegen der Signalwirkung ihres Titels zu nennen. Sonst trifft sie, wenn man von der in unserem Fach obligaten kleinen Alltags-Dermatochirurgie absieht, nicht sonderlich das zentrale Problem aktueller Überlegungen und Streitgespräche. Das hat offenbar Walter Friboes – Berlin (1880–1945) bei Niederschrift seines sonst wohlwollenden Zentralblattreferates (Zbl. Haut-Geschl.krkh. 54 (1937) 572) ähnlich empfunden, abgesehen davon, daß er selbst kein besonderes Interesse an der operativen Dermatologie hatte, wie überhaupt in jenen Jahren der vorwiegende Trend vieler Fachvertreter eher auf konservative Therapie, auf Chemotherapie, zielte.

Um so mehr ist Richters Einsatz für das operative Arbeitsgebiet und seine Abgrenzung zur konventionellen Chirurgie anzuerkennen. Er war vor seiner Greifswalder Professur nach einer gründlichen dermatologischen und urologischen Ausbildung viele Jahre Leiter der Universitäts-Hautpoliklinik im Verband der Chirurgischen Universitätsklinik (Ziegelstraße) Berlin unter August Bier (1861–1949).

Zu seiner Person vermag ich aus eigener Erfahrung nichts zu sagen. Gewisse Aufschlüsse geben die Lebenserinnerungen [10, 11] von Erich Hoffmann (1868–1959), dessen Klinik in Bonn Richter vor der Berufung (1934) von Otto Grütz (1886–1963) auf höhere Weisung vorübergehend zu leiten hatte, und bestimmte Angaben im Dermatologenverzeichnis [38].

Im Hinblick auf seinen Berliner Arbeitsbereich in der Ziegelstraße ist noch einmal daran zu erinnern (s. oben), daß die Chirurgische Universitätsklinik seit ihrer Gründung 1810 unter Carl Ferdinand von Graefe (1787–1840), Johann Friedrich Dieffenbach (1792–1847) und Bernhard von Langenbeck (1810–1887) im 19. Jahrhundert in ganz besonderer Weise eine Pflanzstätte für die neue Ära der Dermatochirurgie und der Plastischen Chirurgie wurde.

Die Poliklinik, der Richter vorstand, war offenbar die Ausweiche, die sich Edmund Lesser (1852–1918) 1897 auf dem Universitätsgelände eingerichtet hatte, solange ihm, wie schon seinem Vorgänger Georg Richard Lewin (1820–1896) die Leitung der Hautabteilung in der Charité entzogen war (1884–1902), weil man sie dem Bismarck-Leibarzt Ernst Schweninger (1850–1924) übertragen hatte [46].

Carl Moncorps (1896–1952), in Münster seit 1938 Nachfolger von J. K. Mayr (1888–1965), war als Dermatologe vorwiegend v. Zumbusch-Schüler, hatte darüber hinaus aber eine umfassende theoretische, internistische und chirurgische Vorbildung. Schon vor seinem Amtsantritt war sein Beitrag „Kosmetische Chirurgie" im Lexikon der gesamten Kosmetik (Springer, Berlin 1936) erschienen, dem etliche einschlägige folgen sollten [29].

In einer Ausbildungsperiode, in der mir persönlich solcher Art faszinierende Vorbilder fehlten, erschien Moncorps mir immer schlechthin als Inkarnation eines Dermatologen, der Grundlagenkenntnisse, Forschung und Praxis der konservativen Dermatotherapie gleichermaßen mit dem entsprechenden Triptychon der operativen Dermatotherapie zu verbinden verstand. Man muß dazu seinen Schüler Karl-Wilhelm Kalkoff (1909–1981) hören [12, 28].

„Ein Arbeitsgebiet, auf dem sich in eindrucksvoller Weise seine Berufung zum Arzt erwiesen hat, war die Wiederherstellungschirurgie. Auf diesem Gebiet konnte er sich mit dem besten kosmetischen Chirurgen messen und von relativ leichten, auch methodisch von ihm verbesserten operativen Eingriffen wie freien Transplantationen der Haut – beispielsweise zum Ersatz ganzer Wangen –, über Lid-, Nasen-, Oberlippenplastiken bis zu den schwierigsten Ohrmuschelplastiken reichte die Skala seiner operativen Möglichkeiten. Voraussetzung hierfür war, neben einer überdurchschnittlichen manuellen Geschicklichkeit, eine gute Ausbildung, die er sich bei Joseph und Esser[2] aneignete."

---

2 Bei welchem der insgesamt drei Kollegen Joseph in Berlin Moncorps als Assistent tätig war, weiß ich nicht sicher; annehmbar bei dem HNO-Arzt, den man scherzhaft Noseph, Nasen-Joseph nannte. Er war einer der frühen Vertreter der plastischen Chirurgie (J. Joseph: Nasenplastik und sonstige Gesichtsplastik, C. Kabitzsch, Leipzig 1931). Esser war der durch seine Transplantationstechniken bekannt gewordene Niederländer Johannes F. S. Esser (1878–1946).

Entscheidend für die hervorragenden Erfolge war aber das Vorhandensein eines tief in seinem Wesen verankerten Charakterzuges, nämlich der Freude am Gestalten, die verbunden war mit einem, echtem Künstlertum entspringenden Formgefühl. Diesen operierten Lupuskranken und Kriegsversehrten ist er als Arzt und Mensch besonders nahegekommen, und in diesem engen, von Dankbarkeit getragenen Vertrauensverhältnis hat er wohl die schönste Befriedigung seines ärztlichen Berufes gefunden.

Nach dieser berechtigten Eloge, in der auch das Stichwort „Lupuskranke" vorkommt, ist die Anmerkung unerläßlich, daß Moncorps als Lehrstuhlinhaber der Universität in Personalunion Direktor der Lupusheilstätte Hornheide in Handorf bei Münster war (heute unter der Leitung von F. Ehring Fachklinik für Tumoren, Tuberkulose und Wiederherstellung an Gesicht und Haut).

Für die Gründung der Heilstätte waren die Initiativen des ersten dermatologischen Lehrstuhlinhabers in Münster, Alfred Stühmer (1885–1957), außerordentlich entscheidend. Stühmer, später seit 1934 Ordinarius in Freiburg/Breisgau, war zwar von Neigung, Ausbildung und Erfahrung eher ein internistisch ausgerichteter Dermatologe und versierter Syphilidologe, engagierte sich dann aber erfolgreich als Wegbereiter der organisierten Lupusbekämpfung [10]. Seine Schüler Vinzenz Wucherpfennig (1898–1951) und Paul Wilhelm Schmidt (1896–1950) mühten sich um die Elektrochirurgie, den Einsatz der „elektrisch schneidenden Schlinge", nicht zuletzt auch in Hornheide [13, 48].

Darüber hinaus war Stühmer ein Verteidiger der dermatologischen Wachsbildnerei, der Moulagen und ihrer Moulageure [30]. Von den vorwiegend dermatologisch tätigen Moulageuren gingen (s. oben) entscheidende Entwicklungen in der Nasenprothetik und Gesichtsprothetik aus. Seit Stühmer und Moncorps wurde über Kalkoff [28] bis zu Ehring die Gesichtsprothetik in Hornheide stets geübt, gepflegt und weiterentwickelt.

Über die Pflege der Prothetik durch Richter kann ich keine Aussage machen, obwohl er als Ordinarius in Greifswald in Personalunion Lupusbeauftragter für Pommern war. Außer Moncorps in Münster bzw. Hornheide hat auch Schreus in Düsseldorf die prothetische Dermatologie nie aus dem Griff gelassen: Da steht noch einmal die traditionsreiche Prägelinie Venerodermatologie chirurgischer Provenienz, alte Kombination von Dermatologie und Laryngologie à conto der Syphilis und Tuberkulose von Haut und Schleimhaut, gezielte Lupusbekämpfung, operative Dermatologie und prothetische Dermatologie im Raum [15].

H. Th. Schreus (1892–1970) in Düsseldorf (1930–1962) war nicht nur überhaupt [4, 45] sowie manuell und in vielerlei Technizismen eine herausragende Begabung, wie das sein Schüler A. Proppe in einem frühen Geburtstagsglückwunsch meisterhaft geschildert hat [33], sondern auch ein überlegener und geschickter Operateur, der die kosmetische Chirurgie bis zur vollendeten großen Gesichtsplastik und zur Mamma-Plastik beherrschte. Darüber ist nicht zu vergessen, daß er die Chemochirurgie durch die Wiederbelebung der alten Chlorzink-Schnellätzung nach vorausgegangener Curettage verfahrenstechnisch erweiterte [42, 43, 16], die schon von Kromayer in Angriff genommene Frage der dermatologischen Fräsverfahren durch die Hochtourigkeit des Gerätes löste und sehr viel für die Verbreitung des Schleifens und Fräsens in der operativen Dermatologie leistete [44].
Unvergessen ist seine Gründung der „Deutschen Gesellschaft für die Aesthetische Medizin und ihre Grenzgebiete" 1955. Sein persönliches Charisma und sein diplomatisches Geschick verstanden es für Jahrzehnte Vertreter auch damals divergierender klinischer Disziplinen miteinander in ein fruchtbares, grenzüberschreitendes Fachgespräch zu bringen [1–3]. Die Arbeit in und mit dieser Gesellschaft, die interdisziplinären Kontakte auf ihren Tagungen waren für viele in jenen Jahren noch junge Leute meiner Generation Ansporn bzw. aufrüttelnde Anregung, der Tradition entsprechend

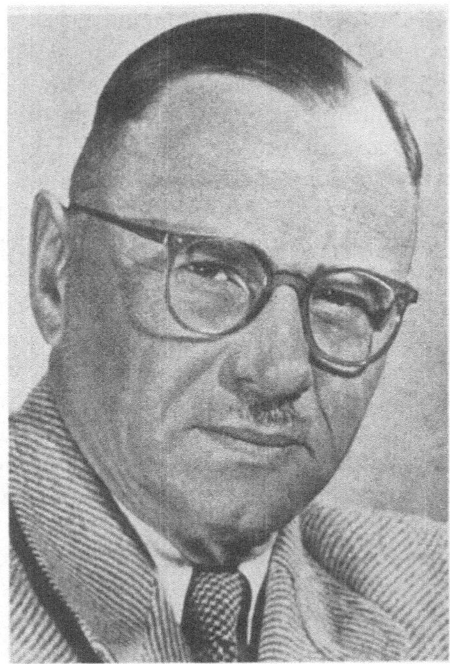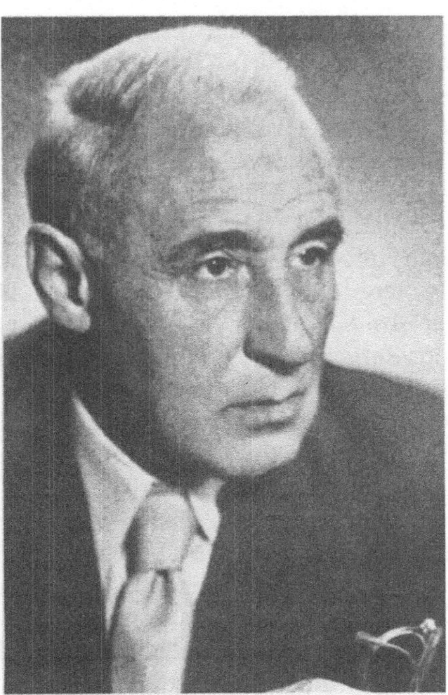

Abb. 11 (links). Carl Moncorps (aus Kalkoff [12])

Abb. 12 (rechts). Hans Theodor Schreus (aus Proppe [33])

die chirurgisch-operative Dermatologie betont weiter zu pflegen oder erst aufzugreifen und hinfort zu einem eigenen Anliegen zu machen.

Im Zusammenhang mit dem Wirken der Schreus-Gesellschaft, wenn man sie ehrenhalber einmal so nennen darf, ist nicht zu übersehen, daß auch dermatologische Lehrstuhlinhaber, die sich persönlich der operativen Dermatologie nicht sonderlich verschrieben hatten, sehr wohl den traditionsreichen Trend dieser Arbeitsrichtung zu würdigen verstanden, durch ihre aktive Mitwirkung unterstützten und sorgten, daß auch bei ihnen eine junge Schülergeneration die angebahnte Aufwärtsentwicklung aufmerksam mitkoppelte und ihre Förderung zur persönlichen Aufgabe machte. Hier sind z.B. Walter Schönfeld (1888–1977), Heinrich Adolf Gottron (1890–1974), Joseph Vonkennel (1897–1963) und Wolfgang Gertler (1904–1982) zu nennen.

Und um zum Schluß zu kommen (hoffentlich zu einem guten Schluß): Die Bestrebungen der Schreus-Gesellschaft – unbeschadet der offenen Frage, ob ihre Bezeichnung eine glückliche war oder nicht – [20, 34, 35] und die Akklamation, die sie bei anderen dermatologischen Lehrstuhlinhabern fanden, haben mit dazu beigetragen, daß die Bemühungen um die Gründung (1977) einer „Vereinigung für operative Dermatologie" auf so fruchtbaren Boden fielen, wenn man an ihre fünf Tagungen von 1978–1982 (Bad Salzuflen, Hinterzarten, Zürich, Köln und München) denkt. Man möchte und muß der „Vereinigung für operative Dermatologie" für die Zukunft gleiche Erfolge wünschen.

Auch dieser erste Versuch einer Geschichte der chirurgisch-operativen Dermatologie in den deutschsprachigen Ländern sollte deutlich machen, daß die längst selbständige Dermatovenerologie nach Sachverhalt und Tradition tatsächlich gleichermaßen ein Kind der Medizin und der Chirurgie ist. Damit sind Diskussionen über die grundsätzliche Berechtigung des Dermatologen zur operativen Therapie historisch betrachtet gegenstandslos. Das bedarf keines zusätzlichen nomenklatorischen Etiketts („Namensläppchen", sagte man bei der Marine) –, ohne daß ich mich mit dieser Anmerkung an einer aktuellen Diskussion beteiligen möchte, deren Hintergrund und Tragweite ich nicht übersehen kann [36].

Am Schluß der Impuls, noch einmal zu sagen, daß Dermatochirurgie, Cutaneous Surgery und operative Dermatologie nicht identisch sind. An der Dermatochirurgie partizipieren mit Recht auch andere Disziplinen; die interdisziplinären Grenzen sind nicht von Fall zu Fall abzustecken. Auf dem Felde der operativen Dermatologie gibt es einen Pflicht-Arbeitsbereich und eine „Kür". Unerläßlich sind Ausbildungsmöglichkeiten, die es dem Nachwuchs gestatten, die „Pflicht" der operativen Therapie des Faches zu erlernen und ihm bei längerer klinischer Tätigkeit auch einen Einblick in die „Kür" vermitteln.

Wer über den inneren Kreis, den eigentlichen dermatologischen Bereich, der Dermatochirurgie hinaus operativ tätig sein will, muß sich wohl um eine zusätzliche Ausbildung bemühen, schließlich aber bei aller Sympathie für die operative Dermatologie nicht vergessen, daß die Dermatologie ein Kind der Chirurgie und der Me-

Tabelle 1. Die Stellung der operativen Therapie des Dermatologen sowie Operationsindikationen und Eingriffe des operativ tätigen Dermatologen im Rahmen der Dermatochirurgie (aus Kleine-Natrop [18]).

Kosmetisch störende und/oder krankhafte Veränderungen der Hautanhangsgebilde

Übergänge zur Laienkosmetik, Fußpflege und kosmetischen Chirurgie

Angeborene Hautveränderungen entstellender und/oder morphologisch-funktioneller Art/ Chirurgische Probleme der Pädodermiatrie

Korrektive Chirurgie, Übergänge zur kosmetischen Chirurgie

Geschwülste der Haut/Dermiatrische Onkologie

Korrektive Chirurgie, Übergänge zur Wiederherstellungschirurgie

Vorübergehende krankhafte Veränderungen der Haut und hautnaher Schleimhautbereiche

Kleine septische Chirurgie und Notfalloperationen, kleine operativ-urologische Maßnahmen

Defekte der Haut/Dermiatrische Traumatologie

Korrektive Chirurgie, Übergänge zur Wiederherstellungschirurgie

Erworbene Hautveränderungen entstellender und/oder morphologisch-funktioneller Art/Chirurgische Probleme der Gerodermiatrie

Korrektive Chirurgie, Übergänge zur kosmetischen Chirurgie

Kosmetisch störende und/oder krankhafte Veränderungen des Haut-Unterhautbereichs

Übergänge zur allgemeinen und kosmetischen Chirurgie

Tabelle 2. Operationsindiaktionen und Eingriffe des operativ-tätigen Dermatologen im Rahmen der Dermatochirurgie

Kosmetisch störende und/oder krankhafte Veränderungen der Hautanhangsgebilde

Wachstumsanomalien und entzündliche Veränderungen an Haaren und Nägeln, Hühneraugen- und Hornhautbildung
Epilation, operative Aknebehandlung, Galeotomie

Angeborene Hautveränderungen entstellender und/oder morphologisch-funktioneller Art

Pigmentmäler und Feuermäler
Korrekturen von Nase und Ohren

Geschwülste der Haut

Gutartige Tumoren, Basaliome, bösartige Tumoren, Melanome
Entfernung und palstische Deckung

Vorübergehend krankhafte Veränderungen der Haut und hautnaher Schleimhautbereiche

Akute Entzündungen, chronisch-vegetierende Pyodermien, infektiöse Epitheliosen, analer Symptomenkomplex, entzündliche Phimosen und Paraphimosen
Prophylaktische Beschneidung

Defekte der Haut

Wunden und Geschwüre, Unterschenkelgeschwüre, Verätzungen und Verbrennungen
Chirurgische Wundversorgung, Débridement, Lappenplastiken

Erworbene Hautveränderungen entstellender und/oder morphologisch-funktioneller Art

Narben, Narbenkeloide, Tätowierungen, Falten, erschlaffte Haut, Altersflecke und Alterskeratosen
Gesichtsspannung, Lidkorrekturen

Kosmetisch störende und/oder krankhafte Veränderungen des Haut-Unterhautbereichs

Krampfadern, Fettpolster, Entstellungen der weiblichen Brust, Verödung, Stripping und Umstechen von Varizen, Brust- und Bauchkorrekturen

dizin ist. Wer Dermatologe werden will, sollte das beherzigen, aber auch der, der es bleiben will: eine Feststellung, mit der ich wieder bei meiner Skizze von der Mitte und den Grenzen der operativen Dermatologie ende, mit der ich begann.

Literatur

1. Ärztliche Kosmetik. Überblick über die Aesthetische Medizin nach Vorträgen beim Düsseldorfer Symposion 1955, redig v H Th Schreus, Aesthetische Medizin in Einzeldarstellungen, Band 1. Dr Alfred Hüthig, Heidelberg 1956
2. Ärztliche Kosmetik. Überblick über die Aesthetische Medizin nach Vorträgen beim Berliner Kongreß 1956, redig v H Th Schreus. Aesthetische Medizin in Einzeldarstellungen, Band 4. Dr Alfred Hüthig, Heidelberg 1957
3. Ärztliche Kosmetik. Überblick über die Aesthetische Medizin nach Vorträgen beim Regensburger Kongreß 1957, redig v H Th Schreus. Aesthetische Medizin in Einzeldarstellungen, Band 6. Dr Alfred Hüthig, Heidelberg 1958
4. Carrié C (1970) In memoriam H. Th. Schreus (1892–1970). Hautarzt 21, 560–561

5. Eulner HH (1965) Zum „Kampf" um die Gleichberechtigung von Chirurgie und Medizin. Berliner Medizin 16: 504–507
6. Eulner HH (1970) Die Entwicklung der medizinischen Spezialfächer an den Universitäten des deutschen Sprachgebietes. Ferdinand Enke, Stuttgart
7. Friederich HC (1977) Gedanken zur Dermatochirurgie – Operative Therapie des Dermatologen (Kleine-Natrop). Z Hautkr 52: 450–458
8. Grüneberg Th, Theune J (1963) Ernst Kromayer und die Entwicklung der Dermatologie in Halle. Hautarzt 14: 123–128
9. Hildebrand O (1909) Die Entwicklung der Plastischen Chirurgie. August Hirschwald, Berlin
10. Hoffmann E (1948) Wollen und Schaffen. Lebenserinnerungen aus einer Wendezeit der Heilkunde 1868–1932. Schmorl & von Seefeld Nachf, Hannover
11. Hoffmann Erich (1949) Ringen um Vollendung. Lebenserinnerungen aus einer Wendezeit der Heilkunde 1933–1946. Schmorl & von Seefeld Nachf, Hannover
12. Kalkoff KW (1952) In memoriam Carl Moncorps. Hautarzt 3: 143–144
13. Kleine-Natrop HE (1950) Prof. Dr. Paul Wilhelm Schmidt (Nachruf). Zschr Haut-Geschlkrkh 8: 209–210
14. Kleine-Natrop HE (1957) Entwicklung und Methodik der Rhinophymoperationen. Med Kosmetik 6: 258–266
15. Kleine-Natrop HE (1957) Kunststoffe in der Nasenprothetik. Aesthetische Medizin in Einzeldarstellungen, redig v H Th Schreus. Ärztliche Kosmetik. Band 4, S 123–130, Dr Alfred Hüthig, Heidelberg
16. Kleine-Natrop HE (1959) Über chemochirurgische und physikochirurgische Behandlungsmaßnahmen an der Altershaut. Med Kosmetik 8: 119–127
17. Kleine-Natrop HE (1961) Notizen zur Geschichte der Kosmetik (II). Der Astronom mit der Nasenprothese. Ästhet Med 10: 359–363
18. Kleine-Natrop HE (1962) Die operative Therapie des Dermatologen. In: Beiträge zur modernen Therapie, hrsg v Hesse PG, Band 4, S 264–278, VEB G Fischer, Jena
19. Kleine-Natrop HE (1962) Rhinophymdarstellungen auf graphischen Blättern. Ästhet Med 11: 299–309
20. Kleine-Natrop HE (1964) Ästhetische Medizin im Blickfeld des Dermatologen. Ästhet Med 13: 146–160
21. Kleine-Natrop HE (1964) Von der Martin-Luther-Universität, einem dermatologischen Rebellen und der Kromayer-Tagung. Ein Brief aus Halle. Hautarzt 15: 137–140
22. Kleine-Natrop HE (1965) Notizen zur Geschichte der Kosmetik (III). Die Nasenprothese des Astronomen. Ästhet Med 14: 226–235
23. Kleine-Natrop HE (1969) Kupfergesicht und Knollennase. Leopoldina (3) 13: 82–104
24. Kleine-Natrop HE (1976) Dermatochirurgische Analekten, Prooemium dermatochirurgicum. Dermatol Monatsschr 162: 786–787
25. Kleine-Natrop HE, Sebastian G (1983) Über Eduard Zeis (1807–1868), sein Handbuch und andere Schrittmacher der plastischen Chirurgie in Deutschland. Plastica Chirurgica (Milano)
26. Leibbrand W (1961) Der Rebell unter den Dermatologen (Zum hundertjährigen Geburtstag Ernst Kromayers), Materia Medica Nordmark, 6. Sonderheft: 3–11
27. Lesky Erna (1965) Die Wiener Medizinische Schule im 19. Jahrhundert. Hermann Böhlaus Nachf, Graz-Köln
28. Macher E (1982) In memoriam Karl-Wilhelm Kalkoff 1909–1981. Hautarzt 33: 296–297
29. Moncorps C (1939) Personalien u LitVz, Deutsches Dermatologenverzeichnis, 2. Aufl, JA Barth, Leipzig, S 175–176
30. Pfister R (1958) Arbeitstagung für dermatologische Bildkunst in Freiburg i Br vom 27. bis 29. VII 1956. Dermatol Wochenschr 137: 401–432; 433–464
31. Plenck JJ (1776) Doctrina de morbis cutaneis, apud Rudolphum Graeffer, Viennae
32. Portele KA (1977) Die Moulagensammlung des Pathologisch-anatomischen Bundesmuseums in Wien. In: Mitteilungen des Pathologisch-anatomischen Bundesmuseums in Wien. Neue Folge. Nr 1, Wien
33. Proppe A (1952) Hans Theo Schreus zum 60. Geburtstage. Hautarzt 3: 431–432
34. Proppe A (1959) Die Medizin als Ausdrucksform der Aesthetik. Med Kosmetik 8: 171–175
35. Proppe A (1972) Aufgabe und Bedeutung einer ästhetischen Dermatologie. Arch Dermatol Forsch 244: 135–139

36. Rassner G, Tritsch H, Salfeld K (1983) (Kommission „Plastische Operation" der DDG 1983) Stellungnahme. Dt Derm 31: 523
37. Richter W (1936) Dermatologie und Chirurgie. Darstellung der Grenzgebiete für die Praxis. Mit einem Geleitwort v. August Bier u. Karl Zieler. Leopold Voss, Leipzig
38. Richter W (1939) Personalien u LitVz, Deutsches Dermatologenverzeichnis, 2. Aufl, JA Barth, Leipzig, S 201
39. Scholz A, Sebastian G (1982) Krampfadern in Kunst und Geschichte. Sektion Phlebologie in der Gesellschaft für Dermatologie der DDR, VEB Synthesewerk Schwarzheide, Kombinat SYS
40. Schönbauer L (1947) Das medizinische Wien. 2. Aufl, Urban & Schwarzenberg, Wien
41. Schönfeld W (1954) Kurze Geschichte der Dermatologie und Venerologie und ihre kulturgeschichtliche Spiegelung. Theodor Oppermann, Hannover-Kirchrode
42. Schreus HTh (1950) Chlorzinklösung bei Lupus vulgaris. Hautarzt 1: 169–171
43. Schreus HTh (1951) Chlorzinkschnellätzung des Epithelioms. Ein Beitrag zur Chemochirurgie. Hautarzt 2: 317–319
44. Schreus HTh (1956) Schleifen und Fräsen der Haut. In: Aesthetische Medizin in Einzeldarstellungen, Band 2, Dr Alfred Hüthig, Heidelberg
45. Schreus HTh (1939) Personalien u LitVz, Deutsches Dermatologenverzeichnis, 2. Aufl, JA Barth, Leipzig, S 235–238
46. Stürzbecher M, Wagner G (1962) Die Vorgeschichte der Berufung von Edmund Lesser an die Charité. In: Schriftenreihe der Nordwestdeutschen Dermatologischen Gesellschaft, hrsg v HE Kleine-Natrop u G Wagner, Heft 7, Lipsius & Tischer, Kiel
47. Wagner G, Kleine-Natrop HE (1951) Vierzig Jahre Nordwestdeutsche Dermatologische Gesellschaft. In: Schriftenreihe der Nordwestdeutschen Dermatologischen Gesellschaft, hrsg v HE Kleine-Natrop u G Wagner, Heft 1, Lipsius & Tischer, Kiel
48. Wucherpfennig V (1932) Über das elektrische Schneiden mit der Drahtschlinge. Fischer, Jena
49. Zeis E (1838) Handbuch der plastischen Chirurgie. Berlin

II. Tumoren im Kopf-Hals-Bereich

Semimaligne und maligne Tumoren der Haut im Kopf-Hals-Bereich

R. P. A. Müller und J. Petres

I. Einleitung

Obwohl der Kopf-Hals-Bereich nur etwa 8–9% der Körperoberfläche anteilig ausmacht, zeigt doch die Tatsache, daß die Tumordichte (Tumoren/cm^2) in diesem Bereich 7–9 mal größer ist als die durchschnittliche Tumordichte am gesamten Integument, welche zentrale Stellung dieser Region zukommt.

Die heute fast unübersehbare Anzahl von Publikationen zum Thema „Tumoren im Kopf-Hals-Bereich" unterstreicht einerseits die Bedeutung, die dieser Region bezüglich epidemiologischer und ätiologischer Daten zukommt, andererseits wird aber durch die uneinheitliche Fragestellung und Erfassung der Daten eine Aufarbeitung dieser Körperregion immer schwieriger [67, 109]. Vor dem Hintergrund therapeutischer Überlegungen und Methoden besitzt der Kopf-Hals-Bereich einen besonders hohen Stellenwert. Zum einen sind Methoden einzusetzen, welche sowohl in funktioneller wie in ästhetischer Hinsicht, selbstverständlich bei gleicher therapeutischer Effizienz, die besten Ergebnisse erbringen, zum anderen ist dieser Bereich durch seine geringe Bedeckung einer ständigen prä- wie posttherapeutischen Exposition gegenüber den verschiedenartigsten Einflüssen ausgesetzt.

Im Gegensatz zu den Arbeiten anderer Autoren, mit zum Teil enorm großen Fallzahlen für jeweils den einen oder anderen Tumortyp, haben wir die Kopf-Hals-Region mit unserem Patientengut aus den Jahren 1979–1982 für sämtliche semimalignen und malignen Hauttumoren aufgearbeitet und analysiert.

Wie oftmals bei retrospektiv angelegten Analysen konnten auch wir zu manchen Einzelfragen nicht immer alle Daten ermitteln. Unter dem Gesichtspunkt der semimalignen und malignen Hauttumoren in dieser Region berücksichtigten wir Präkanzerosen, Basaliome, Karzinome, maligne Melanome und Sarkome. Unberücksichtigt blieben in unserer Analyse die Lymphome sowie Tumoren der oralen Schleimhaut und solche Tumoren, welche primär von uns nicht therapeutisch angegangen wurden. Die vorgelegte Arbeit entspricht dem stationären Krankengut der Jahre 1979–1982 und spiegelt, trotz der Tatsache, daß die ambulant diagnostiziert und therapierten Tumoren in diesem Bereich, sowie die Tumoren, welche an andere medizinische Fachdisziplinen überwiesen wurden, unberücksichtigt blieben, die dermato-onkologischen Aktivitäten der Kasseler Hautklinik gut wieder. Der hohe Anteil an semimalignen und malignen Hauttumoren am gesamten dermatologischen Krankengut macht die diagnostische wie therapeutische Auseinandersetzung mit diesen Neoplasien fast zu einem „Alltagsproblem".

Die Tatsache, daß die meisten Hauttumoren im Alter über 40 Jahre auftreten und der Umstand, daß die Exposition der Einzelperson gegenüber ätiologisch relevanten Faktoren immer intensiver wird, mahnt zu einer stetigen Forschung, um wirksame präventive, diagnostische und therapeutische Maßnahmen heute und in Zukunft bereitstellen zu können.

An dieser Stelle sollen nur zwei kurze Bemerkungen die Bedeutung der künftigen Prävention hinsichtlich der Hauttumoren skizzieren.

Daniels (1978) [35] errechnete, daß eine Abnahme der Ozonschicht um 5% bereits einen Anstieg von 16 Karzinomfällen pro 100000 Einwohner und Jahr nach sich zieht. Legt man die Berechnungen von Auerbach (1961) [3] zugrunde, daß ca. alle 500 km entlang der geographischen Breite die Tumorinzidenz sich verdoppelt, so wird vor dem Hintergrund der hohen Mobilität der Erdbevölkerung künftig eine Erhöhung der Tumorzahlen mehr als wahrscheinlich.

In Übereinstimmung mit vielen Autoren sind 70–80% aller semimalignen und malignen Hauttumoren im Kopf-Hals-Bereich lokalisiert, dabei ist der Anteil der einzelnen Tumortypen recht unterschiedlich. Für die semimalignen und malignen *epithelialen* Tumoren finden sich Zahlen zwischen 70 und 90%. Weltweit wird berichtet, daß die malignen Melanome in 23% und die Sarkome in 9–15% im Kopf-Hals-Bereich lokalisiert sind.

Epidemiologische und ätiologische Studien weisen für einzelne Tumortypen gemeinsame Faktoren aus. Bei den semimalignen und malignen epithelialen Tumoren steht zweifelsfrei der aktinische Einfluß für die Tumorentstehung im Vordergrund. Doch die Vielzahl der Einzelfaktoren läßt den gemeinsamen Nenner immer schwerer erkennen. So ist es begrüßenswert, daß in neuerer Zeit immer mehr zu interdisziplinären wissenschaftlichen Auseinandersetzungen bezüglich eines fachübergreifenden Themas übergegangen wird.

Ob dabei der Onkologe heutiger Prägung kapazitiv überhaupt noch in der Lage ist, all die Einzelsteine zu einem erkennbaren Mosaik zusammenzufügen, wird vor der Fülle der Detail-Daten immer fragwürdiger.

Der Dermatologie kommt somit künftig auf onkologischem Sektor eine wichtige Koordinationsfunktion zu, zumindest was die Hauttumoren anbelangt, und sie wird sich sicher, ihrer Tradition entsprechend, dankbar aller Ergebnisse und Aspekte zur Karzinogenese bedienen und sich mit diesen auseinandersetzen.

I.1 Epidemiologie

Die Epidemiologie, ein Wissenschaftszweig, der sich ursprünglich vorwiegend mit den Infektionskrankheiten und deren beeinflussenden Faktoren beschäftigte, hat in den letzten Jahrzehnten verstärkt Eingang in die Erforschung der Tumoren gefunden. Mit Hilfe epidemiologischer Daten wurden die verschiedensten Faktoren, welche die Häufigkeit und Verteilung von Tumoren bei einer gegebenen Population mitbestimmen, festgelegt und zu experimentell gewonnenen Daten bezüglich der Ätiologie ins Verhältnis gesetzt.

So beschäftigt sich die Epidemiologie u.a. mit rassischen Merkmalen und Verhaltensweisen [1, 5, 6]. Wertvolle Ergebnisse brachten die Untersuchungen in solchen Ländern, wo eine hohe Einwanderungsrate mit nachfolgender Vermischung der eingewanderten Rassen zu verzeichnen war. Hier konnte gezeigt werden, daß Einwanderer, welche eine geringe Durchmischung aufgrund von Traditionspflege oder sonstigen Abkapselungsmechanismen besitzen, sich bezüglich der Tumorinzidenz anders verhalten, als Teile der gleichen Rasse mit einer höheren Vermischungstendenz. Urbach (1969) [182] konnte zur Frage der genetischen Disposition zeigen, daß sich in den USA die Nachfahren der keltischen Rasse (Schotten, Iren und Waliser) durch eine signifikant höhere Tumorinzidenz als andere Einwanderer auszeichnen. In einer groß angelegten Studie arbeitete Kopf (1980) [107] heraus, daß 99,5% der Basaliomträger weißhäutige Patienten waren und nur 0,5% anderen Rassen angehörten. Umfangreiche Studien zur Tumorinzidenz bezüglich der geographischen Verteilung unterstreichen die Abhängigkeit von Tumorhäufigkeiten von den Breitengraden. Sehr wesentlich waren die Zielorte der Einwanderungen für die Tumorentstehung innerhalb der einzelnen Rassen. In Ländern wie Australien, Süd-Afrika, Kanada und den USA, welche aufgrund ihrer geographischen Lage und Ausdehnung innerhalb des Landes über verschiedene klimatische Zonen verfügen, konnte signifikant nachgewiesen werden, wie die Tumorinzidenz bei den Einwanderern in Abhängigkeit zu dem Herkunftsland, der Rasse, dem Ansiedlungsort und der ausgeübten Tätigkeit korreliert [11, 114, 115, 121, 122, 136, 144, 155, 163, 164, 166, 167, 185, 192].

In einem Land wie Schweden, welches sich von Norden bis Süden über viele Breitengrade erstreckt, wurde von Hillström (1970) [76] ein signifikanter Unterschied der Tumorhäufigkeit bezüglich der Bevölkerung im Norden und Süden herausgestellt. Ein weiterer Schwerpunkt bei der Erhebung epidemiologischer Daten sind die allgemeinen Lebensgewohnheiten und Arbeitsbedingungen einer gegebenen Population an einem bestimmten Ort. Hierzu konnten die Untersuchungen zu diversen Faktoren, welche direkt oder indirekt auf den Menschen einwirken, ermitteln, wie die Tumorinzidenz von diesen Faktoren abhängt, und gleichzeitig ergab sich oft ein Einstieg in die Tumorätiologie. Über berufs-bedingte Tumoren haben u.a. Eichmann (1981) [49], Petres (1981) [148] und Götz (1976) [69] sowie Reichenberger und Richter (1981) [154] berichtet. Die „Winzer-Krankheit" und das „Pech-Haut-Leiden" sind zwei Modelle, welche auf deutlichste Weise zeigen, wie epidemiologische Daten und ätiologische Faktoren gemeinsam zur Erfassung einer Tumorerkrankung beitragen können.

Die mannigfachen retrospektiven Studien sowie die Einrichtung zentraler Krebsregister mit prospektiven Fragestellungen haben die Epidemiologie zum festen Bestandteil der Tumorforschung gemacht. Die Mikroelektronik, in Gestalt der Computertechnologie, macht sich aufgrund ihrer nahezu grenzenlosen Speicherkapazität zum unentbehrlichen Accessoire epidemiologischer Forschung.

Die periodischen Bestandsaufnahmen bezüglich der Daten und Fakten aus epidemiologischer und ätiologischer Sicht werden in Zukunft zeigen müssen, ob wir der Lösung des Krebsproblemes ein Stück näher gekommen sind.

I.2 Ätiologie

I.2.1 Licht und Tumor

In den Statuten der 1924 gegründeten „Sunlight League" in London findet man den Leitsatz: „Die Öffentlichkeit muß unterrichtet werden über die Bedeutung des Sonnenlichts als ein Mittel der Gesunderhaltung; die Nation muß belehrt werden, daß

Sonnenlicht ein universelles Desinfektionsmittel ebenso wie ein Stimulans und To-
nikum ist."

Dem widerspricht die Empfehlung des 7. Internationalen Kongresses für Photo-
biologie in Rom (1976), bei welchem die extensive Sonnenexposition, aber auch die
geringgradige chronische Insolation als schädlich bezeichnet wurde.

Im Jahre 1970 legte die Internationale Lichtkommission die UV-Wellenlängen-
abschnitte fest: UV-A 400–315 (nm), UV-B 315–280 (nm) und UV-C 280–100 (nm).
Aus diesen Spektren sind die Wellenlängen < 315 (nm) von besonderem onkologi-
schen Interesse.

Die solare Strahlung, welche die Erdoberfläche erreicht, besteht aus einer direkten Komponente, dem Sonnenlicht, und einer diffusen Komponente, dem Him-
melslicht. Beide zusammen werden als Globalstrahlung bezeichnet.
Einfluß auf die Globalstrahlung nehmen:
1. Die atmosphärische Ozonschicht in einer Höhe von 10–15 km. Die Dicke der
   Ozonschicht beträgt zwischen 2,1 und 2,6 mm. Die Bedeutung der Ozonschicht
   bezüglich der ultravioletten Strahlung liegt darin, daß sie Wellenlängen < 250
   (nm) nahezu vollständig absorbiert.
2. Sauerstoff- und Stickstoffverbindungen in der Atmosphäre, sowie weitere chemische Verbindungen, können die Globalstrahlung abschwächen oder diese verstärken.
3. Klimatische Faktoren (Bewölkung, Luftfeuchtigkeit etc.) sowie lokale terrestri-
   sche Gegebenheiten (Wasseroberflächen, Bepflanzungsgrad etc.) sind für die Absorption und Reflektion der Globalstrahlung mitverantwortlich.

Da einerseits bei der Überlegung zur Bedeutung der Globalstrahlung bezüglich
der Karzinogenese die verschiedensten Parameter eingehen und abhängig sind, andererseits aber nur exakte Messungen bei der Betrachtung herangezogen werden
dürfen, wird die Aussage über die Globalstrahlung und deren Einfluß auf die Karzinogenese ein ausgesprochen computergebundenes Unternehmen.

Die Internationale Lichtkommission (ICI) zeigte, daß die maximalen Erythem-
schwellenkurven für Sommer und Winter bei 307 (nm) liegen. Bei der jahreszeitlich
durchschnittlichen Globalstrahlung bedeutet dies, daß zur Erzielung eines Ery-
thems im Winter der Faktor 10^2 für die Sonnenexpositonsdauer erforderlich ist [38].

Die ersten Hinweise zur Kausalität zwischen chronischer Lichtexposition und
Karzinogenese von Hauttumoren stammen aus dem Jahre 1884 von Unna. Freeman und Mitarbeiter (1970) [59, 60] sowie Urbach (1980) [184] zeigten später die Abhängigkeit der chronischen Lichtexposition und der Entstehung von spinozellulären Karzinomen auf.

Ein wesentlicher Beitrag für die Karzinogenese durch UV-Strahlung erbrachten
die Versuche von Blum (1959), [14], welche zeigten, daß in 100% der Fälle bei Albi-
nomäusen ein Lichtkrebs induziert werden konnte.

Nach Diffey (1980) [39] ist für das Basaliom und die chronische Lichtexposition
keine so klare Relation nachgewiesen wie dies für das spinozelluläre Karzinom gilt.
Man kennt weder die notwendige Strahlendosis noch das Zeitintervall zwischen
Lichtschaden und Tumorentstehung [9]. Nach Urbach und Mitarbeiter (1972) [183]
verdoppelt sich die Tumorinzidenz alle 10 Breitengrade von Norden nach Süden.
Als mathematische Annäherung formulierte Green (1978) die Inzidenz für lichtinduzierte Hautkarzinome gleich (jährliche UV-Dosis)^{1,8}. Der Faktor 1,8 wurde aus

statistischen Arbeiten der Autoren Cutler und Young (1975) [34], Fears und Mitarbeiter (1977) sowie Green und Mitarbeiter (1978) errechnet [55].

Auch Johnson (1975) [86] sieht keine so enge Korrelation zwischen lichtexponierter Haut und Entstehung von Basaliomen. Ähnlich wie Wiskemann (1973) [194] für die Melanomentstehung sieht auch Johnson die UV-Bestrahlung als einen untergeordneten Initiator-Faktor. Johnson weist, wie Daniels (1978), auf die Bedeutung der Zerstörung der stratosphärischen Ozonschicht durch hochfliegende Flugzeuge hin. Experimentelle Daten zur Bedeutung der UV-Strahlung für die Karzinogenese, sowohl für das Plattenepithelkarzinom als auch für Formen des malignen Melanoms, liefern die Versuche von Blum (1959) und Epstein (1966) [52].

Wird dabei die Mehrstufentheorie zur Krebsentstehung zugrunde gelegt, dann bedeutet dies für die UV-Strahlung, daß im Falle der Karzinome die UV-Strahlung als irreversibler Initiator und für die jeweilige Lokalisation und beim malignen Melanom als reversibler Promotor im Hinblick auf die Latenzzeit fungiert. Epstein zeigte, daß Mäuse, mit 7,12-Dimethyl-benzanthracen vorbehandelt, nur dann maligne Melanome entwickelten, wenn sie anschließend mehrmals UV-Strahlungen ausgesetzt wurden. Bei Blum war die Tumorinzidenz für die Entstehung von Spinaliomen direkt von der jeweiligen UV-Strahlung abhängig.

Jung (1981) [88] weist die Wirkung der UV-Strahlung auf molekularer Ebene nach. Der vor allem durch UV-B-Strahlung gesetzte DNA-Schaden wird durch verschiedene zelluläre Reparaturmechanismen behoben. Fallen diese Reparaturmechanismen aus oder werden sie durch eine zu große Zahl von Schadstellen überfordert, so führt dies im Bereich der UV-geschädigten DNA zu Punktmutationen. Diese somatischen Mutationen können dann ihrerseits Ausgangspunkt der malignen Transformation darstellen. Es konnte gezeigt werden, daß Tumorträger der lichtinduzierten Malignome eine verminderte Reparaturfähigkeit aufweisen. Beim Xeroderma pigmentosum zeigte Cleaver (1972) [27], daß ein genetisch determinierter geschädigter Reparaturmechanismus vorliegt. Daraus erklärt sich die Tatsache, daß beim Xeroderma pigmentosum nach normaler UV-Exposition multiple Präkanzerosen und Karzinome auftreten.

Für das melanozytäre System wies Jung (1971) [87] nach, daß beim pigmentierten Xerodermoid, dieser ebenfalls genetisch fixierten Erkrankung, auch ein Reparaturmechanismus geschädigt ist und es hier zu Neoplasien des melanozytären Systems kommt.

Es gibt mehrere Erbkrankheiten, bei welchen ein insuffizienter DNA-Reparaturmechanismus und eine hohe Tumorinzidenz assoziiert sind. Unter diesen ist das Xeroderma pigmentosum am intensivsten und besten sowohl klinisch wie experimentell untersucht. Seit man festgestellt hat, daß die DNA-Reparaturmechanismen genetisch fixiert und kontrolliert sind, werden den genetischen Faktoren bei der Karzinogenese erhöhte Aufmerksamkeit geschenkt. Ein weiterer, ebenfalls sehr wichtiger, genetischer Faktor bei der Karzinogenese der Hauttumoren, ist ohne Zweifel die Pigmentation. Sie bestimmt und regelt den Einfluß und die Penetrationsfähigkeit der gesamten UV-Strahlung, solar wie artifiziell. Erst wenn UV-B-Strahlung in den Bereich des Stratum germinativum vordringen kann, dabei spielen Pigmentation und die Stärke der Hornzellschicht eine entscheidende Rolle, kann es zum strahlenabhängigen Zellschaden kommen [84, 85, 90, 92, 157).

Welcher Zusammenhang zwischen immunologischen Vorgängen und der UV-induzierten Karzinogenese besteht, verdeutlichen die Experimente von Kripke (1982) [111]. In den Experimenten konnte gezeigt werden, daß UV-indizierte Hauttumoren eine starke Antigenität besitzen. Es scheint so, daß UV-induzierte Tumorzellen eine andere Oberflächenantigenität besitzen als chemisch-induzierte Tumorzellen bei der gleichen Spezies [149].

Daß das Immunsystem bei der Karzinogenese generell eine nicht unerhebliche Rolle spielt, zeigt die Tatsache, daß nieren-transplantierte Patienten unter Immunsupression eine hohe UV-induzierte Hauttumorinzidenz aufweisen [80]. Ein weiterer Hinweis für die Bedeutung der UV-Strahlung bei der Entstehung des malignen Melanoms liefern die Versuche und Beobachtungen von Kripke (1979) [110]. Nach einigen UV-Bestrahlungen wurde eine Maus über zwei Jahre mit Krotonöl behandelt. Bei diesem Tier konnte ein malignes Melanom induziert werden. Kulturzellen dieses Tumors wurden auf vorbestrahlte und normale Empfänger transplantiert und ihr Wachstum sowie ihre Metastasierungsneigung untersucht. Die Autorin fand dabei, daß die transplantierten Melanomzellen bei den UV-vorbestrahlten Tieren besser angingen und daß es zu einer frühzeitigeren Metastasierung kam. Solches Verhalten zeigten außer diesen Melanomzellen auch andere Tumoren, die durch eine chronische UV-B-Bestrahlung induziert waren.

Tyrell (1982) [181] wies experimentell an menschlicher DNA bei solarer UV-Strahlung von 313 (nm) folgende Schädigungen nach:
- Bildung von Pyrimidin-Dimeren. Dabei sind es im wesentlichen Thymindimeren als stabile Verbindungen.
- Einzelstrangbrüche der DNA.
- Bildung von Thyminglykollen.

Längerwelliges solares UV-Licht nimmt ebenfalls einen wichtigen Einfluß auf den zellulären Metabolismus. Bei geringerer Dosis findet man eine Hemmung der Synthese von Makromolekülen und damit eine Retardierung des Wachstums. Bei höherer Dosierung kommt es zu einer Zerstörung des Systems der Reparaturmechanismen. Somit nimmt die solare UV-Strahlung, sowohl bezüglich der Wellenlänge als auch der Dosis, direkten Einfluß auf die molekulare Ebene der Epidermiszellen [145]. Einerseits werden Punktmutationen in der menschlichen DNA gesetzt, und andererseits kann das zur Reparatur notwendige System alteriert werden. Experimentelle Untersuchungen haben gezeigt, daß niedrige Dosen von solarem UV-Licht sowohl antagonistisch wie synergistisch mit chemischen Mutagenen in Interaktion treten können [12]. Diese Untersuchungen wurden an einfachen Zellsystemen durchgeführt, ob dies auch letztendlich für die Zellen höher entwickelter Organismen zutrifft, ist beim augenblicklichen Stand der Wissenschaft nicht klar und vollständig zu entscheiden.

In einer sehr kritischen Arbeit setzt sich Moustacchi (1982) [139] mit der Frage der strahleninduzierten Mutagenität und malignen Transformation auseinander. Die Mutationstheorie der Karzinogenese stützt sich im wesentlichen auf die Parallelität zwischen mutagenen und karzinogenen Substanzen, einerseits bezüglich der Assoziation zwischen hoher induktiver Mutabilität und Tumorinzidenz bei in-vitro-Versuchen beim Xeroderma pigmentosum und andererseits bezüglich der Tumorinzidenz bei einigen Erbgängen. In der Mutationsforschung wird zumeist auf die Purin- und Pyrimidin-Stoffwechselvorgänge eingegangen, dies ist wiederum eine beschränkte Betrachtungsweise, welche sich lediglich auf die Basen- bzw. Punktmutation bezieht. Gleichzeitig kommen in-vivo aber auch chromosomale Mutationen wie Translokationen und Deletionen vor, die dann im Zusammenspiel mit der lichtinduzierten Punkt- oder Basenmutation wirksam werden. UV-induzierte maligne Transformation scheint somit die Form multipler Mutationen im Hinblick auf mehrere Zellgenerationen zu sein. Jung (1981) [88, 89] sieht in der UV-induzierten Pyrimidindimer-Bildung u. a. ein Indiz für die maligne Transformation. Diese Aussage wird von Moustacchi in Frage gestellt, da bislang der kausale Zusammenhang zwischen Dimerenbildung und UV-Karzinogenese fehlt. Es konnte nicht nachgewiesen werden, weshalb Xeroderma-pigmentosum-Zellen in vitro eine höhere Sensibilität für die UV-Transformation besitzen. Man ging von der Beobachtung aus, daß bei sonnenexponierten Patienten mit Xeroderma pigmentosum häufiger Hautkrebse auftraten und daß in-vitro-Zellen von Xeroderma pigmentosum eine höhere UV-induzierte Mutationsfrequenz als normale Zellen bei gleicher Dosis zeigen und schloß daher, daß sowohl für die Karzinogenese als auch für die Mutagenität die geschädigten Reparaturmechanismen bei dieser Erkrankung verantwortlich seien.

Beim Vergleich der Vielzahl von verschiedenen Parametern bezüglich der UV-Strahlen-induzierten Mutation bzw. malignen Transformation gibt es heute keine definitiven Argumente für die alleinige Annahme der Mutationstheorie bei der Karzinogenese. Neben chemischen und physikalischen Karzinogenen sowie einer speziellen immunologischen Situation, spielt sicherlich die solare UV-B-Strahlung eine wesentliche Rolle. Die experimentell zwangsläufig bedingte Unschärfe (Prüfung und Messung jeweils eines Parameters in-vitro) machen zum heutigen Zeitpunkt eine umfassende Aussage zur multifaktoriell begründeten Karzinogenese äußerst problematisch, wenn nicht gar unmöglich.

I.2.2 Chemikalien und Tumor

Experimentell konnte mehrfach gezeigt werden, daß Chemikalien aus den verschiedensten Stoffgruppen als Mutagene und/oder Karzinogene auf die Zelle Einfluß nehmen können. Diese Chemikalien konnten im Tierexperiment allein, aber auch mit anderen Faktoren kombiniert, maligne Tumoren erzeugen [42, 146].

Als humanes Modell zur Untersuchung chemischer Einflüsse auf die maligne Transformation epithelialer Zellen eignet sich das Teer-Pechhautleiden. Götz (1976) [69] und Reichenberger/Richter (1981) [154] konnten nachweisen, wie die bei der Verarbeitung der Steinkohle anfallenden Stoffe, in Wechselwirkung mit UV-Strahlung und bezüglich lokalisatorischer Besonderheiten, wirksam werden können. Vor allem das 3,4-Benzpyren, eine polyzyklische und stark lipidlösliche Substanz, dringt ins Stratum basale vor, um dort an den germinativen Zellen wirksam zu werden. Bei zusätzlicher UV-Strahlung kommt es zu einer höheren Tumorinzidenz mit verkürzter Latenzzeit an diesen Orten. Nichtlichtexponierte Stellen weisen, ihrem jeweiligen Haut-Lipidgehalt entsprechend, eine erhöhte bzw. verminderte Tumorinzidenz auf. Gerade die Skrotalhaut mit ihrem hohen Lipoidgehalt und ihrer normalerweise geringen Lichtexposition ist häufig Sitz epithelialer Präkanzerosen und Kanzerosen beim Teer-Pechhautleiden. Hier spielen sicherlich der Lipoidgehalt der Haut sowie eventuell andere physikalische Einflüsse (Wärme, Feuchtigkeit, O_2/CO_2-Partial-druck) als Co-Faktoren bei der malignen Transformation eine wichtige Rolle.

Zahlenmäßig an erster Stelle finden sich Präkanzerosen und Kanzerosen, auch beim Teer-Pechhautleiden, in aktinisch stark exponierten Arealen. Einem entzünd-lichen, meist durch UV-Strahlung getriggerten Frühstadium, schließt sich ein Stadi-um proliferativer und degenerativer Veränderungen an. Selbst nach Meiden der chemischen Noxen beobachtet man noch jahrelang in dieser vorgeschädigten Haut das Aufschießen prämaligner und maligner epithelialer Tumoren. Inwieweit hier wiederum das in der Haut verbliebene chemische Agens mit einem evtl. später zu-geführten Lichtschaden synergistisch oder unabhängig in Beziehung tritt, ist nicht vollständig geklärt.

Auf molekularer Ebene wird der Einfluß von chemischen Substanzen auf die maligne Transformation bei den arseninduzierten Präkanzerosen und Kanzerosen aufgezeigt und diskutiert (Beckmann und Mitarbeiter 1977 [8], Petres 1981) [148]. Durch die systemische Einnahme anorganischer Arsenverbindungen kam es zu Chromosomenaberrationen in den Zellen arsenexponierter Patienten. Diese Chro-mosomenaberrationen konnten mehrfach in Lymphozyten arsenexponierter Pa-tienten noch Jahre nach dem letzten Arsenkontakt nachgewiesen werden. Die chro-mosomalen Mutationen werden als Folge einer Inhibition der DNA-Polymerase in der G2- und S-Phase im Zyklus durch arsenhaltige Verbindungen gedeutet [33].

Es muß aber festgehalten werden, daß bei den arsenbedingten Tumoren in loka-lisatorischer Hinsicht keine so ausgeprägte Präferenz wie bei den lichtinduzierten Tumoren besteht. Bei diesen Tumoren findet man eine mehr oder weniger gleich-mäßige Verteilung über das gesamte Integument. Solche nachgewiesenen Chromo-somenschäden, vom Muster der Deletion, Translokation sowie Endoreduplikation, werden experimentell in-vitro vor allem nach Röntgenbestrahlungen und dem Kontakt mit einigen Chemikalien gefunden.

Chromosomen-Mutationen als natürliches Ereignis betrachtet, sind äußerst sel-ten, und Schäden und Veränderungen solchen Ausmaßes an den Chromosomen be-dürfen hoher Energien oder stabiler chemischer Reaktionen.

Jung (1970) [93] sieht den primären arsen-induzierten Schaden der Epidermis-zelle in einer arsen-abhängigen Hemmung bzw. Zerstörung des „DARK-Repair-Mechanismus". Gleichzeitig soll bei der Arsen-Exposition anstatt des Phosphors das Arsen in die Nucleotide der DNA eingebaut werden, und es soll zu einer Wech-selwirkung mit den Sulfhydrilgruppen der Struktur-Proteine kommen.

Es fragt sich, ob UV-indizierte Punktmutationen strukturell sich derart auswir-ken können, daß es zu einer Chromosomen-Mutation kommen kann, oder ob im Falle der Arsenexposition, ähnlich wie bei Untersuchungen mit diversen anderen chemischen Mutagenen, ein Angriff an der sich nicht-replizierenden DNA erfolgt. Da sich einmal inkorporiertes Arsen noch jahrzehntelang nachweisen läßt, liegt der Schluß nahe, daß die Arsen-Verbindungen einen ständigen mutativen respektive karzinogenen Einfluß auf die Zellen nehmen, und zwar, dies primär und unabhän-gig von weiteren Einflüssen.

Beim experimentell erzeugten Melanom – hier exponierte Epstein (1967) [51] zunächst mit 7,12-Dimethylbenzanthracen und dann mehrfach mit UV-B-Bestrah-lung sowie Kripke (1982), hier erfolgte zunächst eine UV-B-Bestrahlung und nach-folgend eine chronische Exposition mit Krotonöl – konnte gezeigt werden, daß in zwei völlig unterschiedlichen Versuchsansätzen und -abläufen, aber mit einem gemeinsamen Faktor, ein gleichartiges Ergebnis erzielt werden konnte.

Für das 7,12-Dimethylbenzanthracen wie für ähnliche Acene gilt, daß Sie mit zunehmender Ringzahl ihren aromatischen Charakter verlieren, dafür aber die chemischen Eigenschaften von ungesättigtem Kohlenwasserstoff annehmen (Additionsreaktionen und Verschiebung der Lichtabsorption in längerwellige Bereiche). Gleichzeitig können bei UV-Exposition die Methylgruppen als Radikale von dem polyzyklischen System abgespaltet werden und ihrerseits Reaktionen mit der Zelle eingehen.

Beim Versuch von Kripke könnte man eine primäre Störung der Bildung von Crotonase durch UV-B-Strahlung diskutieren und nachfolgend eine direkte Wirkung der Krotonsäure bzw. deren Derivate annehmen. Durch den Mangel von Crotonase kann die Krotonsäure nicht mehr abgebaut oder metabolisiert werden, und sie würde dann ihrerseits durch direkten Einfluß, z. B. durch Methylierung der DNA, wirksam werden (195).

1.2.3 Virus und Tumor

Die Beobachtung, daß bei Erkrankten mit Condylomata acuminata eine maligne Transformation in einen epithelialen Tumor erfolgen kann sowie die Festellung, daß beim Portiokarzinom gehäuft eine Papilloma-Virus-Infektion vorliegt, führte zur Annahme, daß auch Viren für maligne Transformationen in Frage kommen können.
So treten bei virusinfizierten Wildkaninchen gelegentlich Plattenepithelkarzinome auf, und wurden dann Hauskaninchen mit diesen Viren infiziert, so beobachtete man einen starken Anstieg der Tumorinzidenz. Ein Zusatz von bekannten kanzerogenen Chemikalien führte in diesen Versuchen zu einer signifikanten Verkürzung der Latenzzeit [196, 197].

Die Epidermodysplasia verruciformis Lewandowsky-Lutz wird als Modell für die Bedeutung der virusabhängigen Transformation herangezogen. Bei dieser Dermatose treten neben multiplen Warzen auch multiple epitheliale Malignome auf. Für die Erkrankung ist die Virus-Ätiologie unbestritten und beim Hinzutreten weiterer Faktoren beobachtet man eine höhere Anzahl an Tumoren oder eine kürzere Latenzzeit [97].

Nach Morison (1975) [138] spielt die *zelluläre* Immundefizienz sowohl für die Virusinfektion, als auch für die maligne Transformation eine wesentliche Rolle. Bei *humoraler* Immundefizienz fand sich eine geringere Ausprägung von Virusinfektionen und Tumorinzidenz.

Bei weiteren Experimenten zur Frage der Virus-Ätiologie bei malignen Tumoren konnte in einer Vielzahl von Versuchen nachgewiesen werden, daß auch RNA-Viren für eine maligne Transformation mitverantwortlich sein können. Dann wäre, nach dem heute akzeptierten Modell zur Biochemie des Nukleo-Proteid-Stoffwechsels, der Angriff der onkogenen Viren im Bereich der Translation zu suchen. Zweifelsohne besitzen die Viren einerseits die Fähigkeit, direkt in den Metabolismus der Wirtszellen einzugreifen, zum anderen aber auch die Fähigkeit, Mutationen auszulösen.

Umstritten bleibt bis heute, ob eine alleinige Virus-Ätiologie maligner Tumoren beim Menschen besteht oder ob auch hier weitere Faktoren bezüglich der Karzinogenese neben den Viren Einfluß nehmen.

I.3 Zusammenfassung

Die Vielzahl der Einzelbeobachtungen und Messungen zur Ätiologie der Tumorentstehung scheint im Überblick einen gemeinsamen Nenner aufzuweisen. Vor der malignen Transformation steht die noxenabhängige Veränderung des genetischen Materials. Gleichgültig ob Strahlen, Chemikalien oder Viren auf die Zelle Einfluß nehmen, der Primärschaden ist im Bereich der DNA respektive RNA zu suchen.

Der Einfluß der ätiologisch relevanten Faktoren, ob in Einzahl oder Mehrzahl, ob parallel oder phasenversetzt wirksam, ist dosis- und zeitabhängig schädigend bzw. modifizierend. Ursachen und Wirkungen im Hinblick auf eine maligne Transformation sind in einer Differenzierungshemmung und einer mehr oder weniger planlosen Vermehrung zu sehen. In der Reproduzierbarkeit der malignen Transformation liegt ein fundamentaler Umstand begründet, daß nämlich die Information zur malignen Transformation a priori vorliegt und gewisse Konstellationen diese supprimierte Information von Fall zu Fall verifizieren.

Die Ergebnisse aus den Modellversuchen zur Karzinogenese, seien sie strahleninduziert, chemisch bedingt oder viral begründet, lassen für das komplexe System der menschlichen Zelle einen naheliegenden Schluß zu. Ähnlich der Heisenberg'schen Unschärfenrelation kann auch hier experimentell nur einer von mehreren Parametern fixiert und gemessen werden, wogegen in-vivo das Zusammenspielen mehrerer Paramter das Wesen der Karzinogenese ausmachen dürfte.

Formalistisch darf man die maligne Transformation zwischen der Mutation und der letalen Wirkung ansiedeln. Die Mutation, die eigentliche evolutionistische Antriebsfeder, kann per se nicht mit der malignen Transformation gleichgesetzt werden.

Zahlreiche experimentelle Ergebnisse aus den verschiedensten Gebieten schienen zunächst die Mutations-Theorie bei der Problematik der Karzinogenese zu stützen. Inwieweit die Mutation als Leitschiene bzw. Basis für eine maligne Transformation von Bedeutung ist, kann nur vermutet, bis heute nicht eindeutig belegt werden. Für semimaligne und maligne epitheliale Tumoren spielt die Fotokarzinogenese, wie dies eine Fülle von experimentellen Daten beweist, eine dominierende Rolle. Ergebnisse der experimentellen Fotokarzinogenese zeigen, daß vom Spektrum der natürlichen Sonnenbestrahlung nur ein bestimmter Bereich von Wellenlängen ($<320\,\mathrm{nm}$) für die Entstehung von semimalignen und malignen Hauttumoren beim Menschen verantwortlich ist.

Subtrahiert man alle anderen Faktoren, die Leben ermöglichen und betrachtet man nur die solare Bestrahlung, dann wird vor dem Hintergrund der Evolution die maligne Entartung, und diese ausschließlich in Strahlung begründet, äußerst unwahrscheinlich. Dagegen erhält die strahleninduzierte Mutation zur Höherentwicklung und Differenzierung der Organismen eine logische Basis.

Zur Frage der malignen Transformation besäße dann die solare Bestrahlung einerseits die elementare Bedeutung für das Entstehen und die Erhaltung des Lebens in weiten Teilen des Lichtspektrums und ein sehr schmales Band zur Eliminierung und Selektionierung des Lebens.

Folgt man dem Satz „Ohne Licht kein Leben", so kann man folgern „Ohne Licht keine maligne Transformation"! Somit sind Leben und Krebs zwei sich implizierende Zustände, bei welchen das Licht die Vermittlerrolle übernimmt.

II. Semimaligne und maligne Hauttumoren im Kopf-Hals-Bereich

II.1 Präkanzerosen

Bereits im letzten Jahrhundert erkannte man, daß manchen Karzinomen ein präkanzeröser Zustand vorausgeht. Auf chronisch entzündlichen Prozessen, gleich welcher Ursache, können sich im Laufe der Zeit maligne Tumoren entwickeln. Dubreuilh (1896) schlug vor, diese Vorstufen als präkanzeröse Phase zu bezeichnen. Erst Unna (1928) setzte sich für den Begriff „Präkanzerose" ein. Er unterschied, ob sich aus einer Präkanzerose stets, häufig oder nur selten ein maligner Tumor entwickelte. Somit hat Unna schon damals, wie übrigens auch Darier und Ménétrier, einen Bezug zu statistischen Daten bezüglich der Karzinogenese hergestellt.

Die von Stämmler (1941) vorgeschlagene Einteilung in obligate und fakultative Präkanzerosen wird von einigen Autoren bis heute beibehalten. So definiert Sandritter (1978) die fakultativen Präkanzerosen, als Zustände, die in weniger als 5% und in mehr als 20 Jahren in ein Karzinom übergehen, wogegen obligate Präkanzerosen in über 5% der Fälle und innerhalb von 20 Jahren in ein Karzinom münden.

Gleichzeitig muß aber gesagt werden, daß nicht jede Präkanzerose eine vollständige Umwandlung in ein Karzinom erfährt, vielmehr können körpereigene Reparaturmechanismen zu einer vollständigen Rückbildung führen.

In diesem Zusammenhang ist erwähnenswert, daß im Experiment bei chemisch induzierten Karzinomen stets ein präkanzeröser Zustand nachweisbar ist. Sowohl der klinische Aspekt als auch die histologische Examination haben ihre Spezifika beim Ansprechen einer Präkanzerose – allerdings herrscht hier nicht immer völlige Übereinstimmung. Eine klinisch unauffällige Formation kann histologisch schon alle Kriterien eines malignen Tumors aufweisen, das gleiche gilt natürlich auch im umgekehrten Sinne.

Heute wird die klinische Einteilung der Präkanzerosen unterschiedlich gehandhabt [46, 171]. Man teilt sie entweder als Präkanzerosen im engeren und weiteren Sinne ein oder man versucht, sie den einzelnen Noxen zuzuordnen. So fallen unter die aktinisch-bedingten Präkanzerosen aus klinischer Sicht:

1. Keratoma actinicum,
2. Cornu cutaneum,
3. die präkanzeröse Cheilopathie,
4. Lentigo maligna.

Hinzu sind noch zu rechnen die Präkanzerosen bei genetisch bedingten Erkrankungen wie dem Xeroderma pigmentosum und dem pigmentierten Xerodermoid [94, 95].

Die Röntgen-Keratosen, ebenso wie die Öl- und Arsen-Keratosen, aber auch die Teer-Leukoplakie gehören zu jenen Präkanzerosen, welche sich von den einzelnen chemischen Noxen ableiten lassen.

Das Keratoakanthom und der Morbus Bowen, welche aus erfassungstechnischen Gründen bei uns zusammen mit den Präkanzerosen analysiert wurden, gehören einerseits zu den Pseudokanzerosen und andererseits zu den echten Karzinomen, da es sich im Falle des Morbus Bowen um ein intraepidermales Plattenepithel-Karzinom, ein „Carcinoma in situ", handelt.

Zu der häufigsten Form der Präkanzerose zählt die aktinische Keratose, und diese ist zumeist im Kopf-Hals-Bereich lokalisiert. Nach Lever (1958) geht das Keratoma solare in 20% der Fälle in ein Stachelzellkarzinom über. Bei der aktinischen Keratose besteht histologisch eine erhebliche Hyperkeratose sowie eine Akanthose, abwechselnd mit einer Atrophie im Bereich der Epidermis. Im Korium zeigt sich gewöhnlich ein chronisch entzündliches Infiltrat. Nach Hundeiker und Mitarbeiter (1974) [81] finden sich die aktinischen Keratosen in besonders stark lichtexponierten Arealen im Kopf-Hals-Bereich. Bei Frauen sind besonders die Stirn, die Nase, die Wangen und die Schläfen und bei den Männern vorwiegend die unbehaarte Kopfhaut und die Ohren sowie der Handrücken befallen.

Die chemisch induzierten Präkanzerosen unterscheiden sich histologisch kaum von den aktinischen Keratosen. Hier führen oft anamnestische Angaben und das klinische Bild, zusammen mit der histologischen Untersuchung, zur Diagnosefindung.

Die Lentigo maligna ist keine Präkanzerose im eigentlichen Sinne und muß bei den Präblastomatosen eingeordnet werden.

Es handelt sich bei ihr um eine Veränderung auf zumeist lichtexponierter Altershaut, welche in ein Lentigo-maligna-Melanom übergehen kann. Nach Kleine-Natrop (1979) [103] entstehen etwa 20–30% aller malignen Melanome im Kopf-Hals-Bereich aus einer Lentigo maligna. Frauen sind mit 60% häufiger befallen als Männer. Häufigster Sitz der Lentigo maligna ist der Wangenbereich. In Übereinstimmung mit Kühnl-Petzoldt (1980) [112] fanden auch wir die Lentigo maligna gehäuft im Wangen- und Schläfenbereich. Kalkoff (1973) [96] sieht die Lentigo maligna, analog der Stellung des Morbus Bowen bei der Karzinomentstehung, als „Melanom in situ" an. Bei der Lentigo maligna handelt es sich um einen Tumor, bei dem es nur eine Frage der Zeit ist, bis dem horizontalen Wachstum eine vertikale Invasion folgt. Dagegen sieht Clark und Mitarbeiter (1969) [26] die Lentigo maligna als Analogon zum Keratoma actinicum. Die Lentigo maligna ist seiner Ansicht nach aus einem Zellklon aufgebaut, und der Schwerpunkt der Entwicklung liegt im Bereich der Basalzone der Epidermis, und hier ist es manchmal schwer zu entscheiden, ob es sich bereits um eine neoplastisch transformierte Zelle der Melanozytenreihe oder nur um eine Hyperplasie im Sinne einer Präblastomatose handelt.

Das Cornu cutaneum, zweifelsfrei für die klinische Diagnosestellung eine ausgezeichnete Bezeichnung, stellt letztlich nur eine Maximalvariante der aktinischen Keratose dar. Eine weitere Besonderheit des aktinischen Schadens im Kopf-Hals-

Bereich zeigt sich an den Übergangsschleimhäuten der Lippen. Die Hyperkeratose imponiert hier in weißlichen Belägen und führt an dieser Stelle zur klinischen Diagnose einer Leukoplakie. Treten noch perifokale Entzündungszeichen hinzu, so spricht man von einer Cheilopathia praecancerosa, aus welcher das Vollbild einer Cheilitis abrasiva praecancerosa Manganotti entstehen kann [162].

Keratoakanthome können solitär oder multipel auftreten und zeigen gelegentlich eine spontane Rückbildung. Sie sind sowohl klinisch wie histologisch oft recht schwer von echten Karzinomen abzugrenzen. Nach Kalkoff (1968) nimmt das Keratoakanthom von den supraseboglandulären Anteilen der äußeren Haarwurzelscheiden seinen Ausgang. In Übereinstimmung mit Gründer und Mitarbeiter (1973) kommen auch in unserem Krankengut die Keratoakanthome vorwiegend im Kopf-Hals-Bereich und dort in lichtexponierten Lokalisationen vor. Die Tumoren entwickeln sich auf unveränderter Haut innerhalb kürzester Zeit zu ihrem Vollbild, und dieses ist charakterisiert durch eine derbe Konsistenz des Tumors und den mit Hornmassen gefüllten Krater sowie den überlappenden Hautpartien am Kraterrand. Tritt eine Ulzeration auf, dann können diese Tumoren differentialdiagnostisch schwer von Basaliomen und spinozellulären Karzinomen differenziert werden. Nikolowski (zitiert nach Gründer 1973) vermutet eine 10–20%ige maligne Entartung. Wegen der fehlenden Metastasierungsneigung spricht Kalkoff von einer lokalen Malignität beim Keratoakanthom.

Häufigster Sitz dieses Tumors war in unserem Krankengut die Ohrmuschel, gefolgt von der Nasen- und Wangenregion. Als eine Art Paraneoplasie ist das Auftreten multipler Keratoakanthome zu bewerten, denn dabei finden sich oft andere Erkrankungen, vor allem maligne Tumoren im Bereich innerer Organe.

Der Morbus Bowen wird klinisch zu den obligaten Präkanzerosen gerechnet, entspricht aber histologisch einem intraepidermalen Karzinom. Häufigster Sitz dieses Tumors ist der Kopf-Hals-Bereich und hier wiederum die aktinisch exponierten Lokalisationen. Histologisch imponiert sowohl eine Hyperkeratose als auch eine Akanthose sowie eine Parakeratose. Bei intakter Basalmembran findet sich in der Epidermis eine ausgeprägte Kern- und Zellpolymorphie und es kann zur Einzelzellverhornung im Stratum spinosum kommen. Lever (1958) bezeichnet dieses Phänomen, das sich auch beim Stachelzellkarzinom findet, als maligne Dyskeratose.

II.2 Basaliome

Histogenetisch handelt es sich um unreife pluripotente Epithelzellen, die sich erst im Laufe des Lebens durch verschiedene Noxen zu Basaliomzellen entwickeln. Die „Basaliom-Mutterzelle" entstammt den Basalzellarten der Epidermis und der Talgdrüsen – sowie Haarfollikeln (Braun-Falco 1975) [16].

In den Tumorzellverbänden imponieren 3 Zelltypen:
1. die randständigen, pallisadenförmig angeordneten Zellen,
2. die zentralen rundlichen, sich mehr oder weniger ungeordnet darstellenden Zellen,
3. die fibrozytoiden Zellformen.

Lichtmikroskopisch finden sich keine Desmosomen zwischen den einzelnen Zellarten. Die Tumorzellkomplexe umgibt ein bindegewebiges Stroma. Histochemische

Untersuchungen weisen auf einen ektodermalen Ursprung der Tumorzellen hin (Kint 1974) [102]. Das Verhältnis DNA zu RNA ist beim Basaliom zugunsten der DNA deutlich verschoben. Ähnliches wird auch bei ektodermalen Zellen und Zellen von Präkanzerosen beobachtet.

Elektronenmikroskopische Untersuchungen zeigten, daß die Tumorzellen durch eine Basalmembran von dem umgebenden Stromagewebe abgetrennt werden. In den Tumorzellkomplexen beobachtet man primitive Differenzierungs- und Regressionsvorgänge.

Als Differenzierungsvorgänge kann man die einen Haarfollikel nachahmenden Strukturen interpretieren, wogegen die Regressionsvorgänge sich in einer Pseudozystenbildung und stellaren Atrophie manifestieren.

Kint (1974) [102] sieht einen Zusammenhang zwischen dem Basaliom und dem Haar-Zyklus. Das Basaliom könnte sich aus undifferenzierten Zellen bilden, die ihren Ausgangspunkt vom Haarfollikel nehmen oder aus entdifferenzierten Elementen, die im Laufe der Katagen-Periode entstehen.

Holubar (1981) diskutiert die Entstehung der Basaliome aus Zellen des Stratum germinativum. Zellen also, die pluripotent sind und somit die Fähigkeit besitzen, Differenzierungs- und Regressionsvorgänge durchzumachen. Die Induktion zur Basaliomentstehung sieht er vom Bindegewebe ausgehend, wie dies auch für den normalen Haarkeim angenommen wird und experimentell für das Basaliom beim Tier nachgewiesen wurde.

Deutlich wird sowohl der induktive wie konduktive Einfluß des Bindegewebes durch die Transplantationsversuche von Van Scott und Reinertson (1961). In ihren Versuchen war nur Tumorgewebe mit umgebendem Stromagewebe transplantierfähig. Tumorgewebe allein war nicht mehr proliferationsfähig und ging nach der Transplantation im Empfängerbindegewebe zugrunde. Aus dieser Tatsache erklärt sich wohl auch die äußerst selten zu beobachtende Metastasierung beim Basaliom.

Bei pigmentierten Basaliomen, die häufig Anlaß zur differentialdiagnostischen Verwechslung bezüglich maligner Melanome Anlaß geben, finden sich in den Tumorzellverbänden interzelluläre Melaningranula, vergesellschaftet mit einer großen Anzahl von Melanozyten.

Die klinische Einteilung der Basaliome geht im wesentlichen auf Ehlers (1965) zurück:

1. Knotige, häufig ulzerierende Basaliome (beinhaltend den Typ des Ulcus rodens und Ulcus terebrans)
2. Plane, seltener ulzerierende Basaliome (pagetoide und morpheaartige Tumortypen).
3. Sonderformen des Basalioms (Basalzellnaevus –Syndrom, Epithelioma calcificans Malherbe, Fibroepitheliom Pinkus, intraepidermales Epitheliom).

Häufigster Sitz dieser Tumoren ist nach Angaben vieler Autoren und nach eigenem Zahlenmaterial der Kopf-Hals-Bereich. So sind je nach Autor zwischen 75–90% aller Basaliome im Kopf-Hals-Bereich lokalisiert [19, 21, 70, 143, 179, 180].

In der wohl z. Zt. modernsten und inhaltsreichsten Analyse bezüglich der Basaliome im Kopf-Hals-Bereich mit über 3500 Tumoren, weist Kopf (1979) [107] signifikante Angaben zur Epidemiologie und Ätiologie dieses Tumortyps aus. Das Basaliom ist ein Tumor vornehmlich der weißhäutigen Rasse. 95% der Erkrankten lagen im Alter zwischen 40 und 80 Jahren, und unter den Basaliomträgern waren signifikant mehr blauäugig, hellhäutig sowie Patienten mit einer erniedrigten Erythemschwelle repräsentiert. Bezüglich der Berufsausübung waren 23% Freiluftarbeiter gegenüber 10% der Kontrollgruppe. 12,3% gegenüber 0,1% der Kontrollgruppe hatten anamnestische Hauttumoren.

Die 85% seiner Basaliome im Kopf-Hals-Bereich waren zu 30% an der Nase, 21% an der Wange und 15% an der Stirne lokalisiert – alles Lokalisationen mit starker Lichtexposition.

93% der Patienten hatten ein Basaliom, 5% 2 Basaliome und 1% mehr als 3 Basaliome bei Diagnosestellung. Von den 3531 Basaliomen zeigte kein einziger Tumor in einer 5-Jahres-Überwachungszeit irgendeine Metastasierungsneigung.

Brodkin und Mitarbeiter (1969) [20] versuchten einen Zusammenhang zwischen Insolation und Grad der Elastose sowie der Tumorlokalisation bei den Basaliomen im Kopf-Hals-Bereich herzustellen. Dabei fanden sie, daß zwischen diesen 3 Faktoren für die Basaliome nur eine bedingte Abhängigkeit besteht. Besser korrelieren diese Faktoren beim spinozellulären Karzinom.

Beim Basaliom erscheinen somit weitere exogene und endogene Faktoren für die Ausbildung dieses Tumortyps mitverantwortlich zu sein. Schließlich weist Hundeiker (1967) in über 400 Basaliomexzidaten nach, daß die Basaliome von epidermalen Zellen ausgehen sollen und keine versprengte Keime darstellen. In über 90% konnte histologisch eine Beziehung zur Epidermis nachgewiesen werden. Das oft „eisbergartige" Wachstumsverhalten mancher Basaliome kann einerseits durch eine sekundäre Verschmelzung unabhängiger Einzelherde und andererseits durch ein kontinuierliches Vorwachsen ins Korium mit Vergrößerung der Tumorzellkomplexe erklärt werden. Dieses für die Basaliome sehr charakteristische Wachstumsverhalten hat für die Auswahl der jeweiligen Therapieform große Bedeutung und zeigt die Notwendigkeit einer gründlichen histologischen Aufarbeitung aller Exzidate.

Die Nasenregion besitzt die größte Tumordichte für die Basaliome, gefolgt von der Schläfen-Stirn-Region sowie den Wangen-Lokalisationen mit maximaler Sonnenlichtexposition [15, 47, 56, 77, 100, 123, 133, 134, 142, 186].

Immer wieder taucht die Frage auf, ob Basaliome metastasieren können. Zu dieser Frage gibt es in der gesamten Literatur ca. 140 Fälle, die von einer Metastasierung beim Basaliom sprechen. Diese Zahl ist jedoch gemessen an der Häufigkeit der Basaliome extrem klein, so daß man vorab festhalten muß: Wenn ‚Basaliome' überhaupt metastasieren, dann ist dies ein äußerst seltenes Ereignis! Schon bei näherer Betrachtung dieser „metastasierenden Basaliome" kann man unschwer erkennen, daß es sich in diesen Fällen nicht mehr um gewöhnliche Basaliome handelt. Daher sollte man heute die Basaliome als primär nicht metastasierende, semimaligne Tumoren bezeichnen. Die Transplantationsversuche von Van Scott und Reinartson machen eine Metastasierung beim Basaliom a priori unmöglich. Erst eine schwerwiegende Veränderung der Tumorbiologie, und damit auch des Tumorcharakters, durch endogene und/oder exogene Faktoren gestattet, dann von einer Metastasierung zu sprechen. Dabei ist aber zu berücksichtigen, daß man in solchen Fällen nicht mehr von einem Basaliom per se sprechen sollte.

II.3 Karzinome

Bei den Karzinomen der Haut handelt es sich um maligne, zur Metastasierung befähigte Tumoren. Bezüglich der ätiologischen Faktoren für die Karzinogenese beim spinozellulären Karzinom der Haut werden verschiedene Faktoren diskutiert. An erster Stelle steht hier der Einfluß der UV-Strahlung. Bezüglich der chemischen Karzinogenese wird auf polyzyklische, organische Verbindungen, welche Komplexe mit der DNA eingehen, hingewiesen [45]. Die Virusätiologie beim spinozellulären Karzinom wird weitgehend verneint und nur als Co-Faktor in Betracht gezogen.

Das spinozelluläre Karzinom kann nach Wade und Mitarbeiter (1978) [189] von 3 Ausgangspunkten abgeleitet werden:
1. De novo-Entstehung,
2. Entwicklung aus einer aktinischen Keratose,
3. Entwicklung aus einem Morbus Bowen.

In allen 3 Fällen entwickelt sich die Neoplasie aus den Keratinozyten und kann an jeder Stelle der Haut sowie der Schleimhäute oder in Adnexepithelien sowie Epidermiszysten entstehen. Die einzelnen Tumorzellen sind polymorph und polychromatisch und weisen eine zugunsten des Kernes verschobene Kernplasmarelation auf (Luger und Mitarbeiter 1983) [124].

Nach der malignen Transformation kommt es zu einer Proliferation und Invasion mit einer mehr oder weniger stark ausgeprägten Dysplasie. Dem Vorgang an der normalen Haut analog findet sich im Tumor eine mehr oder weniger ausgeprägte Verhornung (Burg 1981) [23].

Der von manchen Autoren als maligne Dyskeratinisation bezeichnete Vorgang ist mit einer „intratumoralen Epidermisation" zu vergleichen [23].

Der Grad der Differenzierung des Tumorgewebes, den Broders (1932) als Maßstab zur Einteilung in 4 Differenzierungsklassen der spinozellulären Karzinome heranzog, kann sich innerhalb eines Tumors verschiedenartig darstellen und der Broder'schen Einteilung kann man nur dann folgen, wenn der Tumor histologisch in Stufenschnitten ganz untersucht wurde und ein Querschnitt durch seine histologische Ausprägung vorgenommen wurde. Nur dann – und zusammen mit Daten wie Bestandsdauer, Lokalisation, Alter des Patienten sowie weiteren Parametern – kann eine Klassifizierung des jeweiligen Tumors erfolgen [61, 66]. Die Angaben zur Metastasierung beim spinozellulären Karzinom sind recht uneinheitlich. Nach Epstein (1968) [51] sollen 2% aller spinozellulären Karzinome der Haut metastasieren. Lund (1965) [125] zeigte für Karzinome, die auf dem Boden einer aktinischen Präkanzerose entstanden, daß sie eine geringere Metastasierungsfrequenz als andere spinozellulären Karzinome aufweisen.

De novo entstandene Karzinome und solche in speziellen Lokalisationen lassen zum Teil eine sehr frühzeitige Metastasierung erkennen [104, 119, 150, 188].

In der Umgebung von spinozellulären Karzinomen findet sich zumeist eine stark entzündliche Stromareaktion, die vorwiegend aus T-Lymphozyten sowie einigen B-Lymphozyten besteht.

Wie bei den Basaliomen kann auch beim spinozellulären Karzinom die Basalmembran, selbst bei massivem Vordringen in das Korium, mit hinuntergezogen werden oder auch schon relativ früh durchbrochen sein (Moragas und Mitarbeiter 1970) [137]. Sowohl retrospektiv wie prospektiv sollten spinozelluläre Karzinome mit und ohne nachfolgender Metastasierung bezüglich dieses Phänomens überprüft werden. Die unterschiedlichen Angaben zur Metastasierung des spinozellulären Karzinoms könnten in der Aufarbeitung dieser Problematik eventuell ihre Klärung erfahren.

Swanbeck und Mitarbeiter (1971) [177] versuchten vergeblich, eine Korrelation zwischen Tumorinzidenz und anderen Dermatosen herzustellen. Dagegen berichtet Martin und Mitarbeiter (1970) [129] über 368 Patienten, welche sich wegen einer anderen Dermatose einer Strahlentherapie unterziehen mußten, daß diese in einem Zeitintervall von durchschnittlich 20 Jahren im Bestrahlungsfeld in ⅔ der Fälle Basaliome und in ⅓ der Fälle spinozelluläre Karzinome entwickelten.

In ihrer groß angelegten Analyse mit über 2000 spinozellulären Karzinomen berichten Krause und Mitarbeiter (1969) [108], daß 84% aller Karzinome im Kopf-Hals-Bereich lokalisiert waren. Diese Zahl stimmt mit den 86% des eigenen Krankengutes sehr gut überein, wogegen im Vergleich zu anderen Literaturangaben hier zumeist nur um 65–75% angegeben werden [63]. Übereinstimmend ist auch die lokalisatorische Verteilung der Karzinome mit einer Präferenz der Unterlippe bei beiden Geschlechtern, sowie dem Ohrbereich beim Mann und der Stirn-Schläfen-Region bei den Frauen [64, 65, 79, 152].

Die Unterlippe ist nach Petres (1968) [149] der häufigste Sitz von Präkanzerosen und Karzinomen, mit einer deutlichen Präferenz für das männliche Geschlecht. Dieser relativ kleine Bezirk (ca. 20 cm^2) entspricht nach Urbach einem extrem lichtexponierten Terrain, somit kommt dem Faktor Strahlung für die Karzinogenese eben in diesem Bereich ein besonderer Stellenwert zu. David (1973) [36] berichtet, daß 80% der Lippenkarzinome histologisch ein hochdifferenziertes Bild zeigten. Außer der aktinischen Karzinogenese wird für das Entstehen der Unterlippenkarzinome auch der Einfluß des Rauchens sowie weiterer chemischer Faktoren diskutiert [43, 44].

Bereits 1967 berichtet Wernsdörfer [191] über 170 Tumoren im Ohrmuschelbereich, wovon ⅓ Basaliome und ⅔ spinozelluläre Karzinome waren. Diese Angabe stimmt weder mit anderen Autoren noch mit Zahlen unseres eigenen Krankengutes überein. Zumeist ist das Verhältnis Basaliom zu spinozellulärem Karzinomreziprok zu den Angaben von Wernsdörfer. Gute Übereinstimmung zu seinen Zahlen findet sich bei anderen Autoren und im eigenen Krankengut für das Verhältnis maligner Tumoren im Ohrbereich bei Männern und Frauen, das sich zumeist als 4:1 darstellt [141].

Dem spinozellulären Karzinom in der Kopf-Hals-Region wird zu Recht der Begriff „Lichtkrebs" zugeschrieben, da diese Krebsart in der überwiegenden Mehrzahl der Fälle an den lichtexponierten Hautarealen auftritt. In der relativ frühen Erkennbarkeit und der Tatsache, daß über 90% aller spinozellulären Karzinome aus einer Präkanzerose hervorgehen, liegt die Chance zur Prophylaxe und kurativen Therapie dieser malignen Hauttumoren.

II.4 Melanome

Die statistischen Angaben zum malignen Melanom ergaben, daß von 10 780 Primärtumoren 2446 (22,7%) im Kopf-Hals-Bereich lokalisiert waren. Berücksichtigt man nur die 3 Melanomtypen – „oberflächlich spreitendes Melanom, noduläres

Melanom und Lentigo-maligna Melanom" – so ergibt sich für die Verteilung am Gesamtkörper ein Verhältnis 69,3% : 20,2% : 5,4% [18, 30, 37, 41, 57, 75, 118].

In Übereinstimmung mit der Literatur (1872 Kopf-Hals-Melanome) finden sich im Kopf-Hals-Bereich andere Verhältnisse bezüglich der einzelnen Melanomtypen. So waren 45,7% Lentigo-maligna Melanome, 25,5% oberflächlich spreitende Melanome und 22,6% noduläre Melanome im Kopf-Hals-Bereich lokalisiert. Dieser signifikante Unterschied hinsichtlich der Verteilungsmuster am Gesamtkörper und im Kopf-Hals-Bereich weist auf die Bedeutung der Lichtexposition für die Tumorgenese beim Lentigo-maligna Melanom hin. Im Kopf-Hals-Bereich entstanden nahezu 50% aller Melanome auf dem Boden einer Lentigo maligna, diese wiederum ist im engen Zusammenhang mit dem aktinischen Schaden zu sehen [91].

Schlüsselt man die Kopf-Hals-Melanome nochmals in Abhängigkeit des Melanomtyps und der jeweiligen Lokalisation auf, so ergibt sich für unser Krankengut, daß 86% der Lentigo maligna Melanome in Bereichen mit starker Insolation lagen [103].

Über die Histogenese des maligenen Melanoms wird noch kontrovers diskutiert.

Storck (1977) [172] berichtet, daß während der embryonalen Phase Zellen der Neuralleiste, also ektodermalen Ursprungs, auswandern und sich einerseits über Naevoblasten zu Naevozyten und über Melanoblasten zu Melanozyten entwickeln. Jeweils aus einer dieser Zellreihen oder aber aus beiden Zellreihen gemeinsam können später Melanome entstehen. Gleicher Auffassung ist auch Mishima (1965) [132]. Nach Illig (1974) [83] ist die Melanommutterzelle beim Lentigo-maligna Melanom in der Melanozytenreihe zu suchen, wobei für das oberflächlich spreitende Melanom und das noduläre Melanom durchaus auch die Naevuszellreihe als histogenetischer Ausgangspunkt angesehen werden können.

Kalkoff und Mitarbeiter (1973) konnten zeigen, daß der Morbus Dubreuilh und das sich daraus entwickelnde Lentigo-maligna Melanom ausschließlich auf lichtexponierter, altersveränderter Haut entsteht und in erster Linie im Kopf-Hals-Bereich lokalisiert ist. Zu ähnlichen Befunden und Interpretationen kommt Kleine-Natrop (1979) [103]. Er schätzt, daß 20–30% aller maligner Melanome im Kopf-Hals-Bereich aus einer Lentigo maligna hervorgehen.

In Übereinstimmung mit den Angaben von Kühnl-Petzoldt und Mitarbeiter (1980) [112] fanden auch wir in unserem Krankengut, daß der Wangenbereich häufigster Sitz der Lentigo-maligna Melanome war. Gleichzeitig sind in dieser Region auch die meisten Lentigo maligna Tumoren zu finden. Interessant in diesem Zusammenhang ist die Feststellung, daß im Nasenbereich, der Region mit der größten Tumordichte weder bei den anderen Autoren noch in unserem eigenen Krankengut Lentigo-maligna Melanome zu finden waren.

Zur Erklärung dieser Tatsache müssen, außer der aktinischen Begründung, weitere, bis heute nicht ganz aufgeklärte Faktoren herangezogen werden.

Bezüglich der Metastasierung der Kopf-Hals-Melanome schwanken die Angaben in der Literatur sehr stark. Conley (1975) [29] berichtet über 75% Melanommetastasen beim Sitz des Primärtumors im Kopf-Hals-Bereich. Dieser hohe Prozentsatz wird in den anderen Arbeiten nicht wiedergefunden, wohl aber eine Metastasierungsfrequenz von ca. 20% für diese Tumorlokalisation. Diese hohe Metastasierungsrate bei Kopf-Hals-Melanomen muß sich bei der einzuschlagenden

Therapie in Form einer frühzeitigen regionalen Lymphadenektomie niederschlagen.

Zur oft gestellten Frage, ob eine mechanische Irritation die Prognose beim malignen Melanom beeinflußt oder nicht, stellte Heite (1979) [71] folgenden Sachverhalt fest:

Besonders bei Tumoren, die histologisch bis ins Stratum reticulare (Level III) vorgedrungen waren, zeigte sich nach mechanischer Irritation ein signifikanter Unterschied in den 5 Jahres-Überlebensraten bei beiden Geschlechtern. Daraus ist abzuleiten, daß beim Verdacht auf das Vorliegen eines malignen Melanoms nur eine Exzisionsbiopsie statt einer intratumoralen Probebiopsie vorgenommen werden darf.

II.5 Sarkome

Da nur 0,8–1% aller malignen Tumoren Sarkome sind und von diesen Sarkomen nur 9–15% im Kopf-Hals-Bereich lokalisiert waren, sind erwartungsgemäß die Literaturangaben zu diesem Tumortyp sehr spärlich [7, 25, 28, 31, 120, 158, 159, 175, 193].

Von 7381 Patienten mit primär malignen Tumoren im Kopf-Hals-Bereich waren 75 (1%) Sarkome (Braund 1962) [17]. Am häufigsten fanden sich Fibrosarkome, gefolgt von neurogenen und myogenen Sarkomen.

Nach Farr (1971) [53] scheint eine multipotente primitive Fibroblastenzelle histogenetischer Ausgangspunkt bei den Sarkomen zu sein. Die von Ewing (1965) postulierte „traumatische Ätiologie" beim Sarkom konnte in den größeren Statistiken nicht bestätigt werden [54].

Von 36 Leiomyosarkomen, über die Stout (1958) [173] berichtete, waren 25% im Köpf-Hals-Bereich lokalisiert. Im Gegensatz zu den oberflächlichen Leiomyomen, welche fast ausschließlich von der Haut bzw. von den Hautanhangsgebilden ausgehen, entwickeln sich fast alle Leiomyosarkome aus dem subcutanen Gewebe [4]. Lediglich 2 Fälle von Leiomyosarkomen, die sich ausschließlich auf das Corium beschränkten, wurden von Levack und Dick (1955) [117] beschrieben.

Außer der Neurofibromatosis Recklinghausen, bei welcher ca. 40% Neurofibrosarkome gefunden werden, scheinen die anderen genetischen Defekte des Bindegewebes keine ätiologische Relevanz zu besitzen [73]. Crawford (1970) berichtet über eine gleiche Verteilung der Sarkome bei Negern. Auch hier machen die Weichteilsarkome nur ca. 1% aller malignen Tumoren aus.

Da bei den Kopf-Hals-Sarkomen, übrigens wie bei sämtlichen anderen Sarkomen, nur relativ selten regionale Lymphknotenmetastasen gefunden werden, wird hier ein primär hämatogener Metastasierungsweg angenommen. Gerner (1975) [68] berichtet, daß in 13 Fällen mit Lymphadenektomie bei klinisch suspektem Befund nur 4 Lymphknotenmetastasen gefunden wurden. In einem relativ großen Krankengut (653 Sarkome) beobachtete Cantin (1968) [24] selbst nach radikaler und aggressiver Operation 30% lokale Rezidive und eine nahezu 50%ige Fernmetastasierung bei Sarkomträgern. Bei weniger aggressivem Vorgehen, oder aber bei der Strahlentherapie, finden sich in der Literatur Rezidivraten von über 60% [40, 74, 78].

Logischerweise ergeben sich aus dem seltenen Auftreten der Sarkome einerseits Schwierigkeiten, sie in größer angelegten Analysen statistisch zu verarbeiten und andererseits können aus vergleichenden Untersuchungen keine bindenden Aussagen bezüglich Epidemiologie, Ätiologie und einzuschlagender Therapie gemacht werden. So fordert Kern (1978) [101], daß jeder maligne Weichteiltumor nur in interdisziplinärer Zusammenarbeit behandelt werden sollte und fordert die Einrichtung einer Datenerfassungsinstitution.

III. Ergebnisse

III.1 Allgemeine Daten

Der vorliegenden Arbeit liegen die Zahlen einer computerunterstützten Analyse der *stationär* behandelten Patienten mit semimalignen und malignen Tumoren der Haut aus den Jahren 1979–1982 der Hautklinik der Städtischen Kliniken Kassel zugrunde.

Zur Erfassung der Daten wurde das „statistical analysing system" (SAS) verwendet.

Aus dieser Analyse ergaben sich für den Kopf-Hals-Bereich 1221 semimaligne und maligne Tumoren bei 1128 Patienten (546 Männer und 582 Frauen, 1:1,07). Von den 1128 Patienten hatten 93 (8,25%) mehr als einen semimalignen oder malignen Hauttumor. Die Untersuchung bezüglich einer Rechts/Links-Präferenz ergab sowohl bei beiden Geschlechtern als auch für die einzelnen Tumortypen keine Seitenpräferenz.

Anteilig machten unter dem 1221 Tumoren die einzelnen Tumortypen aus:

Basaliome	64%
Präkanzerosen	22%
Karzinome	10%
Melanome	3%
Sarkome	0,5%

Alle Tumoren wurden histologisch gesichert und mit verschiedenen Methoden an unserem Hause therapiert.

Der chirurgischen Therapie kommt mit über 90% die größte Bedeutung zu (vgl. Tabelle 20). Die Altersverteilung (s. Abb. 1) war für beide Geschlechter bis auf die Schulter in der Verteilungskurve um das 50. Lebensjahr bei den Männern gleichmäßig und zeigte bei 64,4 Jahren den Gipfel des Durchschnittsalters.

In 1006 (90,1%) Krankengeschichten konnte eine Analyse der durchschnittlichen Anamnesedauer der semimalignen und malignen Hauttumoren erhoben werden. Dabei ergab sich für beide Geschlechter eine durchschnittliche anamnestische Bestandsdauer von 21,88 ± 1,8 Monaten. Die Tumoren im Kopf-Hals-Bereich bestanden bei den Frauen um ca. 3,5 Monate länger (s. Tabelle 1). Das Verhalten der anamnestischen Bestandsdauer, betrachtet für die einzelnen Intervalle (3 Monate bis über 60 Monate), erwies sich in beiden Geschlechtern relativ gleich. Auffällig ist der erneute Anstieg der anamnestischen Bestandsdauer nach dem 4. Jahr bei beiden Geschlechtern (s. Abb. 2).

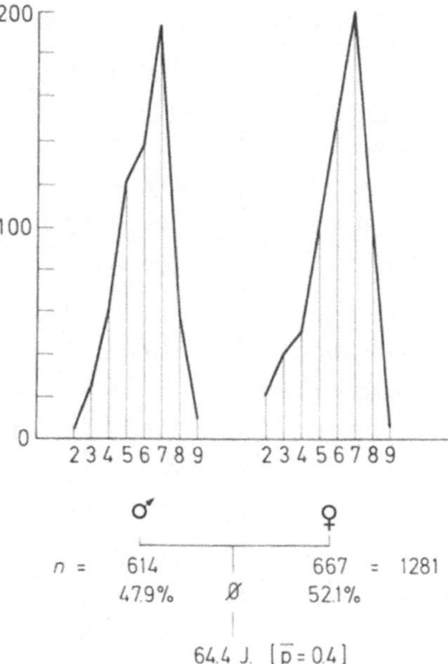

Abb. 1. Altersverteilung aller semimalignen und malignen Tumoren im Kopf-Hals-Bereich

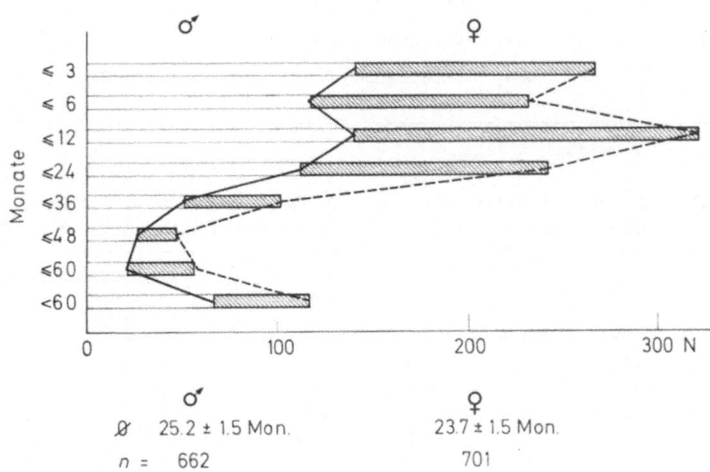

Abb. 2. Anamnestische Bestandsdauer

Ein Vergleich von Anzahl und Anteil der Hauttumor-Typen im Kopf-Hals-Bereich zu der Gesamtzahl der Hauttumoren einerseits und die vergleichende Betrachtung mit Literaturangaben zu dieser Fragestellung andererseits, zeigt eine gute Übereinstimmung für die Basaliome, Karzinome und Melanome (s. Tabelle 2). Die geringe Fallzahl an Sarkomen, dieser äußerst seltenen Tumoren, macht einen Vergleich mit anderen Statistiken unmöglich.

Tabelle 1. Anamnestische Bestandsdauer der Tumoren bezüglich ihrer Lokalisationen

	N ♂	Ø Mon	min. Mon	max. Mon	N ♀	Ø Mon	min. Mon	max. Mon	
Oberlippe	10	12,1 ± 3,6	1	36	16	18,5 ± 3,6	1	54	
Unterlippe	43	10,8 ± 2,1	1	72	7	12,1 ± 3,3	3	24	◄
Mundwinkel	2	9,5 ± 8,5	1	18	3	76 ±31,2	24	132	
Oberlid	4	14,8 ±11,1	2	48	1	12 ± 0	12	12	
Unterlid	3	16 ± 7,2	6	30	7	21,9 ± 7,2	3	60	
inn. Augenwinkel	12	31,9 ± 9,7	1	108	13	33,8 ±11,5	3	120	⇦
äuß. Augenwinkel	2	27 ± 3	24	30	2	13,5 ±10,5	3	24	
Ohr	92	21,5 ± 2,9	1	120	27	21,1 ± 3,6	2	72	
Nase	89	19,2 ± 2,6	1	120	131	15,6 ± 1,5	1	120	
Wange	94	27,5 ± 5,9	1	480	118	26,2 ± 3,2	1	120	
Stirn	33	25,7 ± 4,4	2	96	62	25,0 ± 4,3	1	180	
Schläfe	61	17,6 ± 3,1	1	132	83	24,6 ± 3,2	1	180	
Kinn	1	6,0 ± 0	6	6	4	20,8 ±13,6	2	60	
Kieferwinkel	1	12 ± 0	12	12	3	12,0 ± 3,5	6	18	
behaarter Kopf	38	26,7 ± 6,0	1	120	13	22,2 ± 5,8	2	75	
Nacken	7	15,1 ± 5,8	1	42	8	37,1 ±19,2	3	168	
Hals	2	48,0 ±36	12	84	14	9,9 ± 4,1	1	60	
	494	20,08 ±10,3 s			512	23,67 ±15,5 s			

Tabelle 2. Vergleich von Anzahl und Anteil der malignen Hauttumor-Typen im Kopf-Hals-Bereich zwischen Literaturangaben und dem Krankengut der Hautklinik Kassel (1979–1982)

	Literaturangaben		Hautklinik Kassel		Δ %
	n	%	n	%	
Basaliome	2630	83,5	784	84,0	+ 0,5
Karzinome	1537	73,2	123	86,0	+12,8
Melanome	3067	23,2	36	15,5	7,7
Sarkome	217	15,8	7	70,0	+54,2
Total	7451		950		

In Anlehnung an den internationalen Lokalisationsschlüssel teilten wir die Kopf-Hals-Region in 17 Lokalisationen ein. Aus Abb. 3 wird die Tumorbesetzung der einzelnen Lokalisationen für die beiden Geschlechter deutlich.

Bei einem Verhältnis Männer zu Frauen wie 1 : 1,02 fällt auf, daß bei den Männern die Unterlippe, die Ohren und der behaarte Kopf wesentlich häufiger Sitz semimaligner und maligner Hauttumoren waren als bei den Frauen. Wie die einzel-

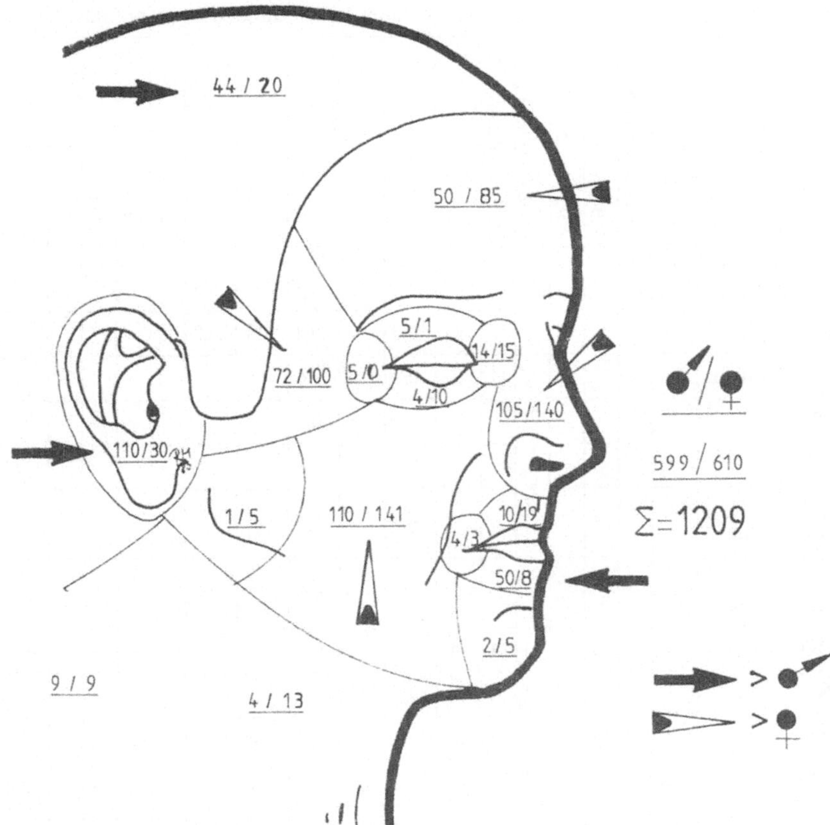

Abb. 3. Tumorbesetzung der einzelnen Lokalisationen im Kopf-Hals-Bereich

nen Lokalisationen im Kopf-Hals-Bereich mit den jeweiligen Tumortypen zahlenmäßig und prozentual besetzt waren, geht aus Tabelle 3 hervor.

Von den 1221 Tumoren waren 83,8% primäre Tumoren und 14,3% Rezidive bei Klinikaufnahme. In ca. 2% der Fälle konnte diese Frage retrospektiv nicht mehr entschieden werden (s. Tabelle 4).

Wie die einzelnen Lokalisationen im Kopf-Hals-Bereich bei Männern und Frauen in Anzahl und Anteil gegenüber der Lokalisation am gesamten Kopf und anteilig gegenüber dem Geschlecht und aller semimaligner und maligner Hauttumoren unseres ganzen Krankengutes repräsentiert waren, verdeutlicht Tabelle 5. Dabei ergab sich, daß die Ohrregion und die Unterlippe beim Mann sehr viel häufiger Sitz dieser Tumoren war als bei den Frauen.

Welchen Stellenwert der Kopf-Hals-Bereich im Hinblick auf die Besetzung von semimalignen und malignen Hauttumoren besitzt, dokumentiert die Zusammenstellung aus Literaturangaben in Tabelle 6.

Tabelle 3. Anzahl und Tumortypen bezüglich ihrer Lokalisationen im Kopf-Hals-Bereich

	aktinische Keratosen	Cornu cutaneum	M. Bowen	Leukoplakie	Lentigo maligna	Keratoakanthom	n	%	Basaliome n	Basaliome %	Karzinome n	Karzinome %	Melanome n LMM	n SSM	n NM	n o.n.A.	Melanome %	Sarkome n	Sarkome %
Oberlippe	2				2		4	1,5	21	2,7	4	3,3							
Unterlippe	9			13		5	27	10,0	3	0,4	28	22,8							
Mundwinkel			1			1	2	0,7	5	0,6									
Oberlid									6	0,8									
Unterlid	2						2	0,7	12	1,5									
inn. Augenwinkel			1			1	2	0,7	27	3,5									
äuß. Augenwinkel									4	0,5	1	0,8							
Ohrmuschel	16	3	3		3	21	46	17,0	74	9,4	25	20,3	2	1	3		16,7	1	14,3
Nase	9	1			3	12	25	9,3	212	27,1	7	5,7						1	14,3
Wange	28	3	6		17	12	66	24,5	153	19,5	18	14,6	7	1	4	1	36,1	1	14,3
Stirn	26	4	2		3	7	42	15,6	84	10,7	7	5,7			1		2,8	1	14,3
Schläfe	14	4	2		8	9	37	13,7	110	14,0	17	13,8	4	1	1	1	19,4	1	14,3
Kinn									7	0,9									
Kieferwinkel			1			1	2	0,7	3	0,4	1	0,8							
behaarter Kopf	7		1		1	1	10	3,7	32	4,1	15	12,2	2	2	1		13,9	2	28,6
Nacken	3				1		4	1,5	13	1,7				1			2,8		
Hals	1						1	0,4	18	2,3				3		1	11,1		
Total N	117	15	17	13	38	70	270		784		123		15	9	10	3		7	

Tabelle 4. Primär-Tumoren und Rezidive bei Klinikaufnahme

	Gesamtkörper		Kopf-Hals-Bereich	
	N	%	N	%
primäre Tumoren	1456	87,3	1022	83,8
Rezidive	187	11,2	175	14,3
nicht entscheidbar	25	1,5	24	1,9
Total	1668	100,0	1221	100,0

Tabelle 5. Geschlechterbezogene Aufschlüsselung der Tumorbesetzung einzelner Lokalisationen im Kopf-Hals-Bereich

Nr.	Lokalisation	♂	%	♀	%	Σ	%	♂ %	% ♀
1	Oberlippe	10	1,7	19	3,1	29	2,4	1,2	2,3
2	Unterlippe	50	8,3	8	1,3	58	4,8	6,1	0,9
3	Mundwinkel	4	0,7	3	0,5	7	0,6	0,5	0,4
11	Oberlid	5	0,8	1	0,16	6	0,5	0,6	0,1
12	Unterlid	4	0,7	10	1,6	14	1,2	0,5	1,0
13	inn. Augenwinkel	14	2,3	15	2,5	29	2,4	1,7	1,8
14	äuß. Augenwinkel	5	0,8	–	–	5	0,4	0,6	–
21	Ohr	110	18,4	30	5,0	140	11,6	13,3	3,6
31	Nase	105	17,5	140	22,9	245	20,3	12,7	16,7
32	Wange	110	18,4	141	23,0	251	20,8	13,3	16,8
32	Stirn	50	8,3	85	13,9	135	11,2	6,1	10,1
34	Schläfe	72	12,0	100	16,0	172	14,2	8,7	11,9
35	Kinn	2	0,3	5	0,8	7	0,6	0,2	0,6
36	Kieferwinkel	1	0,16	5	0,8	6	0,5	0,1	0,6
41	behaarter Kopf	44	7,3	20	3,2	64	5,3	5,3	2,8
42	Nacken	9	1,5	9	1,5	18	1,5	1,1	1,1
43	Hals	4	0,7	19	3,1	23	1,9	0,5	2,3

Tabelle 6. Häufigkeit der malignen Hauttumor-Typen im Kopf-Hals-Bereich (Literaturangaben)

	total N	Kopf-Hals-Bereich n	%	
Basaliome	3 153	2630	83,5	3/4–4/5
Karzinome	2 199	1537	73,2	
Melanome	13 218	3067	23,2	1/6–1/5
Sarkome	1 370	217	15,8	

III.2 Tumortypen

III.2.1 Präkanzerosen

Um die Erfassung einfacher gestalten zu können, wurden unter dem Begriff der Präkanzerosen auch Tumoren subsummiert, welche nicht direkt per definitionem zu den Präkanzerosen gezählt werden können. Der Morbus Bowen und die Lentigo maligna sind als „Karzinom in situ" bzw. „Melanom in situ" zu betrachten. Die Keratoakanthome sind zweifelsfrei unter den Präkanzerosen einzuordnen. Gemeinsam ist aber allen Tumorformen, daß aus ihnen maligne, metastasierungsfähige Tumoren entstehen können.

Wie sich die einzelnen Tumoren hinsichtlich ihres Typs und ihrer Lokalisation verteilen, geht aus Tabelle 7 und Tabelle 8 sowie aus Abb. 4 hervor. Die Zahl im

Tabelle 7. Anzahl und prozentuale Verteilung der Präkanzerosen (n = 270) im Kopf-Hals-Bereich

Lokalisation	n	%
1. Wange	66	24,5
2. Ohr	46	17,0
3. Stirn	42	15,6
4. Schläfe	37	13,7
5. Unterlippe	27	10,0
6. Nase	25	9,3
7. behaarter Kopf	10	3,7
8. Oberlippe	4	1,5
9. Nacken	4	1,5
10. Unterlid	2	0,7
11. innerer Lidwinkel	2	0,7
12. Kieferwinkel	2	0,7
13. Mundwinkel	2	0,7
14. Hals	1	0,4
Total	270	100,0

Tabelle 8. Prozentualer Anteil der Präkanzerosen im Kopf-Hals-Bereich

	n	%
1. aktinische Keratosen	117	43,3
2. Keratoakanthom	70	25,9
3. Lentigo maligna	38	14,1
4. M. Bowen	17	6,3
5. Cornu cutaneum	15	5,6
6. Leukoplakie	13	4,8
Präkanzerosen	270	100
Tumoren	1221	22,1

Kreis in Abb. 4 gibt den Prozentsatz bezüglich der gesamten Präkanzerosen in den einzelnen Lokalisationen an.

III.2.2 Basaliome

Aufgrund der zur Verfügung stehenden Unterlagen war eine Unterteilung der Basaliome in klinische Typen retrospektiv nicht mehr möglich. Die Tabelle 9 weist, geordnet nach abnehmender Häufigkeit, die Basaliomlokalisationen im Kopf-Hals-Bereich aus. Die Abb. 6 ist eine Zusammenstellung von 4 dermatologischen Kliniken mit einer geographischen Verteilung von Norden (Hamburg) nach Süden (München) innerhalb von Deutschland.

Soweit vergleichbare Lokalisationen aus den Arbeiten gefunden werden konnten, sind sie graphisch in diese Abbildung eingearbeitet.

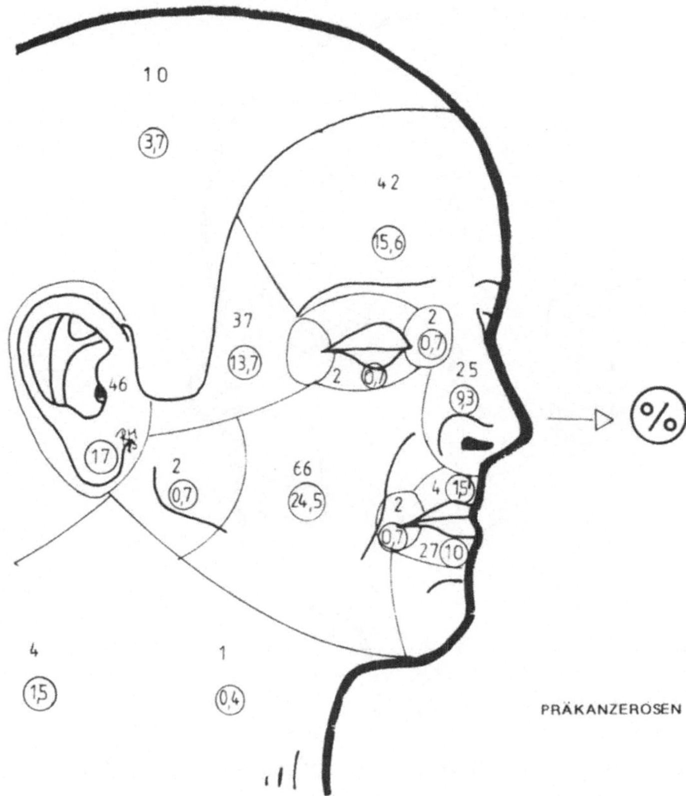

Abb. 4. Verteilung der Präkanzerosen im Kopf-Hals-Bereich

Tabelle 9. Anzahl und prozentuale Verteilung der Basaliome (n = 784) im Kopf-Hals-Bereich

Lokalisation	n	%
1. Nase	212	27,1
2. Wange	153	19,5
3. Schläfe	110	14,0
4. Stirn	84	10,7
5. Ohr	74	9,4
6. behaarter Kopf	32	4,1
7. innerer Augenwinkel	27	3,5
8. Oberlippe	21	2,7
9. Hals	18	2,3
10. Nacken	13	1,7
11. Unterlid	12	1,5
12. Kinn	7	0,9
13. Oberlid	6	0,8
14. Mundwinkel	5	0,6
15. äußerer Augenwinkel	4	0,5
16. Unterlippe	3	0,4
17. Kieferwinkel	3	0,4
Total	784	100

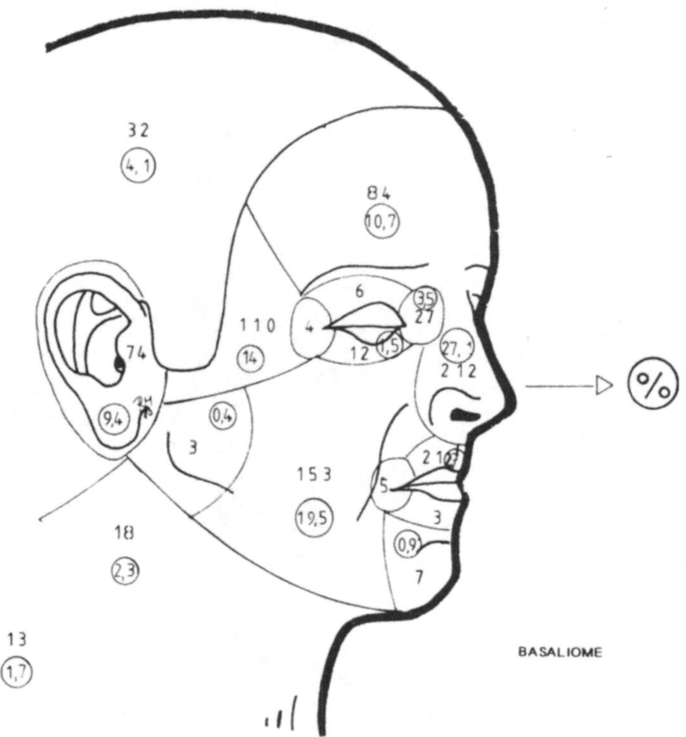

Abb. 5. Verteilung der Basaliome im Kopf-Hals-Bereich

III.2.3 Karzinome

In ähnlicher Weise wie die Basaliome wurden die 123 spinozellulären Karzinome im Kopf-Hals-Bereich aufgelistet und graphisch dargestellt (s. Tabelle 10 und Abb. 7). Dabei zeigte sich, daß die Unterlippe, welche nur ca. 1,5% der gesamten Oberfläche des Kopf-Hals-Bereiches ausmacht, nahezu 25% aller spinozellulären Karzinome trägt. Die Nasenregion, bei den Basaliomen noch mit 27% häufigster Sitz dieses Tumortyps, weist bei den spinozellulären Karzinomen nur ca. 6% auf. In Abb. 8 ist wiederum ein Vergleich der 4 dermatologischen Kliniken bezüglich der Verteilung von nahezu 1800 Karzinomen ausgeführt.

III.2.4 Maligne Melanome

Sofern in der zahlreichen Literatur zur Verteilung des malignen Melanoms auch Angaben zu den verschiedenen Melanomtypen gemacht wurden, sind diese in Tabelle 11 zusammengefaßt und dem eigenen Material gegenübergestellt. Sehr deutlich wird in beiden Untersuchungen, daß das Lentigo maligna Melanom im Kopf-Hals-Bereich nahezu 50% ausmacht, wogegen sonst das oberflächlich spreitende Melanom mit 60% am häufigsten repräsentiert ist.

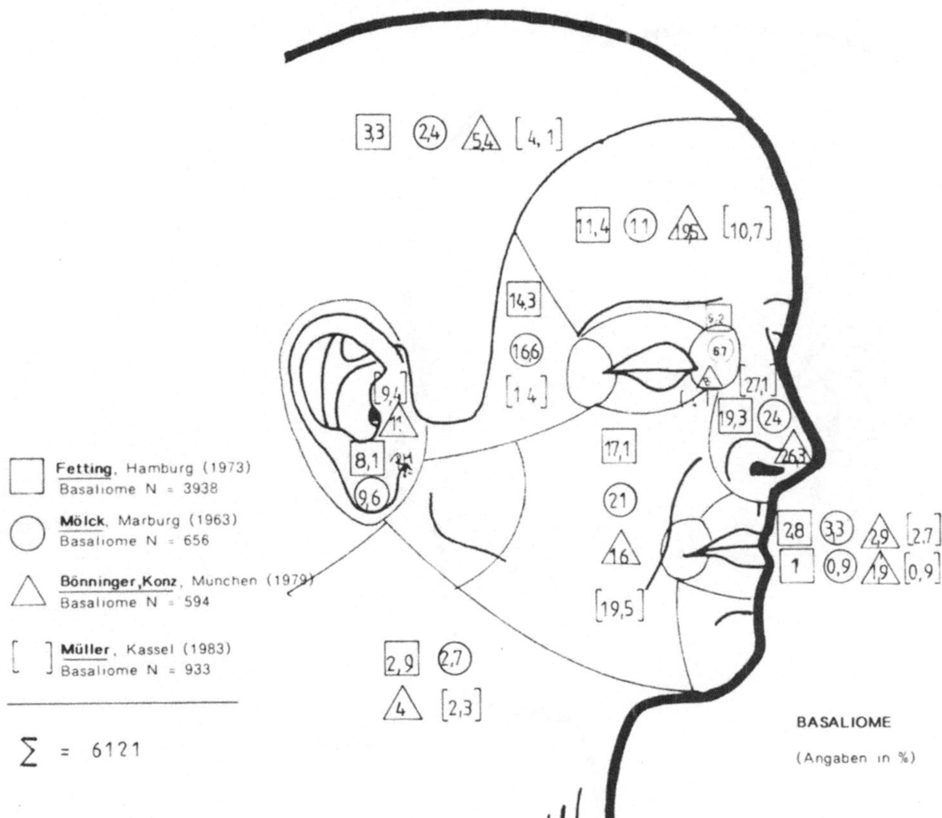

Abb. 6. Verteilung der Basaliome an 4 dermatochirurgischen Zentren

Tabelle 10. Anzahl und prozentuale Verteilung der Karzinome (n = 123) im Kopf-Hals-Bereich

Lokalisation	n	%
1. Unterlippe	28	22,8
2. Ohr	25	20,3
3. Wange	18	14,6
4. Schläfe	17	13,8
5. behaarter Kopf	15	12,2
6. Nase	7	5,7
7. Stirn	7	5,7
8. Oberlippe	4	3,3
9. äußerer Augenwinkel	1	0,8
10. Kieferwinkel	1	0,8
Total	123	100,0

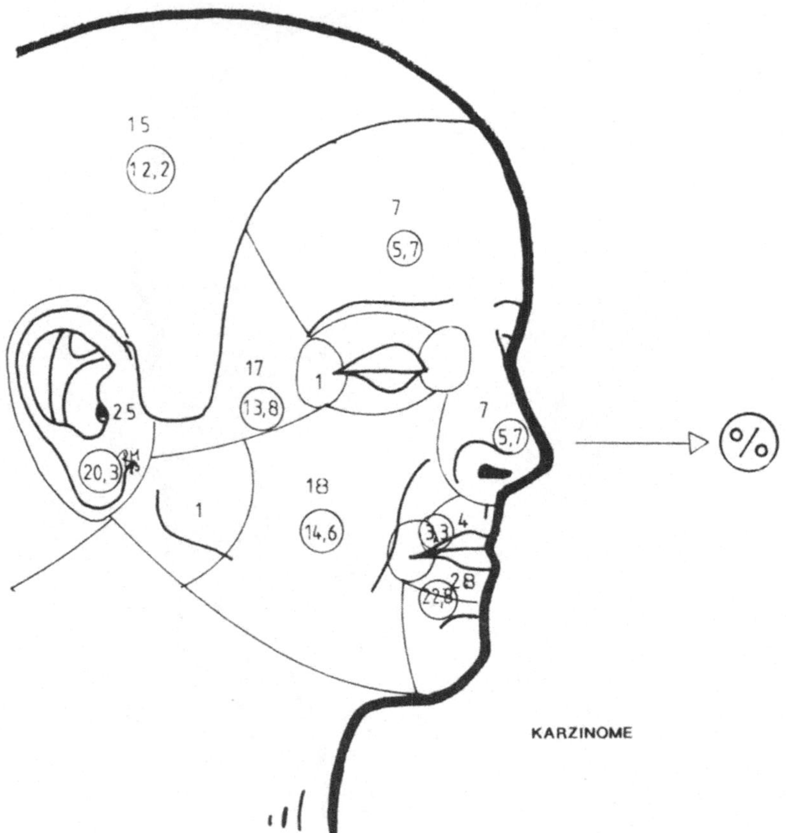

Abb. 7. Verteilung der Karzinome im Kopf-Hals-Bereich

Tabelle 11. Prozentualer Anteil der verschiedenen Melanom-Typen im Kopf-Hals-Bereich und am Gesamtkörper

	Literaturangaben		Hautklinik Kassel	
	Gesamtkörper (n = 1765)	Kopf-Hals-Bereich (n = 135)	Gesamtkörper (n = 232)	Kopf-Hals-Bereich (n = 36)
LMM	5,5%	45,7%	9,0%	47,0%
SSM	69,30%	25,5%	49,1%	29,4%
NM	20,2%	22,6%	31,0%	26,4%

Wie sich die einzelnen Melanomtypen aus unserem Krankengut im Kopf-Hals-Bereich lokalisatorisch präsentieren, geht aus Abb. 9 hervor. Auffallend ist dabei, daß kein Melanom im Lippen- und Nasenbereich, den sonst führenden Tumorlokalisationen, was Anzahl und Tumordichte anbelangt, lokalisiert war. Zur Klärung der unterschiedlichsten Angaben hinsichtlich der Häufigkeit der Melanome im Kopf-Hals-Bereich wurden die Ergebnisse großer Statistiken, sofern sie zwischen

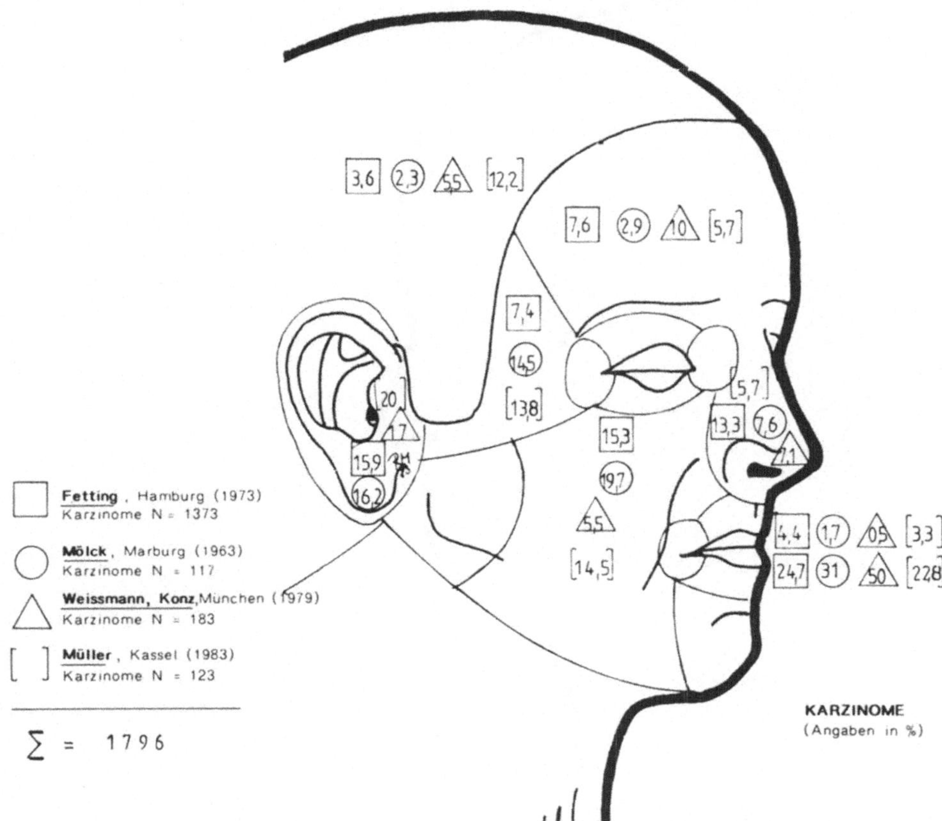

Abb. 8. Verteilung der Karzinome an 4 dermatochirurgischen Zentren

den einzelnen Lokalisationen differenzierten und über mehr als 500 Primärtumoren berichteten, in Tabelle 12 zusammengestellt. Es zeigte sich, daß bei 10 780 primären Melanomen in 23,5 ± 3% der Kopf-Hals-Bereich Sitz des Primärtumors war.

III.2.5 Sarkome

Dieser seltene Tumortyp, welcher normalerweise nur ca. 1% aller maligner Tumoren ausmacht, ist auch in unserem Krankengut erwartungsgemäß nur insgesamt mit 10 Tumoren bei 1668 Hauttumoren repräsentiert gewesen. Davon waren allerdings 7 Sarkome im Kopf-Hals-Bereich lokalisiert (s. Abb. 10). Die Tabelle 13 faßt die spärlichen Literaturangaben zu den diversen Sarkomtypen im Kopf-Hals-Bereich zusammen.

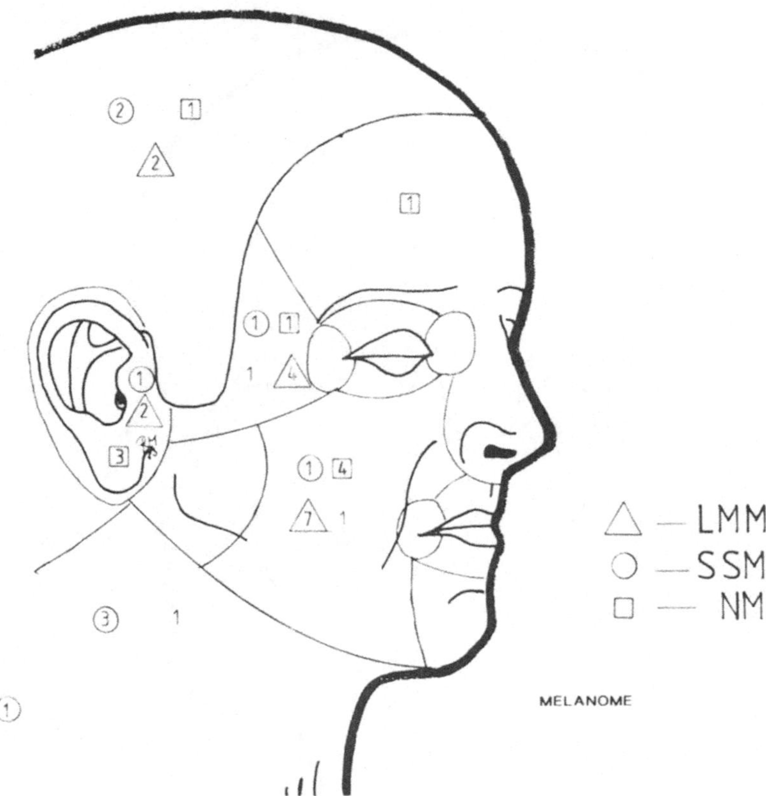

Abb. 9. Verteilung der Melanome im Kopf-Hals-Bereich

Tabelle 12. Anzahl und prozentuale Verteilung von primären malignen Melanomen in großen Statistiken (N ≥ 500)

Autoren	N prim. Melanome	n Kopf-Hals-Bereich	%
Beerman et al. (1955)	1190	341	28,6
Jung et al. (1972)	1344	241	17,9
Davis et al. (1976)	1187	229	19,3
Magnus (1977)	2956	585	19,8
Nat. Cancer Survey (1978)	2301	504	21,9
Drepper et al. (1980)	602	138	23,0
Hiles et al. (1980)	1200	408	34,0
Total	10780	2446	22,7

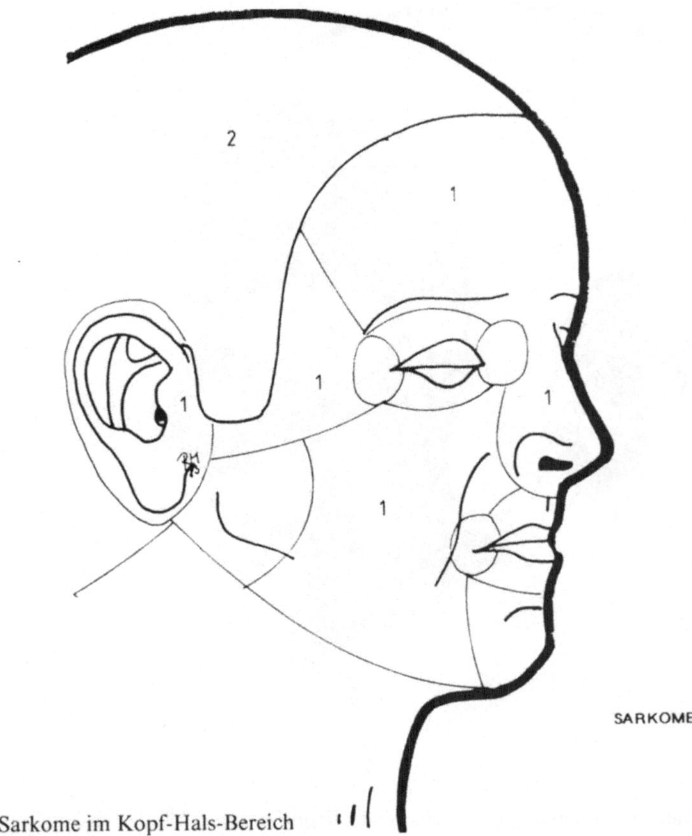

Abb. 10. Verteilung der Sarkome im Kopf-Hals-Bereich

Tabelle 13. Sarkom-Typen im Kopf-Hals-Bereich

	Farr (1971) N = 235	Braund (1962) N = 74	Kauffmann (1965) N = 7 (congenitale S)
Fibrosarkome	45	22	1
Neurosarkome	16	15	–
Myosarkome	88	7	3
Liposarkome	3	–	–
Angiosarkome	21	4	3
unklassifizierte Sarkome	62	26	–

III.3 Lokalisatorische Besonderheiten

Entsprechend dem Urbach'schen Modell der UV-Exposition der Kopf-Hals-Region wurden die Tumoren zusammengefaßt, bei welchen man eine lichtabhängige Karzinogenese diskutiert.

In Tabelle 14 und Abb. 11 sind diese Tumoren hinsichtlich ihres Typs und ihrer Lokalisation tabellarisch aufgeführt und graphisch dargestellt. Von den 17 Lokali-

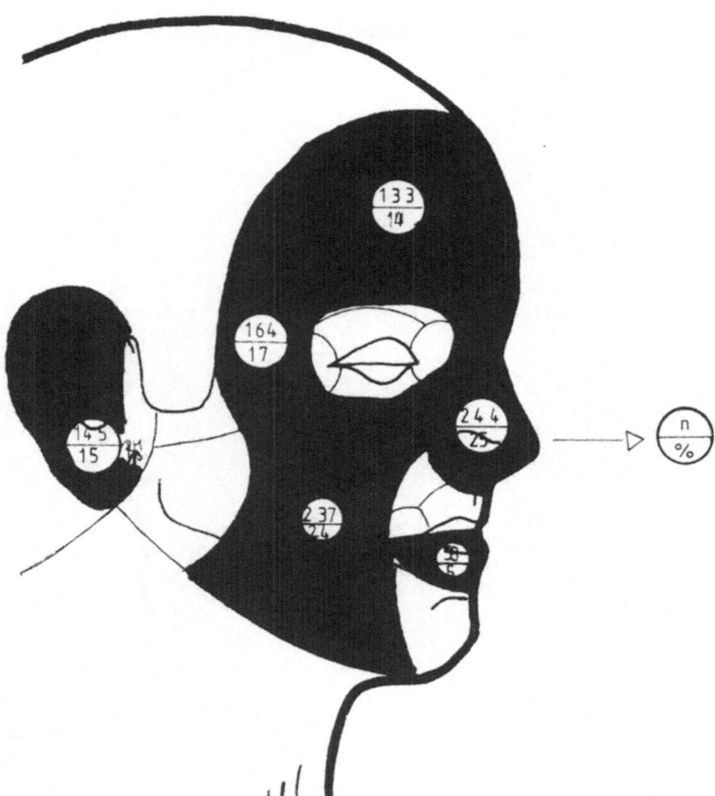

Abb. 11. Verteilung der sogenannten „lichtinduzierten" Tumoren im Kopf-Hals-Bereich

Tabelle 14. Anzahl und prozentuale Verteilung der Präkanzerosen (PK), Basaliome (B) und Karzinome (K) in Lokalisationen mit maximaler Lichtexposition im Kopf-Hals-Bereich

Lokalisation	PK	B	K	n	% von 981	% von 1177
Stirn	42	84	7	133	13,6	11,3
Schläfe	37	110	17	164	16,7	13,9
Wange	66	153	18	237	24,2	20,1
Unterlippe	27	3	28	58	5,9	4,9
Nase	25	212	7	244	24,9	20,7
Ohr	46	74	25	145	14,8	12,3
n	243	636	102	981 = 83,3% von 1177 K-H-Tumoren		
% von 981	24,8	64,8	10,4			
% von 1177	20,6	54,0	8,7			

sationen im Kopf-Hals-Bereich sind 6 lichtexponierte Lokalisationen zusammengefaßt, und diese beinhalten 83,8% aller semimalignen und malignen Kopf-Hals-Tumoren (s. Tabelle 14).

Bei 6 Tumorträgern im Alter zwischen 35 und 65 Jahren (3 Männer, 3 Frauen) wurde der Kopf-Hals-Bereich auf seine Oberfläche hin bestimmt und in 11 Lokalisationen unterteilt (s. Tabelle 15). Die Ergebnisse dieser Oberflächenbestimmung wurden als Grundlage zur Ermittlung der Tumordichte in den einzelnen Lokalisationen bei unserem Krankengut herangezogen.

Bei der tabellarischen Erfassung der Tumorzahl, Oberfläche, Tumordichte und Lichtexposition zeigte sich beim jeweiligen Vergleich der minimalen und maximalen Größen eine interessante Aussage (vgl. Tabellen 16a bis 19b). In den Lokalisationen mit maximaler Tumorzahl waren 78,2% aller Tumoren auf eine Fläche von 37% der Gesamtoberfläche des Kopf-Hals-Bereiches verteilt. Die Lokalisationen mit max. Lichtexposition wiesen in 33% der Oberfläche 69% aller semimalignen

Tabelle 15. Verteilung und Tumordichte (T/cm^2) der sogenannten „lichtinduzierten" Tumoren in den einzelnen Lokalisationen im Kopf-Hals-Bereich

Lokalisation	cm	%	Prä-kanzerosen		Karzinome		Basaliome		$\varnothing$	$\varnothing$	
			T	T/cm^2	T	T/cm^2	T	T/cm^2	T	T/cm^2	
1. behaarter Kopf	530	29,1	10	0,02	15	0,03	32	0,06	57	0,11	10
2. Hals	340	18,7	4	0,01	1	0,003	18	0,05	23	0,07	11
3. Ohren + periorb.	250	13,7	46	0,18	25	0,10	74	0,29	145	0,58	7
4. Augen	220	12,1	2	0,01	1	0,005	49	0,22	52	0,24	9
5. Wangen	160	8,8	66	0,41	18	0,11	153	0,96	237	1,48	5
6. Stirn	130	7,1	42	0,32	7	0,05	84	0,65	133	1,02	6
7. Schläfen	90	4,9	37	0,41	17	0,19	110	1,22	164	1,82	3
8. Nase	40	2,2	25	0,63	7	0,18	212	5,30	244	6,10	1
9. Kinn	25	1,4	2	0,08	–	–	7	0,28	9	0,36	8
10. Oberlippe	18	0,9	4	0,22	4	0,22	21	1,17	29	1,61	4
11. Unterlippe	18	0,9	27	1,50	28	1,55	3	0,17	58	3,22	2
total	1821								1151	0,632	

Tabelle 16a. Lokalisationen mit min. Tumorzahl

	Prä-kanz.	Basal-iom	Karzi-nom	Mela-nom	Sar-kom	$\varnothing$ cm^2	T	T/cm^2
Kinn	2	10	1	–	–	25	13	0,52
Hals	4	18	1	4	–	340	27	0,08
Oberlippe	4	21	4	–	–	18	29	1,61
Augen	2	49	1	–	–	220	52	0,24
Unterlippe	27	3	28	–	–	18	58	3,22
	39	101	35	4	–	621	179	0,29
% von 1221 T	3,2	8,3	2,9	0,3	–		**14,7**	
% von T-typ	14,4	12,9	28,5	10,8	–	**34%**		

Tabelle 16 b. Lokalisationen mit max. Tumorzahl

	Prä-kanz.	Basal-iom	Karzi-nom	Mela-nom	Sar-kom	∅ cm²	T	T/cm²
Nase	25	212	7	–	1	40	245	6,13
Wangen	66	153	18	13	1	160	251	1,57
Schläfen	37	110	17	7	1	90	172	1,91
Ohren	46	74	25	6	1	250	152	0,61
Stirn	42	84	7	1	1	130	135	1,04
	216	633	74	27	5	670	955	1,43
% von 1221 T	17,7	51,8	6,1	2,2	0,4	**78,2**		
% von T-typ	80	80,7	60,2	73	71,4	**37%**		

Tabelle 17 a. Lokalisationen mit min. Oberfläche

	Prä-kanz.	Basal-iom	Karzi-nom	Mela-nom	Sar-kom	∅ cm²	T	T/cm²
Unterlippe	27	3	28	–	–	18	58	3,22
Oberlippe	4	21	4	–	–	18	29	1,61
Kinn	2	10	1	–	–	25	13	0,52
Nase	25	212	7	–	1	40	245	6,13
Schläfen	37	110	17	7	1	90	172	1,91
	95	356	57	7	2	191	517	2,71
% von 1221 T	7,8	29,2	4,7	0,6	0,2	**42,3**		
% vom T-typ	35,2	45,4	46,3	18,9	28,6	**10,5**		

Tabelle 17 b. Lokalisationen mit max. Oberfläche

	Prä-kanz.	Basal-iom	Karzi-nom	Mela-nom	Sar-kom	∅ cm²	T	T/cm²
behaarter Kopf	10	32	15	5	2	530	64	0,12
Hals	1	18	1	4	–	340	27	0,08
Ohren	46	74	25	6	1	250	152	0,61
Augen	2	49	1	–	–	220	52	0,24
Wangen	66	153	18	13	1	160	251	1,57
	128	326	60	28	4	1500	546	0,36
% von 1221 T	10,5	26,7	4,9	2,3	0,3	**44,7**		
% vom T-typ	47,4	41,6	48,8	75,7	57,1	**82%**		

Tabelle 18a. Lokalisationen mit min. Tumordichte

	Prä-kanz.	Basal-iom	Karzi-nom	Mela-nom	Sar-kom	$\varnothing$ cm^2	T	T/cm^2
Hals	4	18	1	4	–	340	27	0,08
behaarter Kopf	10	32	15	5	2	530	64	0,12
Augen	2	49	1	–	–	220	52	0,24
Kinn	2	10	1	–	–	25	13	0,52
Ohren	46	74	25	6	1	250	152	0,61
	64	183	43	15	3	1365	308	0,23
% von 1221 T	5,3	15	3,5	1,2	0,2		**25,2**	
% vom T-typ						**75%**		

Tabelle 18b. Lokalisationen mit max. Tumordichte

	Prä-kanz.	Basal-iom	Karzi-nom	Mela-nom	Sar-kom	$\varnothing$ cm^2	T	T/cm^2
Nase	25	212	7	–	1	40	245	6,13
Unterlippe	27	3	28	–	–	18	58	3,22
Schläfen	37	110	17	7	1	90	172	1,91
Oberlippe	4	21	4	–	–	18	29	1,61
Wange	66	153	18	13	1	160	251	1,57
	159	499	74	20	3	326	755	2,32
% von 1221 T	13	40,9	6,1	1,6	0,3		**61,8**	
% vom T-typ	58,9	63,6	60,2	54,1	42,9	**17,9%**		

Tabelle 19a. Lokalisationen mit min. Lichtexpostion

	Prä-kanz.	Basal-iom	Karzi-nom	Mela-nom	Sar-kom	$\varnothing$ cm^2	T	T/cm^2
behaarter Kopf	10	32	15	5	2	530	64	0,12
Hals	4	18	1	4	–	340	27	0,08
Oberlippe	4	21	4	–	–	18	29	1,16
Augen	2	49	1	–	–	220	52	0,24
Kinn	2	10	1	–	–	25	13	0,52
	22	130	22	9	2	1133	185	0,16
% von 1221 T	1,8	10,6	1,8	0,7	0,2		**15,2**	
% vom T-typ	8,2	16,6	17,9	24,3	28,6	**62,2%**		

Tabelle 19b. Lokalisationen mit max. Lichtexpostion

	Prä-kanz.	Basal-iom	Karzi-nom	Mela-nom	Sar-kom	$\varnothing$ cm^2	T	T/cm^2
Nase	25	212	7	–	1	40	245	6,13
Unterlippe	27	3	28	–	–	18	58	3,22
Ohren	46	74	25	6	1	250	152	0,61
Wange	66	153	18	13	1	160	251	1,57
Stirn	42	84	7	1	1	130	135	1,04
	206	526	85	20	4	598	841	1,41
% von 1221 T	16,9	43,1	6,9	1,6	0,3		**68,9**	
% vom T-typ	76,3	67,1	69,1	54,1	57,1	**32,8%**		

und malignen Tumoren im Kopf-Hals-Bereich auf. Die Listen der Lokalisationen sowohl für maximale Tumorzahl wie für maximale Lichtexposition unterscheiden sich nur in einer Position, dagegen waren 4 Positionen in beiden Tabellen gleich repräsentiert. Auch die Tabelle der Lokalisationen mit maximaler Tumordichte zeigt bezüglich der Lichtexpositionstabelle nur eine veränderte Exposition.

Zusammenfassend läßt sich die Bedeutung der Lichtexposition für die Tumorgenese der semimalignen und malignen Tumoren des Kopf-Hals-Bereiches aus den Tabellen 16a–19b ableiten und zahlenmäßig erhärten.

IV. Ausblick

Von allen semimalignen und malignen Tumoren haben die Hauttumoren die günstigste Heilungsquote, da diese Tumoren in der Regel relativ früh erkannt und therapiert werden können.

Vor dieser Tatsache erhalten die Prophylaxe und die Früherkennung einen besonderen Stellenwert. Die wichtigste Aufgabe der Prophylaxe besteht darin, daß einerseits die Fortbildung der Ärzte in diese Richtung vorangetrieben wird, und daß andererseits eine allgemein verständliche Aufklärung der Bevölkerung zu erfolgen hat. Zur Prophylaxe im engeren Sinne gehört zweifelsfrei die Erkennung und Behandlung von Präkanzerosen. Diese teils konservativen, teils operativen Methoden stellen zu diesem Zeitpunkt keine besondere Beeinträchtigung für den Patienten dar, sie gewährleisten aber andererseits, daß ein Übergang in ein Malignom verhindert werden kann, oder daß zumindest der Patient in ärztlicher Kontrolle steht.

Zur Behandlung der semimalignen und malignen Tumoren stehen heute verschiedene Therapieverfahren zur Verfügung [19, 72, 73, 82, 105, 106, 113, 147, 151, 156, 161, 165, 178, 190].

Wie bei semimalignen und malignen Tumoren anderer Organe, darf auch an der Haut erst nach Sicherung der Diagnose durch eine histologische Untersuchung die Behandlung begonnen werden. Da UV-Strahlen in der Entstehung epidermaler Neoplasien eine nicht unbedeutende Rolle spielen, sind Therapieverfahren, die keinen zusätzlichen Strahlenschaden bedingen, mit Sicherheit vorzuziehen.

Tabelle 20. Anzahl und Anteile der Operationstechniken im Kopf-Hals-Bereich

Techniken	n	%	
Dehnungsplastik	348	30,9	
VY-Plastik	95	8,4	
Verschiebelappenplastik	124	11,0	
Schwenklappenplastik	112	10,0	
Rotationslappenplastik	83	7,4	77% Plastiken
Insellappenplastik	16	1,4	
Lippenplastiken	42	3,7	
doppelte Lappenplastik	14	1,3	
kombinierte Plastik	30	2,7	
Transplantate, prim.	28	2,5	16% Transplantate
passagerer Hautersatz	154	13,7	
Dermabrasion	2	0,2	7% andere
andere	77	6,8	
Total	1125	100,0	100%

Die therapeutischen Möglichkeiten zur Behandlung dieser Tumoren sind vielfältig. Dabei sind sowohl im Bereich der Strahlenbehandlung, der Chemo-Chirurgie, der Kryo- und Laser-Therapie sowie der Chirurgie bei geeigneter Selektion der Fälle 5-Jahresheilungen von weit über 90% zu erzielen. Bis zu einem gewissen Grad wird daher die Festlegung eines Behandlungsplanes auch von der Ausbildung des jeweiligen Therapeuten abhängen. Nichtsdestoweniger sollte man in jedem Einzelfall und ohne starre Bevorzugung eines Verfahrens, für den vorliegenden Tumortyp, dessen Lokalisation, das Alters des Patientens etc. die geeignetste Methode anwenden, um ein für den Patienten optimales Behandlungsergebnis zu erzielen.

So gut zugänglich diese semimalignen und malignen Tumoren im Kopf-Hals-Bereich auch sind, so augenfällig und offenkundig sind auch die Resultate der Therapie. Narben, Pigmentierungen, Verziehungen und Mißproportionen sind oft bleibende Stigmata. Gerade im Gesichtsschädel spielen ästhetisch-kosmetische Aspekte bei der Tumorbehandlung eine große Rolle. Hier stehen die einzelnen Abschnitte individuell in bestimmten Proportionen zueinander. Werden diese Proportionen durch den therapeutischen Eingriff zerstört, so wird das Gesicht als ästhetisch von der Norm abweichend empfunden. Somit ist der onko-therapeutische Arzt angehalten, nicht nur für eine totale Tumorausrottung, sondern auch für ein befriedigendes Rekonstruktionsresultat Sorge zu tragen. Ist die Strategie einer Behandlung festgelegt, dann muß sich das Patientengespräch anschließen. Stets sollte die geplante Therapie mündlich und schriftlich fixiert werden.

Gerade im operativen Sektor kommt der Planung und Besprechung mit dem Patienten große Bedeutung zu. Das Vertrauen der Patienten hängt doch sehr stark von der Verläßlichkeit des Therapeuten ab und die Mündigkeit der Patienten ist nicht ein „hohler Begriff" sondern eine gewachsene Größe aus der ständigen Konfrontation von Tumor und Therapeuten sowie dem Zusammenwirken zwischen Patienten und Arzt.

Literatur

1. Amonette RA, RJ Kaplan (1976) Squamous-cell and basal-cell carcinomas in black patients. J Dermatol Surg 2 (2), 158–61
2. Aubry F (1982) L''epithélioma spino-cellulaire de la peau dans la region montrealaise. Etude de 311 cas diagnostiques histologiquement en 1977–78 dans douze hopitaux. (Spinocellular epithelioma of the skin in the Montreal region. Study of 311 cases diagnosed histologically in 12 hospitals in 1977–78). Union Med Can 111 (10) 916–8, 921
3. Auerbach H (1961) Geographic variation in incidence of skin cancer in the USA. Pub Health Rep (Wash) 76, pp 345–348
4. Bartkowiak Z (1936) Ein Fall von Sarcoma leiomyoblasticum der Haut. Zbl allg Path u path Anat 65, pp 179–180
5. Beadle PC, Leach JF (1982) Holidays, ozone and skin cancer. Skin cancer in bristol – a comparison of theory with observation. Arch Dermatol Res 274 (1–2), 47–56
6. Beardmore, GL (1972) The epidemiology of malignant melanoma in australia. In: Melanoma and Cancer. WH Mc Carthy (ed); Proc Int Cancer conf, Blight Goverm Printer, Sydney
7. Beck H, Bötticher R, Hermanek P (1977) Chirurgische Behandlung und Therapieergebnisse bei Weichteiltumoren. Chirurg, 48, pp 692–695
8. Beckmann G, Beckmann L, Nordenson L (1977) Chromosome aberrations in workes exposed to arsenic. Environ Health Perspect, 19, pp 145–146
9. Belisario JC (1972) Effect of tropical sunlight on development of rodent and squamous cell carcinoma. Int J Dermatol 11 (3), 148–55
10. Bergstresser PR, Halprin KM (1976) Multiple sequential skin cancers. The risk of skin cancer in patients with previous skin cancer. Arch Dermatol 111 (8), 995–6
11. Berndt H (1974) Epidemiologie des malignen Melanoms der Haut. Arch. Geschwulstforsch, 44, p 267
12. Black HS, Lo WB (1971) Formation of a carcinogen in human skin irradiated with ultraviolet light. Nature, 234, p 306
13. Blomqvist G, Eriksson E, Lauritzen C (1983) Surgical results in 477 basal-cell carcinomas. Scand J Plast Reconstr Surg, 16 (3), 283–5
14. Blum HF (1979) Ultraviolet radiation and skin cancer in mice and men: Accumulation of effect and uncertainty of prediction. Natl Cancer Inst Monogr, (50), 11–2
15. Bönninger F, Konz B (1979) Ergebnisse dermatochirurgischer Basaliombehandlung. In: Operative Dermatologie, K. Salfeld (Hrsg) pp 201–206 Springer, Berlin Heidelberg New York
16. Braun-Falco O (1975) Maligne epitheliale Tumoren im Gesichtsbereich. In: Plastische Chirurgie des Kopf- und Halsbereichs und der weiblichen Brust. H Bohmert (Hrsg) pp 2–19. G Thieme, Stuttgart.
17. Braund RR, Pigott JD (1962) Soft tissue sarcomas of the head and neck. Amer J Surg, 104, pp 732–736
18. Breslow A (1970) Thickness, Cross-Sectional Areas and Depth of Invasion in the Prognosis of Cutaneous Melanoma. Ann Surg, 172, pp 902–908
19. Broadbent TR, Carlquist JH, Woolf RM, Walker H, Garcia-Velasco J (1965) Dermatome-excision of superficial multicentric basal-cell-carcinoma and technique of pathologic evaluation. Plast reconstr Surg, 36, pp 440–446
20. Brodkin RH, Kopf AW, Andrack R (1969) Basal-cell epithelioma and elastosis. In: The biologic effects of ultraviolet radiation: F Urbach (ed). Pergamon Press, Oxford, London, Edingburgh, New York, Toronto, Sydney, Paris, Braunschweig
21. Bukal J, Fries R, Engleder R, Platz R (1982) Zur Klinik der Basaliome, Plattenepithel-Karzinome und Keratoakanthome der Gesichts- und Halshaut. In: Maligne Epitheliome der Gesichtshaut. E Krüger (Hrsg) pp 31–35. Fortschr Kiefer- u Gesichts-Chirurgie Bd XXVII G Thieme, Stuttgart New York
22. Burchenal JH (1976) Adjuvant therapy – theory, practice and potential. Cancer, 37, pp 46–57
23. Burg G (1981) Spinozelluläre Karzinome der Haut. In: Dermatologie in Praxis und Klinik, IV. GW Korting (Hrsg) pp 41.1–41.20. G Thieme, Stuttgart New York
24. Cautin J et al (1968) The problem of local recurrence after treatment of soft tissue sarcoma. Ann Surg, 168, pp 47–53

25. Chang P (1977) Management of soft tissue sarcomas: current status. Amer J Med Sci, 273, pp 244–258
26. Clark WH Jr, Fromm L, Bernardino EA, Mihm MC (1969) The Histogenesis and Biologic Behavior of Primary Human Malignant Melanomas of the skin. Cancer Res, 29, pp 705–726
27. Cleaver JE (1972) Xeroderma pigmentosum: Variants with normal DNA-repair. J Invest Derm: 58, pp 124–128
28. Conley JJ, Stout AP, Healey WV (1967) Clinicopathologic analysis of eighty-four patients with an original diagnosis of fibrosarcoma of the head and neck. Amer J Surg, 114, pp 564–569
29. Conley J (1975) Melanoma of the mucous membranes of the head and neck. Arch Otolaryngol, 99, p 315
30. Cosman B, Heddle StB, Crikelair GF (1976) The increasing incidence of melanoma. Plast Reconstr Surg, 57, pp 50–55
31. Crawford M, Chung EB, Leffall LD, Whitey JE (1970) Soft part sarcomas in negroes. Cancer 26, pp 503–512
32. Crissey JT (1969) Curettage and electrodesiccation as a method of treatment for epitheliomas of the skin. J Surg Oncol, 3, pp 287–290
33. Currie AN (1947) The role of arsenic in carcinogenesis. Brit Med Bull, 4, pp 402–405
34. Cutler SJ, Young JL (1975) Nat Cancer Inst Monograph 41 DHEW Publ No (NIH) pp 75–787
35. Daniels F (1978) Some general biological implications of cutaneous cancer in man. J Dermatol Surg Oncol 4.1, pp 96–100
36. David MC, Ju MD (1973) On the etiology of cancer of the lower lip. Plast Reconstr Surg, 52, pp 151–154
37. Davis NC et al (1976) Primary Cutaneous Melanoma: A Report from the Queensland Melanoma Project. Cancer J Clin, 26, pp 80–107
38. Dehne K (1983) Erythemwirksame Bestrahlung aus neueren Daten der spektralen Globalstrahlung. Akt Dermatol 9, pp 106–107
39. Diffey BL (1980) Ultraviolet radiation physics and the skin. Phys Med Biol 25 (3), pp 405–26
40. Donaldson SS, Castro JR, Wilbur JR (1973) Rhabdomyosarcoma of head and neck in children. Combination treatment by surgery, irradiation and chemotherapy. Cancer, 31, pp 26–35
41. Drepper H, Mündinich K, Peters A (1980) Ergebnisse bei der operativen Behandlung der Melanome im Kopf-Hals-Bereich In: Tumoren im Kopf-Hals-Bereich ACMF, 5, JA Barth, Leipzig
42. Druckrey H, Ivancovic S, Schmähl D (1967) Organotrope carcinogene Wirkung bei 65 verschiedenen N-Nitroso-Verbindungen an der BD-Ratte. Z Krebsforsch 69, p 103
43. Dunajevskij UA, Löwicke G (1980) Statistische Erhebungen über die Häufigkeit von Mundschleimhaut-, Zungen- und Lippenkarzinomen unter den Bedingungen einer Millionenstadt. In: Tumoren im Kiefer-Gesichts-Bereich. ACMF, 5, pp 11 JA Barth, Leipzig
44. Eberhartinger Chr, Santler R (1969) Prognose und Therapie der Lippenkarzinome. Z H u G Krh, 44, pp 585–588
45. Ebner H, Santler R (1975) Klinik und Therapie maligner, ektodermaler Hauttumoren. In: Krebsbehandlung als interdisziplinäre Aufgabe. KH Kärcher (Hrsg) Springer, Berlin Heidelberg New York
46. Ehlers G (1972) Präkanzerosen der Haut und Schleimhaut aus moderner Sicht. Zur Fragestellung fakultativer und obligater Präkanzerosen. Hautarzt, 23, pp 480–484
47. Ehlers G (1965) Zur Klinik der Basalzellepitheliome unter Berücksichtigung statistischer Untersuchungen. Z H u Gkrh, 6
48. Ehring F, Gottwinkel U (1974) Die Strahlentherapie des Basalioms der Oberlippe. Hautarzt, 25, pp 368–372
49. Eichmann F (1981) Cancer cutanés professionnels J med esthet chir derm 8, 29, pp 12–14
50. Epstein E (1973) How accurate is the visual assessment of basal-carcinoma margins? Br J Derm, 89, pp 37–42
51. Epstein E, Epstein NN, Bragg K (1968) Metastases from squamous cell carcinoma of the skin. Arch Derm, 97, p 245
52. Epstein JH (1966). In: Advances in biology of the skin. ed W Montagna, Pergamon Press, Oxford, London, Edinburgh, New York, Toronto, Paris, Braunschweig, vol III
53. Farr HW (1971) Soft part sarcomas of the head an neck. Amer J Surg, 122, pp 714–718

54. Farr HW, Carandang CM, Huvos AG (1970) Malignant vascular tumors of the head and neck. Amer J Surg, 120, pp 501–504
55. Fears TR, Scotto J (1982) Changes in skin cancer morbidity between 1971–72 and 1977–78. JNCI, 69 (2) pp 365–370
56. Fetting K (1973) Med Disseratation Universitäts-Hautklinik, Hamburg
57. Franklin JD, Reynolds VH, Page DL (1975) Cutaneous Melanomas: A twenty-year retrospective study with clinicopathologic correlation. Plast Reconstr Surg, 56, pp 277–285
58. Freeman RG, Hudson HT, Carnes R (1970) Ultraviolet wavelength factors in solar radiation and skin cancer. Int J Derm 9, p 232
59. Freeman RG, Knox JM (1970) Recent experience with skin cancer. Arch Dermatol, 101 (4), pp 403–408
60. Freemann NR, Fairbrother GE, Rose RJ (1982) Survey of skin cancer incidence in the Hamilton area. NZ Med J, 95 (713), pp 529–533
61. Freilinger G, Santler R (1970) Zur chirurgischen Behandlung maligner Hauttumoren im Nasenbereich. Z H u G Krh, 45, p 29
62. Friederich HC (1961) Ästhetische Gesichtspunkte bei der Entfernung des Hautkarzinoms. Ästhet Med, 10, pp 197–203
63. Friederich HC (1967) Über die chirurgische Therapie der Hautkarzinome. Z H u G Krh, 42, pp 623–631
64. Friederich HC (1968) Therapieergebnisse beim Unterlippenkarzinom. Hautarzt, 19, pp 168–172
65. Friederich HC, Peper ER (1970) Ergebnisse der Therapie der Basaliome und Spinaliome im Lippenbereich. (Ein Zehnjahresbericht) Z H u G Krh 45, pp 279–292
66. Fries R (1975) Karzinome der Gesichtshaut und der Lippen. In: Krebsbehandlung als interdisziplinäre Aufgabe. KH Kärcher (Hrsg). Springer, Berlin Heidelberg New York
67. Fritz K, Ziegler H (1982) Beiträge des Saarländischen Krebsregisters zur Epidemiologie der Hauttumoren. Z Hautkr 58, 12, S 901–915
68. Gerner RE, Moore GE, Pickren JW (1975) Soft Tissue Sarcoma. Ann Surg, 181, pp 803–808
69. Götz H (1976) Tar Keratosis. In: Cancer of the skin. Andrade, Gumpot, Popkin, Rees (eds), Vol 1, pp 492–523
70. Gliosci A, Hipps CJ, Diehl JJ (1967) Cancer of the skin. An analysis of 238 cases. Int Surg, 48 (3), pp 290–295
71. Heite HJ (1979) The influence of mechanical irritation of the primary lesion on the prognosis of the malignant melanoma. 1. Int Congr of Derm Surg, Lisboe
72. Hellriegel W (1972) Die perkutane Bestrahlung bei Lippengeschwülsten. In: Handbuch der medizinischen Radiologie. Bd XIX, pp 435 Springer, Berlin Heidelberg New York
73. Hellriegel W (1978) Strahlentherapie der Weichteilsarkome. Z Strahlenther, 154, pp 75–80
74. Heyn R (1975) The role of chemotherapy in the management of soft tissue sarcoma. Cancer, 35, pp 921–924
75. Hiles RW, Bodenham DC (1980) The surgical treatment of malignant melanoma in the head and neck. Acta chir max fac, 5, pp 201–206
76. Hillstroem L, Swanbeck G (1970) Analysis of etiological factors of squamous cell skin cancer of different locations. 2. The trunk and the head. Acta Derm Venerol (Stockh), 50 (2), pp 129–133
77. Hirsch RD (1977) Das Basaliom. Med Dissertation, Universitäts-Hautklinik München
78. Holfeld H, Scherer E (1977): Die Strahlentherapie der Weichteilsarkome. Chirurg, 48, pp 696–700
79. Hornback NB, Shidnia H (1978) Carcinoma of the Lower Lip. Cancer 41, pp 352–357
80. Hoxtell EO, Mandel JS, Murry SS, Schuman LM and Goltz RW (1977) Incidence of skin carcinoma after renal transplantation. Arch Derm: 113, pp 436–442
81. Hundeiker M, Gruender B, Junge KG (1974) Lokalisation und Altersverteilung der Keratomata solaria. Arch Dermatol Forsch, 247 (4) S 373–378
82. Hundeiker M (1977) Indikation zur chirurgischen Behandlung von Basaliomen und spinozellulären Karzinomen. In: Dermatologie in Klinik und Praxis. B Konz und G Burg (Hrsg) Springer, Berlin Heidelberg New York
83. Illig L, Paul E (1974) Grundsätzliches zur Klinik und Histologie des malignen Melanoms. Med Welt, 25, pp 1017–1027

84. Ippen H (1964) Chronische Hautveränderungen durch Lichteinwirkung. Strahlentherapie, 123, pp 622–631
85. Jakac D (1969) Die Bedeutung von Lichttrauma für die Entstehung, Lokalisation und Frequenz des Hautkrebses. Hautarzt, 19 (4), pp 157–158
86. Johnson BE (1975) Solar radiation and skin cancer. Brit Acad Canc Res 14th ann meeting, 91
87. Jung EG (1971) Das pigmentierte Xerodermoid. Arch Derm Forsch: 241, pp 33–43
88. Jung EG (1981) Biologische Grundlagen des UV-Schadens. In: Präkanzerosen und Papillomatosen der Haut. J Petres und R Müller (Hrsg). Springer, Berlin Heidelberg New York, pp 7–12
89. Jung EG (1981) Arsenic Carcinogenesis. Zbl H u G Krh, 146, pp 97–100
90. Jung EG (1983) DNS-Reparatur, Strahlenempfindlichkeit und Lichtkrebs. Abt Dermatol 9, pp 106–107
91. Jung EG, Bersch A, Köhler C (1972) Lichtexposition und Lokalisation beim malignen Melanom. Arch Derm Forsch, 244, pp 195–200
92. Jung EG, Bersch A, Köhler C (1972) Lichtexposition und Lokalisation. Arch Derm Forsch, 244, pp 193–195
93. Jung EG, Trachsel B (1970) Molekularbiologische Untersuchungen zur Arsenkarzinogenese. Arch Klin Exp Derm 237, pp 819–826
94. Jung HD, Koelzsch J (1969) Zur Epidemiologie von Praecancerosen und bösartigen Tumoren der Haut. IV. Praecancerosen der Haut. Hautarzt, 19 (6) pp 269–271
95. Jung HD, Koelzsch J (1969) Zur Epidemiologie von Praecancerosen und bösartigen Tumoren der Haut. 3. Basaliome der Haut. Hautarzt, 19, (5), pp 215–219
96. Kalkoff KW, Kühnl-Petzoldt Ch (1973) Zur Abgrenzung der Melanosis circumscripta praeblastomatosa Dubreuilh vom superficial spreading melanoma und zur Klassifikation der Melanome. Hautarzt, 24, pp 463–469
97. Kaufmann J, Meves C, Ott F (1978) Die Epidermodysplasia verruciformis Lewandowsky-Lutz im licht- und elektronenoptischen Vergleich mit den übrigen Papova-Virus-Akanthomen. Arch Dermatol Res, 261, pp 39–54
98. Kauffmann SL, Stout AP (1965) Congenital mesenchymal tumors. Cancer, 18, pp 460–475
99. Kendall TE, David RW (1969) Primary malignant tumors of the hand. Plast Reconstr Surg, pp 37–39
100. Kern H (1965) Basaliom und Lichtwirkung. Med. Dissertation, Universität Düsseldorf
101. Kern I (1978) Radikalitätsprinzipien bei der Behandlung von Weichteiltumoren. Langenbecks Arch Klin Chir, 347, pp 77–81
102. Kint A (1974) Die Histogenese des Basalioms. Hautarzt, 25, pp 521–527
103. Kleine-Natrop HE (1979) Melanosis praeblastomatosa als Promelanom und die Ergebnisse ihrer Dermoröntgentherapie. In: Tumoren im Kiefer-Gesichts-Bereich. ACMF Bd V; JA Barth, Leipzig
104. Kleine-Natrop HE, Richter G, Ziegenbalg H (1969) Zur Klinik und Therapie der Basalzellepitheliome und Spindelzellkarzinome. (Eine Zehnjahresanalyse) Derm Mschr 155, pp 469–484
105. Kleine-Natrop HE, Sebastian G, Scholz A (1972) Basaliomtherapie in der Sichtweise des Dermatologen. Derm Mschr, 158, pp 884–892
106. Konz B (1975) Dermatomexzision multipler Rumpfhautbasaliome. Hautarzt, 26, pp 647–650
107. Kopf AW (1980) Computer analysis of 3531 basal-cell carcinomas of the skin. J Dermatol (Tokyo), 6 (5), pp 267–281
108. Krause W, Soll C (1969) Altersverteilung und Lokalisation der Hautkarzinome. Z H u Gkrh 44, 17, pp 575–580
109. Kreysel, H-W, Fritz K, Schüller S (1982) Pathologie, Histologie und Klinik der malignen Epitheliome der Gesichtshaut. In: Maligne Epitheliome der Gesichtshaut. E Krüger (Hrsg) pp 1–14 Fortschr Kiefer- u. Ges Chir, Bd XXVII, G Thieme, Stuttgart New York
110. Kripke ML (1979) Speculations on the role of ultraviolet radiation in the development of malignant melanoma. J Natl Cancer Inst: 63, p 541
111. Kripke, ML (1982) Immunologic aspects of UV-Carcinogenesis. In: Trends in photobiology, C Hélène, M Charlier, Th Montenay-Garestier und G Laustriat (Hrsg) Plenum Press, New York, pp 235–242
112. Kühnl-Petzoldt CH, Petres J (1980) Lokalisationsabhängige klinische und histologische Be-

sonderheiten der malignen Melanome im Kopfbereich. In: Tumoren im Kiefer-Gesichts-Bereich. ACMF, 5, JA Barth, Leipzig

113. Kuta A (1970) Über die chirurg. Behandlung der Basaliome unter besonderer Berücksichtigung des kosmetischen Erfolges. Cosmetologica, 19, pp 123–130

114. Lane-Brown MM, Melia DF (1973) A genetic diathesis to skin cancer. J Invest Dermatol, 61 (1), pp 39–41

115. Lane-Brown MM, Sharp C, MacMillan DS and McGovern VJ (1971) Genetic predisposition to melanoma and other skin cancers. Med J Aust, 1, pp 852–853

116. Lerman SE (1963) Proc Nat Acad Sci (Wash), 49, p 94

117. Levack J, Dick A (1955) Cutaneous leiomyosarcoma with lymphatic spread. Glasg MJ, 36, pp 337–342

118. Lewis MG (1973) Melanoma. In: Recent Results in Cancer Research. AC Templeton (ed), pp 171; Springer, Berling Heidelberg New York

119. Limberger S, Friederich HC, Undeutsch W (1960) Zur Behandlung der Kopfschwartenneoplasmen. Derm Wschr 141, p 190

120. Lindner J (1967) Neuester Stand der Morphologie und Histogenese der Sarkome. Zbl Chir, 92, pp 1613–1627

121. Lindqvist C (1979) Risk factors of lip cancer: a critical evaluation based on epidemiological comparisons. Am J Public Health, 69 (3), pp 256–260

122. Lindqvist C (1979) Risk factors in lip cancer: a questionnary survey. Am J Epidemiol, 109 (5), pp 521–530

123. Lipphardt S (1977) Zur Klinik und chirurgischen Therapie des Basalioms der Gesichtshaut. Zahnmed Dissertation, Universität Tübingen

124. Luger A (1971) Altersverteilung und Lokalisation der Hautkarzinome. Wien Klin Wschr 83, 42, pp 767–774

125. Lund HZ (1965) How often does squamous cell carcinoma of the skin metastasize? Arch Derm, 92, p 635

126. Magnus Knut (1977) Prognosis in malignant melanoma of the skin. Cancer, 40, pp 389–397

127. Maher VM et al (1979) DNA excision-repair processes in human cells can eliminate the cytotoxic and mutagenic consequences of ultraviolett irradiation. Mutation Res 62, p 311

128. Marshall V (1974) Premalignant and malignant skin tumours in immunosuppressed patients. Transplantation, 17 (3), pp 272–275

129. Martin H, Strong E, Spiro RH (1970) Radiation-induced skin cancer of the head and neck. Cancer, 25, p 61

130. McBride CM (1974) Sarcoma in the limbs. Arch Surg, 109, pp 304–307

131. McCallum DJ, Kinmount PD (1966) Basal cell carcinoma. Brit J Derm 78, p 14

132. Mishima Y, Schaub F (1962) Electron microscopy and induced melanin formation. 12th Congr Int Derm (Wash)

133. Mölk K (1965) Bösartige Hauttumoren und ihre Behandlung an der Dermatologischen Klinik der Philipps-Universität zu Marburg a d Lahn, in den Jahren 1952–1962. Inaug Dissertation, Universität Marburg

134. Mora RG, Robins R (1978) Basal-cell carcinomas in the center of the face. J Dermatol Surg Oncol 44, pp 315–321

135. Mora RG, Perniciaro C (1982) Cancer of the skin in blacks. I. A review of 163 black patients with cutaneous squamous cell carcinoma. J Am Acad Dermatol 5 (5), pp 535–543

136. Mora RG (1981) Cancer of the skin in blacks. J med esthet chir derm 8, 29, pp 31–32

137. Moragas JM de, Winkelmann RK, Jordan RE (1970) Immunofluorescence of epithelial skin tumors. Cancer (Philad), 25, p 1399

138. Morison WL (1975) Viral warts, herpes simplex and herpes zoster in patients with secondary immune deficiencies and neoplasms. Br J Dermatol, 92, pp 625–630

139. Moustacchi E (1982) Aspects of radiation-induced mutagenesis and malignant transformation. In: Trends in Photobiology. C Hélène, M Charlier, Th Montenay-Garestier and G Laustriat (Hrsg) Plenum Press, New York, pp 217–228

140. Müller HK, Flannery GR (1973) Epidermal antigens in experimental keratoacanthoma and squamous cell carcinoma. J Cancer Res, 33, p 2181

141. Müller R, Kunze J, Petres J (1980) Rekonstruktion der Ohrmuschel nach Basaliom-Excision. Zbl H u Gkrh 143, 1, pp 8–9

142. Ocaña Sierra J (1981) Surgery treatment of the basal- and squamous cell epithelioma J med esthet chir derm 8, 29, pp 56–59

143. Olivari N, Schrudde J, Pless H (1975) Bösartige Tumoren des Gesichtes und ihre chirurgische Behandlung. In: Plastische Chirurgie des Kopf- und Halsbereichs und der weiblichen Brust. H Bohmert (Hrsg) pp 108–115 G Thieme, Stuttgart

144. Owen LG, Fliegelman MT, Jetton RL, Musgrave JW (1974) Seasonal variation of basal cell epitheliomas in Kentucky. Arch Dermatol, 109 (2), pp 205–206

145. Painter RB (1978) Does ultraviolet light enhance post replication repair in mammalian cells? Nature, 275, p 243

146. Parodi S, Brambilla G (1977) Relationship between mutation and transformation frequencies in mammalian cells treated in vitro with chemical carcinogens. Mutation Res 47, p 53

147. Pascal RR, Hobby LW, Lattes R, Crikclair GF (1968) Prognosis of „incompletely excised" versus „completely excised" basal-cell-carcinomas. Plast Reconstr Surg, 41, pp 328–332

148. Petres J (1981) Arseninduzierte Präkanzerosen und Kanzerosen. In: Präkanzerosen und Papillomatosen der Haut. J Petres und R Müller (Hrsg) Springer, Berlin Heidelberg New York, pp 21–30

149. Petres J, Haasters J (1968) Unterlippenkarzinome. Ein Beitrag zur Therapie. Fortschr Med 86, 18, pp 795–798

150. Petres J, Hagedorn M (1976) Morbus Bowen, Carcinoma spinocellulare mit Metastasierung in die inguinalen, iliakalen und paraaortalen Lymphknoten. Z Hautkr, 51, p 61

151. Petres J, Hartmann M, Hagedorn M (1977) Unterlippen-Karzinome und deren operative Behandlung In: Dermatochirurgie in Klinik und Praxis. B Konz und G Burg (Hrsg). Springer, Berlin Heidelberg New York, pp 137–145

152. Pless J (1976) Carcinoma of the external ear. Scand J Plast Reconstr Surg 10, pp 147–151

153. Post B, Jänner M (1974) Zur Häufigkeit und Lokalisation des sekundären Hautcarcinoms. Hautarzt, 25, pp 17–20

154. Reichenberger M, Richter M (1981) Das Pechhautleiden, insbesondere Verlauf und Prognose der Kanzerosen bzw. Präkanzerosen. In: Präkanzerosen und Papillomatosen der Haut. J Petres und R Müller (Hrsg) Springer, Berlin Heidelberg New York, pp 31–40

155. Richter R (1960) Das Hautkarzinom in seinen Formen und seinen Beziehungen zu aetiologischen und klimatologischen Faktoren. Derm Wschr 142, pp 1024–1036

156. Rosenberg SA et al (1978) Treatment of adult soft-tissue sarcomas. Surg, 84, pp 62–67

157. Rundel RD, Nachtwey DS (1979) Skin cancer and ultraviolet radiation. Photochem Photobiol, 28 (3), pp 345–356

158. Russel OW et al (1977) Task Force for Soft Tissue Sarcomas of America. Cancer, 40, pp 1562–1570

159. Sampson CC, Saunders EH, Green WE, Laurey JF (1960) Liposarcoma developing in a Lipoma. Arch Path, 69, pp 507–510

160. Schmidt MA (1968) Das Basaliom der Kopfschwarten. Langenbecks Arch Klin Chir 320, p 155

161. Schnyder UW (1976) Vor- und Nachteile der Röntgenweichstrahltherapie der Basaliome. Therap Umschau, 33, 8, pp 524–528

162. Schnyder UW (1981) Lichtinduzierte Präkanzerosen. Klinik, Differentialdiagnose, Morphologie. In: Präkanzerosen und Papillomatosen der Haut. J Petres und R Müller (Hrsg). Springer, Berlin Heidelberg New York, pp 3–6

163. Schreiber MM (1976) Southern Arizona – A skin cancer factory! Ariz Med, 33 (3), pp 191–192

164. Scotto J, Fears TR (1979) Skin cancer epidemiology: research needs. Natl Cancer Inst Monogr, (50), pp 169–177

165. Sebastian G, Kleine-Natrop HE (1980) Dermatochirurgische Behandlung von Plattenepithelkarzinomen der Unterlippe (T_1NoMo, T_2NoMo) In: Tumoren im Kiefer-Gesichts-Bereich. ACMF Bl 5, pp 120–124 J Ambrosius Barth, Leipzig

166. Silverstone H, Searle JH (1970) The epidemiology of skin cancer in Queensland: The influence of phenotype and environment. BR J Cancer, 24 (2), pp 235–252

167. Skipworth GB, Flandermeyer KL (1971) Incidence of skin cancer. Arch Dermatol, 102 (5), p 561

168. Sooss WG, Schmetzer F, Schwenzer N (1982) Klinik und chirurgische Therapie des Gesichtshautbasalioms. In: Maligne Epitheliome der Gesichtshaut. E Krüger (Hrsg), pp 35–39 Fortschr Kiefer- und Ges-Chir, Bd XXVII G Thieme, Stuttgart New York

169. Southwick HW, Hinkamp JF, Slaughter DP (1963) Malignant melanomas of the skin of the head and neck. Ann J Surg, 106, pp 852–855
170. Stanbridge EJ, Wilkinson J (1978) Analysis of malignancy in human cells: malignant and transformed phenotypes are under separate genetic control. Proc Natl Acad Sci (USA), 75, p 1466
171. Steigleder GK (1963) Die Präkancerosen in moderner Sicht. Hautarzt, 14, pp 87–94
172. Storck H (1977) Klinik, Statistik und Risikofaktoren des malignen Melanoms. Dermatologica, 155, pp 129–142
173. Stout AP, Hill WT (1958) Leiomyosarcoma of the superficial soft tissues. Cancer, 11, pp 844–854
174. Süss R, Kinzel V, Scribner JD (1970) Krebs, Experimente und Denkmodelle. Heidelberger Taschenbücher, Bd 82. Springer, Berlin Heidelberg New York
175. Suit HD, Russel WO (1977) Soft part tumors. Cancer, 39, pp 830–836
176. Swanbeck G, Hillström L (1969) Analysis of etiological factors of squamous cell skin cancer of different locations. Acta Dermatovener (Stockh) 49, pp 427–435
177. Swanbeck G (1971) Etiological factors in squamous-cell skin cancer. Br J Derm 85, pp 394–396
178. Szabo P (1978) Klinik und Röntgentherapie von Kopfhautkarzinomen. Z Hautkr, 53 (13), pp 449–452
179. Thiel-van der Auwera A (1966) L'épithelioma cutanée et sa localisation auriculaire. Arch Belg Dermatol Syphiligr, 21 (1), pp 42–63
180. Tilkorn H, Voss W, Drepper H (1980) Die Therapie des ausgedehnten Basalioms im Gesichts- und Kopfbereich. Zbl H und Gkrh 143, 1, 8
181. Tyrell RM (1982) Cell inactivation and mutagenesis by solar ultraviolet radiation. In: Trends in photobiology. C Hélène, M Charlier, Th Montenay-Garestier and G Laustriat (Hrsg). Plenum Press, New York, pp 155–172
182. Urbach F (1969) Geographic pathology of skin cancer. In: The biologic effects of ultraviolet radiation. F Urbach (ed) Pergamon Press, Oxford London
183. Urbach F (1972) Geographic distribution of skin cancer. J Surg Oncol 3 (3), pp 219–234
184. Urbach F (1980) Ultraviolet radiation and skin cancer in man. Prev Med, 9 (2), pp 227–230
185. Urbach F, O'Beirra S, Judge P (1970) The influence of environmental and genetic factors on cancer of the skin in man. 10th canc Cong, 174, p 109
186. Vandenbussche F, Robbe M, Krizek M (1981) Experience et bilan de 800 épithéliomas basocellulaires de la face. J med esthet chir derm, 8, 29, pp 49–53
187. Vitaliano PP, Urbach F (1980) The relative importance of risk factors in nonmelanoma carcinoma. Arch Dermatol, 116 (4), pp 454–456
188. Voy ED (1982) Zur Frage der Metastasierung des Gesichtshautspinalioms. In: Maligne Epitheliome der Gesichtshaut. E Krüger (Hrsg) Fortschr Kiefer- u Ges-Chirurgie, Bd XXVII, pp 128–129 G Thieme, Stuttgart New York
189. Wade ThR, Ackermann AB (1978) The many faces of squamous-cell carcinoma J Dermatol Surg Oncol, 44, pp 291–294
190. Weissmann I, Konz B (1979) Dermatochirurgische Behandlungsergebnisse bei spinozellulären Karzinomen. In: Operative Dermatologie, K Salfeld (Hrsg), pp 207–213, Springer, Berlin Heidelberg New York
191. Wernsdörfer R (1968) Carcinome der Ohrmuschel. Bericht über 170 Fälle. Z Haut Geschlechtskr, 42 (9), pp 303–308
192. Whiting DA (1978) Skin tumours in white south africans. Part I. Patients, methods and incidence. S Afr Med J, 53 (3), pp 98–102
193. Wildner YP (1967) Epidemiologische Besonderheiten der Sarkome. Zbl Chir, 92, pp 1627–1636
194. Wiskemann A (1973) Zur Melanomentstehung durch chronische Lichteinwirkung. Hautarzt, 25, pp 20–22
195. Yeh S (1974) Skin cancer in chronic arsenicism. Hum Pathol, 4 (4), pp 469–485
196. Zur Hausen H (1973) Virologische Aspekte menschlicher Tumorerkrankungen. Fortschr Med, 91, pp 1176–1178
197. Zur Hausen H (1977) Human papillomaviruses and their possible role in squamous cell carcinomas. Curr Top Microbiol Immunol, 78, p 1–30

Über die Häufigkeit und Verteilung von Basaliomen im Kopf-Hals-Bereich

H. Schubert

Von 1092 Basaliomen waren 919 (84,2 ± 2,2%) im Kopf-Hals-Bereich lokalisiert, davon 875 (80,1 ± 2,4%) am Kopf selbst, 11 (1,0 ± 0,6%) in der Nackenregion und 33 (3,0 ± 1,0%) an den vorderen und seitlichen Halspartien. Wenn man davon ausgeht, daß beim Erwachsenen etwa 9% der Körperoberfläche vom Kopf und 3–4% von der Hals-Nacken-Partie gestellt werden, dann wird der enorme Befallsunterschied zwischen diesen beiden unmittelbar benachbarten Regionen augenscheinlich. Er beträgt 9:1. Ähnliche gravierende Unterschiede sind am Kopf selbst seit langem bekannt [1, 3, 4, 6]. Wir können dies mit unserem Material wiederum bestätigen [7]. So entfallen von 875 Kopfbasaliomen 759 (86,7 ± 2,3%) auf das Gesicht, davon nur 48 auf das untere Drittel (6,3 ± 1,7%), aber 195 auf die Nase (25,7 ± 3,2%). Da die Nase mit ihren 35–40 cm^2 Oberfläche nur etwa 8–10% der ca. 450 cm^2 Gesichtshaut (ohne Ohrmuscheln) einnimmt, ist dieses kleine Hautareal, auf das 17,9 ± 2,3% aller Basaliome des gesamten Hautorgans entfallen, als besonders tumorgefährdet anzusehen. Dabei verteilen sich die Nasenbasaliome so:

Nasenflügel   98 (50 ± 7%)
Nasenrücken   48 (25 ± 6%)
Nasenspitze   37 (19 ± 6%)
Nasenwurzel   12 (6 ± 3%)

Die anderen Gesichts- und Kopfpartien weisen folgende Befallszahlen auf:

	n	Kopf ($n_1 = 875$)	Gesicht ($n_2 = 759$)
Schläfen	128	14,6 ± 2,4%	16,9 ± 2,7%
Stirn	117	13,4 ± 2,3%	15,4 ± 2,6%
Wangen	107	12,2 ± 2,2%	14,1 ± 2,5%
Capillitium	62	7,1 ± 1,7%	
Nasolabialfalten	42	4,8 ± 1,5%	5,5 ± 1,7%
Präaurikularregion	42	4,8 ± 1,5%	5,5 ± 1,7%
medialer Augenwinkel	42	4,8 ± 1,5%	5,5 ± 1,7%
Retroaurikularregion	36	4,1 ± 1,3%	
Unterlider	22	2,5 ± 1,1%	2,9 ± 1,2%
Oberlippe	20	2,3 ± 1,0%	2,6 ± 1,2%
Kinn	19	2,2 ± 1,0%	2,5 ± 1,1%
Ohrmuscheln	18	2,1 ± 1,0%	
lateraler Augenwinkel	11	1,3 ± 0,8%	1,5 ± 0,9%
Augenbrauen	6	0,7 ± 0,6%	0,8 ± 0,7%
Mundwinkel	3	0,3 ± 0,4%	0,4 ± 0,5%
Unterlippe	3	0,3 ± 0,4%	0,4 ± 0,5%
Oberlider	1	0,1 ± 0,2%	0,1 ± 0,2%
Submentalregion	1	0,1 ± 0,2%	

Warum dies so ist, kann man mit der unterschiedlichen aktinischen Belastung der verschiedenen Hautpartien im Laufe des Lebens in unseren Breiten erklären, aber m. E. nicht ausschließlich mit ihr. Sonst müßten z. B. auf den Nasenflügeln weniger Basaliome als auf der übrigen Nase und auf dem Kinn mehr als beobachtet zu erwarten sein. Das gilt auch für die Nackenregion (nur 11 Fälle) und die Handrükken (kein Fall). Die häufige Entwicklung von Basaliomen in einem Naevus sebaceus Jadassohn spricht für dispositionelle Faktoren genetischer Art. Und ich teile die Ansicht Lever's vom nävoiden Charakter der Basaliome [5]. UV- und andere Strahlen, chemische und weitere Noxen spielen wohl am ehesten als Induktionsfaktoren für die Tumorbildung eine wesentliche Rolle.

Auch Zweit- und weitere Basaliome folgen den gleichen Verteilungsregeln wie die Erstbasaliome. Seitendifferenzen bestehen nicht. Das Überwiegen der Frauen in unserem Material bei Oberlippenbasaliomen (21:7 Fälle) ist wohl noch zufällig. Geisenhainer fand keine solchen Geschlechtsunterschiede [2]. Insgesamt ist jedoch die jährliche Morbidität der Männer in der DDR etwas höher als die der Frauen.

Histologisch dominiert das sog. solide Basaliom (82,7 ± 2,2%) so stark, daß keine topografischen Unterschiede für andere histologische Typen zu sichern sind.

Etwa ab dem 65. Lebensjahr erfolgt ein altersabhängiger linearer Anstieg der Morbidität um jährlich 15/100000 Männer und 10/100000 Frauen zum Vorjahr, wobei die Gesamtzahl seit 25 Jahren im Bezirk Erfurt ebenfalls ansteigt – mit großer Wahrscheinlichkeit nicht nur durch eine bessere Erfassung.

Literatur

1. Ehlers G (1966) Zur Klinik der Basalzellepitheliome unter Berücksichtigung statistischer Untersuchungen. Z. H- u. Gskrh. 41: 226–238
2. Geisenhainer U (1970) Basaliome im Lippenbereich. Hautarzt 21: 167–170
3. Hartman DL (1966) Basal cell epithelioma of the penis. Arch Dermatol (Chic) 94: 326–327
4. Kleine-Natrop HE, Richter G, Ziegenbalg H (1969) Zur Klinik und Therapie der Basalzellepitheliome und Spindelzellkarzinome. Eine Zehnjahresanalyse. Dermatol Monatsschr 155: 467–484
5. Lever WF (1949) Histopathology of the skin. Lippincott Comp., Philadelphia-London-Montreal, S.321
6. Sebastian G, Scholz A (1973) Analyse der Rezidivbehandlung bei Basliomen Dermatol Monatsschr 159: 216–221
7. Schubert H, Wolfram G, Güldner G (1979) Basaliomrezidive nach Behandlung. Dermatol Monatsschr 165: 89–96

Erfassung des Wachstumsverhaltens von Basaliomen mittels klinischer und histologischer Prüfparameter und deren Analyse durch die EDV

H. Breuninger

Für die Planung eines operativen Eingriffes zur Entfernung von Basaliomen des Gesichtes ist die Kenntnis der möglichen Tumorausdehnung und -architektonik erforderlich. Um hierzu weitere Kenntnisse zu gewinnen, wurden folgende klinisch-metrische und histometrische Untersuchungen durchgeführt:

I: Klinische Prüfparameter

1. Messung des klinischen Durchmessers gemittelt aus größtem und kleinstem sichtbaren Durchmesser
2. Messung des Sicherheitsabstandes bei der Excision entlang der Tumorgrenze.
3. Klinische Laufzeiten.

II: Histologische Prüfparameter

1. Bestimmung des histologischen Tumordurchmessers sowie der Dicke und der Eindringtiefe am histologischen Querschnittspräparat (Abb. 1)
2. Bestimmung von subklinischen Tumoranteilen der Tumorperipherie und deren Eindringtiefe mittels histologischer Excisatschnittrandkontrolle (Abb. 2).

Erfaßt wurden insgesamt 494 Basaliome im Kopfbereich, davon 424 Primärbasaliome und 72 Rezidivbasaliome, die allesamt nicht aus dem

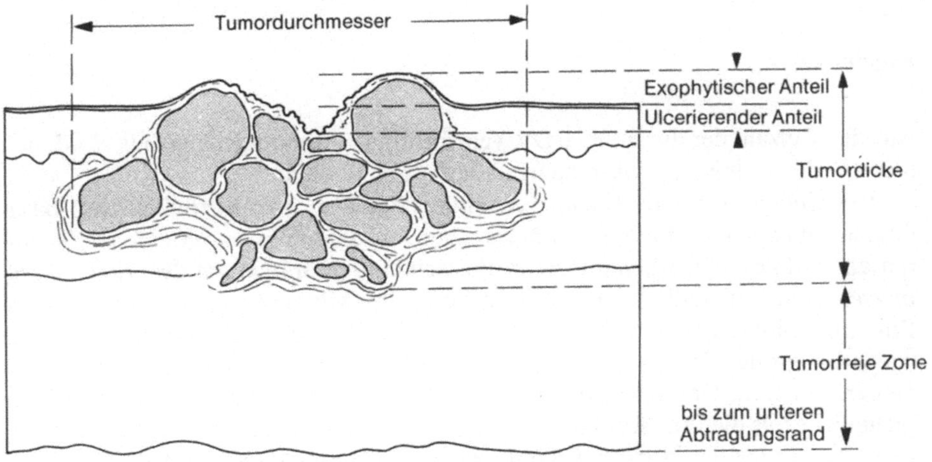

Abb. 1. Meßparameter am histologischen Tumorquerschnitt

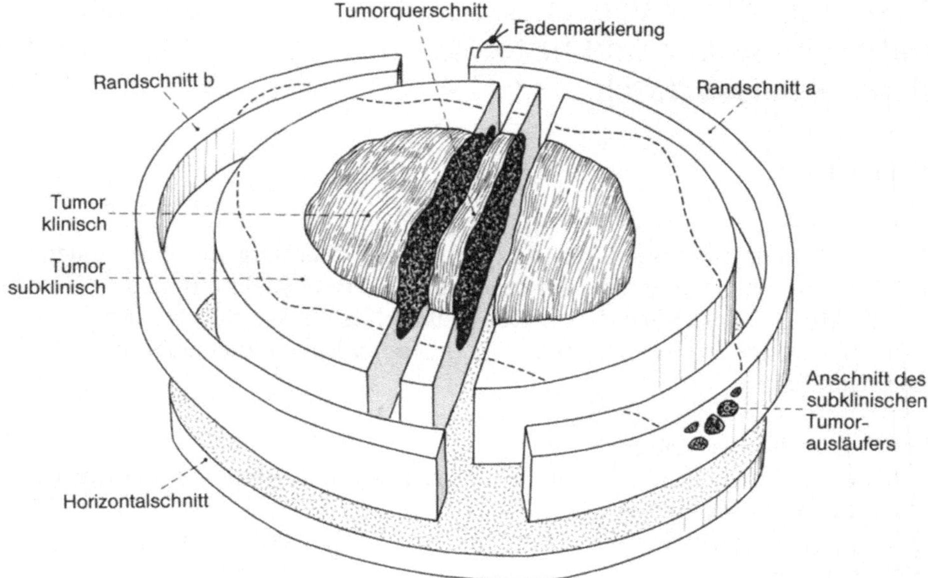

Abb. 2. Schema der histologischen Schnittrandkontrolle

Kollektiv der mittels histologischer Schnittrandkontrolle geprüften
Primärbasaliome stammen.

Zum Vergleich histologischer Typen wurden die rein szirrhösen und die rein
soliden Primärbasaliome getrennt untersucht. Gemischte histologische Typen
und die superfiziellen Basaliome wurden dabei nicht berücksichtigt. Es
handelte sich um 263 solide und 43 szirrhöse Basaliome.

Die Auswertung erfolgte mit Hilfe der Abteilung für Medizinische
Dokumentation und Datenverarbeitung der Universität-Tübingen.

Ergebnisse

Aus der Vielzahl der durch die EDV-Verarbeitung gewonnenen Ergebnisse können
hier nur die wichtigsten zusammengefaßt dargestellt werden.

Der einfachste Schlüssel zum Verständnis des Wachstumsverhaltens von Basaliomen sind zunächst die rein nummerischen Ausdehnungsverhältnisse der Tumoren am histologischen Schnitt. Beim Betrachten der *Mittelwerte* des *Tumordurchmessers* fällt auf, daß die Rezidivbasaliome im Mittelwert größer sind als die
Primärbasaliome und innerhalb der Gruppe der Primärbasaliome die szirrhösen
wiederum größer sind als die soliden (Tabelle 1). Anders verhält es sich mit der *Dik-
ke* der Tumoren. Überraschenderweise sind die Rezidivtumoren im Durchschnitt
nicht dicker als die Primärtumoren. Einen Unterschied erkennt man lediglich innerhalb der Gruppe der Primärbasaliome, wo die szirrhösen dicker sind als die soliden
(Tabelle 2).

Tabelle 1. Mittelwerte der Tumordurchmesser im histologischen Querschnitt (N 495) (Nur Kopf)

Primärbasaliome		Gesamt	7,7 mm
	davon	solid	7,3 mm
		szirrhös	10 mm
Rezidivbasaliome		Gesamt	9,9 mm

Tabelle 2. Mittelwerte der Tumordicke im histologischen Querschnitt (N 495) (Nur Kopf)

Primärbasaliome		Gesamt	2,0 mm
	davon	solid	2,1 mm
		szirrhös	2,8 mm
Rezidivbasaliome		Gesamt	1,7 mm

Tabelle 3. Basaliome welche am Rand nicht im Gesunden excidiert wurden(N 495) (Nur Kopf)

Primärbasaliome		Gesamt	28%
	davon	solid	24%
		szirrhös	34%
Rezidivbasaliome		Gesamt	45%
in der Tiefe nicht im Gesunden excidiert			6%

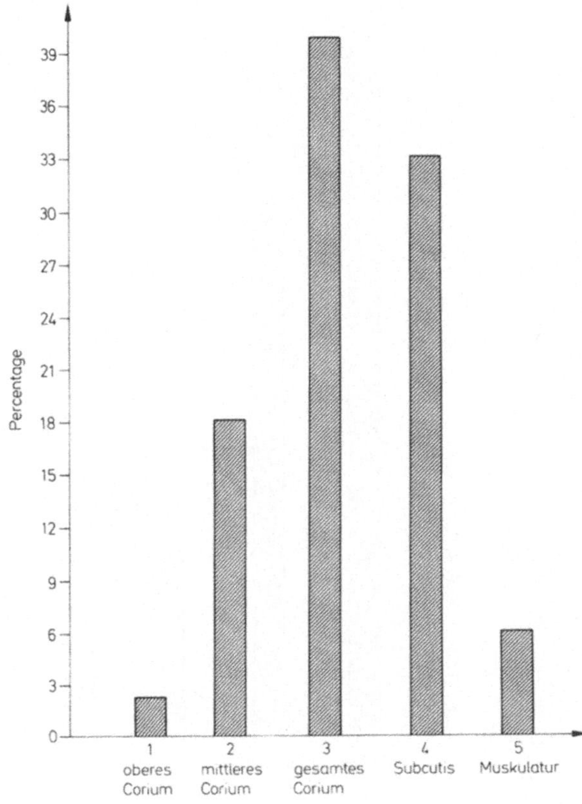

Abb. 3. Eindringtiefe der Tumoren am Tumorquerschnitt

Die Verteilung der **Eindringtiefe** des Tumorzentrums am histologischen Querschnitt zeigt eine starke Betonung der Infiltrationstiefe „gesamtes Korium und Subcutis". Die Eindringtiefen der im Excisatrandschnitt getroffenen subklinischen Tumorausläufer zeigen hingegen eine Betonung der Eindringtiefen „mittleres Korium und gesamtes Korium" (Abb. 3 + 4). Insgesamt jedoch wachsen 92% aller Basaliome nicht über die Subcutis hinaus.

Das Basaliom ist also in aller Regel ein sehr flach wachsender Tumor. Dies wird in unserem Krankengut auch dadurch deutlich, daß lediglich 6% aller Basaliome in der Tiefe nicht im Gesunden excidiert wurden. Auf der anderen Seite unterstreicht die These des horizontalen Wachstums die hohe Rate von 30% primär am Rand nicht im Gesunden excidierten Basaliome, ermittelt durch die histologische Schnittrandkontrolle.

Wenn man wiederum die oben erwähnte histologische Aufgliederung der Basaliome vornimmt, kann man unschwer erkennen, daß die szirrhösen mit 34% gegenüber den soliden mit 24% nicht im Gesunden excidierter Basaliome ein ausgedehnteres subklinisches Wachstum haben müssen, da der gewählte Sicherheitsabstand bei der Excision nicht vom Basaliomtyp abhängig gemacht wurde. Die Rezidivbasaliome wiederum zeigen eine noch höhere Rate von nicht im Gesunden excidierter Tumoren (45%) (Tabelle 3).

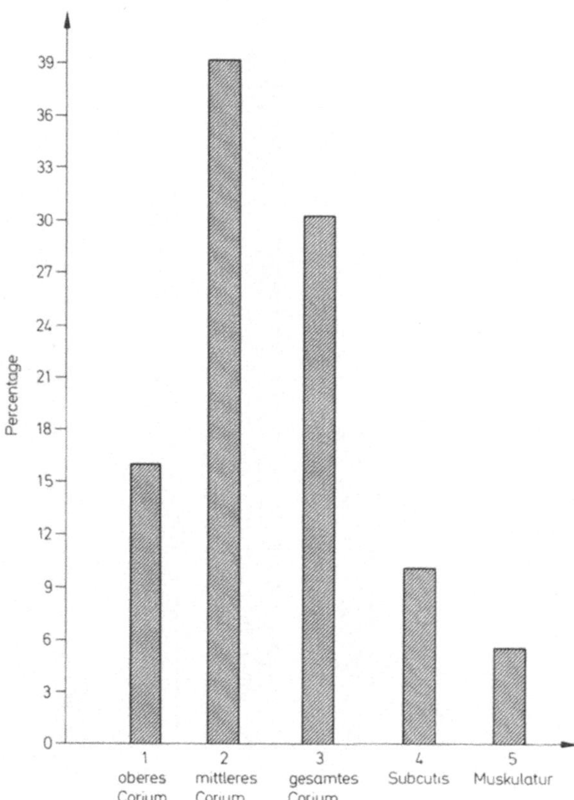

Abb. 4. Eindringtiefen der Tumorausläufer am Excisatrandschnitt

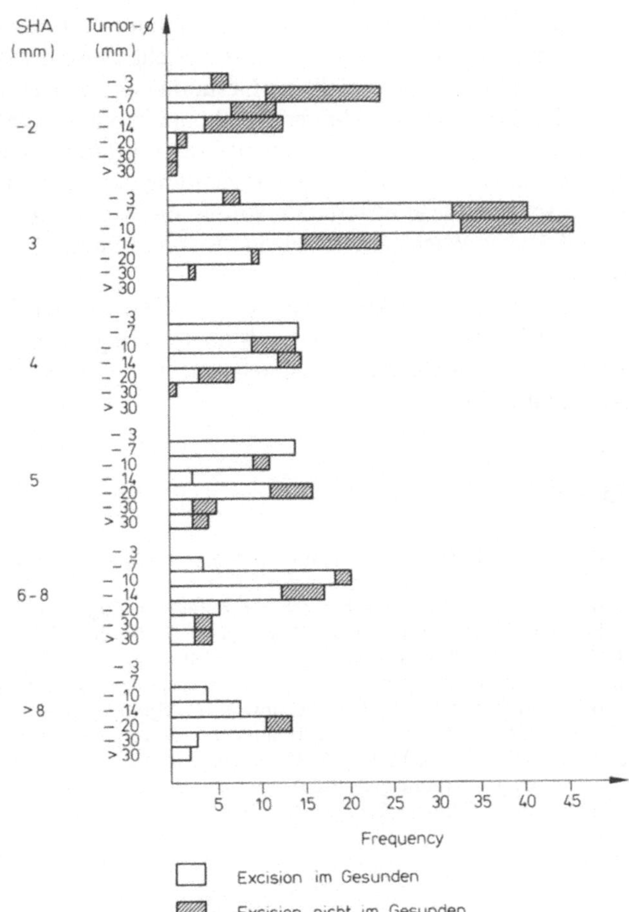

Abb. 5. Primärbasaliome
(Kopf).
Tumordurchmesser/Sicher-
heitsabstand

Hierzu ist noch zu bemerken, daß in dieser Gruppe häufig *eine* Nachoperation
am Rand nicht ausreichend war. Die Rate der 2. und 3. Nachoperationen am Rand
betrug 13% gegenüber nur 1,5% bei den Primärbasaliomen.

Da die Rate der am Rand nicht im Gesunden excidierten Basaliome weitgehend
vom eingehaltenen Sicherheitsabstand bei der Excision abhängt, wurde für alle Basaliome diese Meßgröße in Beziehung zum klinisch sichtbaren Tumordurchmesser
gesetzt und dazu die Zahl der im Gesunden bzw. nicht im Gesunden excidierten Basaliome ermittelt. Die Abb. 5 zeigt die vom Rechner ermittelten Relationen für die
Primärbasaliome. Dabei ist erstaunlich, daß das subklinische horizontale Wachstum sehr häufig 4 mm überschreitet, auch bei Tumoren mittlerer Größe. Andererseits erkennt man, daß auch relativ große Sicherheitsabstände eine Excision im Gesunden nicht 100%ig garantieren können. Auffallend ist auch, daß einige größere
Tumoren mit relativ kleinen Sicherheitsabständen im Gesunden excidiert wurden.
Ähnlich ist die Verteilung bei den Rezidivbasaliomen und wenn man die Primärba-
saliomgruppe wiederum in die soliden und szirrhösen Untergruppen unterteilt.

Um die Bedeutung der *Laufzeit* des Tumors auf das subklinische Wachstum zu erfassen, wurde eine Korrelation hergestellt zwischen der Laufzeit und der Rate von im Gesunden bzw. nicht im Gesunden excidierten Basaliomen. Die Rate von nicht im Gesunden excidierter Basaliome ist völlig unabhängig von der Laufzeit, woraus geschlossen werden kann, daß der Einfluß der Laufzeit auf das subklinische Wachstum von untergeordneter Bedeutung ist. Basaliome von längerer Bestandsdauer scheinen also in Relation zum klinischen Tumordurchmesser kein stärkeres subklinisches Wachstum zu zeigen als vergleichbare Basaliome kürzerer Bestandsdauer.

Insgesamt scheint der eingeschlagene Weg einer EDV-mäßigen Erfassung und Analyse histometrischer Tumorparameter geeignet, das Wachstumsverhalten von Basaliomen präziser zu analysieren und darauf basierend das operative Vorgehen weiter zu verbessern.

Literatur

1. Breuninger H, Routinemäßig histologisch kontrollierte Basaliomchirurgie. Z. Hautkr. 57, Heft 17/82
2. Burg G et al (1977) Mikroskopisch kontrollierte (histographische) Chirurgie der Basaliome. In: Dermatochirurgie in Klinik und Praxis Hrg Konz B, Burg G, Springer Verlag
3. Hirsch RD (1978) Das Basaliom, Minerva München
4. Konz B (1981) Die operative Therapie der Basaliome aus der Sicht des Dermatologen In: Das Basaliom Hrg Eichmann F und Schnyder UW Springer Verlauf
5. Mohs FE (1974) Prevention and Treatment of Skin Cancer. Wisconsin Medical Journal 73: 85–92
6. Weissmann H, Konz B, Burg G, Bönninger Beckers F (1981) Mikroskopisch kontrollierte (histographische) Chirurgie der Basaliome: operatives Vorgehen und Behandlungsergebnisse In: Eichmann F, Schnyder UL, Das Basaliom. Springer, Berlin Heidelberg New York

Melanome der Kopfregion.
Klinische und histologische Besonderheiten*

C. Kuehnl-Petzoldt

Einleitung

Die Haut im Kopfbereich ist vom gesamten Integument am stärksten dem ultravioletten Licht ausgesetzt. Deshalb beobachtet man hier besonders häufig die Hauttumoren, die durch UV-Strahlung hervorgerufen werden [6]. Der Zusammenhang zwischen Licht und Tumor gilt für das Stachelzell-Carcinom und seine Präkanzerose sowie für das Basaliom als gesichert. Für das maligne Melanom ist die ursächliche Rolle des UV-Lichtes nicht so eindeutig [2]. Von der Analyse der klinischen und histologischen Besonderheiten der malignen Melanome im Kopfbereich sind deshalb Hinweise zum pathogenetischen Zusammenhang zwischen Sonne und Melanom zu erwarten. Die vorliegenden Ergebnisse basieren auf 1471 klinisch und histologisch dokumentierten malignen Melanomen der „Arbeitsgemeinschaft Malignes Melanom der Deutschen Forschungsgemeinschaft", die in den Jahren 1962–1972 erfaßt wurden.

Inzidenz

Im histologisch ausgewerteten Krankengut der „Arbeitsgemeinschaft Malignes Melanom" finden sich 254 maligne Melanome am Kopf lokalisiert. Dies sind nur 18% aller Melanome. Wenn man nach der sog. Neuner-Regel die Häufigkeit des Tumors nach der angenäherten Fläche der verschiedenen Körperareale berechnet, haben die Melanome am Kopf die höchste Inzidenz (Abb. 1). Diese bevorzugte Melanomlokalisation spricht dafür, daß das Sonnenlicht für die Genese der Melanome mitverantwortlich ist. Die erhöhte Inzidenz bei Intensivierung eines Teilfaktors ist bei der Krebsentstehung ein wichtiger Hinweis darauf, daß dieser Faktor in die Pathogenese des Tumors involviert ist.

Melanom-Morphologie

Eine Besonderheit der Melanome im Kopfbereich ist der hohe Anteil der Lentigo maligna Melanome [3]. Diese Tumoren entstehen auf der Präkanzerose Lentigo maligna bei besonders alten Menschen. Die Lentigo maligna Melanome gelten als sicher lichtprovozierte Melanome [2] und finden sich nur an den Hautarealen, die einen massiven UV-Schaden aufweisen (Gesicht, selten Handrücken und Unterschenkel). Mit der Zunahme der Lentigo maligna Melanome im Gesicht geht eine

---

* Mit Unterstützung der Deutschen Forschungsgemeinschaft.

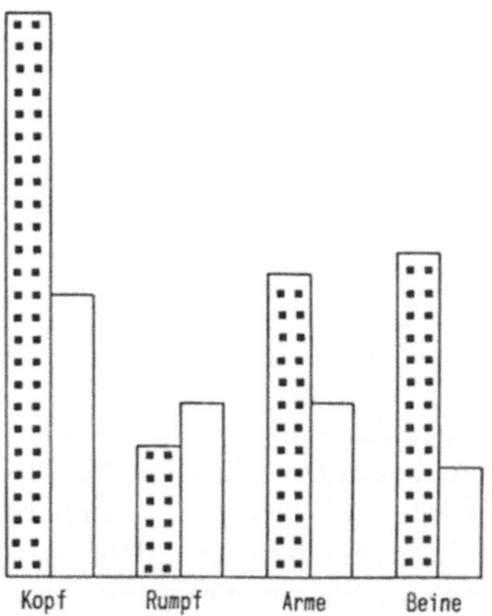

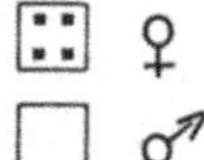

Abb. 1. Relative Häufigkeit der Melanome in den verschiedenen Lokalisationen, korrigiert nach der Größe der Hautfläche. n = 1333

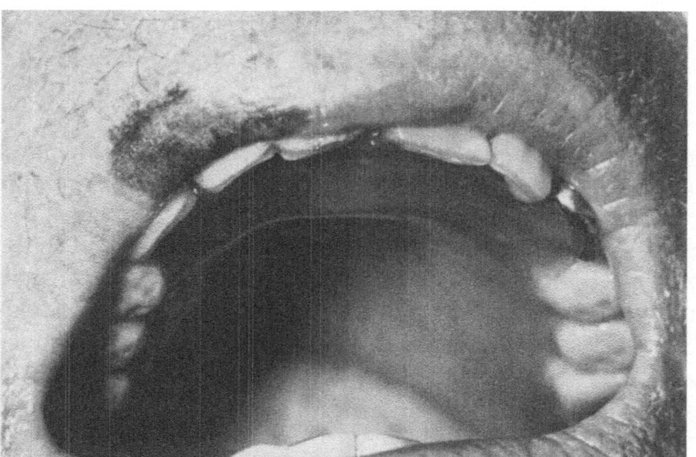

Abb. 2. Pigmentfleck an der Oberlippe einer 56jährigen Frau. Die Läsion erstreckt sich von der äußeren, lichtexponierten Haut bis in die Mundschleimhaut

Abnahme der Melanome einher, die eine ähnlich protrahierte Wachstumstendenz zeigen, nämlich der superfiziell spreitenden Melanome. Beiden Tumortypen ist gemeinsam, daß sie erst über Jahre oberflächlich, d. h. horizontal wachsen, ehe sie einen invasiven Tumorknoten bilden [7]. Man kann spekulieren, daß das Lentigo maligna Melanom nur eine morphologische Variante ist, bei welcher der horizontale, flache Tumoranteil durch den chronischen UV-Schaden der Haut modifiziert wird.

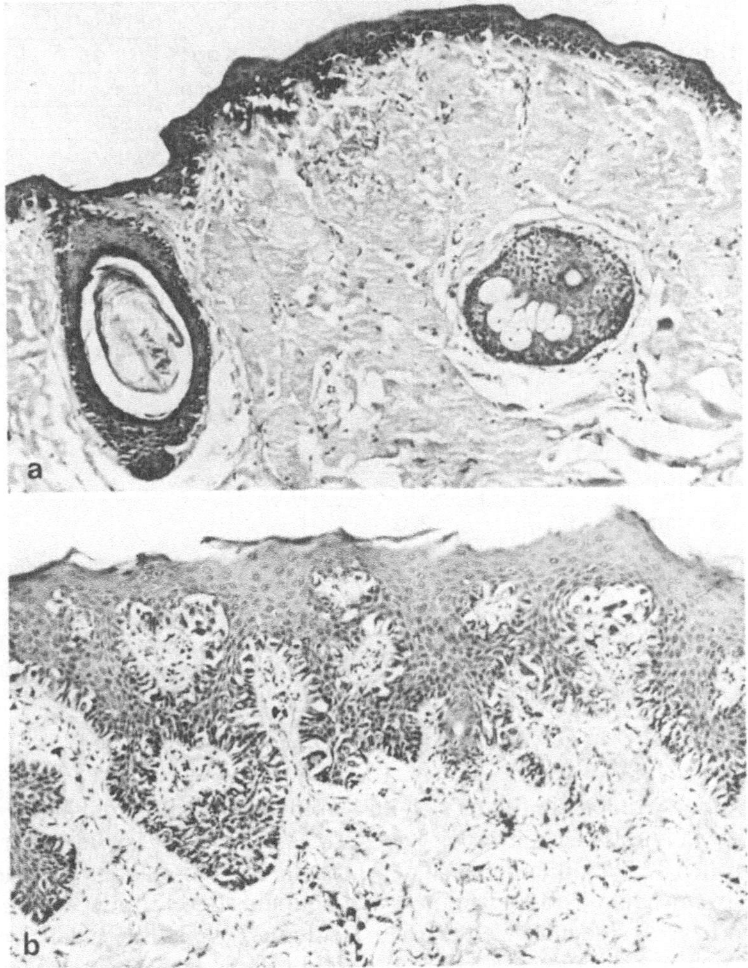

Abb. 3. a Histologie des Pigmentfleckes auf Abb. 2 in seinem äußeren Anteil in lichtgeschädigter Haut. Das Epithel ist atrophisch, das Bindegewebe zeigt schollige Elastose. Melanozytäre Hyperplasie unter dem Erscheinungsbild einer frühen Lentigo maligna **b** Histologie des Pigmentfleckes auf Abb. 2 im Bereich des Übergangsepithels. Das Epithel ist breit. Melanozytäre Hyperplasie unter dem Erscheinungsbild eines superfiziell spreiten Melanoms *in situ*

Wir konnten eine Beobachtung machen, die für diese Hypothese spricht [3]: Bei einer 56jährigen Frau bestand ein Pigmentfleck an der Oberlippe (Abb. 2). Die Hälfte der Läsion entstand im äußeren, sonnenexponierten Hautareal, die andere Hälfte wuchs in der Mundschleimhaut. Histologisch entsprach der äußere, lichtexponierte Tumoranteil einer frühen Lentio maligna, während der Schleimhautanteil derselben Pigmentläsion große Ähnlichkeit mit einem superfiziell spreitenden Melanom *in situ* hatte (Abb. 3 a, b).

Eine weitere morphologische Besonderheit der Kopfmelanome liegt darin, daß sie bei der Diagnose-Stellung seltener ulzeriert sind als die anderer Körperareale

	nicht ulzeriert	ulzeriert
Kopf	195	55
Stamm	225	127
Extre-mitäten	591	278

50%

jeweils p< 0,01   n=1471

Abb. 4. Verhältnis von ulzerierten und nicht ulzerierten Melanomen an den verschiedenen Körperstellen. Im Kopfbereich finden sich signifikant weniger ulzerierte Melanome als an Stamm und Extremitäten

	level I–II	level III–V
Kopf	95	137
Stamm	89	264
Extre-mitäten	222	583

50%

jeweils p <0,01   n=1391

Abb. 5. Verteilung der Invasionslevel I–V bei Melanomen der verschiedenen Körperstellen. Niedrige Level (I und II) sind bei Kopfmelanomen signifikant häufiger als bei denen an Stamm und Extremitäten

	≤ 1,5 mm	> 1,5 mm
Kopf	92	113
Stamm	112	220
# Extre-mitäten	310	473

50%

jeweils p < 0,05   n=1320

nur bei Frauen signifikant

Abb. 6. Verhältnis von dünnen ($\leq 1,5$ mm) und dicken ($> 1,5$ mm) Melanomen an den verschiedenen Körperstellen. Am Kopf gibt es signifikant mehr dünne Melanome als am Stamm und (nur bei Frauen) an den Extremitäten

(Abb. 4). Außerdem finden sich im Kopfbereich signifikant häufiger Melanome im Level I und II gegenüber den Leveln III–V (Abb. 5). Diese Besonderheit dürfte zum großen Teil darauf beruhen, daß gerade die Lentigo-maligna Melanome als häufige Kopfmelanome oft im frühinvasiven Stadium (Level II oder Übergang von Level I zu Level II) diagnostiziert werden. Bei Frauen ist darüberhinaus am Kopf im Vergleich zu den übrigen Körperlokalisationen eine Häufung von Melanomen zu finden, die dünner als 1,5 mm sind (Abb. 6).

Diese drei morphologischen Besonderheiten sprechen dafür, daß maligne Melanome im Kopfbereich früher diagnostiziert werden als die Tumoren an den übrigen Hautarealen des Körpers. Dies hängt damit zusammen, daß die Haut an Gesicht und Hals besonders häufig betrachtet und besonders gut sichtbar ist.

Entstehungsalter

Patienten, bei denen ein Melanom am Kopf diagnostiziert wird, sind älter (Median: 61,8 Jahre) als diejenigen mit Melanomen anderer Lokalisationen (Median: 50,0 Jahre; U-Test: p < 0,00001). Dieses späte Entstehungsalter geht hauptsächlich zu Lasten der Lentigo-maligna Melanome (Abb. 7), die als Tumoren des fortgeschrittenen Alters bekannt sind [7]. Das höhere Erkrankungsalter der Patienten mit Kopfmelanomen und speziell mit Lentigo-maligna Melanomen spricht dagegen, daß dieser Tumor durch Sonne hervorgerufen wird. Sollte die Sonne als Kofaktor

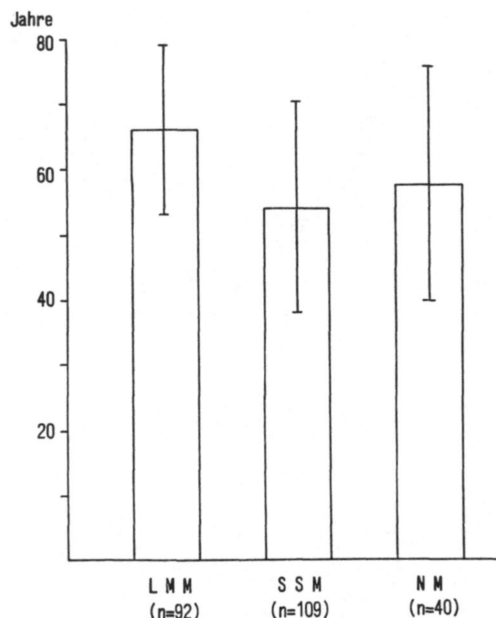

Abb.7. Altersverteilung der Patienten mit Kopfmelanomen. Das Durchschnittsalter der gesamten Gruppe liegt bei 61,8 Jahren. Außerdem sind Patienten mit Lentigo-maligna Melanom (LMM) etwas älter als die mit superfiziell spreitendem Melanom (SSM) und nodulärem Melanom (NM)

wirken, müßte sie die Latenzzeit der Tumorentstehung bei den Melanomen des Gesichts verkürzen, d.h. Melanome im Gesicht müßten bei Patienten jüngeren Alters entstehen.

Prognose

Vergleicht man nun innerhalb der dünnen Melanome, die ja bei den Kopfmelanomen etwas häufiger vertreten sind als in den anderen Lokalisationen, die Überlebenswahrscheinlichkeit der Patienten, so fällt auf, daß Kopfmelanome schlecht abschneiden [5]. Bei den Melanomen, die dünner als 1,5 mm sind, liegen die 8-Jahres-Überlebensraten (Frauen = 83%, Männer = 76%) ungefähr in derselben Größenordnung wie bei den Rumpfmelanomen (Frauen 85%, Männer 56%). Die Melanome dieser beiden Lokalisationen schneiden damit deutlich schlechter ab als die Extremitäten-Melanome (Frauen = 96%; Männer = 89%). Diese etwas ungünstige Prognose der Kopfmelanome ist bisher noch nicht hinreichend erklärt. Sie könnte auf den besonderen Lymphabflußbedingungen im Halsbereich beruhen.

Darüberhinaus könnte sie damit zusammenhängen, daß Kopfmelanome als ersten Metastasierungsort das Gehirn bevorzugen, während alle anderen Melanome zuerst in die Lunge absiedeln [1].

Die Prognose der im Kopfbereich häufigen Lentigo-maligna Melanome unterscheidet sich nicht von der anderer Melanomtypen, wenn man Tumoren gleicher Dicke bei Patienten des gleichen Geschlechtes miteinander vergleicht. Als Beispiel dient die Abb.8a und b.

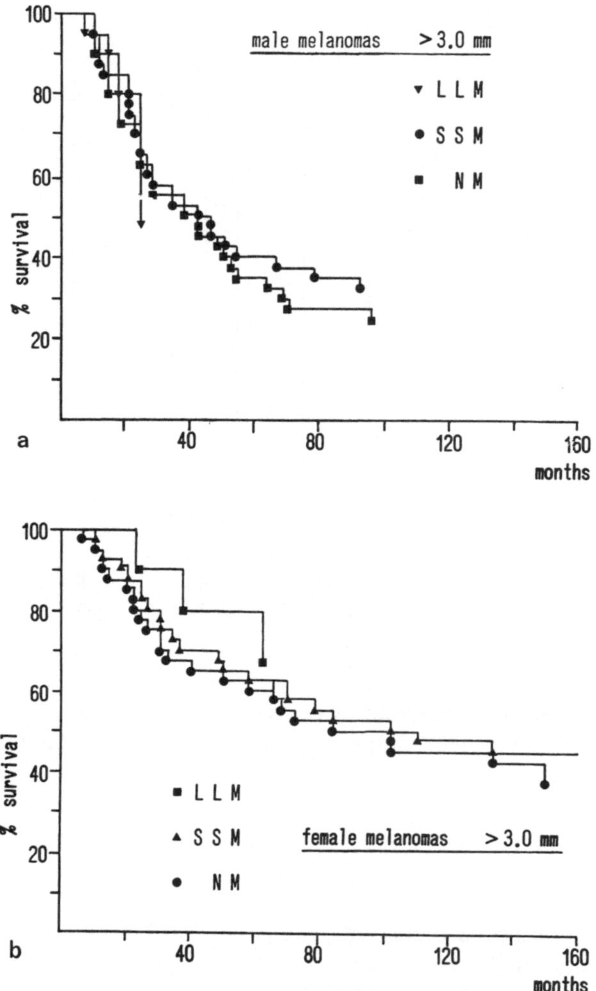

Abb. 8. a Überlebenskurven von männlichen Melanompatienten mit einem Tumor dicker als 3,0 mm (n = 150). Es bestehen keine Unterschiede in der Überlebenswahrscheinlichkeit für die drei Melanomtypen Lentigo-maligna Melanom (LMM), superfiziell spreitendes Melanom (SSM) und noduläres Melanom (NM). **b** Überlebenskurven weiblicher Melanompatienten mit einem Tumor dicker als 3,0 mm (n = 244). Es bestehen keine Unterschiede in der Überlebenswahrscheinlichkeit für die drei Melanomtypen Lentigo-maligna Melanom (LMM), superfiziell spreitendes Melanom (SSM) und noduläres Melanom (NM)

Schlußfolgerungen

Die Analyse der klinischen und histologischen Besonderheiten der malignen Melanome im Kopfbereich ermöglicht drei Aussagen:

1. Die hohe Inzidenz der Kopfmelanome deutet darauf hin, daß die Sonnenexposition als Kofaktor für die Melanomentstehung mitverantwortlich ist.
2. Die Morphologie der Lentigo-maligna Melanome und Alter der Patienten bei der Diagnose lassen es wahrscheinlicher erscheinen, daß diese Tumoren in ihrem kli-

nischen und histologischen Erscheinungsbild durch den chronischen Lichtschaden der Haut modifiziert werden, als daß sie direkt durch die Sonne hervorgerufen werden.

3. Kopfmelanome werden wegen ihrer exponierten Lokalisation früh diagnostiziert. Diese frühen Melanome haben zusammen mit den dünnen Stammelanomen eine schlechtere Prognose als gleichdicke Tumoren an den Extremitäten.

Literatur

1. Bassermann R (1983) Pathologie der Metastasierung beim malignen Melanom. Fortschritte der Praktischen Dermatologie und Venerologie X. Berlin-Heidelberg-New York: Springer Verlag. (im Druck)
2. Jung EG (1982) Licht und Hautkrebse. Sitzungsbericht der Heidelberger Akademie der Wissenschaften. 1. Abhandlung. Berlin-Heidelberg-New York: Springer Verlag
3. Kuehnl-Petzoldt C, Petres J (1980) Lokalisationsbedingte klinische und histologische Besonderheiten der malignen Melanome im Kopfbereich. Acta Chirurgiae maxillo facialis Bd. 5, Leipzig: Johann Ambrosius Barth, 173–177
4. Kuehnl-Petzoldt C, Berger H, Wiebelt H (1983) Malignes Melanom. Prognostische Beurteilung durch Korrelationskoeffizienten. Hautarzt 34: 398–402
5. Kuehnl-Petzoldt C, Keil H, Schoepf E, Arch Derm Res (zur Publikation eingereicht)
6. Luger A (1983) Präkanzerosen der Haut. In: Dermatologische Onkologie. A Luger und F Gschnait (Hrsg). Wien-München Baltimore: Urban und Schwarzenberg. pp 60–100
7. Macher E, Czarnetzki BM, Vakilzadeh F (1983) Malignes Melanom Klinik. In: Dermatologische Onkologie. A Luger und F Gschnait (Hrsg). Wien-München Baltimore: Urban und Schwarzenberg. pp 145–177

Pathophysiologie der malignen Gesichts- und Skalp-Tumoren und ihrer Metastasierung

O. Klinge

Der Umstand, daß 90% aller tumorbedingten Todesfälle zu Lasten der Metastasen gehen, enthebt nicht der Notwendigkeit, die strukturelle Eigenart der Primärtumoren zu analysieren, aus der sich vielfach Rückschlüsse auf das biologische Verhalten sowohl der Erstgeschwülste wie ihrer Absiedlungen ergeben. Dies gilt besonders für die Fülle der verschiedenartigen Haut-Tumoren und ihre jeweils ganz unterschiedlichen feingeweblichen und prognostischen Aspekte, und es gilt umso mehr, als sie leicht erkennbar, dem Diagnostiker und dem Therapeuten gut zugänglich sind. Allerdings stellt sich die Frage, ob es unter allen die Haut betreffenden bösartigen Neubildungen solche Tumoren gibt, die speziell oder vorzugsweise Gesicht und Skalp betreffen; worin ihr besonderes pathophysiologisches Verhalten zu suchen sei, insbesondere hinsichtlich ihrer Metastasierungsneigung und ihrer Absiedlungswege. Tatsächlich läßt sich kaum ein Tumor benennen, der nicht auch in anderer Lokalisation anzutreffen wäre. Immerhin jedoch ist eine Reihe davon im Kopfbereich besonders häufig. Das gilt für einige epidermoide Tumoren, für adnexoide Tumoren, für das Basaliom, das histogenetisch gleichsam eine Zwischenstellung zwischen den beiden ersten Gruppen einnimmt, für das den sog. Apudomen nahestehende Merkelzell-Carcinom, und es gilt unter den Melanomen für die Lentigo maligna bzw. das Lentigo-maligna Melanom.

Was macht die Eigenart bösartiger Tumoren des Kopfbereiches aus? Es handelt sich – vergröbernd und vereinfachend – um Tumoren, die allgemein auf anhaltend lichtexponierter Haut als Folge chronischer Lichtschäden entstehen, die sich daher langsam entwickeln und also vorzugsweise im höheren Lebensalter gefunden werden. Sie heben sich überdies hervor durch relativ langen Verbleib am Ort ihrer Entstehung, also durch späte Metastasierung und durch relativ geringe Absiedlungsquoten. Schließlich betreffen die Metastasen vornehmlich die regionären Lymphknoten, während Organbefall und generalisierte Carcinosen die Ausnahme darstellen.

Gegenüber solcher Generalisierung muß einschränkend festgestellt werden, daß sie befriedigend nur für die epidermoiden Carcinome einleuchtend erscheint, für die adnexoiden ist sie es nurmehr mit Einschränkung, denn sie beziehen ihren Zellnachschub aus oft tieferen Keimschichten, die der Bestrahlung nicht immer unmittelbar ausgesetzt sind. Die Hauptform des Melanoms im Gesicht, das Lentigo maligna-Melanom, wird durch diese Überlegungen kaum erfaßt, es folgt offenbar eigenen Gesetzen.

Für die epidermoiden Carcinome sind einige präcanceröse Läsionen bekannt, die sich – im Gegensatz zu vielen präcancerösen Konditionen – auch histologisch gut definieren lassen. Dazu gehören für die Gesichtshaut vor allem die aktinische Keratose und die präcanceröse Cheilitis, während Morbus Bowen und exogene Keratosen durch Chemikalien und Verbrennungsschäden an anderen Orten ebenso häufig wie im Gesicht auftreten und unabhängig von ihrer Lokalisation in etwa 11% zum Carcinom fortschreiten (Graham und Helwig, 1959).

Möglicherweise ist bei Betrachtung der aktinischen Keratose als Präcancerose das Xeroderma pigmentosum von Gewicht, weil hier nachgewiesen werden konnte, daß ein angeborener Enzymdefekt die Reparatur der lichtgeschädigten DNS innerhalb der Zellkerne vereitelt (Lynch et al., 1977). Es liegt also nahe, daran zu denken, daß die langdauernde UV-Läsion bei der aktinischen Keratose schon für sich ausreicht, nicht nur die DNS selbst entscheidend zu alterieren, sondern überdies einen Defekt im Repair-Mechanismus der DNS-Endonuclease hervorzurufen, so daß eine zunehmende Dyskaryose und Dysplasie eingeleitet wird. Der entscheidende Einfluß des Lichtes geht daraus hervor, daß die Mündungen von Schweißdrüsen und Follikeln von der aktinischen Keratose ausgespart bleiben, weil sie ihren Zellnachschub aus den tiefer liegenden Keimschichten der Adnexe beziehen. – Die aktinische Keratose tritt in verschiedenen Formen als atrophischer, lichenoider, bowenoider, schließlich als hypertrophischer Typ auf, dessen äußerste Steigerung das Cornu cutaneum darstellt (Lever u. Schaumburg-Lever, 1983). Die Verständigung zwischen Dermatologen und Pathologen wird erleichtert, wenn man sich bewußt bleibt, daß einerseits der bowenoide Typ der aktinischen Keratose histologisch nicht vom Morbus Bowen zu trennen ist, während andererseits die lichenoide Form feingeweblich leicht als Lichen planus fehlgedeutet werden kann, weil Zellatypien nur spärlich und nur in geringem Ausmaß auftreten.

Die Cheilitis praecancerosa, eine fast ausschließlich bei hellhäutigen Menschen in sog. Freilandberufen vorkommende Läsion vornehmlich der Unterlippen, geht mit unregelmäßiger Hyper- und Parakeratose, zunehmender Atrophie und mit Akanthose der Reteleisten sowie mit Atypien ihrer Zellen einher. Im voll entwickelten Zustand sind ganze Epithelzapfen aus schwer dysplastischen Zellen aufgebaut, so daß vom histologischen Standpunkt ein Carcinoma in situ besteht. Daraus gehen echte Carcinome hervor, die freilich nur in etwa 10% metastasieren (Møller et al., 1979).

Die abnorme Steigerung der DNS-Synthesen im Verlauf der Carcinogenese beruht offensichtlich auf einem Verlust der normalerweise wirksamen Mitosehemmung; die zunehmende Aneuploidie der Zellkerne ist Ausdruck einer sich steigernden Entdifferenzierung, die mit dem Verlust sowohl der organspezifischen Zytoplasmadifferenzierung innerhalb der Zellen wie der geweblichen Regulationen einhergeht. Der Prozeß der Cancerisierung läßt sich in den einzelnen Teilschritten besonders gut analysieren am eigentlichen epidermoiden Carcinom, dem Spinaliom. Die histologischen Kriterien der Tumor-Unreife können zur Festlegung therapeutischer und prognostischer Überlegungen herangezogen werden. Sie beruhen generell auf dem Grundsatz, daß Tumormalignität und Gewebsreife sich umgekehrt proportional verhalten, und sie beziehen Tumorgröße und Invasionstiefe als zusätzliches Maß mit ein. Sinnvoll sind darauf begründete Aussagen freilich nur, wenn die Carcinome in Stufen- oder Serienschnitten histologisch aufgearbeitet, große Tumoren an möglichst vielen Stellen auf diese Weise untersucht werden. Aber selbst dann werden sich Fehlprognosen nicht vermeiden lassen, wenn nicht alle Daten im Sinne einer klinisch-histologischen Synopsis in die Überlegung einbezogen werden.

Daß neben sich summierenden chronischen Lichtschäden für die Plattenepithelcarcinome auch genetische Faktoren eine wesentliche Rolle spielen, ergibt sich aus dem Umstand, daß in Zonen gleicher geographischer Breite ethnisch unterschiedliche Populationen in verschiedener Häufigkeit befallen werden (Hornstein und Weidner, 1979). Generell metastasieren auf sonnenexponierter Haut entstandene Hautcarcinome weit seltener als solche, die auf andere Noxen zurückgehen (Møller et al., 1979).

Die adnexoiden Hauttumoren gehen nach heutiger Auffassung von pluripotenten, neoplastisch proliferierenden Epithelzellen aus, die je nach Richtung und Grad ihrer Ausdifferenzierung eine Fülle verschiedenster organoider Formvarianten hervorzubringen vermögen (Pinkus und Mehregan, 1973). Dabei ist der Standort der pluripotenten Zellen im Adnexepithel oder im Oberflächenepithel wahrscheinlich von Belang. Die histologische Zuordnung wird oft dadurch erschwert, daß sich innerhalb eines Tumors unterschiedliche organoide Strukturen von wechselndem Reifegrad ausbilden können – was als Beweis enger histologischer Beziehungen zwischen den verschiedenen Tumorformen gelten darf.

Neben der großen Zahl gutartiger adnexoider Tumoren und Naevi spielen Carcinome eine untergeordnete Rolle, und sie sind meist prognostisch relativ günstig einzuordnen (Lever und Schaumburg-Lever, 1983). Das gilt jedenfalls für den sog. pilar-tumor of the scalp, der als unreifer Matrixtumor am behaarten Kopf älterer Frauen entsteht und zu den "low grade"-Carcinomen mit nur örtlicher Aggressivität gerechnet wird. Er ist von hochdifferenzierten, verhornenden Plattenepithelcarcinomen nicht leicht zu unterscheiden, und er steht in enger Nachbarschaft zu den proliferierenden, ebenfalls nur örtlich aggressiven Tricholemmcysten. Metastasierung ist unter den Haarfollikel-Tumoren nur bei Einzelfällen von malignen Tricholemmomen bekannt (vgl. Hornstein und Weidner, 1979).

Die fast ausschließlich in Gesicht und behaartem Kopf auftretenden, auch hier nur sehr seltenen Adenocarcinome der Talgdrüsen (Melette et al., 1981) neigen im allgemeinen, ähnlich den meisten Follikeltumoren, nur zu örtlicher Destruktion. Ganz im Gegensatz dazu steht die hohe und häufig tödliche Metastasierungstendenz von Carcinomen der Meibom'schen Drüsen (Boniuk und Zimmerman, 1968). Mit hoher Metastasierungstendenz gehen auch die Adenocarcinome der ekkrinen Schweißdrüsen einher, ebenso die vornehmlich lymphogen sich ausbreitenden ekkrinen Porocarcinome. Für den Kopfbereich spielen sie quantitativ eine untergeordnete Rolle. Etwa ein Drittel aller Schweißdrüsencarcinome entwickelt sich nach langer Latenzperiode, die freilich über die Prognose nichts aussagt. Sie ist bei hochdifferenzierten Adenocarcinomen gut, während undifferenzierte und anaplastische zu Rezidiven neigen, regionale Lymphknotenmetastasen setzen können und in Einzelfällen auch Fernmetastasen bilden (El-Domeiri et al., 1971).

Aus den ekkrinen Drüsen des Gehörgangs, einer Sonderform apokriner Drüsen, entwickeln sich zwei unterschiedliche Typen maligner Tumoren, die beide nur sehr gelegentlich beobachtet werden: das Adenocarcinoma ceruminosum und das adenoid-cystische Ceruminalcarcinom (Wetli et al., 1972). Das Adenocarcinom wächst mit wechselnd ausgereiften adenoid-tubulären Formationen in den knöchernen Schädel ein, setzt aber kaum Fernmetastasen, während das histologisch den entsprechenden Speicheldrüsencarcinomen gleichende adenoid-cystische Ceruminalcarcinom neben perineuraler Invasion auch Tochtergeschwülste hervorzurufen pflegt.

Knappe Erwähnung verdient das sog. dermale Cylindrom, nicht nur wegen seiner gelegentlich grotesken Ausprägung als Turbantumor, sondern weil ausgesprochen anaplastische, invasive und metastasierende maligne Cylindrome in Einzelfällen beschrieben worden sind (Korting et al., 1970).

Im Vergleich zu den adnexoiden Epitheliomen verharren die ebenfalls aus den pluripotenten neoplastischen Epithelzellen sich rekrutierenden Basaliome auf verhältnismäßig niedriger Ordnungsstufe. Viele Basaliome weisen als solide Epithelnester keinerlei Differenzierungstendenz auf, andere zeigen wenigstens angedeutete keratotisch-trichoide, cystische oder adenoide organoide Strukturen. Die Übergänge zwischen den Differenzierungsextremen sind durchaus fließend, durch gemischte Formen charakterisiert (Albertini u. Roulet, 1974). Basaliome unterschiedlicher Ausprägung finden sich in allen follikelhaltigen Hautregionen, am häufigsten im Kopfbereich. Beziehungen zur Lichtexposition sind nicht so klar auszumachen wie bei den Spinaliomen. Immerhin entwickeln sie sich häufig auf licht- und röntgengeschädigter Haut, aber auch in Narben und nach Arseneinnahme (Hundeiker und Petres, 1968). Im Reigen der Hauttumoren nehmen sie eine eigentümliche Stellung zwischen den gut- und bösartigen Neubildungen ein (Pinkus und Mehregan, 1973), insofern sie zwar regelmäßig örtlich infiltrieren und destruieren, rezidivieren, jedoch nur in wenigen, dann vermutlich manchmal durch unzureichende Behandlungsmaßnahmen induzierten Ausnahmefällen auch Metastasen bilden können. Tochtergeschwülste siedeln sich vornehmlich in regionären Lymphknoten, mitunter in Lunge und Knochen, selten in den Viscera an (Mikhail et al., 1977). Auch die naevoiden Basaliomatosen (Taylor et al., 1968) scheinen, selbst wo sie lokal destruieren und ulcerieren, kaum ins definitive Carcinom umzuschlagen.

Das vermutlich den Tumoren neuroendokriner Zellen, den sog. Apud-Tumoren, nahestehende, aus anastomosierenden Strängen und Bändern dicht liegender Zellen ohne Kontakt zur Epidermis bestehende, mitosereiche Merkelzell-Carcinom, das trabekuläre Carcinom, tritt meist solitär in mehr als der Hälfte bis zu zwei Dritteln der Fälle in der Kopf-Hals-Region auf. Es setzt in über 50% Metastasen in den regionären Lymphknoten, und es führt im Zuge einer generalisierten Metastasierung in etwa 17% zum Tode (Sidhu et al., 1980).

Aus dem Formenkreis maligner Pigmenttumoren ist für den Kopfbereich das Lentigo-maligna Melanom bzw. seine Vorform, die Lentigo maligna, kennzeichnend. Daneben spielen aber auch spreitende, insbesondere konjunktivale Melanome, eine Rolle (Clark et al., 1979). Der ursprünglich von Hutchinson beschriebene, unscharf begrenzte, scheckige und flache Pigmentfleck, die Melanosis circumscripta praeblastomatosa Dubreuilh', wird in jedem vollständig excidierten Falle restlos geheilt, solange ein Umschlag in die hochmaligne nodöse Wachstumsform noch nicht erfolgt ist (Blois et al., 1983). Der Tumor ist histologisch vergleichsweise gut definiert, Abgrenzungsschwierigkeiten zum junktionalen Naevuszellnaevus ergeben sich allenfalls, wenn Melanozyten in die obere Epidermis gelangen und der Papillarkörper entzündlich infiltriert ist, wenn also der Befund eines „aktivierten Junktionsnaevus" verwirklicht ist. Weit schwieriger, und wohl auch nicht immer ganz sicher, ist die Differentialdiagnose zwischen der Lentigo maligna und dem pagetoiden Melanoma in situ. Hier gewinnt – ebenso übrigens wie bei der Unterscheidung von Spinaliomen und reifen, noch nicht regredierenden Keratoakanthomen – die klinische Verlaufsangabe Gewicht, denn das pagetoide Melanom schießt im

Gegensatz zur Lentigo maligna gewöhnlich in relativ kurzer Zeit auf. Unklar ist, wieso die Melanoblasten der Lentigo maligna lange Zeit hochdifferenziert bleiben und weshalb sich speziell dieser Pigmenttumor erst nach 6–15 Jahren und auch dann nur in ca. 30% bis zum Lentigo maligna-Melanom fortentwickelt (Davis et al., 1967). Offenbar steht damit in direktem Zusammenhang, daß selbst voll ausgeprägte Lentigo maligna-Melanome bis ins Mikrostadium II–III prognostisch relativ günstig beurteilt werden können: die Überlebenschancen der Lentigo maligna-Melanome werden mit 8–20 Jahren angegeben. Wesentlich dafür erscheint der Umstand, daß die Melanozyten ihre dendritischen Verzweigungen erst spät einbüßen. Wie weit der postulierte histogenetische Unterschied von oberflächlich spreitendem und nodulärem Melanom vom Lentigo maligna-Melanom – die Abstammung von Naevozyten einerseits, Melanozyten andererseits – eine Rolle spielt, bleibt einstweilen offen (vgl. Hornstein und Weidner, 1979). Demgegenüber haben konjunktivale Melanome eine hohe Mortalität, die 40% erreicht, wo es sich um de novo entstandene Tumoren handelt, und die um 20% liegt, wenn sie sich über einem präexistenten Naevus entwickeln (Bernardino et al., 1979). Die meisten der konjunktivalen Melanome dürften den oberflächlich spreitenden Melanomen zuzurechnen sein. Metastasen scheinen sowohl lymphogen als auch schon frühzeitig und weit streuend hämatogen zu entstehen.

Damit erhebt sich die Frage nach den Voraussetzungen, unter denen bösartige Tumoren generell metastasieren. Die Absiedlung maligner Tumoren scheint allgemein ein wenig effektiver Vorgang (vgl. Grundmann, 1982), denn von soliden Carcinomen werden täglich Millionen von Tumorzellen in die Blutbahn abgegeben. Der Umstand, daß daran gemessen nur wenige Tochtergeschwülste tatsächlich angehen, deutet darauf hin, daß die Metastasierung ein komplexer Prozeß sein muß. Er ist grundsätzlich von der Lokalisation des Primärtumors, von endogenen und wahrscheinlich auch von exogenen Faktoren abhängig. Überdies treten lokale und allgemeine Abwehrmechanismen des Organismus wesentlich ins Spiel. An der lokalen Reaktion sowohl in der Nachbarschaft des Primärtumors wie seiner Metastasen beteiligen sich Leukozyten, alle Formen der Lymphozyten, Makrophagen und Histiozyten, so daß sich histologisch rein leukozytäre, lymphozytäre, gemischt leukolymphoplasmazelluläre, histiozytär-granulomatöse und desmoplastische aggressive Wirtsreaktionen differenzieren lassen (Haferkamp, 1982). Fibroblastische Reaktionen gehen mutmaßlich auf die Aktivierung von Stromamyozyten und vermehrte Bildung von Typ IV-Kollagen zurück. – Sarkoid-ähnliche Reaktionen in drainierenden Tumorzell-freien Lymphknoten dürften eine Antwort des Immunsystems auf vom Tumor abgesonderte Faktoren repräsentieren. Generell scheint die unspezifische Immunüberwachung durch T- und K-Zellen, Ig-bildende Plasmazellen und Makrophagen bei Tumorpatienten geschwächt (Meyer et al., 1980), doch läßt sich bislang keine Korrelation von Minderung der Abwehr, klinischem Verlauf und Metastasierungsneigung herstellen, und prognostische Parameter sind aus der allgemeinen prätherapeutischen Immun-Konstellation einstweilen nicht zu gewinnen (Bier et al., 1983). Selbst die ortständige Abwehr ist vieldeutig und muß von Organ zu Organ unterschiedlich bewertet werden. So kann z. B. die desmoplastische Reaktion in der Umgebung von Hauttumoren als günstiges Zeichen angesehen werden, während sie bei Darmtumoren in der Regel mit einer schlechten Prognose verknüpft ist.

Grundsätzlich erfolgt die Metastasierung auf hämatogenem oder lymphogenem Wege. Tumorabsiedlungen mit der Blutbahn durchlaufen drei Phasen, eine Invasions-, Embolisations- und Transplantationsphase (Cottier, 1980). In der Invasionsphase bilden sich im Primärtumor Metastasenklone, d. h. eine Heterogenität von Tumorzellen, die sich hinsichtlich Chromosomenmuster, Karyotyp, DNS-Gehalt und Antigenmuster unterscheidet. Primärtumoren bestehen also aus Subpopulationen mit unterschiedlicher Metastasierungspotenz (Sugarbaker, 1979). Die metastasierende Subpopulation zeichnet sich durch verstärkte Proliferationstendenz und hohe Malignität aus (Henson, 1982), woraus sich eine unterschiedliche Resistenz bzw. Sensibilität des Primärtumors und seiner Tochtergeschwülste gegen Chemotherapeutika ergibt. Unter der Wirkung verschiedener Enzyme, Hyaluronidasen und lysosomaler Hydrolase, lösen sich die hochmalignen Zellen aus dem Verband der Primärtumoren (Liotta, 1982), die extrazelluläre Matrix aus Kollagen, Proteoglykanen, Glykoproteinen, Elastin wird zerstört (Liotta et al., 1980) und die Penetration in Gefäßlichtungen auf diese Weise vorbereitet.

Was die Melanoblasten angeht, so erscheint bedeutsam, daß sie in der Lentigo maligna bzw. im Lentigo maligna-Melanom ihre dendritischen Ausläufer lange Zeit behalten, im Gegensatz etwa zu den pagetoiden Formen schon des frühen spreitenden Melanoms. Das Detachment, die Loslösung der Tumorzellen dürfte damit erschwert sein.

Daneben ist naturgemäß der Gefäßgehalt eines Tumors von Bedeutung. Zum einen findet jenseits einer kritischen Grenze von 80 µm Entfernung von Gefäßen kaum mehr eine Tumorproliferation statt (Seifert, 1982), die Tumorvaskularisation ist also wesentlich für die tumoreigene Kinetik. Zum andern liegt auf der Hand, daß eine kräftige Neoangiogenese im Tumor die statistische Wahrscheinlichkeit von Gefäßeinbrüchen der Tumorzellen erhöht (Willis, 1973). In das Gefäßsystem eingeschwemmte Tumorzellen haben Überlebenschancen, wo sie Aggregate bilden und in Fibrin eingebettet vor Zerstörung geschützt werden. Aktivierung von Thrombozyten fördert ihre Adhäsion an der Gefäßwand und damit die Möglichkeit, in andere Organe zu infiltrieren (Seifert, 1982). In kapillarreichen Geweben vermögen Tumorzellkomplexe sich über ausgedehnte Zeiträume als sog. latente Metastasen zu halten. Dazu zählen die Sinusoide der Leber und insbesondere das Gefäßbett der Lunge, das offenbar das wichtigste Reservoir latent lebender Tumorzellen darstellt (Dhom, 1982). Die Dauer der Latenzphase ist abhängig von wenig bekannten Tumorfaktoren, die Wachstum und Ausbreitung der Tumorzellen bestimmen, und von Milieueinflüssen, denen eben diese Tumorzellen ausgesetzt sind. Die überwiegende Mehrzahl der ins Gefäßsystem eingedrungenen Tumorzellen jedoch geht zugrunde, und auch die bereits implantierten können in der Frühphase dasselbe Schicksal erleiden (Seifert, 1982).

Der entscheidende Schritt einer hämatogenen Metastasierung ist mit dem Angehen und Wachstum der ersten Tochtergeschwulst im venösen Abflußgebiet vollzogen. Denn die metastatische Generalisation scheint im allgemeinen nicht vom Primärtumor selbst auszugehen, sondern von den ersten Metastaseorten ihren Ausgang zu nehmen und von hier kaskadenartig, bei unterschiedlichen bösartigen Tumoren sehr ähnlich, abzulaufen. Dabei kommen den Carcinomen der einzelnen Organe jeweils bevorzugte Generalisationsorte zu; bei Carcinomen der Haut und der Mamma, aber auch der Nieren und der Knochen, stellt die Lunge diesen primären Generalisationsort dar (Grundmann, 1982). Für die Kopfhaut freilich spielen trotz der reichlichen Vaskularisation dieses Bereiches Tumoreinbrüche primär in Gefäße eine untergeordnete Rolle. Die venöse Metastasierung ist allenfalls für einige Lid- und Orbita-Tumoren von Bedeutung.

Bösartige Tumoren der Gesichts- und Kopfhaut siedeln vielmehr weit häufiger als auf direkt hämatogenem Wege zunächst in die regionalen Lymphknoten ab. Für die Plattenepithelcarcinome gilt das zu 100% (Sugarbaker, 1979), für das Mamma- und Portiocarcinom in ähnlichem Umfang. Generell werden zunächst die verschiedenen Gruppen der oberflächlichen und tiefen cervikalen Lymphknoten befallen. Dabei ermöglichen die ungemein dichten und vielseitigen Lymphanastomosen zwischen den einzelnen Lymphknoten und Lymphknotengruppen die reichliche, im Einzelfall unvorhersehbare Ausbreitung innerhalb der Region, was für den Erfolg von therapeutischen Lymphknotendissektionen von Belang ist. Die nuchalen Lymphknoten werden weit seltener von Tumorabsiedlungen betroffen. Im einzelnen haben tierexperimentelle Untersuchungen gezeigt (Wallace et al., 1980), daß die Tumorzellen über die subcapsulären Randsinus in die Lymphknoten eindringen, von hier entweder unmittelbar das umgebende Fettgewebe oder aber über die corticale Pulpa die medullären Sinus infiltrieren. Damit gewinnen die Tumorzellen Anschluß an die efferenten Lymphbahnen und die nächsten Lymphknotenstationen, oder sie schwemmen über die medullären Sinus unmittelbar ins Blut ein. Es hängt dann jeweils wiederum von der Intensität der lokalen Immunabwehr ab, ob sich daraus Lymphknoten-Metastasen entwickeln, ob schließlich mit dem Blutstrom der Jugularvene in die Lungen als dem primären Generalisationsort der Gesichts- und Skalp-Tumoren eindringende Tumorzellen zu Tochtergeschwülsten auswachsen, und wie lange solche Absiedlungen stationär bleiben.

Es zeigt sich damit, daß Fortschritte in der Tumortherapie erreicht werden können, wenn es gelingt, bösartige Neubildungen zu frühen Zeitpunkten in toto im Gesunden zu exstirpieren, was an der Haut generell und bei den sehr häufig langsam entstehenden Tumoren des Gesichtes insbesondere möglich sein müßte; und wenn es in der Zukunft gelingt, die immunologische Abwehr des tumortragenden Organismus näher zu definieren und gezielt zu stimulieren.

Literatur

1. Albertini AO, Roulet F (1974) Histologische Geschwulstdiagnostik. Thieme, Stuttgart: (2. Aufl.)
2. Bernardino NB Jr, Naidoff MA, Clark WH Jr (1979) Malignant melanoma of the conjunctiva. In: Clark WH, Goldman LI, Mastrangelo MJ (eds): Human Malignant Melanoma. Grune and Stratton, New York-San Francisco, London: 429–442
3. Bier J, Nicklisch U, Platz H (1983) The Doubtful Relevance of Nonspecific Immune Reactivity in Patients with Squamous Cell Carcinoma of the Head and Neck Region. Cancer 52: 1165–1172
4. Blois MS, Sagebiel RW, Abarbanel RM, Caldwell TM, Tuttle MS (1983) Malignant Melanoma of the Skin. I. The Association of Tumor Depth and Type, and Patient Sex, Age and Site with Survival. Cancer 52: 1330–1341
5. Boniuk M, Zimmerman LE (1968) Sebaceous carcinoma of the eyelid, eyebrow, caruncle and orbit. Trans Amer Acad Ophtalmol, Otolaryngol 72: 619–642
6. Clark WH, Goldman LI, Mastrangelo MJ (eds) (1979) Human Malignant Melanoma. Grune and Stratton, New York-San Francisco-London

7. Cottier H (1980) Pathogenese. Springer, Berlin-Heidelberg-New York
8. Davis J, Pack GT, Higgins GK (1967) Melanotic freckle of Hutchinson. Amer J Surg 113: 457–463
9. Dhom G (1982) Latente Metastasen. In: Schmähl D (ed): Krebsmetastasen. Ihre Entstehung und Behandlung. Thieme, Stuttgart-New York: 34–44
10. El-Domeiri AA, Brasfield RD, Huvor AG, Strong EW (1971) Sweat gland carcinoma. A clinico-pathologic study of 83 patients. Ann Surg 173: 270–274
11. Graham JH, Helwig EB (1959) Bowens's disease and its relationship to systemic cancer. Arch Dermatol 80: 133–159
12. Grundmann E (1982) Die Pathologie der Metastasierung. In: Schmähl D (ed): Krebsmetasta-sen. Ihre Entstehung und Behandlung. Thieme, Stuttgart-New York: 1–11
13. Haferkamp O (1980) Inflammatory stromal reactions in well-differentiated adenocarcinoma of the large intestine. In: Grundmann E (ed): Metastatic tumor growth. GBK Series f. Cancer Campaign, Vol 4. Fischer, Stuttgart-New York: 141–146
14. Henson GE (1982) Heterogenity in tumors. Arch Pathol Lab Med 106: 597–598
15. Hornstein OP, Weidner F (1979) Tumoren der Haut. In: Doerr W, Seifert G, Uehlinger E (ed): Spezielle pathologische Anatomie, VII/2 Histopathologie der Haut. Springer, Berlin-Heidel-berg-New York: 93–310
16. Hundeiker M, Petres J (1968) Morphogenese und Formenreichtum der arseninduzierten Praek-anzerosen. Arch klin exp Dermatol 231: 355–365
17. Korting GW, Hoede N, Gebhardt (1970) Kurzer Bericht über einen maligne entarteten Spiegler-Tumor. Dermatol Monatsschr 156: 141–147
18. Lever F, Schaumburg-Lever G (1983) Histopathology of the Skin. Lippincott Philadelphia (6. Aufl)
19. Liotta SA (1982) Tumor extra cellular matrix. Lab Invest 47: 112–113
20. Liotta SA, Tryggvason K, Garbisa S, Gehron Robery P, Murray JC (1980) Interaction of meta-static tumor cells with basement membrane collagen. In: Grundman E (ed): Metastatic Tumor Growth. Cancer Campaign 4. Fischer, Stuttgart-New York: 21
21. Lynch HT, Frichot BC, Lynch JF (1977) Cancer control in xeroderma pigmentosum. Arch Der-matol 113: 193–195
22. Melette JR, Amonette RA, Gardner JH et al. (1981) Carcinoma of the sebaceous glands on the head and neck. J Dermatol Surg Oncol 7: 404–407
23. Meyer EM, Schlake W, Nomura K, Grundmann E (1980) Reactive histological changes in lymph nodes during carcinogenesis and tumor growth. In: Grundmann E (ed): Metastatic Tu-mor Growth. Cancer Campaign 4. Fischer, Stuttgart-New York
24. Mikhail GR, Nims LP, Kelly AP, Ditmars DM, Eyler WD (1977) Metastatic Basal Cell Carcino-ma. Arch Dermatol 113: 1261–1269
25. Møller R, Rayman F, Hou-Jensen K (1979) Metastases in dermatological patients with squa-mous cell carcinoma. Arch Dermatol 115: 703–705
26. Pinkus H, Mehregan AH (1973) Tumoren der Haut. In: Doerr W, Seifert G, Uehlinger E (eds): Spezielle pathologische Anatomie, Bd 7. Springer, Berlin-Heidelberg-New York
27. Schmähl D (ed) (1982) Krebsmetastasen. Ihre Entstehung und Behandlung. Thieme, Stuttgart-New York
28. Seifert G (1983) Zur Pathomorphologie der haematogenen Metastasierung. Der Pathologe 4: 194–203
29. Sidhu GS, Mullins JD, Feiner H, Schaefler K, Flotte TJ, Schultenover SJ (1980) Merkel cell neo-plasms. Histology, electron microscopy, biology, and histogenesis. Am J Dermatopathol 2: 101–119
30. Sugarbaker EV (1979) Some characteristics of metastases in man. Am J Pathol 97: 623–632
31. Taylor WB, Anderson DE, Howall JB, et al. (1968) The nevoid basal cell carcinoma syndrome. Arch Dermatol 98: 612–614
32. Wallace AC, Josephson RL, Hollenberg NK (1980) Observations on lymph node metastases. In: Grundmann E (ed): Metastatic Tumor Growth. Cancer Campaign 4. Fischer, Stuttgart-New York
33. Wetli CV, Pardo V, Millard M, Gerston K (1972) Tumors of ceruminous glands. Cancer 29: 1169
34. Willis RA (1973) The spread of tumours in the human body. Butterworths, London

Lymphoszintigraphie:
Voraussetzung für die gezielte Lymphadenektomie bei malignen Tumoren der Schleimhaut im Mundhöhlenbereich sowie der Haut an Kopf und Hals

D. L. Munz, H. Jung und P. Altmeyer

Die Lymphadenektomie bei ausgedehnten malignen Tumoren der Mundschleimhaut sowie bei malignen „high-risk"-Melanomen der Haut an Kopf und Hals (Tumordicke > 0,75 mm) ist nach unserem jetzigen Wissensstand eine bei operablen Patienten notwendige Therapie. Voraussetzung für eine gezielte Lymphadenektomie ist die exakte Kenntnis des Lymphabflußgebietes eines definierten Primärtumors.

Als geeignetes Untersuchungsverfahren zur präoperativen Identifizierung der den jeweiligen Primärtumor drainierenden Lymphknotengruppe(n) hat sich die peritumoral-interstitielle Radiokolloid-Lymphoszintigraphie erwiesen (Munz et al., 1982 a, b; Munz, 1983). Im folgenden sollen die bisher erzielten lymphoszintigraphischen Resultate bei malignen Tumoren der Schleimhaut im Mundhöhlenbereich sowie der Haut an Kopf und Hals mitgeteilt werden.

Krankengut und Methodik

22 Patienten mit Karzinomen der Mundschleimhaut (Tabelle 1) und 22 Patienten mit malignem Hautmelanom mit Sitz an Kopf und Hals (Abb. 1) wurden präoperativ, d. h. vor Entfernung des Primärtumors und Lymphadenektomie, lymphoszintigraphisch untersucht. Hierbei wurden insgesamt 1,5–2,0 mCi (55,5–74 MBq) ^{99m}Tc-Sb$_2$S$_3$-Kolloid im Abstand von 0,5 cm peritumoral interstitiell injiziert. Die Einstichstellen waren höchstens 0,5 cm voneinander entfernt. Das pro interstitiellem Depot verabfolgte Injektionsvolumen betrug maximal 50 µl. Bei den Hauttumoren wurden subkutane und intrakutane, bei den Schleimhauttumoren submuköse und intramuköse Aktivitätsdepots gesetzt.

3–6 h post injectionem wurden mit Hilfe einer Großfeld-Gammakamera mit 140 keV Allzweck-Parallelloch-Kollimator Einzelaufnahmen der Kopf/Hals-Region in frontaler, rechts und links vorderer schräger (60°) und occipitaler Ansicht angefertigt. Zur genauen topographischen Orientierung wurden relevante anatomische Fixpunkte und Hilfslinien markiert und ins Szintigramm eingezeichnet.

Ergebnisse

Tabelle 1 vermittelt die Beziehung zwischen den untersuchten Primärtumoren im Bereich der Mundschleimhaut und ihren drainierenden Lymphknotengruppen. Bei allen 22 Patienten waren die Nll. jugulares interni an der Lymphdrainage des Primärtumors beteiligt, gefolgt von den Nll. submandibulares, welche 20mal an der Lymphdrainage partizipierten. Bei 15 der 22 Patienten fand sich ein doppelseitiger

Tabelle 1. Beziehung zwischen Primärtumor im Mundschleimhautbereich und drainierenden Lymphknotengruppen

Nr.	Name	Primärtumor	Lokalisation des Primärtumors	Identifizierte drainierende Lymphknotengruppen
1	S. M.	Plattenepithel-karzinom	Mundboden rechts, mittleres ⅓	Nll. submandibulares rechts Nll. jugulares interni beidseits
2	U. J.	Plattenepithel-karzinom	Alveolarfortsatz Unterkiefer links, Regio 37–38	Nll. submandibulares links Nll. jugulares interni links
3	B. K.	Plattenepithel-karzinom	Unterkiefer rechts, Alveolarfortsatz, Regio 46–48	Nll. submandibulares rechts Nll. jugulares interni rechts
4	H. G.	Plattenepithel-karzinom	Unterkiefer links, Alveolarfortsatz, Regio 35–37	Nll. submandibulares links Nll. jugulares interni links Nll. jugulares interni rechts
5	D. A.	Plattenepithel-karzinom	Oberkiefer, Front, Regio 13–23	Nll. submandibulares beidseits Nll. jugulares interni beidseits
6	W. P.	Plattenepithel-karzinom	Unterkiefer links, Alveolarfortsatz, Regio 35–37	Nll. submandibulares beidseits Nll. jugulares interni beidseits
7	R. G.	Plattenepithel-karzinom	Mundboden rechts, Regio 45–47	Nll. submandibulares beidseits Nll. jugulares interni beidseits
8	L. A.	Plattenepithel-karzinom	Unterkiefer, Front	Nll. submandibulares beidseits Nll. jugulares interni beidseits
9	S. W.	Plattenepithel-karzinom	Zunge links, mittleres ⅓	Nll. jugulares interni links
10	H. H.	Plattenepithel-karzinom	Mundboden anterior, paramedian links, bis Regio 35	Nll. submandibulares beidseits Nll. jugulares interni beidseits
11	V. E.	Plattenepithel-karzinom	Unterkiefer rechts, retromolar	Nll. submandibulares rechts Nll. jugulares interni rechts
12	P. H.	Plattenepithel-karzinom	Zunge rechts, hinteres ⅓	Nll. submandibulares rechts Nll. jugulares interni rechts Nll. jugulares interni links
13	K. W.	Adenoidzystisches Karzinom	Speicheldrüse median	Nll. submandibulares rechts Nll. jugulares interni rechts Nll. jugulares interni links
14	E. G.	Spinozelluläres Karzinom	Lippe rechts, lateral	Nll. submentales rechts Nll. submandibulares rechts Nll. jugulares interni rechts
15	F. H.	Plattenepithel-karzinom	Zunge links, mittleres ⅓	Nll. submandibulares links Nll. jugulares interni links
16	R. E.	Plattenepithel-karzinom	Mundboden rechts, Regio 41–45	Nll. submandibulares beidseits Nll. jugulares interni beidseits
17	B. I.	Plattenepithel-karzinom	Weicher Gaumen links	Nll. parapharyngei beidseits Nll. jugulares interni beidseits
18	E. A.	Plattenepithel-karzinom	Unterlippe rechts, paramedian	Nll. submentales beidseits Nll. submandibulares beidseits Nll. jugulares interni beidseits
19	M. H.	Plattenepithel-karzinom	Mundboden links, Alveolarfortsatz, Regio 32–35	Nll. submandibulares links Nll. jugulares interni links Nll. jugulares interni rechts

Tabelle 1 (Fortsetzung)

Nr.	Name	Primärtumor	Lokalisation des Primärtumors	Identifizierte drainierende Lymphknotengruppen
20	S. G.	Plattenepithel-karzinom	Mundboden rechts, Alveo-larfortsatz, Regio 41–44	Nll. submandibulares rechts Nll. jugulares interni rechts
21	K. M.	Plattenepithel-karzinom	Zungenrand links, mittle-res und hinteres ⅓	Nll. submandibulares links Nll. jugulares interni links Nll. jugulares interni rechts
22	B. A.	Narbenkarzinom	Wange links	Nll. submandibulares links Nll. jugulares interni links Nll. supraclaviculares links

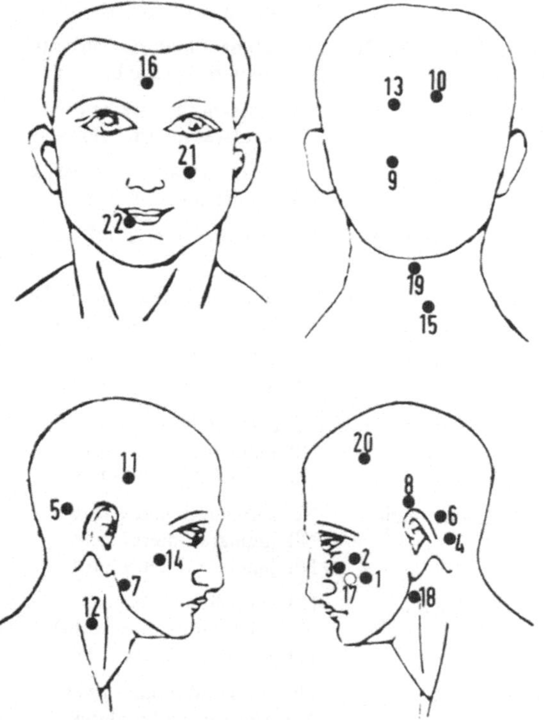

Abb. 1. Lokalisation der Hauttumoren an Kopf und Hals mit Lymphdrainage durch die folgenden Lymphknotengruppen: 1 Nll. jugulares interni links; 2 Nll. parotideales links, Nll. jugulares interni links; 3 Nll. Submandibulares links, Nll. jugulares interni links; 4 Nll. nuchales links, Nll. retroauriculares links, Nll. parotideales links, Nll. jugulares interni links, Nll. supraclaviculares links; 5 Nll. retroauriculares rechts, Nll. jugulares interni rechts, Nll. comitantes n. accessorii rechts, Nll. supraclaviculares rechts; 6 Nll. retroauriculares links, Nll. jugulares interni links; 7 Nll. submandibulares rechts, Nll. parotideales rechts, Nll. jugulares interni rechts; 8 Nll. parotideales links, Nll. retroauriculares links, Nll. jugulares interni links; 9 Nll. occipitales links, Nll. nuchales links, Nll. supraclaviculares links; 10 Nll. nuchales rechts, Nll. supraclaviculares rechts; 11 Nll. jugulares interni rechts; 12 Nll. jugulares interni rechts, Nll. supraclaviculares rechts; 13 Nll. nuchales links, Nll. supraclaviculares links; 14 Nll. submandibulares rechts, Nll. jugulares interni rechts; 15 Nll. nuchales rechts und links, Nll. comitantes n. accessorii rechts und links, Nll. supraclaviculares rechts und links;

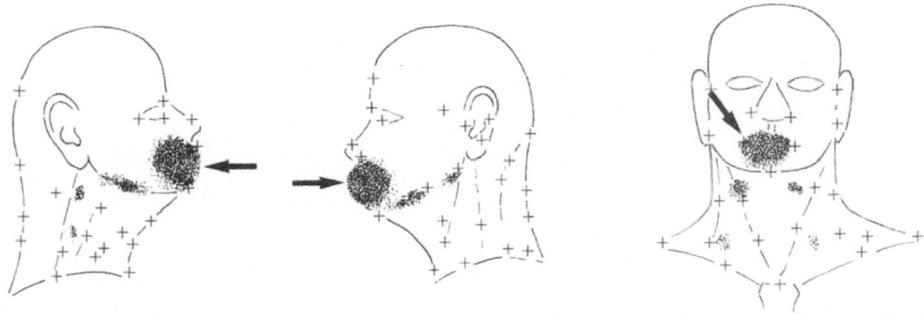

Abb. 2. Lymphoszintigramm bei einem Patienten mit spinozellulärem Karzinom der Unterlippe (*Pfeil:* peritumorale Injektionsstelle). Bilaterale Lymphdrainage durch die Gruppen der Nll. submentales, der Nll. submandibulares und der Nll. jugulares interni

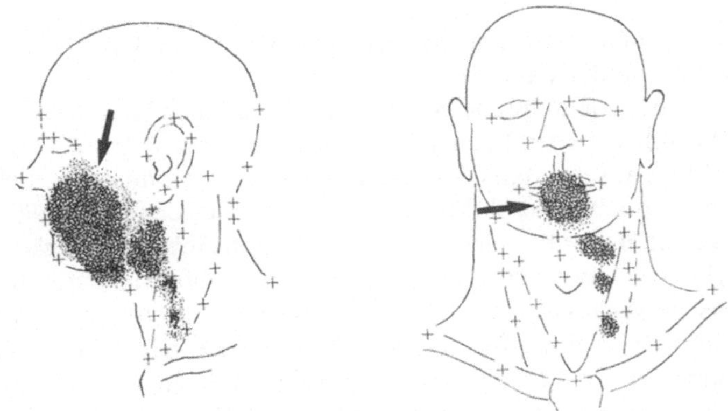

Abb. 3. Lymphoszintigramm bei einem Patienten mit vorhornendem Plattenepithelkarzinom im Bereich des mittleren Zungendrittels links Nähe Medianlinie (*Pfeil:* peritumorale Injektionsstelle). Unilaterale Lymphdrainage durch die Gruppen der Nll. submandibulares und der Nll. jugulares interni

Lymphabstrom, wobei der Primärtumor in 5 Fällen in der Nähe der Medianlinie (Nr. 5, 8, 10, 13 und 18 in Tabelle 1, Abb. 2), in 10 Fällen in mehr oder weniger großer Entfernung von der Medianlinie (Nr. 1, 4, 6, 7, 12, 15, 16, 17, 19 und 21 in Tabelle 1) lokalisiert war. Bei den letzteren hatte der die Medianlinie kreuzende Lymphstrom in 6 Fällen (Nr. 1, 4, 12, 15, 19 und 21 in Tabelle 1) die kontralateralen Nll. submandibulares ausgespart und Anschluß an die kontralateralen Nll. jugulares interni gefunden. Ferner konnte bei Tumoren in der Nähe der Medianlinie nicht

---

◄**Abb. 1** (Fortsetzung). 16 Nll. parotideales rechts und links, Nll. jugulares interni rechts und links; 17 Nll. parotideales links, Nll. submandibulares links, Nll. jugulares interni links; 18 Nll. jugulares anteriores links, Nll. jugulares interni links, Nll. supraclaviculares links; 19 Nll. nuchales rechts u. links, Nll. jugulares interni rechts u. links; 20 Nll. comitantes n. accessorii links; 21 Nll. submandibulares links, Nll. jugulares interni rechts und links; 22 Nll. submentales rechts, Nll. submandibulares rechts, Nll. jugulares interni rechts

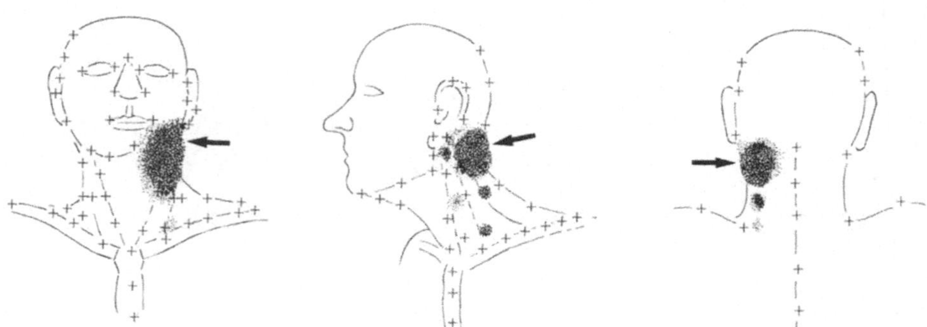

Abb. 4. Lymphoszintigramm bei einem Patienten mit superfiziell spreitendem malignen Melanom an der Kopf/Nacken-Grenze links (*Pfeil:* peritumorale Injektionsstelle). Unilaterale (ipsilaterale) Lymphdrainage durch die Gruppen der Nll. nuchales, der Nll. retroauriculares, der Nll. parotideales, der Nll. jugulares interni und der Nll. supraclaviculares

nur ein bilateraler, sondern zuweilen auch ein unilateraler Lymphabstrom nachgewiesen werden (Abb. 3).

Die topographische Position der 22 malignen Hautmelanome an Kopf und Hals gibt Abb. 1 wieder. In allen Fällen war die Frage nach ein- oder beidseitigem Lymphabfluß auf der Basis der konventionellen anatomischen Richtlinien zu beantworten. Doppelseitige Abflüsse ließen sich nur bei den in der Nähe der Medianlinie gelegenen Hauttumoren (Nr. 15, 16 und 19 in Abb. 1) entdecken. Ansonsten war eine gekreuzte Drainage (kontralateraler Lymphabfluß) nicht zu beobachten. Die anatomische Voraussage des Lymphabstroms über bestimmte Lymphknotengruppen erwies sich im Einzelfall als sehr schwierig bzw. nahezu unmöglich. Abbildung 4 demonstriert das Lymphdrainagemuster eines an der Kopf/Nacken-Grenze links lokalisierten malignen Hautmelanoms mit Darstellung von jeweils ipsilateralen Nll. nuchales, Nll. retroauriculares, Nll. parotideales, Nll. jugulares interni und Nll. supraclaviculares. Die Gruppen der Nll. jugulares interni und der Nll. supraclaviculares waren insgesamt 20- bzw. neunmal an der Lymphdrainage der untersuchten Hautmelanome beteiligt.

Diskussion

Die peritumoral-interstitielle Radiokolloid-Lymphoszintigraphie bestätigt die klinische Erfahrung, daß die jenseits der Medianlinie gelegenen Hauttumoren eine ipsilaterale Lymphdrainage aufweisen. In unmittelbarer Nähe der Medianlinie gelegene Melanome können sowohl ipsi- wie auch kontralateral drainiert werden. Welche Lymphknotengruppen im einzelnen in den regionären Lymphstrom eingeschaltet sind, läßt sich jedoch praktisch nicht voraussagen und muß lymphoszintigraphisch identifiziert werden. Als zentrale Filterstation der Hautmelanome an Kopf und Hals ließen sich die Nll. jugulares interni und die Nll. supraclaviculares ermitteln.

Anders als die Hauttumoren zeigten die Schleimhauttumoren der Mundhöhle nicht nur dann einen bilateralen Lymphabstrom, wenn sie in der Nähe der Medianlinie lokalisiert waren, sondern sogar bei mehr oder weniger von der Medianlinie entferntem Sitz. Dies bedeutet, daß der Lymphstrom von Schleimhauttumoren im Bereich der Mundhöhle in einem hohen Prozentsatz die Medianlinie kreuzt, und zwar nicht nur bei Lage des Tumors im dorsalen Abschnitt der Zunge, sondern auch im Bereich von Mundboden und Alveolarfortsätzen. Hierbei war besonders eindrucksvoll, daß in etwa der Hälfte der Fälle die kontralateralen Nll. submandibulares ausgespart, quasi „übersprungen" worden waren. Die Nll. jugulares interni und die Nll. submandibulares stellten sich als die zentralen Drainagestationen für die Lymphe von Schleimhauttumoren der Mundhöhle heraus.

Die peritumoral-interstitielle Radiokolloid-Lymphoszintigraphie in der hier vorgestellten Form wird in unserer nuklearmedizinischen Abteilung – als in der Klinik bisher konkurrenzloses Verfahren – ausschließlich zum Zweck der Identifizierung der drainierenden Lymphknotengruppe(n) eines definierten Primärtumors eingesetzt. Es sei an dieser Stelle ausdrücklich betont, daß der szintigraphische Nachweis des Lymphabflusses in eine bestimmte Lymphknotengruppe per se noch keine metastatische Absiedlung impliziert, dabei aber die Regionen mit dem höchsten Risiko für eine metastatische Besiedlung identifiziert werden. Auf der Grundlage des lymphoszintigraphischen Befundes kann eine prophylaktische Lymphknotendissektion gezielt durchgeführt und – insbesondere bei Darstellung einer einzigen regionären Lymphknotengruppe oder unilateralem Lymphabfluß trotz Tumorsitz in der Nähe der Medianlinie – die Zahl unnötiger zusätzlicher Eingriffe reduziert werden.

Gezielte (selektive) Lymphknotendissektion bedeutet nicht Entfernung von Einzellymphknoten, sondern Exstirpation der gesamten – lymphoszintigraphisch identifizierten – Lymphknotengruppe(n) en bloc. Ist keine Lymphknotendissektion möglich, so ist man durch den lymphoszintigraphischen Befund in die Lage versetzt, die Lymphknotengruppen mit dem höchsten Risiko für eine – möglicherweise schon abgelaufene – (okkulte) lymphogene Metastasierung im Hinblick auf weitere diagnostische oder therapeutische Maßnahmen sowie für die Verlaufskontrolle bereits zu kennen.

Abschließend sei noch ein Ausblick auf eine neue von Munz entwickelte Methode („Peritumoral-interstitielle Doppelnuklid-Doppelcompound-Lymphoszintigraphie: PIDDL") erlaubt. Mit dieser Technik werden zunächst die einen Primärtumor drainierenden Lymphknotengruppen mit einem Radiokolloid – wie hier beschrieben – identifiziert und anschließend mit einem tumor- bzw. metastasenaffinen lymphgängigen Radiopharmazeutikum (z. B. ^{67}Ga, ^{111}In, ^{201}Tl, markierte – monoklonale – Antikörper) in den Lymphknotenstationen ansässige Metastasen im Positivkontrast nachgewiesen. Die bisher erzielten Resultate sind vielversprechend.

Literatur

1. Munz DL (1983) Experimentelle und klinische Untersuchungen über die regionäre Lymphdrainage der Haut mit ^{99m}Tc-markiertem Antimontrisulfid-Kolloid: Bedeutung für das maligne Hautmelanom. Habilitationsschrift, Frankfurt a. M.
2. Munz DL, Altmeyer P, Holzmann H, Encke A, Hör G (1982a) Der Stellenwert der Lymphoszintigraphie in der Behandlung maligner Melanome der Haut. Dtsch. med. Wschr. 107: 86–91
3. Munz DL, Altmeyer P, Sessler MJ, Hör G (1982b) Axillary lymph node groups – the center in lymphatic drainage from the truncal skin in man: Clinical significance for management of malignant melanoma. Lymphology 15: 143–147

Abklärung großer Kopftumoren mit Hilfe der Computertomographie

H. Schibli, M. Pfulg, A. Valavanis und L. Clodius

Mehr als 90% von allen Hauttumoren entwickeln sich im Kopf- und – vor allem – im Gesichtsbereich und müssen öfters mit einem operativen Vorgehen saniert werden [4]. Eine präzise Diagnose sowie eine optimale präoperative Evaluation, die zur Bestimmung der Ausdehnung in die Breite und vor allem in die Tiefe führen, sind heutzutage möglich und zur Festlegung der Größe des Exzidates empfehlenswert.

Die computerisierte Tomographie ist somit ein neues diagnostisches und nicht invasives Verfahren, das für ausgelesene, komplexe oder rezidivierende Fälle zu reservieren ist. Ein Epitheliom kann fast immer beim klinischen Status diagnostiziert werden. Die histologische Untersuchung wird die Art eines Basalioms oder atypische Tumoren sichern [2, 7]. In der Planung der Therapie, sei sie operativ oder mittels Röntgenstrahlen, spielen neben Dignität auch die Lokalisation und die Ausdehnung eines Tumors eine wichtige Rolle. Manchmal kann die Ausdehnung nicht mit Sicherheit bestimmt werden. Wenn die oberflächliche Ausbreitung nicht klar ist, kann man mittels einiger am Rand durchgeführter Probeexzisionen die Grenzen der Veränderung bestimmen. Ganz anders ist die Bestimmung der Ausdehnung in die Tiefe, vor allem bei problematischen Lokalisationen wie am medialen Augenwinkel, dem äußeren Gehörgang, Nasenflügel und Orbita, wo der sichtbare Tumor öfters nur die Spitze des Eisberges darstellt.

Die tomographische Untersuchung ermöglicht die präzise Abgrenzung des Tumors, vor allem gibt sie Hinweise, ob ein Tumor den darunterliegenden Knochen oder Knorpel infiltriert [6, 1]. Dies gilt vor allem bei schwierigen Lokalisationen oder bei Rezidiven, die unter einem Hautlappen auftreten können. Vor allem bei diesen Indikationen findet die Computer-Tomographie ihren Platz.

Klinische Beispiele

Beim ersten Patient, 1911 geboren, wurde 1981 ein histologisch verifiziertes Spinaliom an der linken Schläfe vom Hausarzt exzidiert. Da der Tumor nicht in toto entfernt worden ist, wurde der Patient den plastischen Chirurgen zugewiesen. Beim Eintritt bestand ein kleines lokales Rezidiv. Eine großzügige Exzision wurde vorgenommen, doch schon während des Eingriffes konnte man sehen, daß der Tumor in die Orbita eindrang. In einer zweiten Sitzung wurde eine Exzision „en bloc" mit Ausräumung der Orbita durchgeführt. Nach zwei Monaten trat wieder ein Rezidiv auf (Abb. 1).

Die computertomographische Untersuchung ergab eine ossäre Destruktion im fronto-parietalen Bereich (Abb. 2). Nach einer erneuten Exzision bis zur Dura mater mit anschließendem Spalthauttransplantat ist der Patient jetzt seit über einem Jahr rezidivfrei.

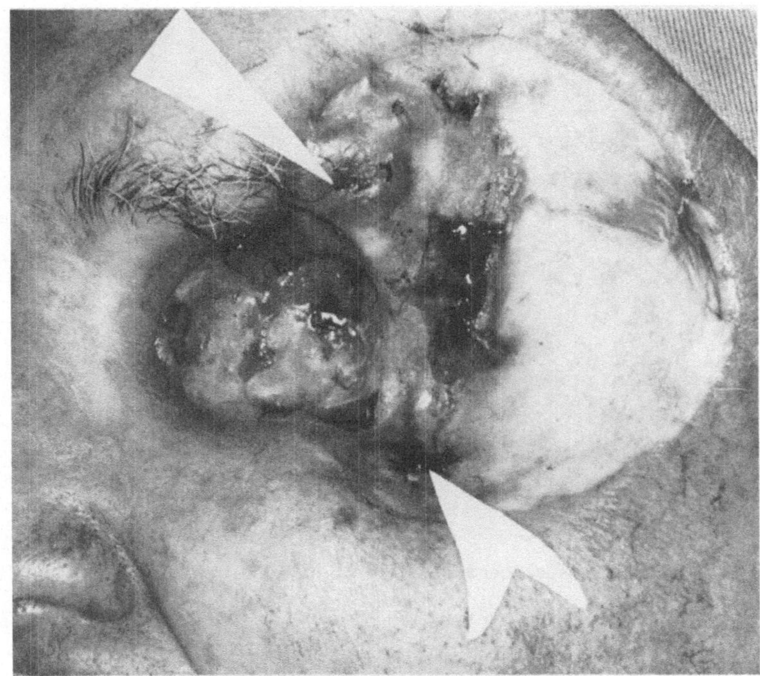

Abb. 1. Lokales Rezidiv 6 Wochen nach Exzision und Exenteration der Orbita

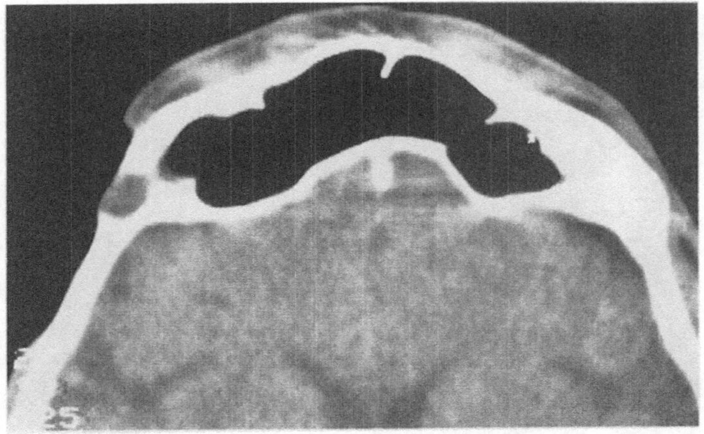

Abb. 2. Computerisiertes Tomogramm: ossäre Destruktion im fronto-parietalen Bereich

Beim zweiten Fall handelt es sich um eine 81jährige Patientin, bei der 1968 ein Carcinoma spinocellulare auf dem Nasenrücken diagnostiziert wurde. Nach operativer Behandlung ist die Patientin seit 1971 ohne ärztliche Nachkontrolle geblieben.

Seit zwei Jahren besteht nun an der linken Wange ein wachsender Tumor, der mit der Zeit exulzerierte. 1982 wurde die Patientin nach einer Synkope auf der Straße ins Spital eingeliefert und der Tumor wurde das erste Mal von einem Arzt gese-

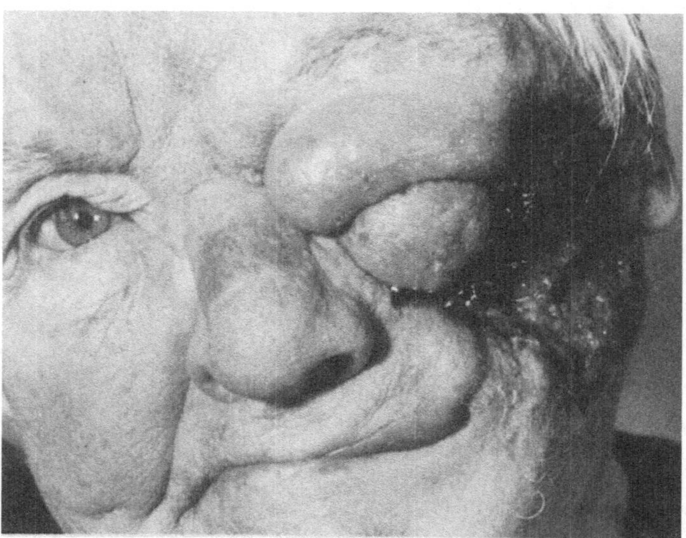

Abb. 3. Klinischer Aspekt bei Spitaleintritt im Juni 1982

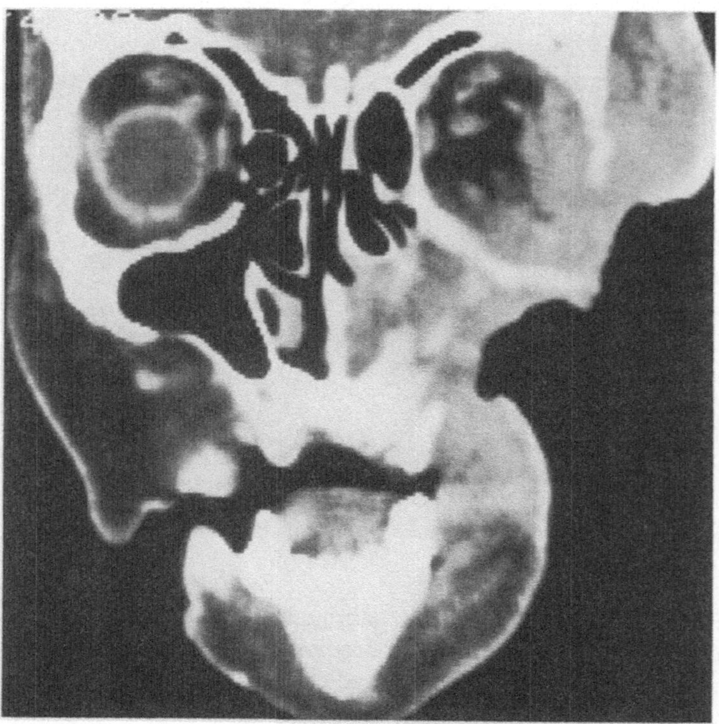

Abb. 4. Computerisierte tomographische Untersuchung des Kopfes: monströser Tumor mit Ausdehnung in den Sinus maxillaris und in die Orbita. Infiltration des linken Auges

hen (Abb. 3). Eine Probeexzision zeigte ein Carcinoma spinocellulare. Im Computertomogramm (Abb. 4) sieht man einen ausgedehnten Tumor, der in den Sinus maxillaris hineinwächst, die Orbita durchbricht und das linke Auge infiltriert. Ferner ist die Nasenwand zerstört und der Tumor dringt in die Nase, in den äußeren Gehörgang und in das Mittelohr ein. Die Patientin starb während einer palliativen Röntgentherapie.

Diskussion

Die Erfindung der Computer-Tomographie im Jahre 1969 durch den Engländer Hounsfield war für die radiologische Diagnostik eine der größten Entwicklungen seit ihrem Bestehen. Die Computer-Tomographie des Gehirns hat von Anfang an so ausgezeichnete Ergebnisse gebracht, daß sie innerhalb weniger Jahre die neuroradiologische Diagnostik revolutioniert hat. Sie ist heute für den Neurologen und Neurochirurgen unentbehrlich geworden und manche Pneumencephalographien und Arteriographien konnten den Patienten erspart werden. Die Computer-Tomographie des Körperstammes und der Extremitäten hat inzwischen nach einer etwas längeren Entwicklung eine ähnlich hohe Bedeutung erlangt wie die Computer-Tomographie des Gehirns. Im Gegensatz zu dem herkömmlichen Röntgenbild handelt es sich nicht um die Darstellung überlagerter Strukturen, sondern um die Darstellung eines Querschnittes. Das Objekt wird mit Röntgenstrahlen aus unterschiedlichen Winkeln in einer Ebene durchstrahlt. Die Röntgenabsorption wird durch hochempfindliche Detektoren gemessen. Die Absorptionswerte werden digital verschlüsselt, in einem Computer gespeichert und in Form eines Bildes wiedergegeben. Dank des Computers können frontale und sagittale Schichten aus den Daten der horizontalen Schicht rekonstruiert werden.

Die Strahlenbelastung bei einer vollständigen Computer-Tomographie des Schädels beträgt 1,5–4 R, hingegen sind es 2,5 R bei einer Untersuchung mit drei konventionellen Röntgenaufnahmen. Dank der unterschiedlichen Dichte zwischen Knochen, Muskeln, verschiedenen Organen und zwischen Fett ist eine Darstellung der Form und der Größe eines Organes oder Tumors möglich. Die Ausdehnung eines tumorösen Prozesses kann festgelegt werden und die entsprechende Therapie – Chirurgie oder Radiotherapie – eingeleitet werden.

Anhand dieser zwei Fälle können wir die Computer-Tomographie als eine sehr gute, wenn nicht die beste und aussagekräftigste Methode bezüglich Ausdehnung von raumfordernden Prozessen auch im Gebiet der Dermatologie ansehen. In beiden Fällen hat sie erlaubt, die tatsächliche Ausdehnung des Tumors aufzuzeigen, so daß auch eine optimale Therapie gewählt werden konnte.

Die Computer-Tomographie ermöglicht, auch Rezidive im Bereich operativer Narben oder Strahlennarben zu erkennen, indem, mittels Kontrastmittel, der Dichteunterschied zwischen Tumor und fibrösem Gewebe zum Vorschein kommt.

Wegen der dreidimensionalen Darstellung ist die Computer-Tomographie manchen anderen Röntgenuntersuchungen weit überlegen und kann in speziellen Fällen auch in der Dermatologie von Nutzen sein.

Literatur

1. Carter BL, Karmody CS (1978) Computed tomography of face and neck. Semin Roentgenol 13: 257–266
2. Casson P (1980) Basal cell carcinoma. Clin Plast Surg 7: 301–311
3. Eglund N, Ekelund L, Sako M, Persson B (1981) CT of soft-tissue tumors. Amer J Roentgenol 137: 725–729
4. Eichmann F, Schnyder UW (1981) Das Basaliom, der häufigste Tumor der Haut. Springer, Berlin Heidelberg New York
5. Ekelund L, Herrlin K, Rydholm A (1982) Comparison of computed tomography and angiography in the evaluation of soft tissue tumors of the extremities. Acta Radiologica Diagnosis 23: 15–28, Fasc 1
6. Gould LV, Cummings CW, Rabuzzi DD et al. (1977) Use of computerized axial tomography of head and neck region. Laryngoscope 87: 1270
7. Krüber E (1982) Maligne Epitheliome der Gesichtshaut. Fortschritte der Kiefer- und Gesichtschirurgie. Bd 27. Thieme, Stuttgart New York

Naevi: Klinik und Histologie

M. Hundeiker

Der Begriff „Naevus" bzw. „Mal" wird meist definiert als umschriebene Fehlbildung der Haut auf angeborener Grundlage. Wie problematisch diese Definition heute ist, wird deutlich am Beispiel derjenigen „Male", die dem Namen nach ein Musterbeispiel für diese Art von Veränderungen sein müßten: Die gewöhnlichen Naevuszellnaevi enthalten zwar gleiche „Naevuszellen" wie angeborene Pigmentzellnaevi. Gerade bei ihnen jedoch liegt bisher für eine über eine allgemeine Disposition hinausgehende, spezifische, lokale angeborene Entwicklungsstörung nicht der geringste Anhalt vor.

So werden heute als „Naevi" umschriebene benigne Veränderungen verschiedenster Aetiologie zusammengefaßt – darunter genetisch bedingte, angeborene oder erst später auftretende, nichterbliche angeborene, aber auch durch verschiedenartige Einflüsse induzierte Tumoren. Im Folgenden soll die Fülle der als Naevi bezeichneten Veränderungen am Beispiel von zwei Gruppen erläutert werden: *Pigmentzellnaevi* und *vasculäre Naevi*.

I. Pigmentzellnaevi

I.1 Benigne Lentigines und Naevuszellnaevi

Erworbene gewöhnliche Pigmentmale sind die häufigsten beim Menschen vorkommenden gutartigen Tumoren. Sie treten während Kindheit, Jugend, jüngerem Erwachsenenalter neu auf. Anfangs wachsen sie und bilden viel Pigment. Später verlieren sie die Fähigkeit der Pigmentbildung und bilden sich zum Teil zurück. Die namengebende „Naevuszelle" leitet sich vom Melanocyten an der dermoepidermalen Junction ab. Was die Pigmentzellen dazu bringt, lokal zu proliferieren, ist noch ungeklärt. Möglicherweise sind hormonelle Einflüsse oder Stimulation durch Sonnenlicht- bzw. Ultravioletteinwirkung daran beteiligt. Die ursprünglich der Definition als „Naevus" zugrundeliegende Vorstellung, die einzelnen Veränderungen seien anlagebedingt vorgegeben, ist eine unbewiesene Spekulation.

I.1.1 Lentigo senilis

Die „Lentigo actinica" kommt vorwiegend bei „verwitterten" Menschen vor, einzeln oder zu mehreren im Gesicht, an Handrücken oder Schultern. Typisch sind relativ scharf, manchmal bogig begrenzte gleichmäßig bräunliche „Flecken" ohne jede Reliefveränderung. Eine Wachstumstendenz wird von den Patienten nicht bemerkt [2]. Eine erst in den letzten Jahren beschriebene Variante ist die diffuse Lentiginose nach Photochemotherapie [9].

Histologisch zeigt sich die Basalzellschicht der atrophischen Epidermis hyperpigmentiert und durchsetzt von vermehrten, aber nicht atypischen Melanocyten. Das Bindegewebe darunter ist basophil degeneriert.

I.1.2 Lentigo simplex (Lentigo juvenilis)

Die alltäglich häufigen „Linsenflecken" finden sich von früher Kindheit an bei hellhäutigen Menschen. Sie werden im jüngeren Erwachsenenalter immer mehr. Typisch sind kleine (meist wenige mm im Durchmesser), runde Maculae, hellbraun bis tiefschwarz, in der Mitte am dunkelsten, am Rande unscharf [2, 3].

Histologisch zeigt sich die Epidermis umschrieben verdünnt, aber die Retezapfen sind verlängert. Die Basalzellschicht ist hyperpigmentiert, die Melanocyten darin sind vermehrt. Im Papillarkörper liegen Infiltrate aus Lymphocyten und Histiocyten. Lentigines entwickeln sich zum Teil über naevoide Lentigines zu Naevuszellnaevi weiter. Je älter der Patient, desto öfter bleiben sie in der Entwicklung stehen und verschwinden schließlich teilweise wieder.

I.1.3 Naevoide Lentigo

Dieses häufige Durchgangsstadium in der Entwicklung der Lentigo zum Naevuszellnaevus [6, 7] findet sich bei Kindern wie auch sonnenverbrannten Erwachsenen. Am stärksten betroffen sind die oberen Körperteile. Die meisten naevoiden Lentigines sind wenige mm groß, rund, „linsenförmig", d. h. in der Mitte verdickt, am Rande mit leichter Unschärfe im Hautniveau verlaufend, braun bis tiefschwarz. Die Oberfläche zeigt oft in der Mitte Atrophie und leichte Schuppung. Seltener sind beetartig verdickte, scharf begrenzte Tumoren („Gartmann-Flecken") sowie über 1 cm große Lentigines mit unregelmäßiger Begrenzung [1, 3].

Histologisch entspricht die naevoide Lentigo einer Lentigo juvenilis. Sie weist aber außerdem, meist an den untersten Enden der Retezapfen, kleine Naevuszellnester auf. Pigment wächst nach außen ab, nicht aber Pigmentzellen. Die Lentigo kann sich zu einem Naevuszellnaevus weiterentwickeln, aber auch stehen bleiben oder sich später wieder zurückbilden.

I.1.4 Junctionsnaevus

Manche Naevuszellnaevi beginnen ihre Entwicklung gleich mit Zellnestern an der dermoepidermalen Junction. Die meisten derartigen Läsionen werden bei Kindern und jüngeren Erwachsenen gefunden. Die obere Körperhälfte ist am stärksten betroffen. Die selten über 1, nie über 3 cm großen Male sind rundlich oder oval. Sie springen beetartig oder linsenförmig etwas über die Umgebung vor. Sie sind fast immer stark braun bis schwärzlich pigmentiert. Der Rand ist immer etwas „unscharf" [6, 7].

Histologisch ist die verdünnte Epidermis gering vorgewölbt durch an der Junction liegende Nester pigmentierter gleichförmiger Naevuszellen, meist unterlagert von Rundzellinfiltraten.
Der Junctions- entwickelt sich über den Compound- zum ruhenden Naevus [2].

I.1.5 Compound-Naevus

Typisch sind bräunliche bis schwarze runde oder ovale Herde mit deutlicher zentraler Vorwölbung. Bei vielen Naevi entwickelt sich durch Auffaltung der Oberfläche eine feinhöckerige „papillomatöse" Form.

Histologisch zeigt sich das Epithel verdünnt, vorgewölbt und zugleich unregelmäßig vorgebuckelt über an der Junction liegenden, stark pigmentierten, im Papillarkörper und Stratum reticulare liegenden, weniger pigmentierten Nestern und Strängen aus Naevuszellen. Diese sind gleichförmig und zur Tiefe hin kleiner [2, 6, 7].

I.1.6 Ruhender Naevuszellnaevus

Das Endstadium der Naevusentwicklung ist dadurch charakterisiert, daß die Naevuszellen den Kontakt zur dermoepidermalen Junction verloren haben. Damit verlieren sie meist die Fähigkeit, Melanin zu bilden. Deshalb sind ruhende Naevi allgemein wenig pigmentiert. Glatte Formen wölben sich flach bis kugelig vor. Sie zeigen oft unter atrophisch glatter, glänzender Oberfläche erweiterte Kapillaren (Teleangiektasien). Die Haare sind oft dicker, länger und dunkler als in der Umgebung. Papillomatöse Formen haben eine höckerige Oberfläche mit horngefüllten Einziehungen und Falten.

Histologisch sind ruhende Naevi von verdünnter, manchmal basal hyperpigmentierter Epidermis bedeckt. An der Junction finden sich keine Naevuszellnester mehr. Im Corium liegen Nester und Stränge solcher Zellen, die zur Tiefe hin kleiner werden. Papillomatöse Naevi umschließen durch die Fältelung der Oberfläche Pseudo-Horncysten ähnlich wie Verrucae seborrhoicae. Haarfollikel in ruhenden Naevi zeigen oft Erweiterungen bis zur Entwicklung kleiner Cysten und entzündlicher Umgebungsreaktion (Trichostase). Degenerative Veränderungen finden sich nach langem Bestand, z. B. Durchsetzung der Naevuszellstränge mit Bindegewebe, erweiterten Kapillaren und Fettzellinseln. Manchmal verschwinden die Naevuszellen völlig. Andererseits kann auch neue junctionale Aktivität durch Trauma, wie z. B. Teilexcision, ausgelöst werden [11, 12].

I.1.7 Halo-Naevus (Sutton)

Manchmal werden Naevuszellen von der zellulären Immunabwehr als „fremd" bzw. „abartig" wahrgenommen, was zu einer dramatischen entzündlichen Rückbildung von Naevi führt. Typisch ist die Entwicklung eines runden depigmentierten Hofes um einen Naevus. Schließlich verliert auch der Naevus sein Pigment [2].

Histologisch zeigt der Naevus sich durchsetzt und unterlagert von dichten entzündlichen Infiltraten. Das Pigment in der Basalzellschicht fehlt, aber oft findet man Melanophagen im Corium.

I.1.8 Benignes juveniles Melanom (Allen-Spitz)

Die juvenile Naevus-Variante mit embryonaler Unreife und pseudomalignem histologischen Befund, aber benignem Verlauf befällt vorwiegend Kinder und Jugendliche ohne besondere Praedilektionsstellen. Typisch sind weiche, glatte, rötliche, runde Knötchen mit oft anfangs raschem Wachstum, das bald stehenbleibt. Pigmentierte Tumoren sind selten [2].

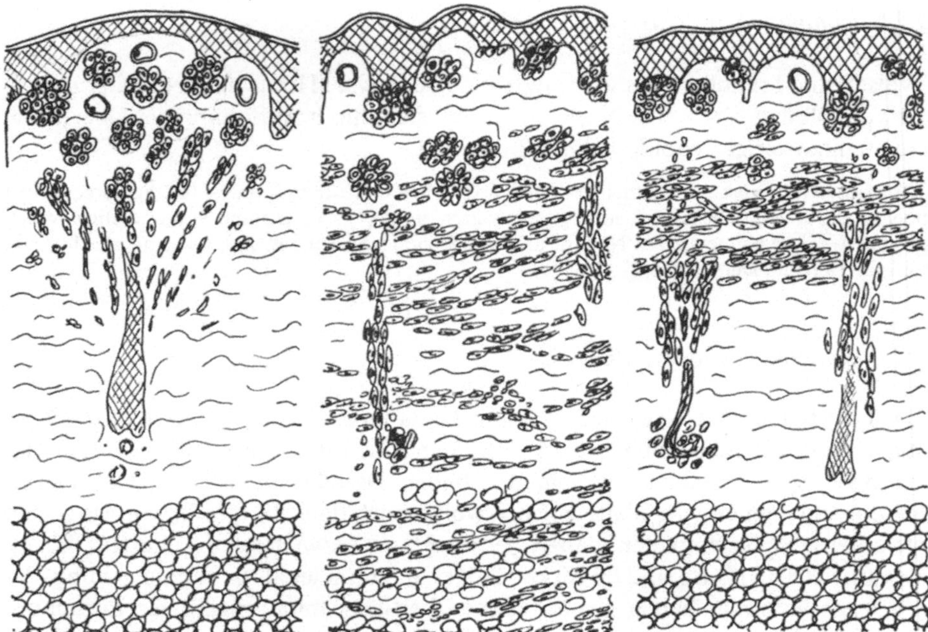

Abb. 1. Die verschiedenen Arten von Pigmentzellnaevi weisen zwar gleiche „Naevuszellen" auf, aber eine charakteristische, verschiedene Architektur.
Links: Im gewöhnlichen „erworbenen" Naevuszellnaevus gehen junctionale und subjunctionale Nester großer A-Naevuszellen zur Tiefe hin kontinuierlich in Stränge immer kleinerer Naevuszellen über, manchmal perifolliculär etwas weiter in die Tiefe reichend.
Mitte: Im congenitalen Pigmentzellnaevus vom superfiziellen „kleinen" Typ findet sich meist unterhalb der junctionalen Zone ein weitgehend freier Bindegewebsstreifen, dann ein oberflächenparalleles breites Band aus Naevuszellsträngen, gekreuzt von vertikal die Haarfollikel und Talgdrüsen in die Tiefe begleitenden Bändern.
Rechts: Im congenitalen Pigmentzellnaevus vom tiefen Typ (Typ des „Giant pigmented nevus") findet sich eine ähnliche Bänderarchitektur wie im superfiziellen – aber mit übereinandergestaffelten mehrfachen Bändern aus Naevuszellsträngen, die auch vielfach auf die Subcutis übergreifen. Die Corium-Subcutisgrenze wird dadurch unscharf.

Histologisch entspricht der Aufbau einem Compound-Naevus, aber mit Pleomorphie und Mitosen in den oberen Anteilen und typischen spindeligen oder epitheloiden Zellformen neben kleinen rundlichen Naevuszellen. Typisch ist auch das Auftreten spindeliger Riesenzellen mit hintereinandergereihten unterschiedlich großen Kernen [2].

I.2 Primär cutane Pigmentzellnaevi

I.2.1 Naevus coeruleus (blauer Naevus)

Naevi coerulei entstehen aus Pigmentzellvorläufern, die während ihrer Wanderung von der Neuralleiste an die Ektoderm – Mesodermgrenze in der Embryonalzeit sich ins Mesoderm „verirrt" haben und dadurch von vornherein im Corium liegen. Infolge der dickeren Bindegewebsschichten zwischen Pigment und Oberfläche ist die

Farbe bläulich („Farben trüber Medien"). Selten sind sie angeboren. Meist werden sie erst um die Pubertät oder im jüngeren Erwachsenenalter bemerkt. Jede Körperstelle kann befallen werden. Charakteristisch sind cutane derbe Knötchen, fast stets unter 1 cm Größe, rund, mit unscharf in der Tiefe verfließenden Rändern und gleichmäßiger bläulicher, bläulich-bräunlicher bis blau-schwärzlicher Farbe [2, 6, 7].

Histologisch zeigt der häufigere „Typus regularis" mit den Kollagenbündeln im Corium durchflochtene schüttere Züge gleichförmiger, schmaler spindeliger Zellen, oft so stark pigmentiert, daß die Kerne kaum erkennbar sind. Der seltenere Typus cellularis weist neuroide Strukturen und Anteile mit soliden Komplexen großer rundlicher bis polygonaler, unterschiedlich stark pigmentierter Zellen auf. Dieser Typ wird histologisch manchmal als „maligne" fehldiagnostiziert [2, 7].

I.2.2 Kombinierter Naevus

Naevi coerulei können gelegentlich mit Naevuszellnaevi oder auch benignen juvenilen Melanomen kombiniert auftreten, meist in der Jugend oder im jüngeren Erwachsenenalter als blau-schwarzer rundlicher Knoten [2].

Histologisch finden sich übereinandergelagert die charakteristischen Strukturen des Naevuszellnaevus und des Naevus coeruleus.

Seltene flächenhafte Varianten der Naevi coerulei haben gemeinsam im histologischen Befund die Ausbildung oberflächenparalleler Bänder und mit dem Bindegewebe durchflochtene Züge gleichförmiger spindeliger Pigmentzellen.

I.2.3 Mongolenfleck

Diese „dermale Melanocytose" ist bei Kindern mongolischer Rassen sehr häufig. Bei Europäern tritt sie nur in unter 1% bald nach der Geburt auf, meist in der Kreuzbeingegend. Die blaßbläuliche verwaschene Verfärbung verschwindet von selbst meist zwischen dem 7. und 13. Lebensjahr, selten später [2].

I.2.4 Hellblauer Naevus (Yamamoto)

Die seltene, ausgedehnte flächenhafte, unregelmäßig begrenzte hell- bis blaugraue Verfärbung ist meist am Rumpf lokalisiert [2, 7].

I.2.5 Naevus fusco-coeruleus acromiodeltoideus (Ito)

Die seltene, meist angeborene, graublaue bis graubraune Verfärbung findet sich meist an Schulter und Rücken [2].

I.2.6 Naevus fusco-coeruleus opthalmomaxillaris (Ota)

Die bei Europäern sehr seltene, meist angeboren im Bereich der Trigeminusäste auftretende, graublaue bis graubraune Verfärbung kann Bindehaut und Sclera des gleichseitigen Auges einbeziehen [2].

I.3 Congenitale Pigmentzellnaevi

Die angeborenen Pigmentzellnaevi haben mit den „erworbenen" Naevuszellnaevi zwar gemeinsam die sog. „Naevuszelle", aber eine andere Architektur und Verlaufsentwicklung. Im Gegensatz zu den harmlosen Naevuszellnaevi sind die congenitalen Pigmentnaevi als „Webfehler" der Haut offenbar Stellen mit einer gewissen genetischen „Labilität", – sie haben ein, wenn auch geringes, Risiko der Melanomentwicklung [7].

Bisher werden meist „kleine" congenitale und „Riesenpigmentzellnaevi" nach willkürlich festgelegten Flächendurchmessern unterschieden. Zweckmäßiger ist es aber, nach einem Vorschlag von L. Illig zwei in ihren Größenbereichen einander überschneidende Bautypen zu unterscheiden:

1. Der *„superfizielle" Typ* ist bei kleinen Naevi häufiger, bei großen selten. Er läßt den Schichtaufbau der Haut unberührt und reicht nie zur Tiefe über das Corium hinaus. Er hat ein geringes Risiko der Melanomentwicklung im späteren Alter.

2. Der *„tiefe" Typ* ist bei großen Naevi üblich, aber auch bei kleinen möglich. Er zeigt tiefgreifende Strukturverwerfungen aller Hautschichten mit vielfach übereinandergestaffelten, manchmal durch die Subcutis hindurchreichenden horizontalen Bändern aus Naevuszellsträngen.

I.3.1 Neurocutane Melanoblastose

Die Melanophakomatose (Virchow-Rokitansky-Touraine) ist selten (etwa 5 auf 100 000 Geburten). Ihre Ursachen sind noch unbekannt. Leitsymptom ist ein angeborener, meist systematisierter (z. B. „Badehosen"-Form) Riesen-Pigmentzellnaevus vom „tiefen" Typ. Er kann flache und papillomatöse Anteile, aber auch deformierend umfangreiche, weiche Knoten aufweisen [10, 13]. Knoten wie flache Anteile können unterschiedlich stark pigmentiert sein. Meist zeigen sie eine verstärkte, oft auch verstärkt pigmentierte, Behaarung („Tierfellnaevus"). Hinzu kommen kleine, angeborene oder im Säuglings- oder Kleinkindalter auftretende Pigmentzellnaevi und Melanose im Zentralnervensystem. Diese bleibt meist klinisch inapparent. Sie kann aber auch zu Hydrocephalus internus oder neurologischen Ausfällen führen. Melanome können im Laufe des Lebens bei etwa 4,5% der Patienten im Riesen-Tierfellnaevus, aber auch an anderer Stelle entstehen. Sie gehören nicht den „klassischen" Melanomtypen an. Ihr Wachstum geht oft nicht von der Oberfläche aus. Dadurch bleiben sie oft lange unentdeckt, bis Knotenbildung und Ulceration fortgeschrittenes Wachstum anzeigen [7].

Histologisch bestehen die congenitalen Riesen-Pigmentzellnaevi zwar aus gleichen „Naevus-Zellen" wie „kleine" congenitale Naevi und gewöhnliche (spätmanifeste) Naevuszellnaevi. Sie haben aber eine andere Architektur [3]. An der Oberfläche finden sich junctionale und subjunctionale Zellnester, in den tieferen Schichten finden sich zu oberflächenparallelen Bändern geordnete Naevuszellstränge und dünne „Files" aneinandergereihter Einzelzellen. Diese Zellzüge reichen in die Subcutis hinein, vereinzelt bis in die Muskulatur. Dadurch ist die normale Schichtengliederung der Haut bei diesem Naevustyp aufgehoben [7, 13].

I.3.2 „Kleine" congenitale Pigmentzellnaevi

Sie kommen etwa bei 0,2% der Neugeborenen vor. Im Gegensatz zu gewöhnlichen, spätmanifesten Naevuszellnaevi besteht bei ihnen eine, wenn auch geringe, Gefahr der Melanom-Entwicklung [15, 16]. Die meisten derartigen Naevi sind ovale, wenige cm große, flache Herde mit wenig verändertem Oberflächenrelief, bräunlicher bis schwärzlicher, manchmal gesprenkelter Farbe, manchmal auch verstärkter pigmentierter Behaarung. Melanome entwickeln sich vereinzelt, meist excentrisch bzw. in Randnähe, auf der Oberfläche kleiner congenitaler Naevi. Sie fallen zuerst durch Farb-, später Reliefveränderung und Wachstum auf.

Histologisch sind typisch: eine horizontal bandartige Anordnung der Naevuszellstränge tief im Corium, von oberflächlichen junctionalen Teilen meist durch eine Bindegewebszone getrennt und gekreuzt von vertikal die Follikel in die Tiefe begleitenden, ähnlichen Zellbändern. Gelegentlich wird junctionale Aktivität auch unterhalb der Talgdrüsen angetroffen, was bei gewöhnlichen Naevuszellnaevi nicht vorkommt. Eventuelle Melanome beginnen immer an der Oberfläche mit junctionaler melanocytärer Dysplasie und wachsen später invasiv und zerstörend in den zugrundeliegenden Naevus ein.

I.4 Krankheiten mit Melanomentwicklung

I.4.1 B-K-Mole-Syndrom (Famm-Syndrom)

Familiäre atypische Pigmentmale und Melanome werden polygen vererbt. Etwa 5% der malignen Melanome betreffen solche Patienten [15]. Typisch, aber nicht immer vorhanden, sind multiple „atypischer Pigmentmale". Sie treten meist in der Jugend auf. Meist werden die oberen Rumpfanteile am stärksten befallen. Die gleichen Patienten können auch gewöhnliche Naevuszellnaevi aufweisen. Die atypischen Male unterscheiden sich von diesen größtenteils durch unregelmäßige Form, ungleichmäßige Pigmentierung, manchmal entzündliche Randsäume. Plötzliches Wachstum eines derartigen „Moles" oder Entwicklung eines wachsenden, pigmentierten Tumors an anderer Stelle muß den Verdacht auf ein Melanom lenken. Melanome können auch bei Verwandten ohne atypische Pigmentmale auftreten, und keineswegs jeder Träger von B-K-moles muß ein Melanom bekommen.

Histologisch unterscheiden sich B-K-moles bzw. „precursormoles" von gewöhnlichen Naevi durch unregelmäßigen Aufbau, Fehlen der üblichen Ausreifung bis zu C-Zellen zur Tiefe hin, bandartige junctionale Aktivität, Proliferation atypischer Melanocyten an der Junction, diffuse Infiltration mit Lymphocyten, Histiocyten und Plasmazellen. Melanome bei B-K-Patienten sind meist nicht in die üblichen Typen nach Clark einzuordnen [5, 7].

II. Naevi des Gefäßsystems

II.1 Naevi teleangiectatici

Naevi flammei sind umschriebene Bezirke mit dauernder Weiterstellung der Capillaren durch Defekt der β-adrenergen Rezeptoren in der Gefäßwand, meist angeboren. Sehr selten sind auch „erworbene" Fälle durch Vasomotorenausfälle nach Trauma beschrieben worden. Dabei findet sich keine Proliferation von Gefäßwandelementen [8]. Es handelt sich also nicht um Angiome!

II.1.1 Mediale teleangiektatische Naevi

Sie sind autosomal dominant erblich. Selten sind die vorderen Kopfanteile (Nase, Oberlippe, Stirn) befallen. Solche „blassen Feuermale" blassen in den ersten Lebensjahren so weit ab, daß sie meist gar nicht mehr bemerkt werden. Viel häufiger ist der „Naevus vasculosus nuchae" (Unna). Er blaßt nicht immer vollständig ab: Noch bei jedem 5. Erwachsenen findet sich ein „Storchenbiß" im Nacken. Charakteristisch sind maculöse, hellrötliche Bezirke mit nicht ganz scharfer Grenze. Eine Korrelation mit weiteren Fehlbildungen besteht nicht [4, 17, 18].

Histologisch zeigen sich keine Abweichungen vom Normalbefund. Die an der Stirn gelegenen Male verschwinden fast immer, die im Nacken zum Teil, von selbst [18].

II.1.2 Laterale teleangiektatische Naevi
(Feuermale, Naevi flammei, Naevi vinosi)

Sie sind selten. Nur vereinzelt ist familiäres Auftreten beobachtet worden. Sie bilden sich im Gegensatz zu medialen teleangiektatischen Naevi nicht zurück und werden durch degenerative Sekundärveränderungen bei unverändertem Umfang mit dem Alter auffälliger. Jede Körperstelle kann befallen sein, das Trigeminusgebiet [14] besonders oft. Charakteristisch sind angeboren vorhandene, oft segmentale bzw. systematisierte hellrote Maculae. Bei entsprechender Lokalisation im Bereich des ersten oder zweiten Trigeminusastes können sie auf Conjunktiven oder Mundschleimhaut übergreifen. Hypertrophie der darunterliegenden Weichteile führt manchmal zur Verriesung von Knochen und Zähnen.

Histologisch finden sich im frühen Alter keine Veränderungen, später ektatische Capillaren. Erst bei Erwachsenen bleiben erweiterte Gefäßabschnitte bestehen. Sie entwickeln sekundäre degenerative Wandverdickungen mit homogenen Bindegewebseinlagerungen zwischen Adventitia und Endothel. Dadurch bekommen klinisch die ursprünglichen Maculae eine unebene Oberfläche mit Aussackungen und dunklerer Farbe und stören im höheren Alter mehr als in der Jugend [4, 17].

II.1.3 Naevi flammei mit assoziierten Fehlbildungen

Von Hippel-Lindau-Syndrom: Naevus teleangiectaticus im ersten oder zweiten Trigeminusast als fakultatives Symptom, angiektatische Fehlbildungen der Retina und

Leptomeninx, manchmal polyzystische Veränderungen in Lungen, Nieren und Pankreas, gehäuftes Auftreten von Hypernephromen und Phaeochromozytomen.

Sturge-Weber-Krabbe-Syndrom: Naevus teleangiectaticus im Bereich des zweiten, seltener ersten oder dritten Trigeminusastes, selten in anderer Lokalisation; angiektatische Veränderungen der Leptomeningen und Aderhaut. Bisymptomatische Formen, wie oculo-cutane ohne Hirnbeteiligung, encephalo-trigeminale ohne Augenbeteiligung, oculo-encephale ohne Hautbeteiligung kommen vor [18].

Bonnet-Déchaume-Blanc-Syndrom (Aneurysma von Mittelhirn und Retina Wyborn-Mason): Naevus flammeus mit einseitigen arteriovenösen Fehlbildungen in Meningen und Retina [4, 17].

Klippel-Trenaunay-Syndrom: Naevus flammeus, meist an einer Extremität, varicösektatische Veränderungen, umschriebener Riesenwuchs ohne Progredienz und ohne klinische Symptome arteriovenöser Fisteln.

F. P. Weber-Syndrom: Klippel-Trenaunay-Syndrom mit zusätzlicher Überwärmung, pulsierendem Schwirren an der hypertrophischen Extremität, Neigung zur Progredienz.

Beide letztgenannten Fehlbildungen werden oft als „angio-osteohypertrophisches" Syndrom zusammengefaßt.

II.2 Tardive angiektatische Naevi und Fehlbildungen

Im allgemeinen beruhen angeborene angiektatische Veränderungen auf funktionellen Ausfällen, spätmanifeste auf strukturellen Wanddefekten von Gefäßen.

II.2.1 Diffuse genuine Phlebangiektasie (Bockenheimer)

Ursache ist ungleichmäßige Verteilung und teilweises Fehlen der glatten Muskulatur in den Armvenen. Charakteristisch sind in Kindheit oder Jugend beginnende, langsam fortschreitende, krampfaderartige Erweiterungen in einem venösen oder auch arteriellen Gefäßbereich, einseitig meist an der oberen Extremität [4].

Histologisch sind die ausgesackten Gefäßabschnitte teilweise verdünnt mit bindegewebiger Durchsetzung der erhaltenen Muscularisanteile. Das ist Ursache der allmählichen Progredienz [4].

II.2.2 Angiektasie der Lippen (Pasini)

Die häufigen, umschriebenen Aussackungen capillärer oder venöser Gefäße, meist an der Unterlippe, nehmen mit dem Alter stark zu. Charakteristisch sind weiche, rote Knötchen oder unregelmäßig begrenzte, flach erhabene Läsionen (capillärer Typ), bzw. bläuliche, weiche ausdrückbare Knötchen (venöser Typ) [4].

Histologisch besteht der capilläre Typ aus subepithelialen Convoluten ektatischer Capillaren, der venöse aus tiefer liegenden Conglomeraten ektatischer Venen.

II.2.3 Cirsoides Aneurysma (Biberstein-Jessner)

Degenerative Gefäßwandveränderungen mit Ektasie und reaktiven Wucherungen treten bei älteren Menschen in lichtexponierten Hautarealen auf. Sie bilden weiche, bläulich-rötliche Knötchen.

Histologisch findet man Convolute dickwandiger Gefäße tief im Corium mit unregelmäßigen schlitzförmigen Lichtungen und konzentrischen Zügen spindeliger Zellen mit länglichen Kernen, eingelagert in ein lockeres Kollagengerüst. Eine Elastica interna fehlt, dagegen liegen um die einzelnen Gefäßgebilde peripher dichte elastische Geflechte. Charakteristisch sind im inneren sich gegen die Lichtung vorwölbende Bindegewebsmassen [17].

II.2.4 Teleangiectasia haemorrhagica hereditaria (Rendu-Osler)

Die seltene autosomal-dominant vererbte Krankheit beruht auf Wandaussackungen kleiner naher Gefäße. Sie beginnt meist beim Kind oder Jugendlichen. Charakteristisch sind bis wenige Millimeter große hellrote bis lividrote papulöse Vorwölbungen an Haut und Schleimhäuten. Sie sind leicht verletzlich und neigen zu Blutungen. Am stärksten befallen werden Mundumgebung, Hände, oberer Thoraxbereich. Nasen- und Mundschleimhaut sind regelmäßig beteiligt. Befall der Bronchien kann zu Haemoptoe, des Intestinaltraktes zu Melaena, des Nierenbeckens oder der Blase zu Haematurie führen. In der Lunge kommen vereinzelt arterio-venöse Fisteln vor. Die Veränderungen verschlimmern sich mit dem Alter [17].

Histologisch findet man Capillarektasien im Papillarkörper. Eine dünne Bindegewebslage und atrophisches Epithel werden dadurch vorgewölbt. Das perivasale Bindegewebe ist degenerativ verändert. Die Elastica-Architektur ist lückenhaft ausgebildet [4].

II.2.5 Angiectasia serpiginosa (Hutchinson)

Ursache sind Ektasien kleiner Gefäße im Papillarkörper. Charakteristisch sind in umschriebenen Bereichen, oft an Oberschenkel oder Gesäß, asymmetrisch schubweise auftretende punktuelle bis stecknadelkopfgroße rote Papeln, manchmal mit geringer bräunlicher Komponente. Die Herde sind unscharf, oft bogig oder serpiginös, begrenzt [4].

Histologisch finden sich unter normaler Epidermis Ektasien von Papillencapillaren, manchmal mit hyaliner Gefäßwandverdickung und Pericytenvermehrung [17].

II.2.6 Venous lake (Bean-Walsh)

Ursache sind degenerativ-ektatische Veränderungen bei älteren Menschen in lichtexponierter Haut. Typisch sind weiche, bläuliche, ausdrückbare Knötchen.

Histologisch zeigen die erythrozytengefüllten, endothelausgekleideten Hohlräume nur eine dünne fibröse Wand.

II.2.7 Naevus araneus

„Spider-Naevi" beruhen auf reversibler Ektasie kleiner, vom tiefen Plexus im Corium aufsteigender Arterien. Die Ursache ist noch unbekannt, hormonelle Faktoren werden diskutiert. Befallen werden Jugendliche oder junge Erwachsene. Praedilektionsstellen sind Gesicht, besonders Jochbeingegend, und Handrücken. Charakteristisch sind hellrote, sternförmig verzweigte Gebilde mit einem papulös vorgewölbten Zentralgefäß. Dieses pulsiert meist unter leichtem Glasspateldruck.

Eine seltene Variante sind „eruptive" in großer Zahl bei jungen Schwangeren auftretende Naevi aranei, die sich bald nach der Entbindung zurückbilden [4].

Histologisch findet sich im Zentrum eine muskelstarke zentrale „Spinnenarterie" mit exzentrischer Lichtung und oft subepithelialer Erweiterung, die die verdünnte Epidermis vorwölbt. Von hier aus entspringen zu den Seiten kleinere Gefäße, die sich in Capillaren aufzweigen [17].

Manchmal hat das Zentralgefäß einen starken Mantel aus Kollagengewebe oder ein „Zwischenstück" mit epitheloiden Zellen [17].

II.2.8 Angiectasia racemosa („Angioma" racemosum)

Die seltene Entwicklungsstörung mit arterio-venösen Fehlbildungen und Wanddefekten, meist im Carotisbereich, wird meist im frühen Kindesalter manifest als tiefliegende, manchmal bei Palpation pulsierende Gefäßkonvolute am Kopf mit lividroten Knoten [4].

Histologisch ist eine Abgrenzung gegen arterio-venöse Aneurysmen nicht sicher möglich. Die vorwiegend venösen dicken Gefäße zeigen eine Zunahme der Tunica muscularis.

II.3 Angiokeratotische Naevi

Die Gruppe der Angiokeratome ist charakterisiert durch Capillarektasien im Papillarkörper mit Vorwölbung des Epithels und Hyperkeratose. Nach Ursachen, Anordnung und Lokalisation werden verschiedene Formen unterschieden. Eine Sonderstellung nimmt das Angioma verrucosum ein, das Merkmale eines Angiokeratoms mit solchen eines Angioms vereinigt [4].

II.3.1 Angiokeratoma circumscriptum localisatum (Solitäres papulöses Angiokeratom, thrombosiertes capilläres Aneurysma, Angiektasia eruptiva thrombotica)

Diese weitaus häufigste Angiokeratomart entsteht durch Capillarektasien, möglicherweise aufgrund eines entwicklungsbedingten Strukturfehlers. Charakteristisch ist ein umschriebener, oft bogig begrenzter, beetartiger Herd aus kleinen, nicht ausdrückbaren, roten bis schwarzen dicht zusammengedrängten Knötchen [4].

Histologisch zeigt sich durch Ektasien capillärer Gefäße im Papillarkörper die Epidermis unregelmäßig vorgebuckelt. Sie ist oft zugleich verdünnt und hyperkeratotisch. Die Gefäße sind mit Erythrozyten gefüllt. Fast immer sind einzelne Abschnitte thrombosiert.

II.3.2 Angiokeratoma circumscriptum naeviforme

Diese seltenere Angiokeratomart entsteht als Folge struktureller Gefäßwandveränderungen. Diese sind meist bei Geburt schon angelegt, können aber auch später
auftreten, bevorzugt an den Extremitäten. Charakteristisch sind in einem oft ausgedehnten Gebiet gruppierte, lividrote bis schwärzliche, rauhe, kaum über 2 mm große Papeln. Sie sind meist nicht ausdrückbar. Systematisierte Anordnung und Kombination mit Phlebektasien, Osteohypertrophie und Naevus flammeus sind möglich
[17].

Histologisch ist der Befund charakteristisch: Im Papillarkörper treiben Capillarektasien die Pa-
pillen kugelig auf und wölben das Epithel vor. Dieses ist meist verdünnt und hyperkeratotisch. Ektasien finden sich auch in der Subcutis. Das Stratum reticulare bleibt dagegen weitgehend frei.
Thrombosierung, Extravasate und Haemosiderin sind Ursache der dunklen Farbe [4].

II.3.3 Angiokeratoma corporis diffusum (Fabry)

Ursache für die Ektasien ist Einlagerung von Trihexosyl-Ceramid in Gefäßwänden
infolge fehlenden Abbaues dieser Lipidsubstanz durch Ausfall des ubiquitären En-
zyms Alpha-Galactosidase A bei hemizygoten männlichen Genträgern. Klinisch typisch sind disseminiert kleine Konglomerate winziger roter bis schwärzlicher, nicht
ausdrückbarer Knötchen, besonders am Rumpf. Weitere Symptome sind: Tortuosi-
tas vasorum und Cornea verticillata an den Augen, manchmal auch Linsentrübung.
Hinzu kommen in der Jugend Hyperhidrosis, erysipelähnliche Schwellungen und
Rötungen an den Extremitäten sowie Akroparaesthesien: Unklare starke Fuß-,
Knie- oder Handschmerzen bei Bagatellbelastungen. Die ersten Beschwerden treten meist zu Beginn des Schulalters auf. Vom 15. bis 20. Lebensjahr folgt eine sym-
ptomarme Zeit.

Später treten wieder Beschwerden auf: Statt der früheren Hyperhidrosis
Schwitzunfähigkeit. An Stelle der früheren Akroparaesthesien kommen „Fabry-
Krisen" vor mit stunden- bis tagelang anhaltenden starken Extremitätenschmerzen.
Bald folgen Symptome der Linksherzüberlastung, später Linksherzinsuffizienz und
Nierenversagen.

Heterozygote weibliche Genträgerinnen (Konduktorinnen) haben kaum subjek-
tive Beschwerden, aber oft Augenveränderungen und Angiokeratome.

Histologisch benötigt man Gefrierschnitte für Lipidfärbungen. Deshalb muß die Fragestellung
gezielt angegeben werden. In Hauteffloreszenzen finden sich Ektasien von Papillencapillaren wie
bei anderen Angiokeratomformen, aber mit Cerebrosideinlagerungen in der Gefäßwand [4].

II.3.4 Angiokeratoma punctiforme scroti s. vulvae (Fordyce)

Die Veränderungen bleiben auf den Perigenitalbereich beschränkt. Sie treten meist
erst im mittleren Lebensalter auf. Charakteristisch sind einzelne oder multiple, bis
wenige Millimeter große, anfangs rote, später blaurötliche bis dunkle Papeln [4, 17]
mit glatter bis verrucöser Oberfläche an Scrotum oder Labia maiora.

Histologisch finden sich im Papillarkörper ausgeweitete Capillaren. Die Epidermis ist darüber
vorgewölbt, verdünnt und hyperkeratotisch.

II.3.5 Angiokeratoma acroasphycticum digitorum (Mibelli)

Diese seltene Krankheit wird wahrscheinlich dominant vererbt [18] mit geringer Penetranz. Sie tritt meist während der Pubertät bei Patienten mit asthenischem Körperbau und Neigung zu Akrocyanose und Perniosis auf. Charakteristisch sind an den Fingern und Zehen, ausnahmsweise auch an Hand- und Fußrücken multiple, anfangs flache hellrote, später dunkler bis braun gefärbte Papeln.

Histologisch findet man umschriebene Erweiterungen vom Subpapillarplexus aufsteigender Capillaren, oft auch thrombosierte Lacunen. Die Epidermis ist kugelig vorgetrieben und hyperkeratotisch.

II.3.6 Angioma verrucosum

Diese seltene Krankheit vereinigt Merkmale eines „echten" Angioms mit Oberflächenveränderungen eines angiokeratotischen Naevus. Sie kommt besonders an den Extremitäten bei Jugendlichen vor. Meist fallen zuerst umschriebene kleine erythematöse Maculae und rote, auch dunkler bis braunschwarz oder bläulich gefärbte ausdrückbare Papeln auf. Erst später wird eine tiefe Schwellung deutlich [4, 17].

Histologisch entsprechen die oberflächlichen Veränderungen denen in einem Angiokeratom. Im Unterschied dazu sind jedoch Capillarproliferationen vorhanden. Sie reichen seitlich weit in die Umgebung, vor allem im tiefen Gefäßplexus und der Subcutis.

II.4 Angiomatöse Naevi

Haemangiome sind echte Neubildungen mit Proliferation endothelialer Zellen. Capilläre Angiome haben nur Gefäße von capillärem Wandbau, cavernöse entwickeln arterien- oder venen-ähnliche bindegewebig-muskuläre Wandstrukturen. Die Unterscheidung gründet sich also *nicht* auf die Weite der Lumina.

II.4.1 Planotuberöse und tuberonodöse Säuglings-Hämangiome

Ursache dieser häufigsten capillären Angiomform ist wahrscheinlich eine temporäre Fehlsteuerung der Regulationsmechanismen für das Gefäßwachstum. Mädchen werden bevorzugt befallen. Alle Körperregionen können betroffen sein. Selten sind schon bei der Geburt einzelne oder mehrere rötliche weiche Knötchen oder unscharf begrenzte Flecken vorhanden. Meist wird das Tumorwachstum erst in der 2.-5., vorwiegend 3. Lebenswoche bemerkt. Charakteristisch ist ein in den ersten Wochen sehr rasches, die Eltern der betroffenen Kinder beunruhigendes Wachstum hellrötlicher weicher Tumormassen. Bleiben diese flach oder leicht beetartig erhaben, wird der Prozeß als planes Angiom bezeichnet, bei Knotenbildung als tuberonodöses. Mischformen werden als planotuberös charakterisiert. Tiefe subcutan wachsende nodöse Formen sind wesentlich seltener. Vereinzelt im Erwachsenenalter vorkommende capilläre Hämangiome zeigen die gleichen Formen. Charakteristisch ist nach anfänglich raschem Wachstum zunächst einzelne Stellen betreffender Wachstumsstillstand, gefolgt von Monate, manchmal Jahre dauernder Spontaninvolution.

Histologisch finden sich in frühen Entwicklungsstadien erweiterte Capillaren mit verdickten Endothelien im Papillarkörper. Mitosen sind selten. Mit weiterer Entwicklung greift der Prozeß auf das Stratum reticulare über; vielfach wird das Bild bestimmt von Sprossen spindeliger, sich der Länge nach verdoppelnder Zellen, umgeben von lockerem zellreichen Gewebe. In der Subcutis bilden Capillarsprossen und neugebildete Capillaren netzartige Geflechte zwischen den Fettzellen. Bei tuberonodösen Formen treten die Capillarproliferationen anteilsmäßig zurück hinter ektatisch-cavernösen Erweiterungen. Stets behalten sie einen rein capillären Wandbau.

Kasabach-Meritt-Syndrom: Ausgedehnte tuberonodöse Angiome bei Säuglingen und Kleinkindern können durch mikrothrombotische Veränderungen in der Geschwulst vereinzelt mit Thrombocytopenie und Verbrauchskoagulopathie einhergehen [4].

Multiloculäre Hämangiomatose des Säuglingsalters: Diese im Gegensatz zu den solitären Säuglingsangiomen seltene Krankheit mit vielen eruptiv aufschießenden capillären Hämangiomen der Haut kann auch multizentrisch die inneren Organe mitbefallen und durch Nekrosen oder Blutungen zu letalem Ausgang führen. Ohne solche Komplikationen erfolgt später Spontaninvolution mit völliger Wiederherstellung.

II.4.2 *Progressive multiple Angiome (Darier)*

Die seltene Krankheit beginnt in Kindheit oder Jugend mit multiplen cutanen oder subcutanen bläulichen weichen Knoten, die manchmal schmerzen.

Histologisch zeigen sie capillären Wandbau. Einzelne Lacunen können Thromben aufweisen. Das Stroma enthält Extravasate und entzündliche Infiltrate [4].

II.4.3 *Eruptives Angiom* („Granuloma pediculatum", „Granuloma teleangiectaticum", „Granuloma pyogenicum")

Zu den historischen Synonyma dieser häufigen Gefäßgeschwulst ist zu bemerken, daß weder jemals Granulome sich in diesen Gebilden entwickeln noch eine „pyogene" Entstehung zutrifft. Als möglicher Auslöser des Wachstums wurde Aktivierung primitiver Gewebsorganisationsfaktoren infolge Genderepression, vielleicht als Folge einer Virusinfektion, diskutiert. Das Tumorwachstum geht von Capillaren in Bindegewebspapillen des Coriums aus [4]. Eruptive Angiome kommen in jedem Alter vor. Bevorzugter Befall bestimmter Stellen (Hände, Kopf) wird in der Literatur erwähnt. Größere Statistiken hierüber fehlen jedoch. Multiples Auftreten ist selten. Charakteristisch sind im Beginn hellrote, sich rasch vergrößernde oberflächliche Knötchen. Die Epidermis wird kugelig vorgewölbt. Sie schnürt an der Basis mit verdicktem hyperkeratotischen Epithel den weichen Tumor kragenähnlich ein. Dadurch erscheint er pilzförmig. Die Epidermis über der Vorwölbung kann ulcerieren, der Defekt superinfiziert oder von hämorrhagischen, dunkelgefärbten Krusten bedeckt werden.

Histologisch findet sich in frühen Entwicklungsstadien kugelige Vorwölbung und Verdünnung der Epidermis über einer aufgetriebenen Bindegewebspapille mit in ein lockeres ödematöses Stroma eingelagerten, in Läppchen untergliederten Capillarproliferationen und Konvoluten enger Capillaren mit dicken Endothelzellen. Mit weiterer Entwicklung wird die basale Einschnürung durch deutlich verdicktes Epithel deutlich. Später kommen hinzu Erosion, Ulceration, Überkrustung, entzündliche Überlagerung und Erythrozytenextravasate. In späten Entwicklungsstadien können bindegewebig-muskuläre Wandverdickungen und Ektasien der Gefäße beobachtet werden, die Capillarsprossen werden weniger [4].

II.4.4 Tardive („senile") Angiome

Diese alltäglichen, häufigen Veränderungen sind echte Angiome. Sie haben in Entwicklung und Verlauf Gemeinsamkeiten mit eruptiven Angiomen [4, 17]. Schon bei einem Drittel aller 20jährigen sind einzelne dieser kleinen Tumoren nachzuweisen. Ihre Häufigkeit nimmt bei beiden Geschlechtern mit dem Alter allmählich zu. Am stärksten werden Stamm und proximale Extremitätenabschnitte befallen. Klinisch imponiert das „flohstichartige" Initial- oder Evolutionsstadium als hellrote kleine Macula. In der weiteren Entwicklung folgt das „pfefferkornähnliche" Intermediärstadium mit 1 bis 3 mm großen, roten weichen Knötchen und schließlich das „cavernöse" Endstadium mit im Durchmesser manchmal bis über 5 mm großen schlaffen „Blutsäckchen" von dunkelroter bis blauvioletter Farbe [17].

Histologisch ist nur im ersten („eruptiven") Stadium noch Proliferation von Capillarsprossen erkennbar. Im Papillarkörper finden sich Capillarknäuel, ähnlich embryonalen Capillaren. – Das zweite („ruhende") Stadium zeigt keine Capillarsprossen mehr. Durch Erweiterung ausdifferenzierter Capillaren ist das Gesamtvolumen größer und die Epidermis stärker vorgewölbt. Unterteilung in Läppchen ist noch erkennbar. Das Bindegewebe ist regressiv verändert. – Das gealterte, „cavernöse" Endstadium ist charakterisiert durch degenerative Veränderungen. Die Läppchengliederung geht verloren. Das ganze Gebilde besteht aus von flachem Endothel ausgekleideten, unregelmäßig geformten blutgefüllten Hohlräumen, umgeben von teilweise dicken Bindegewebslagen [17].

II.4.5 Gemmangiom (Orsós)

Diese seltene Angiomform ist wahrscheinlich eine Variante des eruptiven Angioms. Uncharakteristische Befunde, aber auch eruptiven Angiomen gleiches Wachstum sind beschrieben worden.

Histologisch besteht das Gemmangiom aus Capillaren und Capillarsprossen; auffällig sind im Bindegewebe dazwischen stark regressive, mucinöse oder hyaline Veränderungen mit Infiltration durch Lymphozyten und Neutrophile. An der Peripherie finden sich Capillarektasien und konzentrische Kollagenbündel [4].

Cavernöse Angiome

Seit Rudolf Virchow wird der ursprünglich auf die Weite der Lichtungen bezogene Begriff „cavernös" wegen der Bedeutung des Wandbaues für Prognose und Therapie bei Angiomen mit capillärer Differenzierung nicht verwendet, sondern nur für Tumoren, die durch bindegewebig-muskuläre Wandstrukturen Arterien oder Venen nachahmen und sich deshalb nicht spontan zurückbilden können [4, 8].

II.4.6 Arterielle Cavernome

Sie sind selten und kommen nur bei Erwachsenen vor. Typisch sind relativ weiche, cutane oder subcutane, ein- oder mehrknotige Tumoren, die langsam teilweise ausdrückbar sind, sich nach Sistieren des Druckes wieder entfalten. Infolge Dickwandigkeit sind sie nicht rot, sondern livid bis bläulich.

Histologisch finden sich neben Capillarproliferationen in Corium oder Subcutis scharf begrenzte, aber nicht durch eine Kapsel abgegrenzte Konvolute meist weiter Gefäße mit teils abgeflachten, teils verdickten Endothelien und starker bindegewebig-muskulärer Wand. Ihr Aufbau ahmt durch einen hohen Anteil glatter Muskulatur mit geordneter spiraliger Anordnung Arterienwände nach. Eine charakteristische elastische Architektur mit Lamina elastica interna fehlt jedoch.

II.4.7 Venöse Cavernome

Sie sind im Vergleich mit arteriellen häufiger. Sie beginnen ebenfalls mit capillären Initialstadien und finden sich praktisch nur bei Erwachsenen. Die meist mehrknotigen weichen, langsam teilweise ausdrückbaren Tumoren können cutan oder subcutan liegen. Infolge Dickwandigkeit sind sie auch bei oberflächlicher Lage bläulich, nur bei größeren capillären Anteilen livid-rötlich.

Histologisch findet sich um den Tumor keine Kapsel. Er besteht neben Capillarproliferationen aus Konvoluten venenähnlicher, teils ektatischer, teils enger Gefäße mit unregelmäßig starker, vorwiegend bindegewebiger Wand. Elastisches Material ist spärlich.

II.4.8 Blue-rubber-bleb-Naevus-Syndrom (Bean)

Die seltene Krankheit kommt z.T. familiär vor. Die Veränderungen sind oft schon angeboren mit einzelnen bis sehr zahlreichen bläulichen weichen Knötchen und Knoten von wenigen Millimetern bis zu mehreren Zentimetern Größe. Einzelne davon sind manchmal schmerzhaft. Neben der Haut wird der Intestinaltrakt befallen. Das kann zu okkulten Blutungen und Anämie führen [18].

Histologisch zeigen die weitlumigen Konvolute meist cavernöse Differenzierung mit venenartiger Wand.

II.4.9 Maffucci-Syndrom

Cavernome mit Dyschondroplasie sind sehr selten, wahrscheinlich nicht erblich. Befallen werden vorwiegend männliche Kinder oder Jugendliche. Charakteristisch ist die Kombination multipler cutaner und subcutaner Ektasien und Angiome mit multiplen Enchondromen [17, 18].

Therapie: Einzelne Hauttumoren können excidiert werden. Die Aussichten der Patienten werden durch die kaum korrigierbaren Skelettveränderungen bestimmt.

II.5 Glomustumoren (Glomangiome, Angiomyoneurome)

Hamartome der Glomusorgane werden nach der Ausprägung ihrer geweblichen Komponenten sowie klinisch in verschiedene Typen unterteilt.

II.5.1 Solitäre Glomustumoren

Sie sind die häufigste Variante der Glomangiome. Sie kommen von Jugend an bei beiden Geschlechtern vor, aber in verschiedener Lokalisation: Bei Frauen wird besonders die obere Extremität befallen, vor allem subungual. Bei Männern dagegen ist die Verteilung gleichmäßig, subunguale Lokalisation selten. Charakteristisch sind bläulich durchschimmernde cutane Knötchen, selten über 1 cm große Knoten, die meist auf Berührung oder Kältereiz mit anfallsweisen Schmerzen reagieren.

Histologisch ist der Tumor durch konzentrische Bindegewebslagen umschlossen. Er weist zwei Arten vasculärer Strukturen auf: Die einen ähneln dem arteriellen Schenkel des Glomusorgans mit engen Lumina, flach kubischem Endothel, einer dünnen Kollagenschicht, zirkulären glatten Muskelfasern, außen soliden Komplexen „epitheloider" Zellen, die sich von glatten Muskelzellen ableiten. Die andere Gefäßart entspricht primären Sammelvenen der Glomusorgane. Die weiten gewundenen Lumina haben flaches bis kubisches Endothel. Diesem liegen außen die epitheloiden Zellen direkt auf. Diese Strukturen sind in dem häufigen angiomatösen Typ am stärksten vertreten. Solide epitheloide Formationen im epitheloiden –, neurale Strukturen im neuromatösen –, regressive Gewebsveränderungen im degenerativen Typ, sowie Hyalinisierung des Stromas [17].

II.5.2 Systematisierte Glomustumoren

Sie kommen selten vor. Sie sind charakterisiert durch in der Jugend auftretende, umschriebene Herde mit gruppierten bläulichen, cutanen, weichen Knötchen. Im Gegensatz zu solitären Formen verursachen sie nur selten Beschwerden. Familiäres Auftreten ist bisher nicht gesichert. Kombinationen mit anderen Störungen, z. B. Enchondromen wurde vereinzelt beobachtet.

Histologisch sind im Gegensatz zu solitären Glomustumoren keine kapselähnlichen Strukturen ausgebildet.

II.5.3 Disseminierte familiäre Glomustumoren

Sie sind selten und haben einen autosomal-dominanten Erbgang. Sie manifestieren sich ebenso wie die systematisierten Glomustumoren in der Jugend, aber an verschiedensten Körperstellen. Neben beschwerdefreien können auch einzelne schmerzhafte Knötchen auftreten.

Histologisch entsprechen die Befunde denen bei systematisierten Glomangiomen.

II.5.4 Akraler arteriovenöser Tumor (Carapeto-Garcia Perez-Winkelmann)

Dieses Glomushamartom kommt überwiegend bei männlichen Erwachsenen vor. Typisch sind dunkelrote Knötchen von wenigen Millimetern, vereinzelt größere Knoten. Beschwerden bestehen nicht.

Histologisch finden sich Knäuel dickwandiger Gefäße, deren Wände einer Arterie ähneln, aber fast ausschließlich aus Bindegewebszellen bestehen. Eine Elastica interna fehlt. Vereinzelt finden sich in der Wand glomoide Zellen, regelmäßig im Stroma Nervenfasern; eine Kapsel ist nicht vorhanden [4].

Literatur

1. Gartmann H (1978) Zur Dignität der naevoiden Lentigo. Z Hautkr 53: 91–100
2. Gartmann H (1981) Pigmentzellengeschwülste der Haut. In: Korting GW (Hrsg): Dermatologie in Praxis und Klinik, Bd IV S 41.174–41.218. G Thieme, Stuttgart New York
3. Hundeiker M (1978) Hautgeschwülste in der dermatologischen Praxis. Akt Dermat 4: 85–92
4. Hundeiker M (1979) Fehl- und Neubildungen der Blut- und Lymphgefäße. In: Doerr W, Seifert G, Uehlinger E (Hrsg): Spezielle Pathologische Anatomie, Bd 7, 2. Aufl, T 2, S 311–354. Springer, Berlin Heidelberg New York
5. Hundeiker M (1981) B-K-mole Syndrom. Verh Dtsch Dermat Ges 32. Tagung, Westerland, 15.–20. 9. 1980; Hautarzt 32, Suppl 5: 40–43
6. Hundeiker M (1982) Pigmentzellnaevi und Pigmentzelltumoren. Fortschr Med 100: 1862–1869
7. Hundeiker M (1983) Naevi und Tumoren des Pigmentzellsystems. Internist Prax 23, im Druck
8. Kämpfer R, Hundeiker M (1977) Fehldiagnosen bei Angiomen. Z Hautkr 52: 1083–1098
9. Kietzmann H, Goos M, Christophers E (1983) Les lentigines éruptives post-photochimiothérapiques. Ann Dermatol Vénéréol (Paris) 110: 63–67
10. Konz B (1982) Angeborene Riesennaevi („Giant Nevi") Fortschr Med 100: 671–675
11. Paul E (1979) Traumatisch induzierte junctionale Aktivität von Naevuszellnaevi. Arch Dermatol Res 265: 23–36
12. Paul E, Gerhard H (1983) Morphologic investigations on the dynamics of nevus development. Virchows Arch (Cell Pathol) 43: 337–348
13. Petres J, Müller RPA, Kunze J, Hundeiker M (1983) Zur Problematik der Dermabrasion ausgedehnter Pigmentnaevi bei Neugeborenen. Verh Dtsch Dermatol Ges, 33. Tagung, Wien, 30.9.–4.10. 1982. Hautarzt 34, Suppl 6, im Druck
14. Proppe A (1981) Hämangiome. In: Korting GW (Hrsg): Dermatologie in Praxis und Klinik, Bd IV, S 40.1–40.19. G Thieme, Stuttgart New York
15. Rhodes A, Sober A, Day CL, Melski JW, Harrist TJ, Mihm MC, Fitzpatrick TB (1982) The malignant potential of small congenital nevocellular nevi. An estimate of association based on a histologic study of 234 primary cutaneous melanomas. J Amer Acad Dermatol 6: 230–241
16. Rhodes AR, Melski JW (1982) Small congenital nevocellular nevi and the risk of cutaneous melanoma. J Pediatr 100: 219–224
17. Schnyder UW (1963) Hämangiome (einschließlich Teleangiectasien) und verwandte Hauterscheinungen. In: Handbuch der Haut- und Geschlechtskrankheiten, Erg-Werk Bd 3, T 1, S 495–567. Springer, Berlin Göttingen Heidelberg
18. Schnyder UW (1966) Erbliche Gefäßmäler. Teleangiektasien und Lymphödeme. In: Handbuch der Haut- und Geschlechtskrankheiten. Erg-Werk Bd 7, S 695–742. Springer, Berlin Heidelberg New York

Perifollikuläre Fibrome

S. Welke und E. Christophers

Einführung

Als „perifollikuläre Fibrome" bezeichneten Zackheim und Pinkus (1960) Bindegewebstumoren, die bereits 1925 von Burnier und Rejsek klinisch und histologisch ausführlich beschrieben und als „fibromes sous-cutanés peripilaires multiples du cou" bezeichnet worden waren.

Klinisch handelt es sich dabei um solitär oder multipel auftretende, glasstecknadelkopf- bis linsengroße, hautfarbene oder zart rötliche, derbe Knötchen, die vorzugsweise im Gesicht, gelegentlich aber auch am Hals, am Rumpf und an den Extremitäten auftreten.

Histologisch sind diese Knötchen durch eine scharf umschriebene Bindegewebsproliferation um den oberen Anteil des Haarfollikels charakterisiert.

Die Ätiologie der Tumoren ist bis heute unklar geblieben. Bereits Zackheim und Pinkus diskutierten sowohl eine naevoide als auch eine postinflammatorische Genese.

Eigenes Krankengut

An der Universitäts-Hautklinik Kiel wurden zwischen 1977 und 1982 10 Patienten mit multiplen perifollikulären Fibromen beobachtet (Tabelle 1). Es handelt sich um 7 Frauen und 3 Männer im Alter zwischen 14 und 16 Jahren, 8 Patienten waren älter als 30 Jahre. Die meisten Tumoren bestanden länger als ein Jahr, bei einem 33jährigen Patienten mit über 100 symmetrisch im Gesicht verteilten Knötchen länger als 20 Jahre. Dieser Patient sowie eine 40jährige Frau gaben an, daß die Mutter bzw. Vater und Sohn die gleichen Hauterscheinungen hätten.

Bei allen Patienten fanden sich multiple, bei 9 Patienten annähernd symmetrisch verteilte, perifollikuläre Fibrome im Gesicht, bei 3 Frauen auch am Stamm. Bei 8 Patienten handelte es sich dabei um kleine, bis pfefferkorngroße, derbe, weißliche Papeln. Zwei Patienten wiesen auch größere, bis linsengroße Knoten auf, wobei 3 bis 4 nebeneinanderliegende Follikel betroffen waren (Abb. 1 u. 2). Zeichen einer bestehenden oder abgelaufenen follikulären Entzündung bestanden bei keinem Patienten.

Tabelle 1. Klinische Daten der Patienten mit multiplen perifollikulären Fibromen

Anzahl:	10 Patienten
Geschlecht:	7 Frauen, 3 Männer
Alter:	14–64 Jahre
Dauer:	6 Monate–20 Jahre
Verteilung:	Gesicht, Hals, Stamm

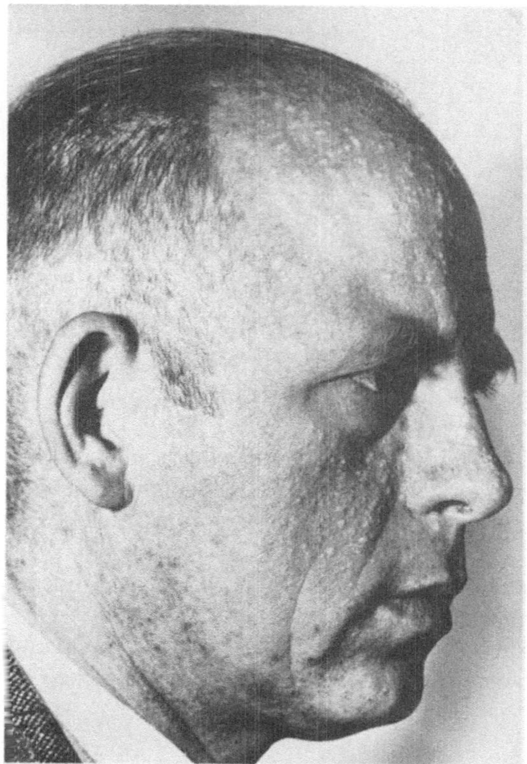

Abb. 1. 43jähriger Patient mit multiplen perifollikulären Fibromen, die seit Kindheit bestehen

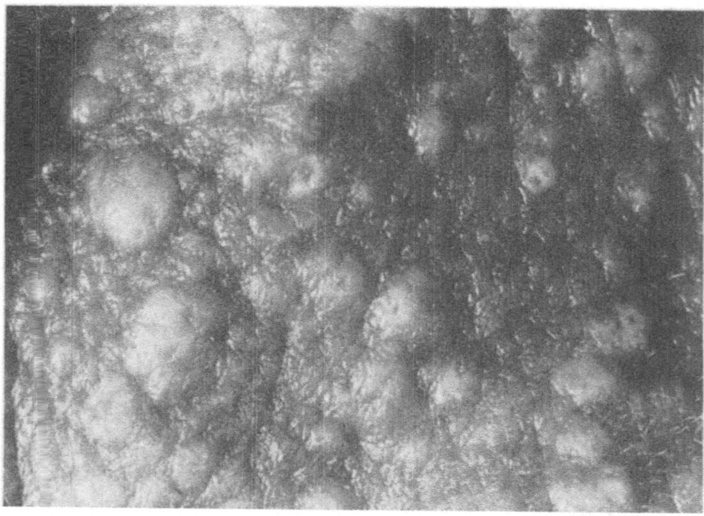

Abb. 2. Ausschnitt von Abb. 1. Unterschiedlich große perifollikuläre Fibrome mit einer oder mehrerer zentralen Follikelöffnungen

Bei einer 62jährigen Patientin mit ebenfalls über 100 perifollikulären Fibromen, die seit 5 Jahren bestehen und asymmetrisch gruppiert über Brust, Rücken und linker Leiste verteilt sind, besteht zusätzlich der Verdacht auf ein Immunozytom. Eine weitergehende Abklärung wurde von der Patientin bisher abgelehnt.

Histologisch fanden wir bei unseren Patienten 2 unterschiedliche Formen:
1. Bei den kleinpapulösen Fibromen sahen wir eine breite Zone zellarmer Bindegewebsfasern in konzentrischer Anordnung um den oft erweiterten Haarfollikel. Stets war nur ein Haarfollikel betroffen (Abb. 3).

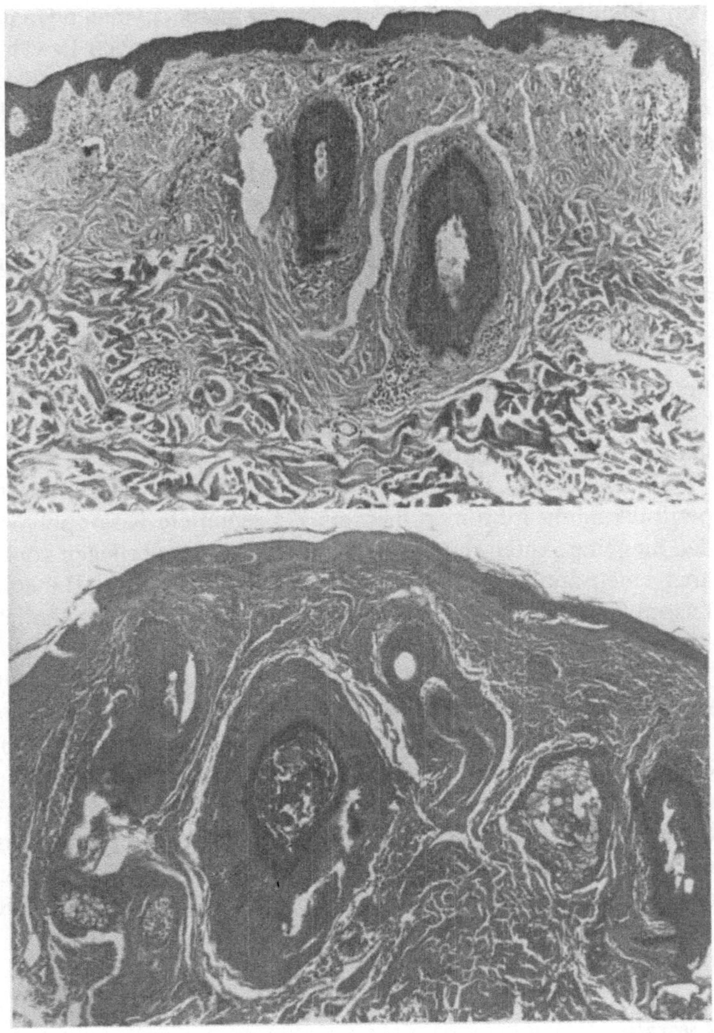

Abb. 3 (oben). Konzentrische Bindegewebsproliferation um den erweiterten oberen Anteil eines Haarfollikels. HE, × 25

Abb. 4 (unten). Konzentrische perifollikuläre Bindegewebsproliferation um 2 Haarfollikel, zusätzlich eine ausgedehnte, gegen das Stratum reticulare scharf abgegrenzte Fibrose des oberen Koriums. HE, × 25

2. Bei den großknotigen perifollikulären Fibromen bestand zusätzlich eine ausgedehnte, gegen das Stratum reticulare scharf abgegrenzte Fibrose des oberen Koriums, die bis unmittelbar unter die Epidermis reichte (Abb. 4).

Elastische Fasern ließen sich in den Fibrosebezirken nicht nachweisen. Stellen-
weise bestanden lichte perivaskuläre lymphozytäre Infiltrate.

Besprechung

Perifollikuläre Fibrome sind Tumoren der mesenchymalen Haarscheide [5, 6, 8], die
bis heute nur sporadisch in kasuistischen Mitteilungen Erwähnung finden. Nach
unseren Beobachtungen an 10 Patienten sind die zentrale Follikelöffnung, gelegentlich auch mehrere Poren, der weißliche Farbton und die derbe Konsistenz der sehr
oberflächlich gelegenen Knötchen charakteristische Merkmale der perifollikulären
Fibrome. Aufgrund dieser Merkmale sind sie bereits klinisch von anderen, multipel
und symmetrisch auftretenden, ähnlichen Tumoren wie Syringomen, Leiomyomen,
eruptiven Milien, Trichoepitheliomen und Trichodiskomen zu unterscheiden. Lediglich die Differenzierung von Fibrofollikulomen (Bert-Hogg-Dubé, 1977) ist nur
aufgrund der feingeweblichen Untersuchung möglich.

Bei den meisten bisher mitgeteilten Fällen [3, 5, 7, 9] sowie bei 8 unserer Patienten traten die perifollikulären Fibrome nach dem 30. Lebensjahr auf. Lediglich
Freeman et al. (1969) beobachteten ein solitäres großknotiges perifollikuläres Fi-
brom bei einem Neugeborenen und sahen darin einen Hinweis für den naevoiden
Ursprung dieser Tumoren.

Hornstein et al. (1975) fanden bei einem von zwei Geschwistern mit multiplen
perifollikulären Fibromen mehrere z. T. entartete Kolonpolypen. Sie vermuteten,
daß hier eine „kutan-intestinale Tumorsyntropie" vorliegen könnte. Kürzlich wurde
über einen ähnlichen Fall von Simon, Hornstein und Hanecke (1982) berichtet.
Diesen Kasuistiken von Hornstein und Mitarbeitern sehr ähnlich war das klinische
Bild bei einem 33jährigen Mann unseres Krankengutes, bei dem seit Kindheit über
100 perifollikuläre Fibrome im Gesicht bekannt sind. Bei diesem Patienten ließen
sich allerdings keine intestinalen Polypen oder Karzinome nachweisen.

Die Tatsache, daß bei keinem der Patienten eine floride Akne oder Follikulitis
bzw. entsprechende Folgezustände bestanden, die Tumoren in den meisten Fällen
erst im 3. bis 6. Dezennium auftraten und bei 2 Patienten ein familiäres Vorkommen
besteht, spricht in Verbindung mit den histologischen Veränderungen eher für die
naevoide Genese der multiplen perifollikulären Fibrome. Sie sind sowohl klinisch
als auch histologisch leicht von der perifollikulären Fibrose, wie sie bei Akne und
Follikulitiden auftreten kann, zu unterscheiden.

Literatur

1. Birt AR, Hogg GR, Dubé WJ (1977) Hereditary multiple fibrofolliculomas with trichodiscomes
   and achrochordons. Arch Dermatol 113: 1674–1677
2. Burnier & Rejsek (1952) Fibromes sous-cutanés péripilaires multiples du cou. Bull Soc Franc
   Derm Syph 32: 242–243

3. Cramer HJ (1968) Multiple perifollikuläre Fibrome. Hautarzt 19: 228–229
4. Freeman RG, Chernosky ME (1969) Perifollicular fibroma. Arch Derm 100: 66–69
5. Hornstein O, Knickenberg M (1975) Perifollicular fibromatosis cutis with polyps of the colon – a cutaneo-intestinal syndrome sui generis. Arch Derm Res 253: 161–175
6. Simon M, Hornstein OP, Haneke E (1982) Perifollikuläre Fibromatose. Eine kutane Paraneoplasie? Hautarzt 33: 481–483
7. Vakilzadeh F, Manegold HG (1976) Perifollikuläre Fibrome. Z Hautkr 51: 1033–1041
8. Weintraub R, Pinkus H (1977) Multiple Fibrofolliculomas (Birt-Hogg-Dubé) associated with a large connective tissue nevus. J Int Path 4: 289–299
9. Zackheim HS, Pinkus H (1960) Perifollicular fibromas. Arch Derm 82: 913–917

Der Merkel-Zell-Tumor (Trabekuläres Karzinom) im Gesichtsbereich

G. Wagner, W. Sterry und H. Tritsch

Einleitung

Merkel-Zellen sind dem Dermatologen gut vertraute Mitglieder der epidermalen Zellfamilie [4]. In Gruppen von etwa 50 bilden sie das morphologische Substrat der 1902 von Felix Pinkus beschriebenen Haarscheibe [5]. Haarscheiben sind 0,3–0,5 mm große [7], leicht erhabene Typ I-Mechanorezeptoren [3], die über den ganzen Körper verteilt direkt neben größeren Haaren vorkommen. Merkel-Zellen zählen zu den neuroendokrinen Zellen [11]: sie enthalten den Neurotransmitter Metenkephalin [2], der in Granula mit elektronendichtem Kern (neurosekretorische Granula) gespeichert ist. Embryologisch stammen die Merkel-Zellen wahrscheinlich von Keratinozyten ab [10].

1982 beschrieb der amerikanische Pathologe C. Toker einen Tumor, den er bei drei Patienten beobachtet hatte [9]; klinisch zeichneten sich die Tumoren durch Rezidivfreudigkeit und häufige Absiedlung in die regionalen Lymphknotenstationen aus. Histologisch war in allen Fällen zunächst an die kutane Metastase eines undifferenzierten Karzinoms gedacht worden. Toker kommt das Verdienst zu, erkannt zu haben, daß es sich um einen bislang nicht beschriebenen Primärtumor der Haut handelt: aufgrund des feingeweblichen Aufbaus dachte Toker an eine Differenzierung in Richtung Schweißdrüsenazini und schlug deshalb den Namen „trabekuläres Karzinom" vor.

Tang und Toker legten auch die ersten elektronenmikroskopischen Untersuchungen über diesen Tumor vor: alle Tumorzellen enthalten neurosekretorische Granula, wie sie in der Haut nur in Merkel-Zellen vorkommen; somit wurde eine Abstammung des trabekulären Karzinoms von den Merkel-Zellen angenommen [8]. In der Literatur hat sich neuerdings die Bezeichnung Merkel-Zell-Tumor durchgesetzt, da

1. die Tumorzellen den Merkel-Zellen sehr ähnlich sind, und
2. trabekuläre Formationen nur ein seltener vorkommendes Merkmal des Tumors darstellen.

Bis 1982 wurden 56 Merkel-Zell-Tumoren in der Weltliteratur beschrieben (Übersicht s. [6]).

Wegen des häufigen Vorkommens dieser Neoplasie im Kopfbereich soll im folgenden anhand einer Literaturübersicht sowie durch Darstellung drei eigener Fälle auf das klinische Verhalten sowie das therapeutische Vorgehen beim Merkel-Zell-Tumor aufmerksam gemacht werden.

Kasuistiken

Patientin C. L., 58 Jahre

Im November 1980 Auftreten eines kirschgroßen bräunlich-bläulichen Tumors am medialen Rand der linken Augenbraue. Die Veränderung wurde exzidiert. Die feingewebliche Untersuchung ergab den Verdacht auf das Vorliegen einer kutanen Metastase eines undifferenzierten Tumors. Bereits 14 Tage nach der Exzision trat ein lokales Rezidiv auf.

Im März 1981 wurde das mittlerweile 1,5 cm große, halbkugelige Rezidiv exzidiert und der Defekt durch ein Vollhauttransplantat gedeckt. Im Mai 1981 wurde im Transplantat ein Rezidiv beobachtet, zusätzlich trat eine präaurikuläre Lymphknotenschwellung links auf; die feingewebliche Untersuchung ergab das Vorliegen eines metastasierenden kleinzelligen Karzinoms. Es wurde daher eine Bestrahlung der befallenen Region mit Photonen und Elektronen und eine anschließende Chemotherapie vorgenommen. Im weiteren Verlauf kam es nach multiplen lokalen Rezidiven im Bereich der linken Gesichtshälfte zum Exitus durch eine Arrosionsblutung im August 1983.

Patient I. K., w., 69 Jahre

Im Oktober 1978 Exzision eines 2 cm großen, teleangiektatischen bräunlichen bis bläulichen Tumors an der linken Wange (Abb. 1). Im Mai 1979 Auftreten von 5 lokalen kleinen Rezidiven; zusätzlich Lymphknotenmetastasen links präaurikulär und submandibulär. Histologisch wurde die Diagnose lymphoblastisches Lymphom gestellt und eine Bestrahlung der linken Gesichtshälfte mit schnellen Elektronen vorgenommen (50 Gy). Ein erneutes Lokalrezidiv einen Monat später wurde erneut mit 20 Gy bestrahlt und danach eine Chemotherapie angeschlossen (Vincri-

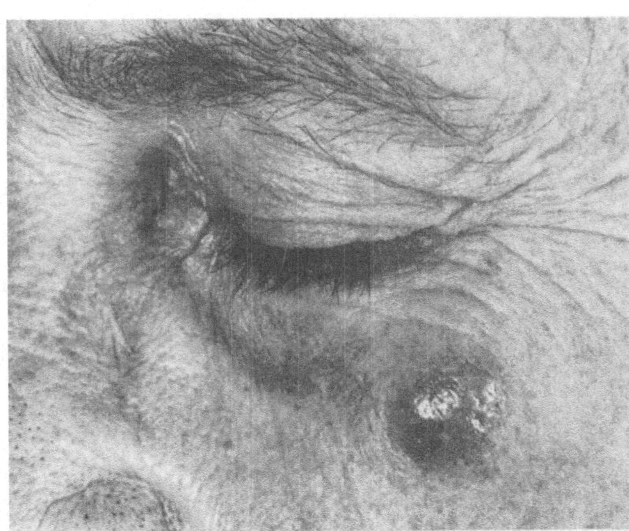

Abb. 1. Pat. E. K. Merkel-Zell-Tumor; Primärherd vor Therapie

stin, Adriamycin, Endoxan). Ein weiteres Rezidiv lokal und in beiden Lk-Regionen trat im Mai 1980 auf und wurde chirurgisch angegangen. Ein nachfolgendes Rezidiv wurde mit einem aggressiven Chemotherapie-Schema behandelt; im Verlauf der Therapie kam es zum Exitus durch akutes Nierenversagen.

Pat. W.T., m., 65 Jahre

Auftreten eines rötlichen Knotens an der rechten Stirnseite, der im Dezember 1981 exzidiert wird. Im Verlauf des Jahres 1982 wurden mehrere lokale Rezidive außerhalb kürettiert. Im März 1982 präaurikuläre Schwellung rechts; histologisch konnte die Diagnose Merkel-Zell-Tumor gestellt werden und der Patient einer weitergehenden operativen Therapie zugeführt werden.

Dabei wurde eine Verschiebeschwenkplastik im Stirnbereich sowie eine radikale Parotidektomie und neck dissection durchgeführt. Im Randbereich der Verschiebeschwenkplastik traten nochmals Rezidive auf, die spindelförmig exzidiert wurden.

Diskussion

Die von uns beobachteten Merkel-Zell-Tumoren sind von Klinik und Verlauf für diese Neoplasie typisch. Im folgenden sollen die wichtigsten Kriterien anhand der Literatur [6] und unseren eigenen Beobachtungen dargestellt werden (insgesamt 59 Fälle).

Ätiologie. Unbekannt

Pathogenese, Histogenese. Obwohl die Zellen des Merkel-Zell-Tumors elektronenmikroskopisch normalen Merkel-Zellen ähnlich sind, erscheint eine maligne Entartung normaler Merkel-Zellen aus zwei Gründen unwahrscheinlich: zum einen teilen sich Merkel-Zellen postembryonal extrem selten [1], und zum zweiten weisen die Zellen des Merkel-Zell-Tumors kein Metenkephalin auf [1]. Wahrscheinlicher ist eine Entstehung des Merkel-Zell-Tumors aus dermalen Merkel-Zell-Vorläufern.

Altersverteilung. Der Merkel-Zell-Tumor hat seine höchste Inzidenz im siebten und achten Dezennium (Abb. 2).

Geschlechtsverteilung. Männer sind im Verhältnis 2:3 weniger als Frauen betroffen.

Lokalisation. Mit 54% ist der Kopf am häufigsten Entstehungsort, gefolgt von den Beinen (23%), den Armen (12%) und dem Stamm (11%).

Verlauf. Regionale Lymphknotenmetastasen (bei 59% der Patienten) und lokale, oft mehrfache Rezidive (46%) kennzeichnen den Verlauf. 15% der betroffenen Patienten versterben direkt am Tumor, dessen Malignität damit höher als die des Plattenepithelkarzinoms einzuschätzen ist.

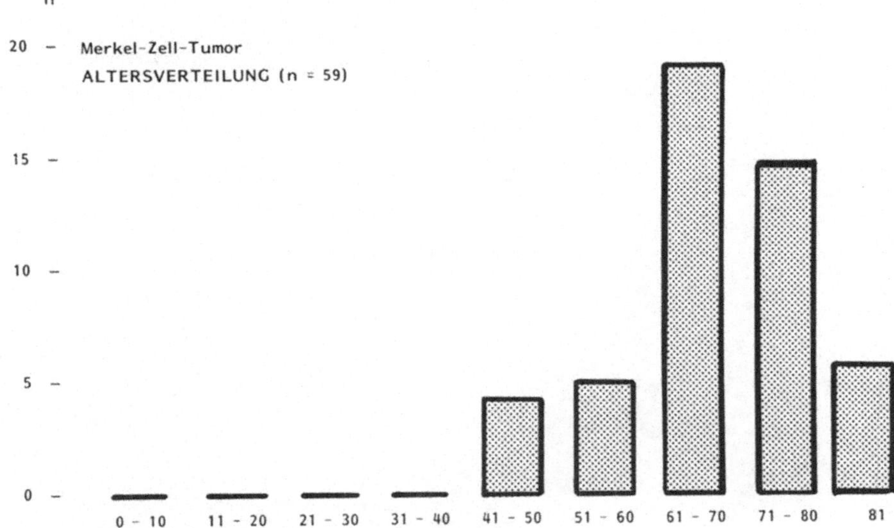

Abb. 2. Altersverteilung des Merkel-Zell-Tumors (nach [6] und den eigenen Fällen)

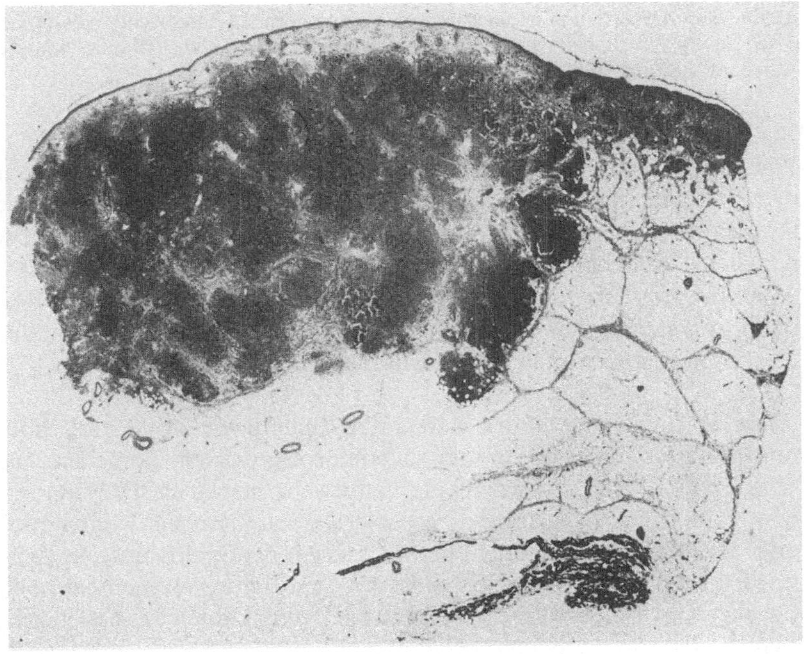

Abb. 3. Histologische Übersichtsaufnahme des in Abb. 1 gezeigten Merkel-Zell-Tumors (Pat. E. K.). Beachte das Freibleiben der Epidermis und das Eindringen in das subkutane Fettgewebe

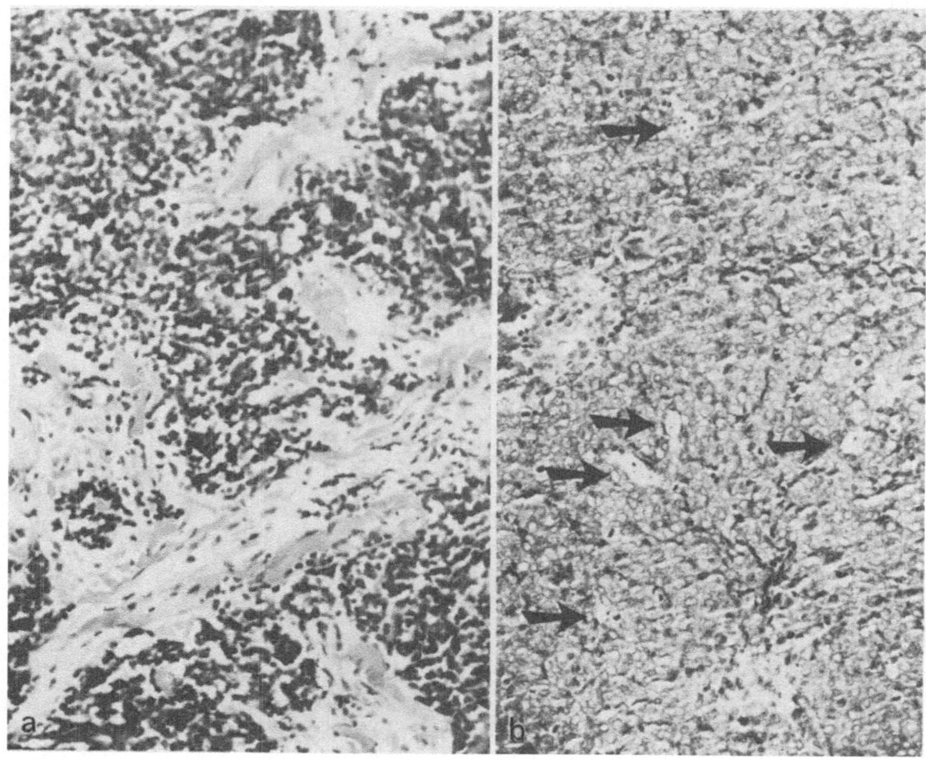

Abb. 4. a Merkel-Zell-Tumor: überwiegend einzeln liegende Tumorzellen, die differentialdiagnostisch an ein lymphoblastisches Lymphom erinnern. **b** Merkel-Zell-Tumor: kohäsiv wachsender Anteil mit vielen starry sky – Makrophagen (→)

Histologische Kriterien. Der Merkel-Zell-Tumor läßt das Stratum papillare frei, dringt aber häufig bis in das subkutane Fettgewebe vor (Abb. 3). Die dicht gelagerten Zellformationen lassen teils kohäsive, adhärente Formationen mit schwach basophilem, schlecht abgrenzbarem Zytoplasma und vakuoligen Zellkernen (Abb. 4a), teils einzeln liegende basophile Zellelemente mit rundem Kern erkennen (Abb. 4b); erstere erinnern differentialdiagnostisch an Metastasen undifferenzierter Karzinome, letztere an lymphoblastische Lymphome.

Therapie. Die Mortalität des Merkel-Zell-Tumors von 15% mit der hohen Rezidiv- und Metastasierungsrate zwingt zu primär aggressivem Vorgehen. Das histologische Eindringen in das subkutane Fettgewebe macht die Exzision bis zur Faszie bzw. zum Knochen zwingend; gedeckt werden kann mit Vollhauttransplantaten oder Schwenkplastiken, auch die Möglichkeit der Spalthautdeckung zur frühzeitigen Erkennung von Rezidiven sollte erwogen werden. Wegen der hohen Metastasierungsrate von 59% in die regionären Lymphknoten ist die elektive regionale Lymphadenektomie zu empfehlen.

    Der Merkel-Zell-Tumor ist trotz seiner späten Erstbeschreibung wahrscheinlich wesentlich häufiger als die Zahl der publizierten Fälle vermuten läßt. Der größte

Teil dürfte klinisch und histologisch verkannt werden. Seine Kenntnis ist jedoch von größter Wichtigkeit, da zum einen aggressive systemische Therapien, wie sie bei metastasierenden Karzinomen und Lymphomen erforderlich sind, dem Patienten erspart bleiben, andererseits frühzeitig eingeleitete radikale Operationsmaßnahmen die Prognose möglicherweise verbessern.

Danksagung. Dem Ministerium für Wissenschaft und Forschung des Landes Nordrhein-Westfalen danken wir für die Unterstützung.

Literatur

1. Hartschuh W, persönliche Mitteilung
2. Hartschuh W, Weike E, Buchler M, Helmstaedter V, Feurle GE, Forsmann WG (1979) Metenkephalin-like immunoreactivity in Merkel cells. Cell Tissue Res 201: 343–348
3. Iggo A, Muir AR (1969) The structure and function of slowly adapting touch corpuscles in hairy skin. J Physiol 200: 763–769
4. Merkel F (1875) Tastzellen und Tastkörperchen bei den Haustieren und beim Menschen. Arch Mikrosk Anat 11: 636–652
5. Pinkus F (1902) Über einen bisher unbekannten Nebenapparat am Haarsystem des Menschen. Haarscheiben. Dermatol Z 9: 465
6. Sidhu GS Merkel cell neoplasms of the skin. In: Lymphoproliferative diseases of the skin. Goos M, Christophers E (Hrsgb). Springer Berlin Heidelberg New York 1982. pp 237–246
7. Smith KR (1970) The ultrastructure of the human Haarscheibe and Merkel cell. J Invest Dermatol 54: 150–159
8. Tang CK, Toker C (1978) Trabecular carcinoma of the skin. An ultrastructural study. Cancer 42: 2311–2321
9. Toker C (1972) Trabecular carcinoma of the skin. Arch Dermatol 105: 107–110
10. Tweedle CD (1978) Ultrastructure of Merkel cell development in aneurogenic and control amphibian larvae (Ambystoma). Neuroscience 3: 481–486
11. Winkelmann RK (1977) The Merkel cell system and a comparison between it and the neurosecretory of APUD cell system. J Invest Dermatol 69: 41–46

Zur Diagnose und Therapie des Merkelzell-Tumors

H. Kneifel, H. J. Rauch und H. Kerl

Der Merkelzell-Tumor wird als neuroendokrines Karzinom der Haut, welches wahrscheinlich von den Merkelzellen (APUD-System) abzuleiten ist, definiert [1, 7]. Toker [6] hat 1972 diesen interessanten Tumor erstmals als „trabekuläres Karzinom" vorgestellt.

Klinische Aspekte

Das makroskopische Bild des Merkelzell-Tumors ist durch einen hautfarbenen oder rötlich-lividen, derben Knoten mit eher unscharfer Begrenzung gekennzeichnet. Der Durchmesser der Läsionen beträgt durchschnittlich 5 mm bis 5 cm. In der Mehrzahl der Fälle findet sich der Merkelzell-Tumor im Gesicht oder an den Extremitäten. Männer und Frauen sind etwa gleich häufig betroffen, das Durchschnittsalter betrifft das 70 Lebensjahr [3].

Differentialdiagnostisch sind in erster Linie maligne Lymphome oder Hautmetastasen in Betracht zu ziehen.

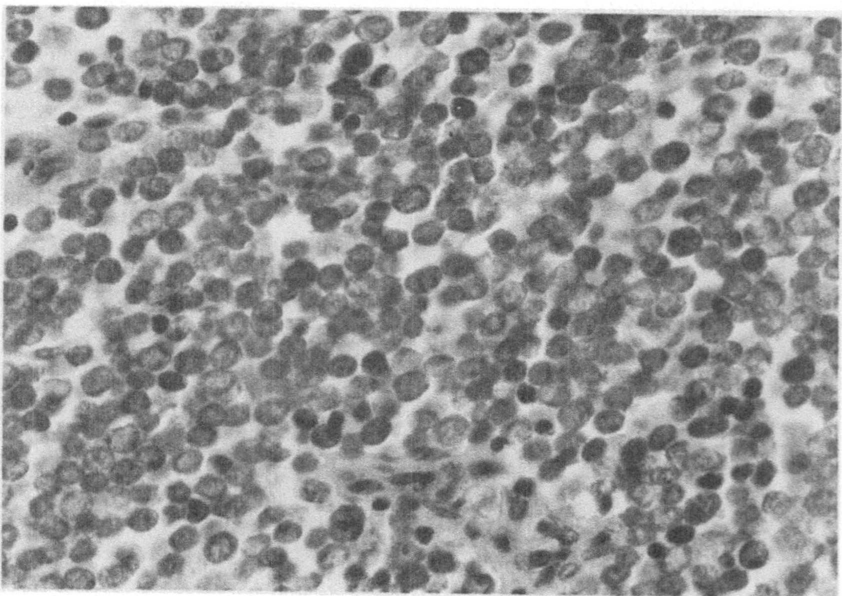

Abb. 1. Merkel-Zell-Karzinom. Histologie (Fall 1). Tumorzellkomplexe aus monomorphen Zellen mit runden bis ovalen Kernen und schmalem Cytoplasma. Vereinzelt Mitosen und pyknotische Kerne

Histologische und Immunhistologische Befunde [2–5, 7]

Meist findet man in der Dermis und Subkutis solide Tumorzellkomplexe, die aus monomorphen Zellen mit runden bis ovalen Kernen mit fein verteiltem Chromatin und schmalem Zytoplasma bestehen (Abb. 1). Nicht selten beobachtet man pyknotische Kerne und Mitosen. Die Abgrenzung von einem lymphoblastischen Lymphom, einer Karzinommetastase (kleinzelliges Bronchuskarzinom) oder vom Neuroblastom ist äußerst schwierig.

Ein wichtiger diagnostischer Marker ist die neuronspezifische Enolase, deren Nachweis mit der Immunperoxydasemethode gelingt [2, 4, 7].

Elektronenmikroskopie [2, 4, 5, 7, 8]

Die Ultrastruktur zeigt einförmige Tumorzellen mit großem Nukleus und zytoplasmatischen neurosekretorischen Granula (Durchmesser 100–200 nm) (Abb. 2).

Therapie und Prognose

Das zweckmäßigste Vorgehen besteht in der „aggressiven" Excision des Tumors. Nicht selten werden Lokalrezidive und Lymphknotenmetastasen beobachtet. In Tabelle 1 sind die Ergebnisse von 23 postoperativ nachbeobachteten Fällen zusammengefaßt [3]. Exakte therapeutische Richtlinien zur Behandlung des Merkelzell-Tumors liegen noch nicht vor.

Eigene Beobachtungen

Fall 1. 87jährige Frau mit einem 2 cm großen rötlich-lividen Knoten im Bereich des linken Jochbogens. Nach Biopsie und histologischer, immunhistochemischer bzw. elektronenmikroskopischer Untersuchung (Abb. 2) wurde die Diagnose eines Merkelzell-Karzinoms der Haut gestellt. Der Tumor wurde mit einem weiten Sicherheitsabstand excidiert und die Defektdeckung erfolgte mit einem freien Hauttransplantat. Einen Monat später kam es im Bereich des Transplantates zum Auftreten eines Randrezidivs (Abb. 3). Nach der neuerlichen Excision des Tumors und einer

Tabelle 1. Merkel-Zell-Tumor Postoperativer Verlauf von 23 Fällen (n. Kroll u. Toker [3])

HEILUNG:48%	26%	primär ohne Lymphknotenmetastasen
	22%	primär mit Lymphknotenmetastasen
EXITUS: 48%	22%	Tumorfolge
	26%	andere Todesursachen

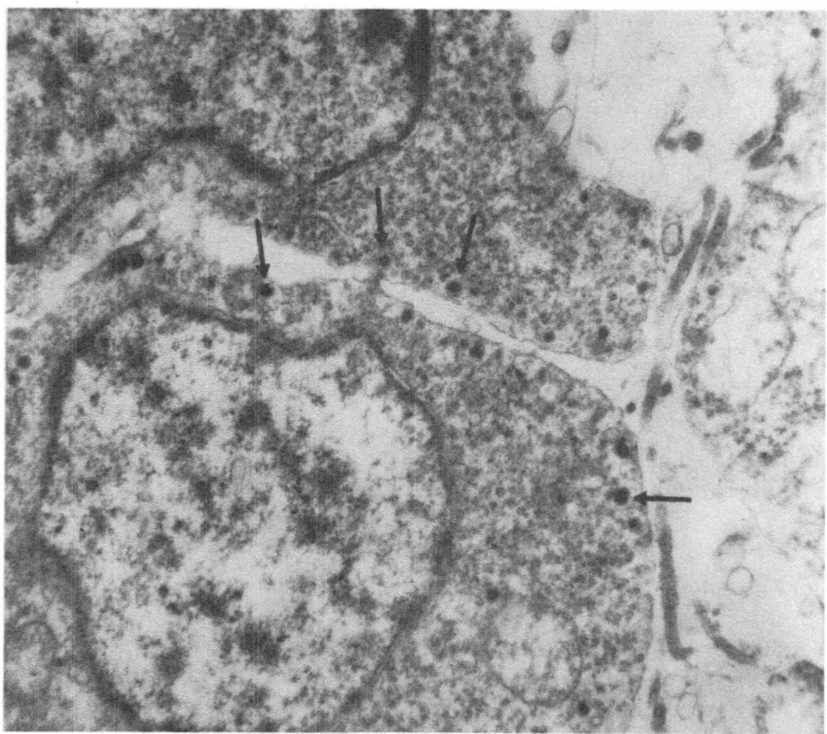

Abb. 2. Neuroendokrines Merkel-Zell-Karzinom. Tumorzelle mit typischen Granula (→). Vergrößerung: 23 500 ×

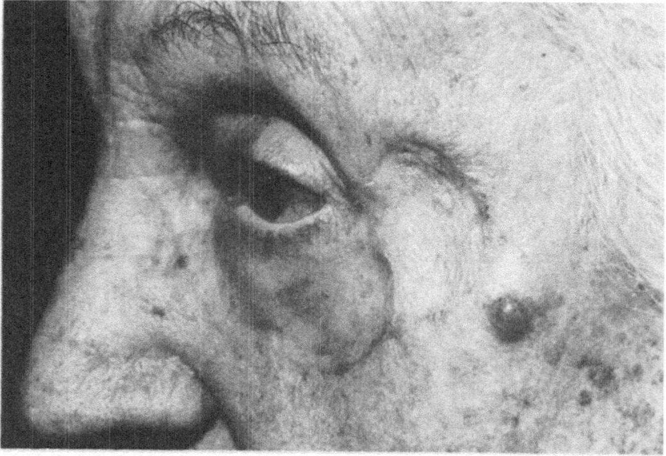

Abb. 3. Zustand nach Excision eines Merkel-Zell-Karzinoms und Defektdeckung mit freiem Hauttransplantat. Kirschgroßes Randrezidiv (Fall 1)

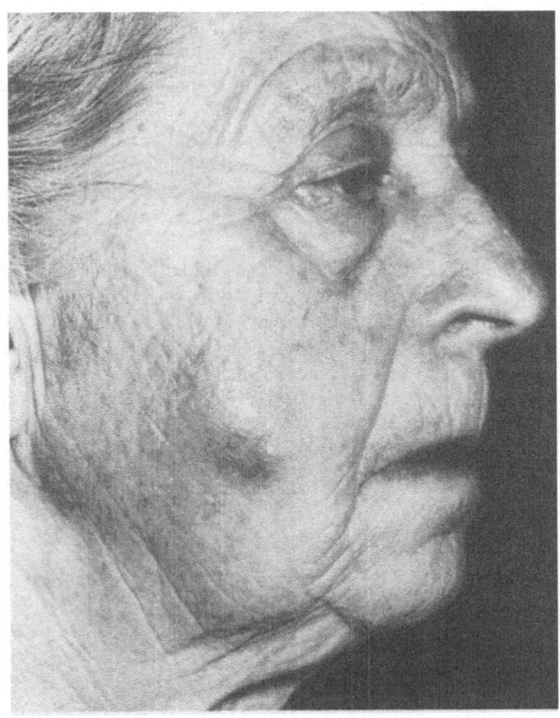

Abb. 4. Merkel-Zell-Karzinom. Kleinmandarinengroßer rötlich-livider derber Knoten im Bereich der rechten Wange (Fall 3)

Bestrahlung der linken Wange sowie der submandibulären Lymphknoten (Röntgentiefentherapie mit je 4000 cGY) entwickelten sich praeaurikulär und retroaurikulär Lymphknotenmetastasen. Die Patientin wurde an die HNO-Klinik transferiert.

Fall 2. 65jährige Patientin mit einem etwa 3 cm großen Merkelzell-Karzinom lateral vom linken Augenwinkel. Nach großzügiger Excision und Wangenrotationslappenplastik wurde eine Röntgentiefenbestrahlung der linken Wange (4000 cGY) sowie der regionären Lymphknoten (Telekobalt) angeschlossen. In der relativ kurzen Nachbeobachtungszeit von 8 Monaten fand sich bisher kein Hinweis für ein Lokalrezidiv oder für eine Metastasierung.

Fall 3. 74jährige Patientin mit einem kleinmandarinengroßen rötlich-livilden Merkelzell-Karzinom im Bereich der rechten Wange sowie einer Lymphknotenmetastase submandibulär rechts (Abb. 4). Der Tumor wurde an der HNO-Klinik weit im Gesunden excidiert und der entstandene Defekt mit einer Wangenrotationslappenplastik gedeckt. In der gleichen Sitzung wurde eine „neck dissection" durchgeführt. Die Patientin ist derzeit (Nachbeobachtung 6 Monate) beschwerdefrei.

Literatur

1. De Wolf-Peeters C, Marien K, Mebis J, Desmet V (1980) A cutaneous APUDOMA or Merkel cell tumor? Cancer 46: 1810–1816
2. Gloor F, Heitz PhU, Hofmann E, Hoefler H, Maurer R (1982) Das neuroendokrine Merkelzell-karzinom der Haut. Schweiz med Wschr 112: 141–148
3. Kroll MH, Toker C (1982) Trabecular carcinoma of the skin. Arch Pathol Lab Med 106: 404–408
4. Rauch HJ, Höfler H, Kerl H: Das neuroendokrine (Merkelzell-)Karzinom der Haut. Hautarzt (im Druck)
5. Sidhu GS, Feiner H, Flotte TJ, Mullins JD, Schaefler K, Schultenover SJ (1980) Merkel-cell-neoplasms. Am J Dermatopathol. 2: 101–119
6. Toker C (1972) Trabecular carcinoma. Arch Dermatol 105: 107–110
7. Warner TFCS, Uno H, Hafez R, Burgess J, Bolles C, Lloyd R, Oka M (1983) Merkel cells and Merkel cell tumors. Cancer 52: 238–245
8. Zala L, Armagni C, Krebs A (1983) Merkelzell-Karzinom (trabekuläres Karzinom) der Haut. Hautarzt 34: 164–167

Immunozytom der Haut

H. Rasokat und W. Sterry

Einleitung

Das Immunozytom ist eine Neoplasie lymphoider und plasmazytoider Zellen der
B-Zellreihe. Mit der Entwicklung neuerer immunenzymatischer Methoden ist es
möglich geworden, die Produktion intrazytoplasmatisch abgelagerter Immunglobuline durch die Tumorzellen direkt nachzuweisen. Offenbar kommt es anders als
beim Plasmozytom nur in seltenen Fällen zur Sekretion dann auch im peripheren
Blut nachweisbarer monoklonaler Immunglobuline bzw. Paraproteine. Stacher et
al. unterscheiden drei klinische Verlaufsformen: den lymphonodösen Typ, den
splenomegalen Typ sowie extralymphatisch den dermatomuskulären bzw. okuloku-
tanen Typ (Stacher 1976). Inzwischen sind eine Reihe von Fällen ausschließlich auf
die Haut beschränkter Immunozytome beschrieben (Goos 1975; Braun-Falco et al.
1978; Kerl und Burg 1979).

Fallbeschreibung

Unser Patient kam im Februar 1983 zur stationären Aufnahme mit zwei nach seinen
Angaben innerhalb von drei Wochen im Gesichtsbereich entstandenen Tumoren
(Abb. 1). Es handelte sich um rötlich-fleischfarbene Knötchen von je etwa 1 cm
Durchmesser mit relativ glatter Oberfläche. Bei Aufnahme klagte der Patient über
Schluckbeschwerden und Heiserkeit. Ein 1980 diagnostiziertes Plattenepithel-Ca
der linken Stimmlippe war strahlentherapeutisch mit einer Gesamtdosis von 70 Gy
behandelt worden; Verlaufskontrollen legten den dringenden Verdacht eines Rezi-
divs nahe, eine weitergehende Behandlung wurde vom Patienten jedoch abgelehnt.
Folgende Laborbefunde wurden erhoben: BSG 8/23; Leukozyten 15 700/µl, davon
74% Lymphozyten; Elektrophorese und Immunglobuline waren im Normbereich,
Paraproteine nicht nachweisbar. Weder eine generalisierte Lymphadenopathie
noch eine Splenomegalie ließen sich nachweisen.

Die Exzision der beschriebenen Hauttumoren erfolgte unter der klinischen Ver-
dachtsdiagnose kutaner Metastasen bei bekanntem Plattenepithel-Ca im Larynxbe-
reich. Histologisch stellte sich dann die Diagnose Immunozytom.

Histologie

Im histologischen Schnitt zeigte sich das charakteristische Bild eines B-Zell-
Lymphms. Es imponierte ein dichtes monomorphes Zellinfiltrat, in dem neben
zahlreichen Lymphozyten überwiegend lymphoplasmazytoide Zellen auffielen.

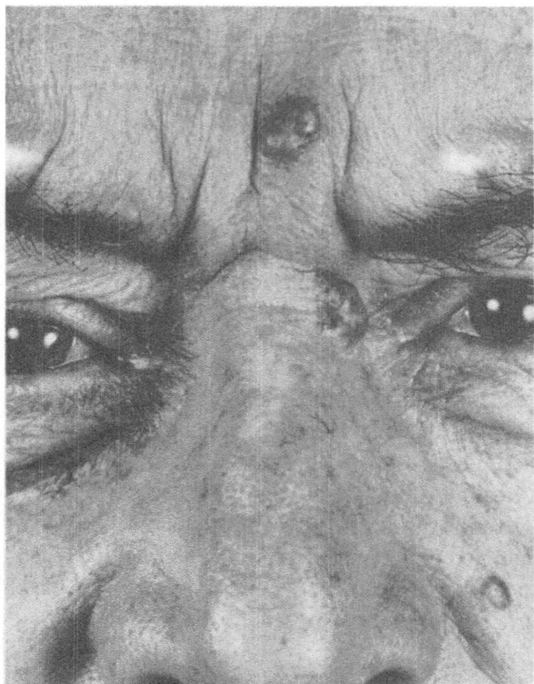

Abb. 1. Immunozytomherde im Gesichtsbereich

Der Kern dieser Zellen zeigte die für reife Plasmazellen typische Radspeichenstruktur, im Unterschied zu echten Plasmazellen fand sich jedoch ein nur schmaler Zytoplasmasaum. In der routinemäßig mitgeführten Alcianblau-PAS-Färbung stellten sich einige PAS-positive Russell-Körperchen dar. Es wurde so die Diagnose Immunozytom vom lymphoplasmazytoiden Typ gestellt. Zur weiteren Diagnosesicherung wurde mit Hilfe der Immunperoxidase-Technik versucht, intrazytoplasmatische Immunglobulinablagerungen nachzuweisen. Dabei ließen sich in nahezu allen Tumorzellen Immunglobuline vom Typ IgG-lambda zeigen.

Klinische Verlaufsform

In der Literatur (Lennert 1978) werden im wesentlichen drei klinische Verlaufsformen des Immunozytoms unterschieden. Stacher et. al. (1976) fanden als häufigste Ausprägung den lymphonodösen Typ, der durch eine generalisierte Lymphadenopathie mit in der Regel kleinen, indolenten, nicht miteinander verbackenen Lymphknoten imponiert. Differentialdiagnostisch ist hier die Abgrenzung zur chronisch lymphatischen Leukämie entscheidend.

Als weitere Verlaufsform ist der splenomegale Typ bekannt, der durch eine oft extreme Splenomegalie bei gleichzeitigem Fehlen einer Lymphknotenbeteiligung ausgezeichnet ist.

Von diesen beiden Formen wird der extralymphatische Typ unterschieden. Immunozytomherde finden sich isoliert in der Haut oder auch der Muskulatur. Häufig läßt sich gleichzeitig ein Befall der Orbita oder gelegentlich der Iris nachweisen, was zur Bezeichnung okulokutaner Typ geführt hat.

In unserem Fall lag ein Befall von Lymphknoten oder Milz offensichtlich nicht vor. Es handelt sich offenbar um ein kutanes Immunozytom. Die Frage einer möglichen okulären Beteiligung ließ sich wegen mangelnder Mitarbeit des Patienten nicht klären.

Therapeutische Möglichkeiten

Die bei unserem Patienten gefundene deutliche Lymphozytose illustriert, daß das Immunozytom der Haut keinesfalls als lokalisierte Neoplasie angesehen werden kann, die etwa einer ausschließlich chirurgischen Therapie zugänglich wäre. Vielmehr ist davon auszugehen, daß es sich um eine Systemerkrankung handelt. Hinsichtlich seiner Malignität ist das Immunozytom in etwa der chronisch lymphatischen Leukämie vergleichbar. Eine Therapie sollte also erst bei entsprechenden klinischen Beschwerden eingeleitet werden. Zur Behandlung der lymphonodösen Formen wird eine Zytostase etwa in Form des Knospe-Schemas empfohlen (Begemann 1982). Für die extralymphatische und die splenomegale Ausprägung kann eine Strahlentherapie erwogen werden.

Danksagung. Dem Ministerium für Wissenschaft und Forschung des Landes Nordrhein Westfalen danken wir für die Unterstützung.

Literatur

1. Begemann H (1982) Praktische Hämatologie, Georg Thieme Verlag, Stuttgart
2. Braun-Falco O, Guggenberger K, Burg G, Fateh-Moghadam A (1978) Immunozytom unter dem Bild einer Acrodermatitis chronica atrophicans, Hautarzt, 29: 644–647
3. Goos M (1975) Lymphoplasmacytoid immunocytoma of the skin, European Society for Dermatological Research, 5th meeting, Amsterdam
4. Kerl H, Burg G (1979) Immunozytome und immunoblastische Lymphome der Haut, Hautarzt, 30: 666–672
5. Lennert K (1978) Malignant lymphomas, Springer Verlag, New York
6. Stacher A, Waldner R, Theml H (Kieler Lymphomgruppe), Klinik der malignen Non-Hodgkin-Lymphome entsprechend der Kieler Klassifikation: Lymphoplasmozytoides Lymphom (LPL) und chronisch lymphatische Leukämie (CLL). In: Maligne Lymphome und monoklonale Gammopathien. Hämatologie und Bluttransfusion, 18: 199–209

Polychondritis chronica atrophicans

S. Halber, K. Salfeld und D. Kastor

Die Polychondritis chronica atrophicans, im anglo-amerikanischen Sprachraum relapsing polychondritis genannt, stellt eine seltene Erkrankung dar, die in einem sehr hohen Prozentsatz bereits aufgrund typischer anamnestischer und klinischer Kriterien diagnostizierbar ist. Mc Adam [8] formulierte 1976 nach Auswertung von 159 Fällen die folgenden diagnostischen Kriterien:
1. rezidivierende Entzündung beider Ohrknorpel
2. Entzündung nasaler Knorpelanteile
3. nicht-erosive entzündliche Polyarthritis
4. Augensymptome
5. Entzündung der knorpeligen Anteile von Larynx, Trachea und Bronchialsystem und schließlich
6. Innenohrsymptome
   Diese Kriterien wurden 1979 von Damiani [4] in folgender Weise erweitert:
   Die Diagnose ist gesichert, wenn entweder
1. drei oder mehr der McAdam-Kriterien erfüllt sind
oder
2. eines oder mehrere dieser Kriterien mit passenden histologischen Veränderungen nachweisbar sind
oder schließlich
3. eine auf eine Behandlung mit Corticosteroiden und/oder Sulfonen sich bessernde Entzündung zweier oder mehrerer Organstrukturen mit knorpeligen Anteilen besteht.

   Neben häufigen Organmanifestationen an Ohr- und Nasenknorpel, gelenknahem Knorpel, knorpeligen Anteilen von Larynx und Trachea, Augenbeteiligung und auch Auftreten von Fieberschüben [7] finden sich in einer Minderzahl der Fälle – wie bei dem im folgenden genannten Patienten – eine Vasculitis der oberflächlichen Hautgefäße und Erythema nodosumartige Veränderungen [5, 11].

Fallvorstellung

Bei einem 63jährigen Patienten besteht seit 1978 eine chronisch-rezidivierende Scleritis beiderseits. Seit Mitte Juli 1982 in rascher Folge Auftreten von Gelenkbeschwerden, meist gleichzeitig an mehreren großen und kleinen Gelenken des Bewegungsapparates. Gleichzeitig Auftreten roter, nicht schmerzender Flecke am Körperstamm und den Extremitäten. Seit Anfang November 1982 seien beide Ohrmuscheln gerötet, überhitzt und schmerzhaft, außerdem seien die seit 1978 bekannten Augenveränderungen wieder aufgetreten.

Ende November 1982 fanden wir schließlich beide Ohrmuscheln gerötet, leicht geschwollen, überwärmt und berührungsempfindlich. Im Bereich der beiden Augen Conjunctivitis und Episcleritis, am rechten Auge Anisochorie als Zustand nach Iridozyklitis. Ödematöse Schwellung der Finger- und Zehenmittelgelenke. Am Stamm nummuläre, in den Randbezirken z.T. elevierte Erytheme von bis zu 8 mm Durchmesser, an den unteren Extremitäten mehr knötchenförmige, gerötete Infiltrate.

Labordiagnostisch fanden sich Zeichen einer akuten Entzündung mit massiv beschleunigter Blutsenkungsgeschwindigkeit, einer Anaemie und einer Verminderung der Albumin- und Vermehrung der $alpha_2$-Globulinfraktion. Ferner konnte eine vermehrte Ausscheidung von sauren Mucopolysacchariden im 24-Stunden-Urin nachgewiesen werden.

Das zur differentialdiagnostischen Abgrenzung durchgeführte erweiterte Screening-Programm ergab Normalbefunde.

Ergänzende röntgenologische, sonographische, xeroradiographische, spirometrische und phonocardiographische Untersuchungen zeigten, daß Herzklappenapparat, große Gefäße, Tracheobronchialsystem und gelenknahe Knorpel nicht beteiligt waren.

Die histologische Untersuchung einer Ohrknorpelprobe zeigte den Befund einer herdförmigen Chondrolyse mit Verlust der Basophilie des Knorpelgewebes. Im Perichondrium diskrete lymphocytäre Infiltrate.

Immunfluoreszenz-histologische Untersuchung mit dem Nachweis von granulären IgG- und Fibrinogenablagerungen entlang der Basalmembranzone der den Knorpel umgebenden Haut.

Die histologische Untersuchung einer Probeexcision der Haut vom Stamm zeigte das Bild einer leukocytoclastischen Vasculitis.

Unter Medikation mit Prednison, 50 mg peroral täglich für eine Woche, anschließender Gabe von 40 mg Prednison über eineinhalb Wochen und anschließender ausschleichender Prednison-Therapie über zwei Wochen klangen die Symptome ab.

Im Nachbeobachtungszeitraum von acht Monaten blieb der Patient bisher erscheinungsfrei.

Kommentar

In typischer Weise zeigt der vorliegende Fall ein unspezifisches immunfluoreszenz-optisches sowie immunserologisches Befundmuster. Die in der Literatur angegebenen Befunde könnten Ausdruck einer Auto-Immunstörung sein, in deren Gefolge es zu einer Antikörperbildung gegen autologes Typ II-Kollagen kommt [1, 4, 6, 10]. Möglicherweise spielt auch die lokale Freisetzung von lyosomalen Enzymen, vor allem Proteasen, eine Rolle [1, 6, 10]. Da bereits von McAdam [7] und später auch von anderen Autoren [5, 10, 11] beobachtet wurde, daß eine Vasculitis der kleinen Hautgefäße einer Panvasculitis vorausgehen kann, halten wir klinische Nachuntersuchungen in regelmäßigen Abständen für erforderlich.

Literatur

1. Adler D, Bröker JH, Simmling-Annefeld M (1981) Rezidivierende Polychondritis. Laryng-Rhinol 60: 187–191
2. Barranco VP, Minor DB, Soloman H (1976) Treatment of relapsing polychondritis with Dapsone. Arch Derm 112: 1286–88
3. Brehm K (1971) Polychondritis chronica atrophicans. Z Haut-Geschl-Krkh 46: 37–39
4. Damiani J, Levine H (1979) Relapsing polychondritis – report of ten cases. Laryngoscope, St. Louis 89: 929
5. Hedfors E, Hammar H, Theorell H (1982) Relapsing polychondritis – presentation of four cases. Dermatologica 164: 47–53
6. Herman JH, Dennis MV (1973) Immunpathologic studies in relapsing polychondritis. J Clin Invest 52: 549
7. Hermann R, Zillesen E, Büchele U, Kühn H (1977) Die rezidivierende Polychondritis. Med Klin 72: 893–898
8. McAdam LP, O'Hanlan MA, Bluestone R (1976) Prospective study of 23 patients and a review of the literature. Medicine 55: 193–215
9. Neild GH, Cameron JS, Lessot MH, Ogg CS, Turner DR (1978) Relapsing polychondritis with crescentic glomerulonephritis. British Medical Journal 1: 743–745
10. Pearson CM (1979) Relapsing polychondritis. Aus: Arthritis and Allied Conditions, McCarty DJ, Lea u. Febiger 1979, Philadelphia
11. Weinberger A, Myers AR (1979) Relapsing polychondritis associated with cutaneous vasculitis. Arch Derm 115: 980–981

Klinik und Therapie
benigner und semimaligner Tumoren im Lippenbereich

E. Haneke

Der dermatochirurgisch tätige Hautarzt hat gegenüber dem nur chirurgisch arbeitenden Arzt anderer Fachrichtungen nicht nur den Vorteil, daß er die evtl. chirurgisch zu behandelnde Hautkrankheit diagnostizieren kann und ihren charakteristischen Verlauf, bei Tumoren z. B. deren spezielles Wachstums- und Metastasierungsverhalten wie kein anderer kennt, sondern er ist auch am besten imstande, unter den oft verschiedenen konservativen und aktiven Behandlungsmöglichkeiten die der Erkrankung oder dem Tumor, der Lokalisation, dem Alter, Allgemeinzustand, Risikofaktoren und Wünschen des Patienten am ehesten entsprechende Therapie auszuwählen.

Die Indikation zur operativen Behandlung benigner (und semimaligner) Tumoren der Lippen muß sehr sorgfältig abgewogen werden, weil es in den meisten Fällen keine dringende medizinische Indikation ist und daher nicht wie bei der Carcinom-Chirurgie die radikale Tumorentfernung, sondern die Erhaltung der Funktion und Wiederherstellung des normalen Aussehens oberstes Ziel der Behandlung sein müssen [12]. Die Auswahl der möglichen Behandlungsverfahren richtet sich nicht nur nach den technischen Möglichkeiten, persönlichen Erfahrungen und plastisch-chirurgischem Können, sondern wird auch stark von den Vorstellungen des Patienten beeinflußt. Deshalb ist vor der Operation stets ein ausführliches Informations- und Aufklärungsgespräch erforderlich.

Die Klinik der benignen und semimalignen Tumoren unterscheidet sich bei Lokalisation an der äußeren Haut der Lippen im allgemeinen nicht von der an der übrigen Haut, so daß darauf im folgenden nicht im einzelnen eingegangen wird.

Angiome

Im Lippenbereich finden sich alle verschiedenen Arten von Hämangiomen, die jeweils eine unterschiedliche Behandlung erfordern.

Die angeborenen Blutschwämmchen – meist als kavernöse Hämangiome bezeichnet, obwohl histologisch kapilläre oder venuläre Hämangiome [18] – bilden sich in über 95% spontan zurück [3, 7, 15, 21]. Bei mangelnder Rückbildungstendenz kann bei kleinen Hämangiomen die Vereisung mit Kohlensäureschnee oder Kryotherapie mit flüssigem Stickstoff versucht werden. Auch die subkutane Ligatur bietet sich an. Die Argonlaser-Behandlung ist im allgemeinen unwirksam, weil das Laserlicht wegen der selektiven Absorption durch Hämoglobin nicht tief genug eindringen kann. In einzelnen Fällen haben wir dadurch Erfolg gehabt, daß wir das kleine, halbkugelig erhabene Hämangiom mit einem Objektträger flach ausgedrückt und in dieser Position den Laserstrahl durch das Glas appliziert haben (Haneke und Schell, unveröffentlicht).

Die immer noch gelegentlich empfohlene Röntgen-Bestrahlung lehnen wir strikt ab, und auch das Anstoßen der Rückbildung mit vorsichtiger Röntgen-Therapie – etwa 2 × 300 R Kontaktbestrahlung, evtl. Wiederholung nach 8 Wochen [15] – wird von uns *nicht* durchgeführt.

Bei größeren, persistierenden Hämangiomen oder mangelnder Regression wurde von Wilfingseder et al. [19] die Spickung mit chemisch reinstem Magnesiumdraht, eine schon 1893 in Innsbruck inaugurierte Methode, mit gutem Erfolg angewandt. Das Magnesium wird innerhalb von 8 Wochen vollständig resorbiert. Bei nicht zufriedenstellender Hämangiomrückbildung ist diese Behandlung wiederholbar. Komplikationen wurden nicht beobachtet. Der Magnesiumspiegel im Serum blieb normal.

Bei sehr schnell wachsenden, monströsen Hämangiomen ist eine systematische Corticoid-Behandlung erforderlich. Prednison oral in einer Dosis bis 5 mg/kg KG täglich, im allgemeinen im Mittel um 40 mg täglich, wird bis zu beginnender Involution gegeben. Dann wird die Dosis langsam reduziert und alternierend gegeben [5].

Grundsätzlich sollte man bei allen Säuglingen und Kleinkindern von einer aktiven destruierenden Therapie der Blutschwämmchen dringend abraten. Enge klinische Kontrollen und geduldige Aufklärung und Beratung der besorgten Eltern stellen das weltweit anerkannt beste Vorgehen dar [4]. Sollte sich ein Hämangiom tatsächlich nicht ausreichend zurückgebildet haben, empfiehlt sich eine konservativ-chirurgische Maßnahme wie perkutane Transfixion oder Magnesium-Implantation, evtl. auch die Embolisation, wenn entsprechende zuführende Arterien auffindbar sind. Erst nachdem alle Möglichkeiten der Verkleinerung des Hämangioms ausgeschöpft sind, sollte die Entfernung des verbliebenen Restes und plastische Versorgung in Angriff genommen werden.

Die sog. (traumatischen) Unterlippenangiome älterer Personen, auch als venous lakes bezeichnet [18], können exzidiert oder mit gutem Erfolg submukös ligiert werden. Diese als Transfixion bezeichnete Methode ist einfach durchführbar [14]. Die Abheilung geschieht narbenlos. Rezidive sind möglich, wenn die Ligatur nicht tief genug durchgeführt wurde oder eine Rekanalisation des thrombosierten Angioms eintritt. Die Methode ist dann jederzeit wieder anwendbar.

Das sog. Granuloma teleangiectaticum (GT) ist ein eruptives kapilläres Hämangiom, das durch schnelles Wachstum charakterisiert ist. Die bald einsetzende Nekrose des bedeckenden Epithels ist die Ursache der ausgeprägten Blutungsneigung. Am Rand ist die Epidermis oft weißlich mazeriert. Wenn auch die Elektrokoagulation bzw. elektrochirurgische Abtragung am einfachsten und schnellsten sind, bringt gerade an den Lippen die Skalpellexzision mit exakter Wundnaht die besten kosmetischen Ergebnisse. Die gelegentlich in der Gravidität auftretenden multiplen GT weisen eine hohe Rezidivneigung auf.

Naevi aranei lassen sich mit einer elektrischen Nadel am einfachsten beseitigen. Meines Erachtens ist der kleine Eingriff in Lokalanästhesie besser durchzuführen, da der Patient dann nicht zusammenzuckt. Am sichersten wird das Zentralgefäß verödet, indem man die Nadel noch ohne Spannung leicht auf das Gefäß aufsetzt und dann langsam die Spannung erhöhen läßt, bis die Nadel in das verkochende Zentralgefäß einsinkt. Die vom Zentrum radiär ausgehenden kleinen Gefäße brauchen dann nicht verkocht zu werden. Die multiplen Herde der Teleangiectasia hereditaria multiplex Osler lassen sich gut mit dem Argonlaser behandeln.

Umschriebene Naevi flammei können mit Aethoxysklerol 0,5–1% sklerosiert, mit der elektrischen Schlinge oberflächlich abgeschält [21] oder auch mit Kohlensäureschnee oder flüssigem Stickstoff vereist werden. Keine dieser Methoden ergibt kosmetisch befriedigende Ergebnisse. Auch die Laser-Behandlung als eleganteste Methode führt selten zu einer gleichmäßigen Abblassung. Ein erheblicher Nachteil ist der große Zeitaufwand [16]. Insbesondere bei den lateralen Naevi flammei des Gesichtes bilden sich im Laufe des Alters oft angiofibromatöse Wucherungen, die ganz einfach ohne die geringste Gefahr verstärkter Blutung ambulant exzidiert werden können.

Bei Makrocheilie im Rahmen eines die Lippen mit umfassenden Klippel-Trenaunay-Syndroms empfiehlt sich zusätzlich die plastische Lippenverkleinerung.

Lymphangiome sind keine eigentlichen Tumoren, sondern beruhen auf einer komplexen Mißbildung des Lymphgefäßsystems [20]. Ihre chirurgische Therapie ist außerordentlich schwierig. Gerade im Lippen- und Mundbereich, wo sie gelegentlich zu Makrocheilie und -glossie führen, ist die genaue Abgrenzung meist nicht möglich. Daher empfiehlt es sich, lediglich die froschlaichartigen Läsionen oberflächlich elektrochirurgisch oder mit dem Laser zu koagulieren. Dieser Eingriff kann praktisch unbegrenzt oft wiederholt werden [12].

Angioleiomyome in der Lippenschleimhaut sind prall-elastische, rundliche Knoten, die gegen die bedeckende unauffällige Schleimhaut verschieblich sind. Die Exzision führt zu definitiver Heilung.

Selten sind Neurofibrome, die sowohl durch ihre Größe als auch ihre Anzahl entstellend sein können. Die Exzisionstechnik richtet sich nach Lokalisation, Größe und Zahl der Neurofibrome.

Lippenschleimhautfibrome sind verhältnismäßig häufig. Ein gewisser Teil entsteht vermutlich posttraumatisch. Es sind leicht bis halbkugelig erhabene, meist nicht sehr derbe Tumoren, deren Spitze nicht selten von einer reaktiv leukoplakischen Schleimhaut bedeckt wird. Die einfache Exzision ist ausreichend. Als Proptosis labii wird eine Ausstülpung der Lippenschleimhaut gegenüber Zahnlücken bezeichnet. Histologisch bestehen alle Übergänge zwischen normaler Schleimhaut und einem Schleimhautfibrom. Differentialdiagnostisch ist daran zu denken, daß bei der Hyalinosis cutis et mucosae oft ausgeprägte Einlagerungen in der Unterlippenschleimhaut vorkommen, die eine entfernte Ähnlichkeit mit Fibromen aufweisen können.

Bei Kindern und jungen Erwachsenen treten gelegentlich graublau-glasige Tumoren an der Unterlippenschleimhaut lateral auf, die eine weiche bis prall-elastische Konsistenz aufweisen können. Die bedeckende Schleimhaut ist unverändert oder leukoplakisch. Es handelt sich um Schleimgranulome, die fälschlicherweise auch als Speichelretentionscysten bezeichnet werden, tatsächlich aber Resorptionsgranulome darstellen [9]. Sie entstehen, wenn der Ausführungsgang muköser Speicheldrüsen verletzt wird und deren Speichel in die Tunica propria eindringt. Während die Hauptmasse der Speichelbestandteile rasch resorbiert wird, bleiben die sehr schwer abbaubaren Mucine im Gewebe liegen, wo sie von Histiocyten abgegrenzt und z.T. aufgenommen werden. Rezidive treten nach ihrer Entfernung dann auf, wenn die dazugehörigen kleinen Speicheldrüsen nicht mitentfernt wurden [9]. Die Exstirpation eines Schleimgranuloms muß äußerst vorsichtig vorgenommen werden, damit es nicht rupturiert und der austretende, äußerst visköse, fadenziehende Schleim nicht ins Operationsfeld gerät.

Echte Speichelretentionscysten sind sehr selten und treten praktisch nur bei alten Menschen auf.

Benigne Tumoren der kleinen Lippenspeicheldrüsen sind überwiegend monomorphe Adenome. Es sind kugelige, relativ feste, verschiebliche Knoten, meist in der Oberlippe. Ihre Exstirpation bereitet im allgemeinen keine Schwierigkeiten.

Die Cheilitis glandularis simplex führt zu einer Makrocheilie auf Grund einer Hypertrophie der kleinen Speicheldrüsen, die beim Auskrempeln der Unterlippe als sagokornartige Knötchen unter dem meist unveränderten Epithel zu sehen und zu tasten sind. Es besteht eine besondere Neigung zu purulenten Superinfektionen. Die Kombination mit einer Cheilosis actinica ist nicht selten, so daß es wohl fraglich ist, ob die Cheilitis glandularis simplex selbst als Präkanzerose anzusehen ist [1, 17]. Als Therapie wird die submuköse Speicheldrüsen-Ausräumung empfohlen.

In der Unterlippenschleimhaut kommen gelegentlich Papillome vor, die histologisch den Schleimhautfibromen ähneln, klinisch u. U. jedoch auch mit der fokalen epithelialen Hyperplasie Heck und der multiplen fibroepithelialen Hyperplasie [8] verwechselt werden können. Wenn sie subjektiv störend sind, empfiehlt sich ihre chirurgische Entfernung.

Vulgäre Warzen kommen nicht selten im Mundwinkel oder am Rand des Lippenrots, besonders bei Kindern, vor. Werden sie dauernd von Speichel befeuchtet, ist ihre Oberfläche weißlich mazeriert. Da sie oft filiform sind, stellt die elektrochirurgische Abtragung die einfachste und auch kosmetisch voll akzeptable Behandlungsmethode dar [10].

Epidermoid- und selten auch Tricholemmcysten finden sich außerhalb des Lippenrotes. Ihre Ausschälung macht keine Schwierigkeiten.

Keratoakanthome (KA) treten besonders am Lippenrotrand auf. KA der Lippen wachsen oft besonders schnell und destruktiv, so daß sie möglichst bald entfernt werden sollten. Die Operationsmethode ist abhängig von Größe und Lokalisation des KA.

Auf das Problem der Leukoplakien der Lippen und des Unterlippen-Carcinoms wird in den folgenden Vorträgen eingegangen.

Die floride orale Papillomatose (FOP), ein verruköses Carcinom mit besonders niedrigem Malignitätsgrad, geht nicht selten auf die Lippen über. Da die Chemotherapie enttäuscht hat und auch die Röntgentherapie trotz einiger positiver Berichte [6] im allgemeinen als Kontraindikation angesehen wird, muß eine sehr ausgedehnte lokale Exzision vorgenommen werden. Rezidive sind trotzdem häufig.

Andererseits scheint jeder vergebliche Therapieversuch das Risiko zu erhöhen, daß aus einer FOP ein invasives Carcinom entsteht [11]. Mittels immunhistochemischer Untersuchungen konnte in einigen Fällen ein gemeinsames, typenunspezifisches Antigen humaner Papillomviren (SDS-HPV-Antigen) nachgewiesen werden (Löhning, persönl. Mitteilung 1981; Haneke, unveröffentlicht).

Basaliome treten meist am Rand der Oberlippe auf, seltener am Mundwinkel oder an der Unterlippe. Ein im Unterlippenrot entstandenes Basaliom beobachteten wir nur bei einer Patientin mit einem Basalzellnaevus-Syndrom Gorlin-Goltz (Haneke, unveröffentlicht). Die chirurgische Behandlung wird entsprechend den Richtlinien der Carcinom-Chirurgie vorgenommen. Da das Basaliom nicht metastasiert, wird nicht selten mit Rücksicht auf das postoperative Ergebnis die Exzision

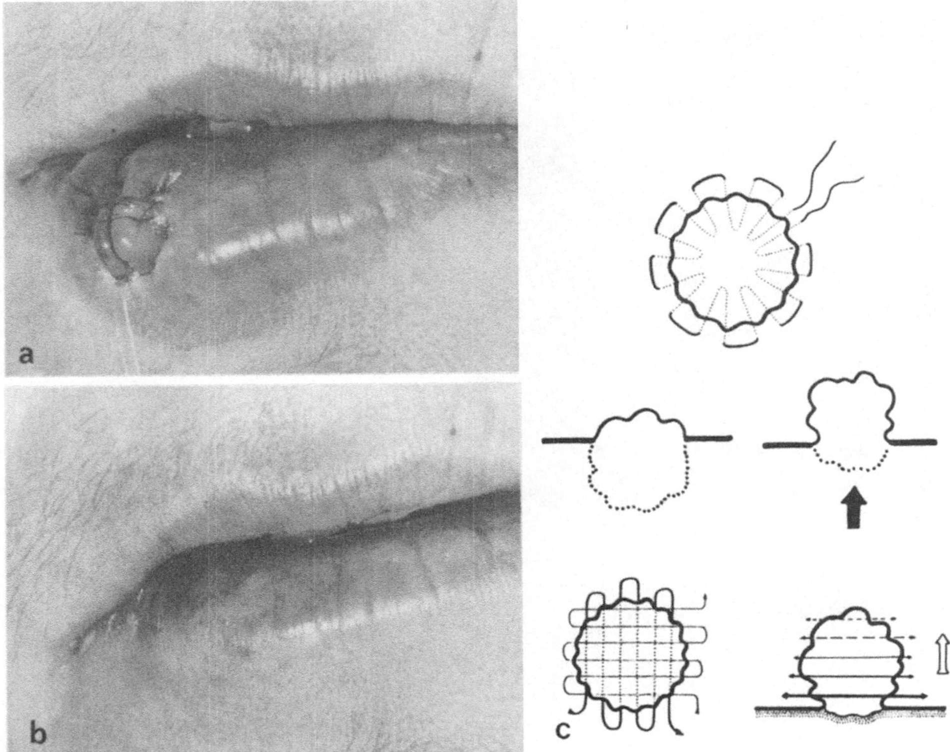

Abb. 1a–c. Percutane Transfixion des sogenannten traumatischen Unterlippenangioms **a** Zustand präoperativ **b** Kompression des Angioms durch paketartiges Verschnüren **c** Schematische Darstellung der percutanen Transfixion (nach [14])

im Lippenbereich zu sparsam durchgeführt, was Anlaß zu Rezidiven ist. Bei alten Menschen ist die Röntgentherapie als Alternative in Erwägung zu ziehen.

Naevuszellnaevi sind häufig auch an den Lippen lokalisiert und können kosmetisch so störend sein, daß ihre Entfernung gewünscht wird. Meist ist eine sparsame Exzision ausreichend. Bei größeren, dunkelpigmentierten oder behaarten und papillomatösen Naevi besonders im Philtrumbereich kann die Therapie allerdings schwierig werden, da eine kosmetisch befriedigende Lösung in Anbetracht der Gutartigkeit der Naevuszellnaevi eine anspruchsvolle plastische Operation erfordert.

Die sehr dunklen Lentigines der Pigmentfleckenpolyposis Peutz-Jeghers treten an Lippenrot und der umgebenden Haut und Schleimhaut auf. Wird die Entfernung besonders störender Flecken gewünscht, können sie sparsamst exzidiert werden. Hellere braune Fleckchen an Lippenrot und Mundschleimhaut, in einem Drittel der Fälle vergesellschaftet mit hellbrauner streifenförmiger Nagelpigmentierung, sind Zeichen des harmlosen Laugier-Hunziker-Baran-Syndroms [2, 13].

Selten tritt eine Melanosis circumscripta praeblastomatosa Dubreuilh (Lentigo maligna) an der Haut der Lippen auf. Sehr selten ist eine solche Lentigo maligna an

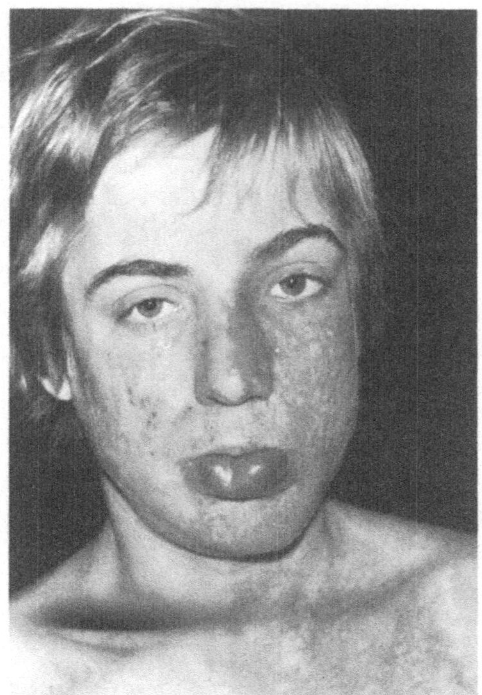

Abb. 2. Klippel-Trenaunay-Syndrom
mit Beteiligung der Unterlippe

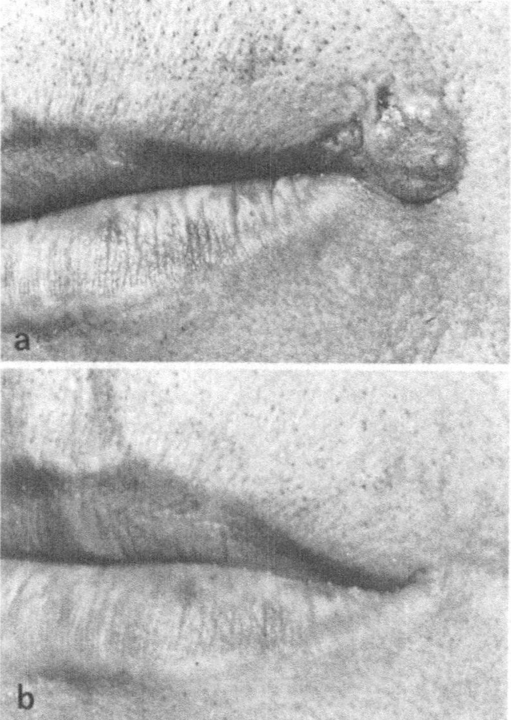

Abb. 3a, b. Basaliom am Mundwinkel
mit Übergang auf die Oberlippe
a präoperativer Zustand **b** Zustand
2 Jahre nach Exzision und
Rekonstruktion des Mundwinkels

der Lippenschleimhaut. Da sich daraus ein mucosolentiginöses Melanom entwikkeln kann, das eine besonders schlechte Prognose hat, ist die Entfernung zur histologischen Diagnosesicherung und Randkontrolle unbedingt erforderlich.

Literatur

1. Balus L (1965) Ist die Cheilitis glandularis eine präkanzeröse Erkrankung? Hautarzt 16: 364–367
2. Baran R (1979) Longitudinal melanotic as a clue to Laugier-Hunziker syndrome. Arch Dermatol 115: 1448–1449
3. Bek V, Vrabec R, Kolar J, Sedlacek J, Schwank R, Maresova J, Kucera MD (1967) Zur Problematik der Klinik und Therapie der Hämangiome im Kindesalter. II. Mitteilung: Biologisches Verhalten der Hämangiome im Kindesalter. Spontaninvolution und progressives Wachstum. Strahlentherapie 134: 495–503
4. Brauer EW, Leider M, Sciarrino C (1978) The natural course of untreated, uncomplicated cutaneous hemangiomas. J Dermatol Surg Oncol 4: 851–853
5. Brauer EW, Leider M, Sciarrino C (1978) Treatment of complicated hemangiomas with adrenocorticosteroids when the function of important structures or life itself is threatened. J Dermatol Surg Oncol 4: 854–858
6. Ehring F, Voss W (1981) Zur Strahlentherapie der floriden oralen Papillomatose. In: Petres J, Müller R (Hrg) Präkanzerosen und Papillomatosen der Haut, S 157–158. Berlin-Heidelberg-New York, Springer
7. Grothusen G (1968) Spontane Rückbildungsvorgänge an Hämangiomen des Säuglingsalters. Aesthet Med 17: 27–34
8. Haneke E (1981) Multiple Oral Fibroepithelial Hyperplasias. (Abstract). J of Cutan Path 8: 143–144
9. Haneke E (1981) Ultrastructure of mucoceles. J cut Pathology 8: 459
10. Haneke E (1983) Die Therapie der virenbedingten Mundschleimhauterkrankungen. Die Quintessenz 34: 1407–1413
11. Haneke E (1982) Floride orale Papillomatose. Klinisch-histologische Korrelate. I. Tagung der Sektion Dermatohistopathologie der Deutschen Dermatologischen Gesellschaft, Kiel, 16.–18.6.1982
12. Haneke E (1983) Indikationsabwägung bei der operativen Therapie benigner Hautveränderungen. In: Konz B, Braun-Falco O (Hrg) Komplikationen in der operativen Dermatologie, S 141–146. Berlin-Heidelberg-New York, Springer
13. Laugier P, Hunziker N (1970) Pigmentation mélanique lenticulaire, essentielle, de la muqueuse jugale et des lèvres. Arch Belg Dermatol Syphiligr 26: 391–399
14. Mato J, Vilalta A, Mascaro JM (1981) Transfixion des angiomes. J Méd esthét 8: 40–41
15. Proppe A (1981) Hämangiome. In: Korting GW (Hrg) Dermatologie in Praxis und Klinik, Bd IV, S 40.1–40.19, Stuttgart-New York, Thieme
16. Seipp W, Haina D, Justen V, Waidelich W (1978) Laserstrahlen in der Dermatologie. Dtsch Derm 26: 557–575
17. Thiele B, Mahrle G, Ippen H (1983) Cheilitis glandularis simplex. Hautarzt 34: 232–234
18. Wade TR, Ramino H, Ackerman AB (1978) A histologic atlas of vascular lesions. J Dermatol Surg 4: 845–850
19. Wilflingseder R, Martin R, Papp C (1981) Magnesium seeds in the treatment of lymph- and haemangiomata. Chir Plastica 6: 105–116
20. Whimster IW (1976) The pathology of lymphangioma circumscriptum. Br J Dermatol 94: 473–486
21. Wulf K (1971) Die Behandlung von kleineren Hämangiomen. Hautarzt 22: 512–513

Die chirurgische Therapie der Lippengeschwülste

C. Walter

Bösartige Gewebeentartungen können durch langjährige chronische Irritationen der Schleimhäute, wie man sie zum Beispiel bei Pfeifenrauchern und Spinnerinnen findet, durch Überempfindlichkeit der Haut gegen Lichteinwirkung und durch berufsbedingte Schädigungen entstehen.

Neben dieser durch Gewebeentartung indizierten chirurgischen Therapieform gibt es auch benigne Hautprozesse, die auf konservative oder strahlentherapeutische Weise nicht zur Ausheilung gebracht werden können und daher einer chirurgischen Intervention ebenfalls bedürfen. Hier kann es sich um Angiome, Verbrennungsfolgen, Mykosen und chronische Entzündungen wie z. B. Lupus vulgaris handeln.

Die präkanzerösen und tumorösen Veränderungen sind differentialdiagnostisch zu trennen vom Lupus erythematodes, vom Lichen ruber planus und Keratoakanthom. Daneben unterscheiden wir die präkanzerösen Veränderungen wie z. B. die stationäre Leukoplakie und die Leukoplakia progrediens. Die präkanzeröse Veränderung ist gekennzeichnet durch Keratose und Hyperplasie des Epithels, während die Leukoplakia progrediens bereits durch Irreversibilität gekennzeichnet ist. Die Erhabenheit der Herde läßt ein fortgeschrittenes Wachstum der Borkenbildung feststellen, die mit der Unterlage fest verwachsen sind. Bei diesen präkanzerösen Veränderungen, zu denen wir auch Keratoma senile und Cornu Cutaneum zählen, überwiegt die Proliferation, aber es fehlt die Anarchie des Epithels. Ist die Basalmembran aber einmal durchbrochen, so führt das Stadium in das Carcinoma in situ.

Nachdem einmal das karzinomatöse Stadium erreicht ist, wird die histologische Diagnose anhand der Ulceration mit endophytischem oder exophytischem Wachstum festzustellen sein. Neben den Karzinomen finden wir auch die Basaliome, wobei jedoch die Karzinome überwiegen und 3–5% aller Tumoren ausmachen. In der überwiegenden Mehrzahl der Fälle handelt es sich um Unterlippenkarzinome, die 98% darstellen.

Nach Nuutinen und Kärjä (1981) ergaben die statistischen Erhebungen bei 114 Lippenkarzinomen 18 Fälle mit Metastasen. In diesen Fällen wurde die Therapie mit Neckdissection kombiniert. Die 5-Jahres-Überlebenszeit betrug bei Patienten mit bereits vorhandener Metastasierung 15,5% gegenüber 86,5% im Gesamtkollektiv der Lippenkarzinome.

Die Diagnose gibt sich aus dem klinischen Bild und gegebenenfalls vergrößerten palpablen, regionalen Lymphknoten sowie dem Ergebnis der Probeexzision. Diese sollte keinesfalls mit dem Thermokauter ausgeführt werden, da dem Pathologen somit die Möglichkeit genommen wird, die Randzonen exakt beurteilen zu können.

Zu den Behandlungsverfahren: Hier treten die Strahlentherapeuten in Wettstreit mit der lokalen chirurgischen Maßnahme. Die Behandlungsergebnisse bei kleinen Tumoren sind annähernd identisch, während bei größeren Tumoren die Erfolgsquote der chirurgischen Therapie den Vorzug gibt.

Auf die Strahlentherapie soll in diesem Zusammenhang nicht eingegangen werden.

Bei der chirurgischen Therapie muß der Operateur einen entsprechenden Sicherheitsabstand wahren, der nach dem Ergebnis des histologischen Befundes kleiner oder größer zu sein hat.

Im allgemeinen läßt sich sagen, daß nach der Regel von Stricker bei einem Verlust der Lippe um ein Drittel der primäre Wundverschluß erzielbar sei.

Darüber hinaus müssen zusätzliche Maßnahmen angewandt werden, mit denen es gelingt, bei erhaltener Funktion den Defektverschluß zu erreichen.

Zum chirurgischen Vorgehen

Der operative Eingriff kann altersentsprechend und falls notwendig nach internistischer Vorbehandlung in LA oder in ITN ausgeführt werden. Die Lippen eignen sich doch sehr gut für die Therapie in LA, wobei man durch zusätzliche Medikation eine Somnolenz erreichen kann. Die hierfür üblichen Mittel richten sich nach der Erfahrung des Operateurs, aber auch nach den neueren Entwicklungen der Industrie. Bei uns haben sich gewisse lytische Cocktails bewährt, bestehend aus Dolantin, Atropin und Atosil oder die Mischung von Fortral und Tracitin in entsprechender Menge.

Wir unterscheiden einmal die Exzision des Lippenrotes bei lokalem Befall, zweitens die direkte Exzision mit Sofortverschluß und drittens die Rekonstruktion der Lippe mittels lokaler Schwenklappen.

1. Während die Exzision des Lippenrotes für präkanzeröse Veränderungen das Mittel der Wahl ist, wird man sie bei der Entartung zum Karzinom nicht ohne besondere Vorsicht walten zu lassen zur Anwendung bringen. Hierbei exzidiert man das Lippenrot, mobilisiert die Schleimhautpartien der Umgebung bis zum alveolären Sulcus und kann dadurch in den meisten Fällen so viel Schleimhaut gewinnen, daß der gesetzte Defekt direkt mit Schleimhaut überbrückt werden kann. Ist dies nicht der Fall, so kann man Schleimhaut der Zunge oder der Wangenpartien im Sinne von Schwenklappen hinzuziehen. Die Zunge ist erfahrungsgemäß ein für diesen Zweck gut geeignetes Material.

2. Zeigt der Tumor, ob Karzinom oder Basaliom, ein gewisses tiefeninfiltrierendes Wachstum, dann wird die Keil- oder Rechteck-Exzision das Verfahren der Wahl darstellen. Das früher geübte V-förmige Schnittbild wird nicht allen Anforderungen gerecht, so daß eine modifizierte rechteckige Schnittführung nach Andrews (zitiert bei Walter) die Möglichkeit schafft, auch größere Defekte sofort zu verschließen. Wir vermeiden in jedem Fall gerade Schnittlinien, sondern versuchen, diese zur Minderung der Zugspannungen aufzuteilen, um damit die Zugkräfte gleichmäßiger zu verteilen. Auch das sog. Treppenschnitt-Exzision-Verfahren und die Z-Plastik zur Vermeidung linearer Kontrakturen nach Kratz (zitiert bei Walter) sind ausgezeichnete Maßnahmen, mit denen man Defekte decken kann.

3. Besteht ein größerer Defekt, der nicht auf diese Weise verschlossen werden kann,

dann sollte man die Möglichkeiten anderer Art der Rekonstruktion überlegen. Wir unterscheiden hier die verschiedenen Formen der Verschiebelappen, die meistens unter Einbeziehung des sog. Burow'schen Dreiecks vorgenommen werden.

Die Abbé- und Estlander-Operation beinhalten eine Schwenklappenplastik, bei der Gewebe, und zwar in der gesamten Dicke der Lippe, von der Ober- zur Unterlippe oder vice versa verlagert wird. Die Blutversorgung erfolgt über den meist in Lippenrotnähe verlaufenden Stiel der Arteria labialis. Durch die gute Blutversorgung entsprechender Lippenbereiche läßt es sich auch erreichen, den Drehungsstiel möglichst dünn zu präparieren und damit die Rotation des Gewebes erleichtern.

Während der Estlander-Lappen mehr aus dem kommissurnahen Bereich geschnitten wird, bei dem man die Fasern des Musculus orbicularis oris in Kommissurnähe sorgfältig präparieren und z. T. schonen muß, wird der Abbé-Lappen im allgemeinen aus den Zentralpartien der Lippen geschnitten. Der ursprünglich dreieckförmig geschnittene Lappen wird nach den Modifikationen von Gelbke, Mac Gregor und Paletta mehr rechteckförmig präpariert, um damit mehr Gewebe von der einen zur anderen Lippe transponieren zu können.

Die Entnahmestelle des Abbé- oder Estlander-Lappens wird primär verschlossen. Der ernährende Gefäßstiel kann frühestens nach einer Woche durchtrennt werden, da dieser Zeitraum mit Sicherheit ein Überleben des Lappens gewährleistet.

Die Wangenrotation nach Dieffenbach und Mac Gregor ist ein außerordentlich aufwendiges Verfahren, weil man damit die Muskelbrücken und auch die zu ihnen führenden Nervenfasern des Nervus facialis durchtrennen muß. Hierdurch geht viel von der Motilität der rekonstruierten Lippenpartien verloren. Die Vertikalverschiebung von Haut aus dem submentalen Bereich eignet sich nach Schuchardt für gewisse Defekte im Unterlippenbereich.

Für bestimmte Defekte lassen sich die lokalen Schwenklappen gut heranziehen, die für ⅔-Defekte in der Lippengegend gut geeignet sind und in ein- oder zweizipfelige Lappen geschnitten werden können.

Neben dem Verfahren von Mac Fee, welches nach entsprechender Präparation eine horizontale, seitliche Verschiebung der Wangenpartien zur Überdeckung des Lippendefektes beinhaltet, hat das Verfahren von Bernard in den Modifizierungen nach Freeman und Meyer bereits Verwendung gefunden. Die sorgfältige Schonung der Muskeln des Orbicularis oris ist wenn immer möglich zu beachten. Der Vorteil dieser Methode liegt in einer geringgradigen äußerlich sichtbaren Deformität bei gleichzeitig gutem funktionellen Wiederherstellungsergebnis. Hierbei werden im Mundinneren Schleimhautinzisionen ausgeführt und Verlagerungen, die eine Medianverschiebung, erlauben unter gleichzeitiger Wiederherstellung des Lippenrotes (Fritzmeier und Draf 1982).

Zu den lokalen Maßnahmen der Lippenrot-Rekonstruktion zählen einmal die Lippenrotverschiebung von einer Lippe zur anderen und auch die Bildung eines Zungenschwenklappens, auf die Wilson und Stricker besonders hingewiesen haben. Bei Frauen wählt man die Unterseite der Zunge als Zungenschwenklappen, während man bei männlichen Patienten auch schon der etwas mehr muköseren Zungenoberfläche bei der Anlegung des Lappens den Vorzug gibt.

Der Erweiterung des oft eingeengten Lippenkommissur-Bereiches dienen kleine lokale Lippenrot- oder Schleimhautverschiebeplastiken.

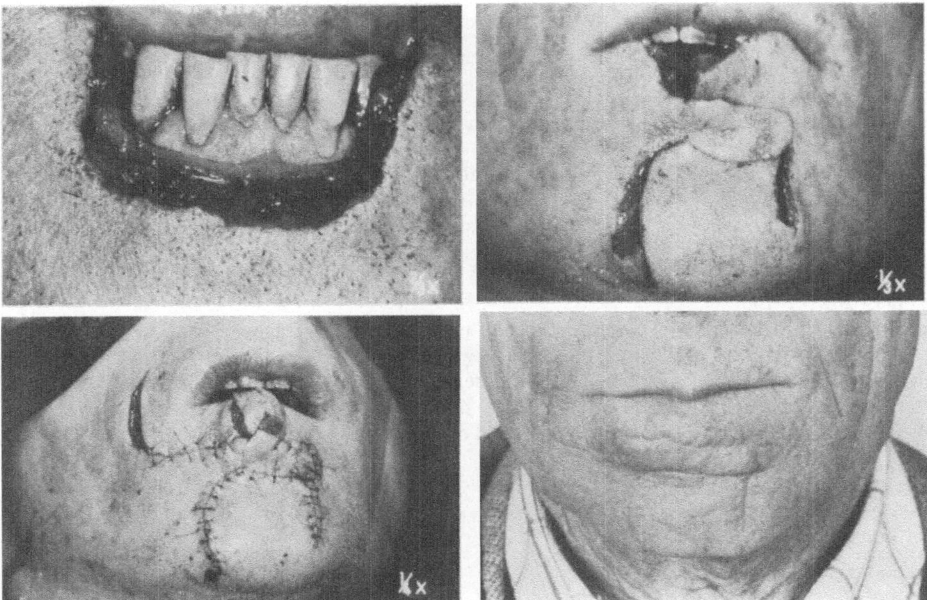

Abb. 1–4

Ausgedehntere Defekte verlangen ein mehrschichtiges Vorgehen unter Einbeziehung von mehr distal gelegenen Hautbereichen. Hier bietet sich die sog. Essersche Wangenverschiebung in Kombination mit einem Stirnlappen an. Auf diese Methode hat Millard (zitiert bei Walter) besonders hingewiesen. Außerdem kommen in letzter Zeit nach Wilson die myocutanen Lappen aus dem Sternoclavicular-Bereich, aber auch aus anderen, neuerdings herangezogenen Bezirken wie Schulter und Trapeziusbereich in Betracht.

Der Einfallsgabe des Chirurgen werden Kombinationsverfahren sich anbieten, z. B. die Estlander-Verschiebeplastik mit Medianverschiebung eines zusätzlich inzidierten Lippensegmentes.

Ist es durch die rekonstruktiven Maßnahmen nicht möglich gewesen, die Motilität der rekonstruierten Lippe zu erhalten, so kann der Chirurg durch zusätzliches Einziehen von Fascienstreifen eine Stabilisierung der Lippe erreichen.

In jedem Falle sollte jegliche Lippenrekonstruktion auch nach ästhetischen Gesichtspunkten ausgewählt werden, ein Verdienst das besonders Ellis et al. (1982) zukommt.

Zusammenfassend ist zu sagen, daß nach Sesenna (1982) die Sofortrekonstruktion nach Tumorexzisionen angestrebt werden muß, daß die Entscheidung, welches Vorgehen gewählt wird, der Erfahrung des Operateurs und nach sorgfältiger Abwägung der chirurgischen und radiotherapeutischen Möglichkeiten individuell geplant werden sollte.

Literatur

1. Ellis DAF, Rubin AM, Shemen (1982) Esthetic evaluation of the lips and cosmetic reconstructions. Otolaryng 11: 221–225
2. Fritzmeier I, Draf W (1982) Chirurgische Behandlung benigner und maligner Lippentumoren. HNO Berl 30: 326–332
3. Kauer C, Grellet M (1982) La chirurgie reparatrice dans le traitement du cancer des lèvres. Ann Chir plast 27: 30–35
4. Sesenna E, Gazzotti A, Brusati R (1982) Possibilità ricostruttive in chirurgia oncologica delle labbra. ORL, Torino 32: 169–180
5. Stricker M, Chassagne JF, Meleytal M (1981) Les lèvres, mutilations et réparations. Ann Chir plast 26: 121–130
6. Nuntinen J, Kärjä J (1981) Local and distant metastases in patients with surgical treated squamous cell carcinoma of the lip. Chir. Otolaryng 6: 415–419
7. Walter C (1973) Lippengeschwulste. In: Kremer K, Baumgartl E, Schreiber HW Spezielle Chirurgie für die Praxis. Band I, Teil 1: S. 415–432. Georg Thieme Verlag, Stuttgart
8. Wilson JSP, Walker EP (1981) Reconstruction of the lower lip. Head and Neck Surg 4: 29–44

Zur Prophylaxe des Unterlippenkarzinoms

L. Häussermann und H. Rasokat

Die sinnvollste Therapie eines jeden Karzinoms besteht darin, von vornherein Praecancerosen zu erkennen und möglichst radikal zu entfernen. Auch im Bereich der Unterlippen sollten bereits die Praemalignome wie Leukoplakien, M. Bowen und aktinische Cheilitiden einer baldigen operativen Therapie zugeführt werden. Ein Teil dieser Eingriffe kann ambulant und in Lokalanaesthesie durchgeführt werden, ohne daß eine Hospitalisierung des Patienten erforderlich wäre.

Die Therapie manifester Malignome, wie auch der Praecancerosen sollte in einer weiträumigen Excision des gesamten Tumors bestehen. Die anschließende Rekonstruktion der Unterlippe sollte jedoch sowohl funktionell, als auch kosmetisch

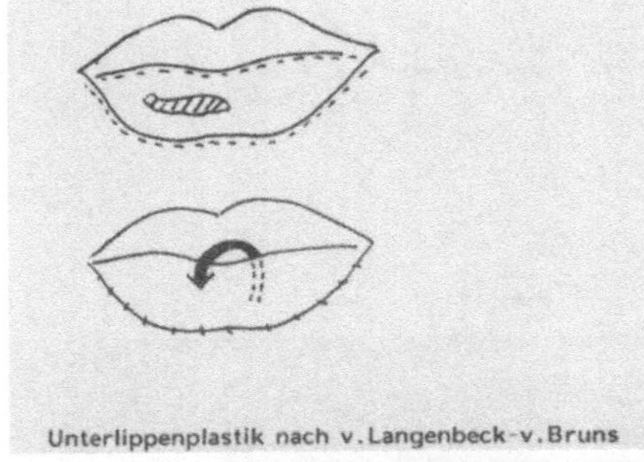

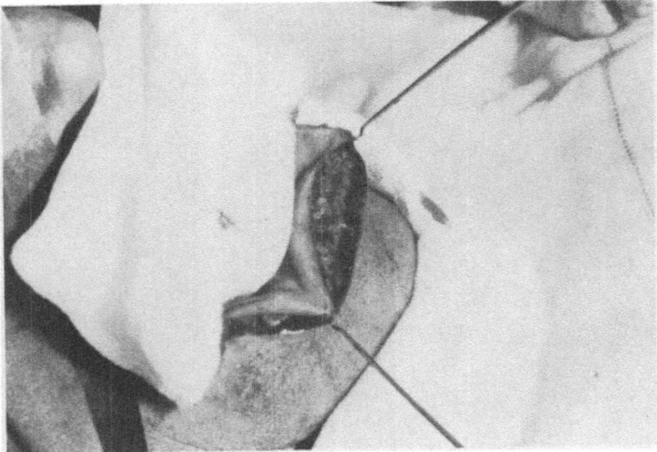

Abb. 1. (oben), **Abb. 2** (unten). Unterlippenplastik nach v. Langenbeck-v. Bruns. Excision des gesamten Unterlippenrots und Bildung einer neuen Unterlippe durch mobilisierte Schleimhaut aus dem Unterlippenbereich

befriedigende Ergebnisse zeigen. In zahlreichen Fällen erstreckt sich die Praekanzerose weiträumig auf das Unterlippenrot, ohne jedoch die Grenze zwischen Lippenrot und Haut zu überschreiten. – In diesen Fällen bietet sich die Unterlippenplastik nach v. Langenbeck-v. Bruns, das sog. lipshaving an (Abb. 1, 2). Dabei wird in Lokalanaesthesie das gesammte Unterlippenrot excidiert, der Defekt wird durch mobilisierte Unterlippenschleimhaut gedeckt. Die Naht sollte mit einem gewirkten, atraumatischen Faden durchgeführt werden, der bes. im Bereich der mobilisierten Schleimhaut weniger einschneidet als ein monophiler Faden. Das Nahtmaterial sollte nach ca. einer Woche entfernt werden.

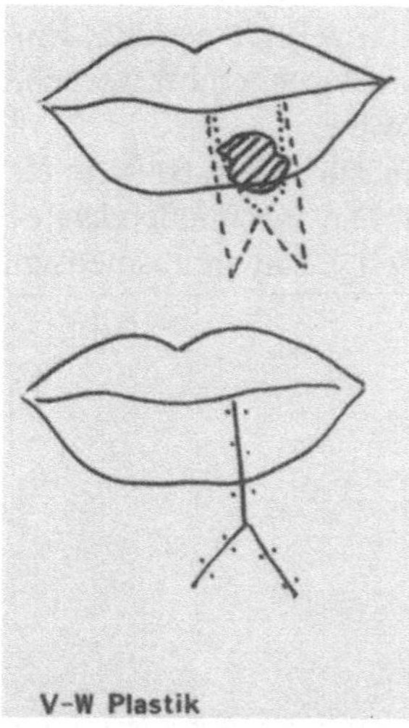

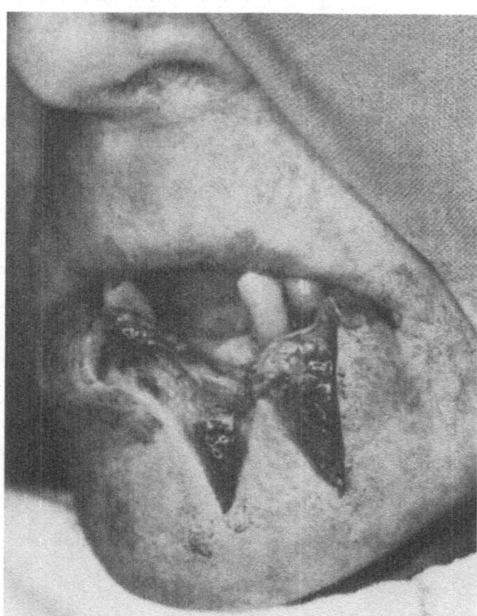

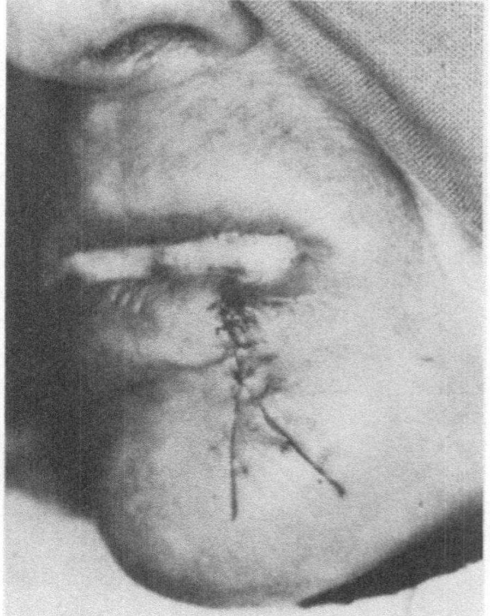

Abb. 3–5. V-W-Plastik bei größeren Defekten, die sich bis in die Haut unter der Lippenrotgrenze erstrecken. (**Abb. 3** = oben; **Abb. 4** = unten links; **Abb. 5** = unten rechts)

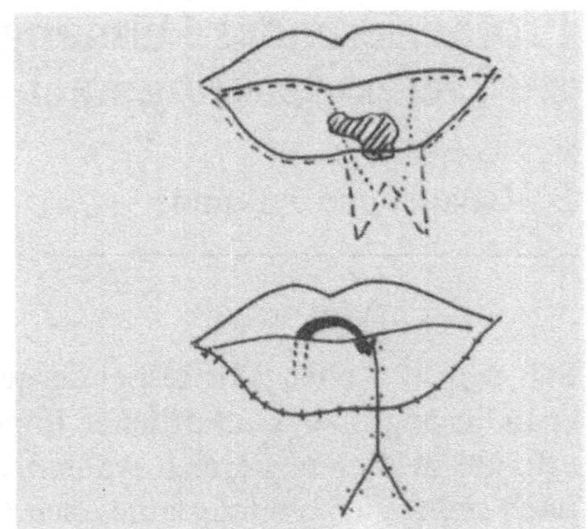

Abb. 6. Kombinationsplastik nach v. Langenbeck-
v. Bruns mit V-W-Plastik

Überschreitet der Tumor die Grenze des Lippenrots, genügt zumeist eine einfache Keilexcision mit exakter Adaptation der Lippenrotgrenze. Bei breitaufsitzenden Tumoren kann gleichzeitig eine Plastik nach v. Langenbeck-v. Bruns durchgeführt werden. In unserer Klinik bewährt sich in diesen Fällen die sog. V-W-Plastik (Abb. 3–5). Im Bereich der Mundschleimhaut erfolgt eine einfache, weiträumige Keilexcision, während im Hautbereich eine W-förmige Schnittführung gewählt wird. Der M. orbicularis oris wird dabei teilweise durchtrennt, so daß eine Reanastomosierung notwendig wird. Die Hautnaht erfolgt umgekehrt y-förmig, wodurch die Spannung im Bereich der umgebenden Haut erheblich vermindert wird. Auch diese Operationsmethode läßt sich bei ausgedehnten Befunden gut mit der v. Langenbeck-v. Bruns'schen Unterlippenplastik verbinden (Abb. 6). Auch diese Operationsmethode läßt sich ohne größere Belastung des Patienten in Lokalanaesthesie durchführen, ambulante Patienten sollten lediglich auf das Risiko einer ungefährlichen Nachblutung hingewiesen werden.

Literatur

1. Dirvana S (1965) Die chirurgische Behandlung des Unterlippenkarzinoms. Berl Med 16: 567–570
2. Gelbke H (1962) Wiederherstellende und plastische Chirurgie. Bd. 1–3, Thieme
3. Haas E (1965) Chirurgische Behandlung von Lippentumoren. Z Laryng Rhinol 44: 276–291
4. Friederich HC (1968) Über die Vermilionektomie. Z H u. G Krh 43: 485–492
5. Petres J, Haasters J (1969) Zur operativen Behandlung fortgeschrittener Carcinome und Praecancerosen der Unterlippe. Hautarzt 20: 219–222
6. Pickrell KL, Georgiade N, Adamnson J, Matton G (1960) Surgical treatment of early carcinoma of the face. Postgrad Med 27: 405–415
7. Rehrmann A (1967) Rekonstruktion der Lippen nach Tumorentfernung. Chirurgia plastica 3: 222–229

Proliferierendes Hämangiom: bi-lobed-flap-Technik zur Defektdeckung nach Tumorexzision

B.-R. Balda und P. Bumm

Seit dem 12. Lebensjahr ist bei der jetzt 32jährigen Patientin (H. L., 19.8. 1950) ein etwa linsengroßer, hautfarbener Tumor an der Kinnspitze bekannt. Vor acht Jahren erfolgte in diesem Bereich während eines Autounfalls eine Traumatisierung, danach stellte sich ein langsames, seit einem Jahr sogar rasches Wachstum des Knotens mit zunehmender bläulicher Verfärbung ein. Bei der Erstuntersuchung hatte er eine Größe von $5 \times 5 \times 2$ cm und wirkte blumenkohlartig, prall-elastisch und ließ sich palpatorisch nicht sicher seitlich und tiefenwärts abgrenzen (Abb. 1).

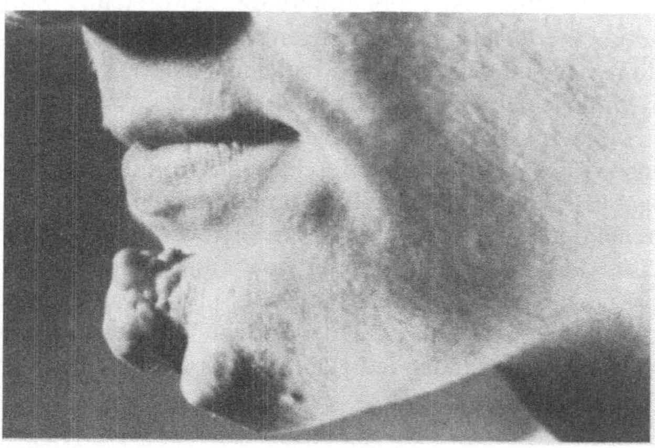

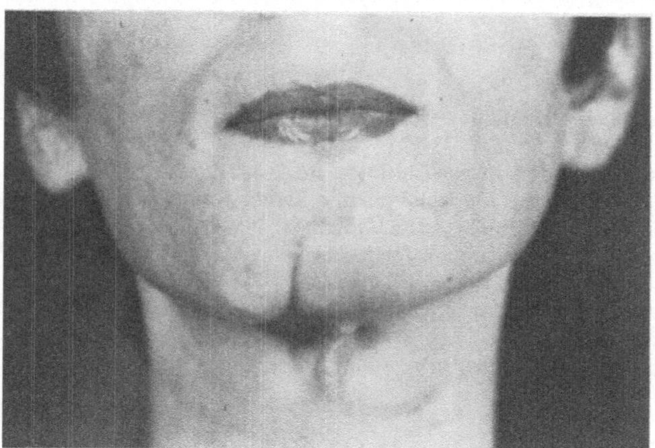

Abb. 1 (oben). 32jährige Patientin (H. L., 19.8. 1950) mit proliferierendem Hämangiom im Kinnbereich. Der Tumor mißt $5 \times 5 \times 2$ cm

Abb. 2 (unten). 32jährige Patientin (H. L., 19.8. 1950), Zustand acht Wochen post operationem nach Exzision eines proliferierenden Hämangioms im Kinnbereich

Angiographisch fand sich im A. lingualis-Versorgungsgebiet eine Erweiterung der A. submentalis links, wo ein Kollateralnetz von musculo-cutanen Ästen dieser Arterie und der A. labialis inferior sowie der A. facialis aufgebaut war.

Nachdem in mehreren Kliniken eine operative Intervention bei dieser kosmetisch sehr störenden Veränderung abgelehnt worden war, erfolgte bei uns in Intubationsnarkose die Exzision des gesamten Tumors bis auf das Periost sowie die Unterbindung sämtlicher Gefäßzuflüsse. Da vor allem in den Randpartien der Tumor stark fibrosiert war und sich nicht sicher von der Muskulatur abtrennen ließ, wurden intraoperativ topographisch zugeordnete Gewebsproben entnommen und schnellschnittmäßig untersucht. Auf diese Weise konnte nicht nur die Diagnose eines proliferierenden Hämangioms bestätigt werden, sondern auch die Gesamtläsion sicher im Gesunden entfernt werden.

Der resultierende Defekt wurde mit Hilfe eines Verschiebelappens aus dem Halsbereich in Form eines bi-lobed-flap gedeckt, die Adaptation erfolgte mit Hilfe Burow'scher Dreiecke. Abbildung 2 zeigt das klinische Bild acht Wochen nach dem operativen Eingriff.

Da die Patientin über den Erfolg sehr glücklich war, vernachlässigte sie die empfohlene postoperative Narbenpflege. Es stellten sich daher im Kinnbereich keloidiforme Narbenzüge ein, die jedoch nach intraläsionaler Injektion einer Glukokortikosteroidkristallsuspension (1:3 mit 1%igem Scandicain verdünnt) sich rasch zurückbildeten.

Die Problematik lag vor allem darin, daß es sich um einen gefäßführenden und nicht sicher abgrenzbaren Tumor handelte, nach dessen Entfernung eine Defektdeckung gewählt wurde, die bei Übergreifen der Medianlinie um mehr als 1 cm vital bleiben mußte. Der Verschiebelappen wurde in den Halsbereich gelegt, um zusätzliche Narben im Gesicht zu vermeiden.

Dermatochirurgische Möglichkeiten bei epithelialen Tumoren im Nasenbereich

J. Petres und R. P. A. Müller

I. Einleitung

Als Zone maximaler Lichtexposition ist die Nasenregion, obwohl nur ca. 6% der gesamten Kopf-Hals-Oberfläche, Hauptprädilektionsstelle aktinisch bedingter Läsionen im Gesichtsbereich. Dabei handelt es sich in erster Linie um Basaliome, ferner um Präkanzerosen und um Karzinome [vgl. 2, 3, 13, 26, 29, 31].

In Abhängigkeit von Diagnose und Tumorausdehnung sind dabei unterschiedliche, jeweils individuell zu planende Operationstechniken zur kurativen Behandlung angezeigt.

Neben der vollständigen Ausrottung der Neubildung [12, 25, 28] muß das Therapiekonzept eine funktionell und ästhetisch optimale Rekonstruktion der exzidier-

---

Abb. 1 a–f. (s. S. 161) Basaliom des Nasenrückens bei einer 37jährigen Frau. **a** Operationsdefekt mit Operationsplanung – „bilobed-flap". **b** Präparation des gedoppelten Schwenklappens. **c** Einpassen der beiden Schwenklappen. **d** Zustand bei Operationsende. **e** Präoperativer Befund. **f** Zustand 18 Monate nach dem Eingriff

Abb. 2 a–f. (s. S. 162) Basaliom der Nasenspitze bei einem 67jährigen Mann. **a** Operationsplanung – Rotations – Verschiebe – Plastik. **b** Operationsdefekt. **c** Rotations-Verschiebelappen von der Glabella bis zur Nasenspitze mobilisiert und in den primären Operationsdefekt verbracht. **d** Zustand bei Operationsende. Der Defekt im Bereich der Glabelle wurde mittels einer VY-Plastik versorgt. **e** Präoperativer Befund. **f** Zustand 2 Jahre nach dem Eingriff

Abb. 3 a–f. (s. S. 163) Basaliomrezidiv bei einer 77jährigen Frau. **a** Zustand nach Tumorexzision und passagerer Defektdeckung mit synthetischem Hautmaterial bis zur histologischen Sicherstellung der vollständigen Tumorentfernung. Operationsplanung – subkutan gestielte Lappenplastik aus der Nasolabialregion. **b** Verbringen des subkutan gestielten Lappens in den primären Operationsdefekt. **c** Der Lappen wird durch den subkutanen Tunnel im Bereich des Nasenflügels in den Operationsdefekt verlagert. **d** Zustand bei Operationsende. Lappenentnahmestelle ist primär vernäht. **e** Präoperativer Befund. **f** Zustand 3 Jahre nach dem Eingriff

Abb. 4 a–f. (s. S. 164) Basaliom der Nasenspitze bei einem 65jährigen Mann. **a** Primärer Operationsdefekt wurde bis zur definitiven Wundversorgung mit synthetischem Hautmaterial versorgt. Markierung des Verlaufs der Stirnarterien mittels Ultraschall-Doppler-Sonographie. Im Bereich der Unterlippe wurde vorher ein spinozelluläres Karzinom exzidiert und durch eine Langenbeck – von Bruns – Plastik gedeckt. **b** Zustand nach Entfernung des synthetischen Hautmaterials und Planung des medialen Stirnlappens. **c** Einpassen des medialen Stirnlappens bei Versorgung der Lappenentnahmestelle durch eine VY-Plastik. **d** Zustand nach Durchtrennung des Lappenstiels und Modellierung des Lappens im Bereich der Nasenspitze. **e** Präoperativer Befund. **f** Zustand 3 Jahre nach dem Eingriff

Abb. 5 a–f. (s. S. 165) Basaliomrezidiv im Bereich der Nase bei einem 69jährigen Patienten. **a** Primärer Operationsdefekt und Operationsplanung – Kombinierte Plastik bestehend aus U-Lappen und nasolabialem Schwenklappen. **b** Verlagerung des U-Lappens in den Operationsdefekt. **c** Versorgung des restlichen Defekts nach Einpassen des U-Lappens mittels eines nasolabialen Schwenklappens. **d** Zustand bei Operationsende. **e** Präoperativer Befund. **f** Zustand 1 Jahr nach dem Eingriff

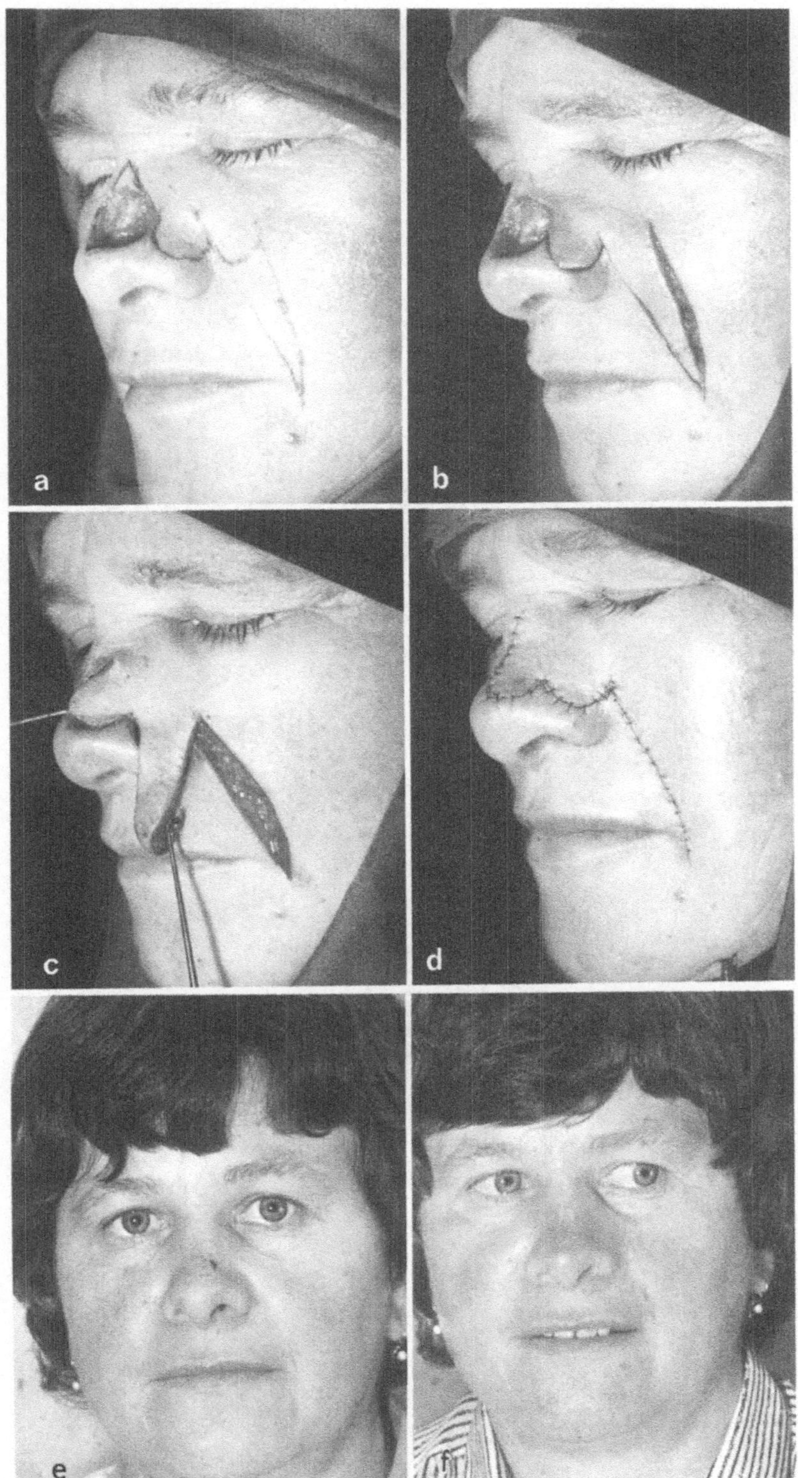

Abb. 1

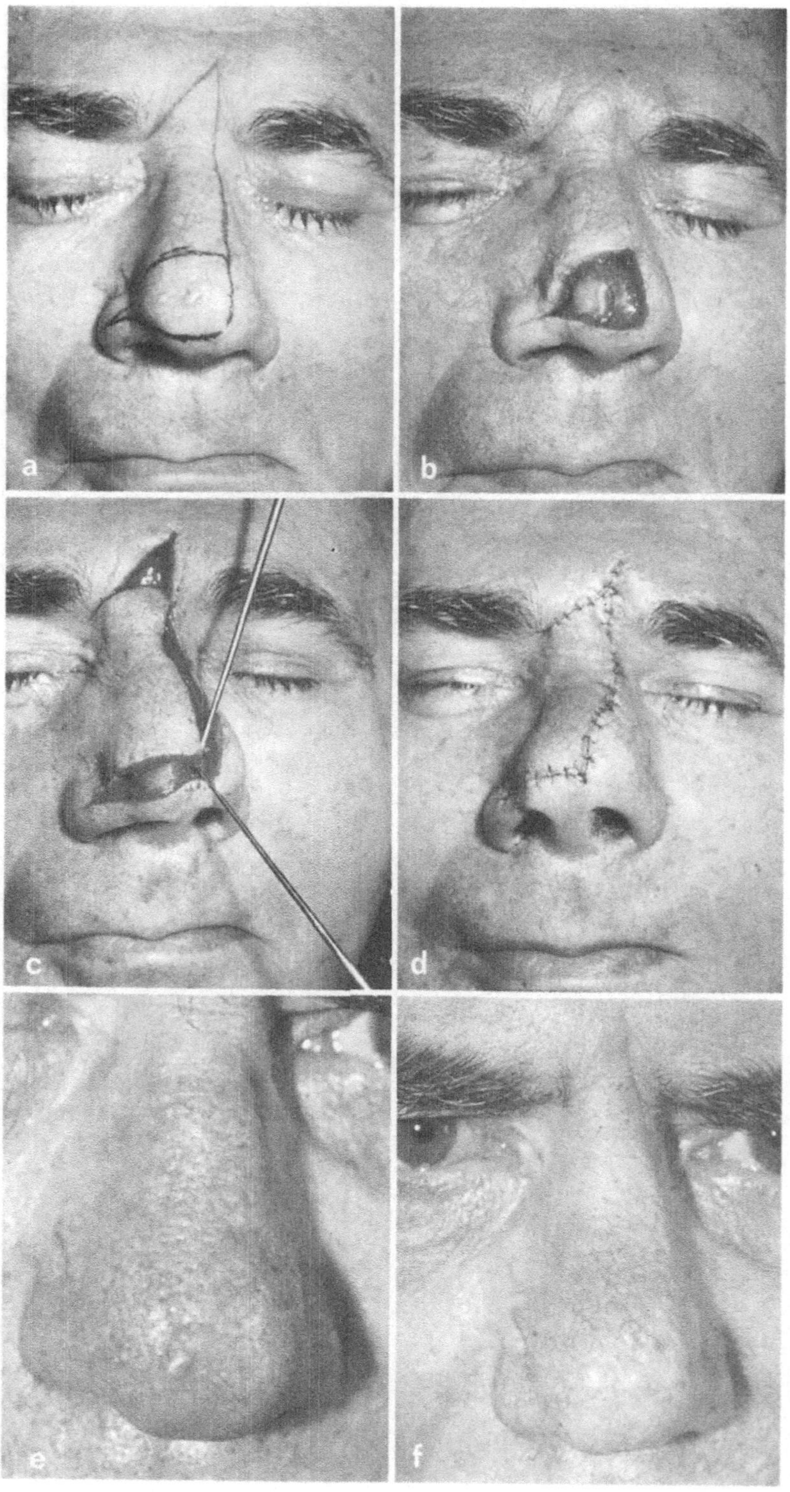

Abb. 2

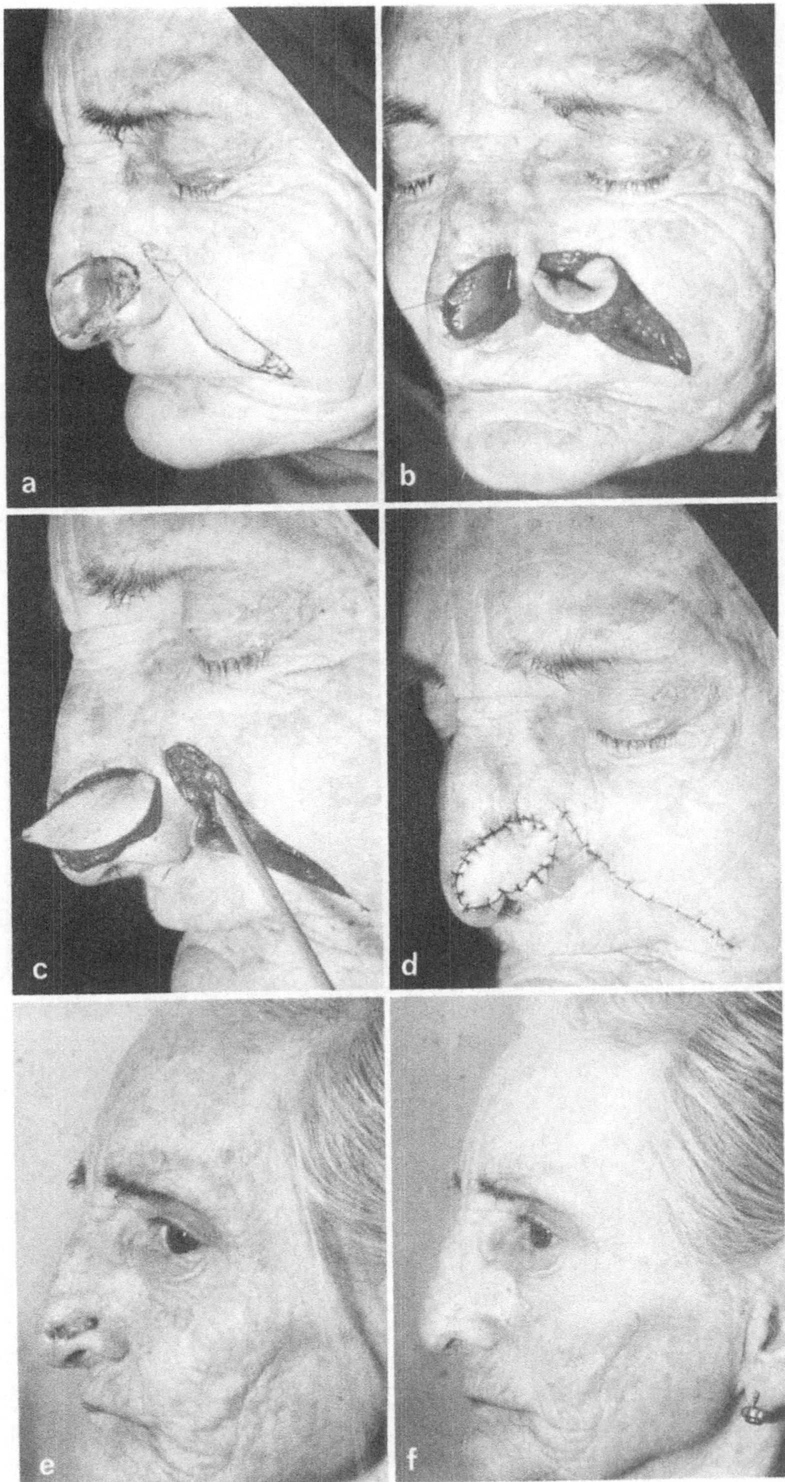

Abb. 3

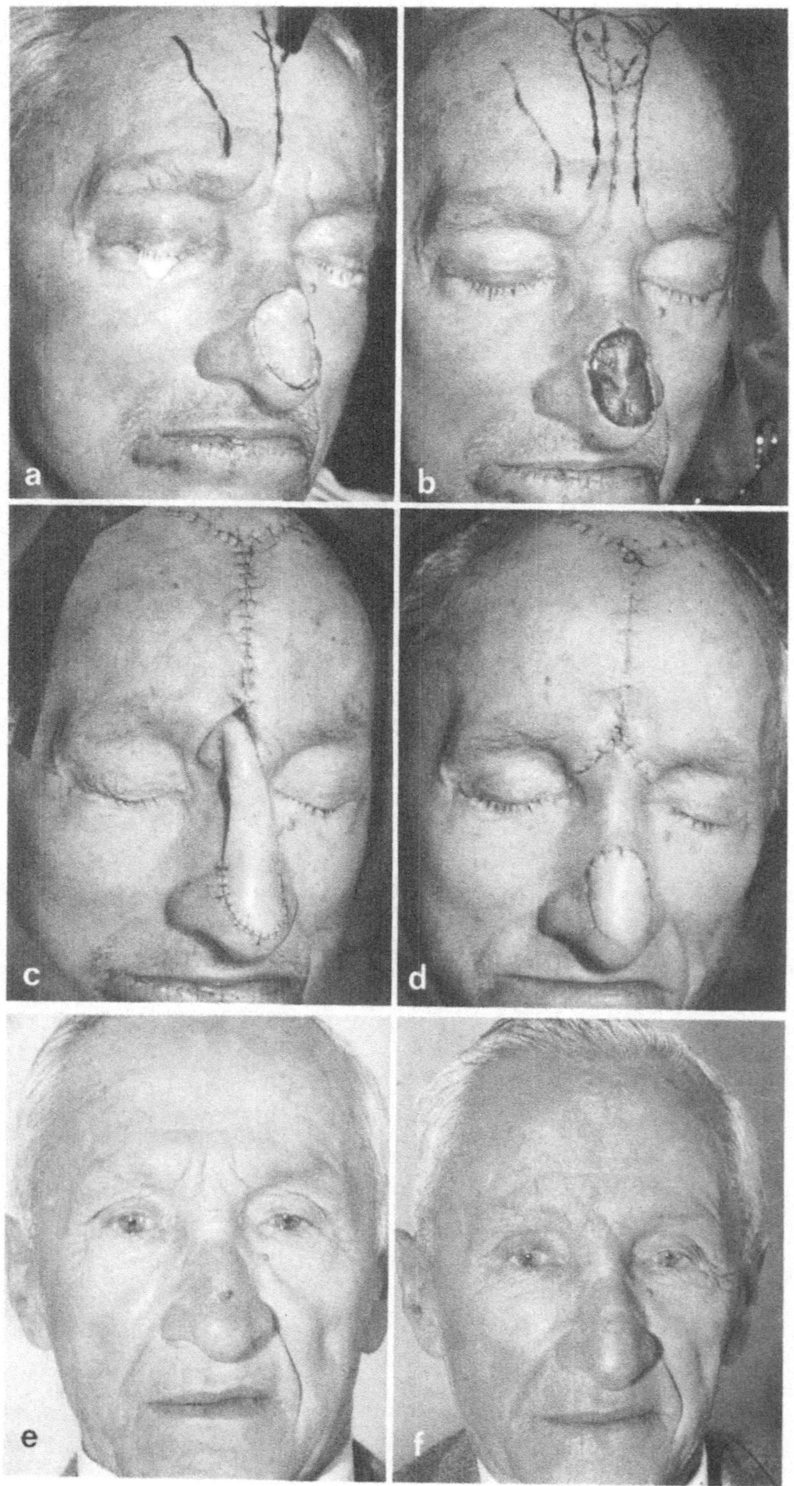

Abb. 4

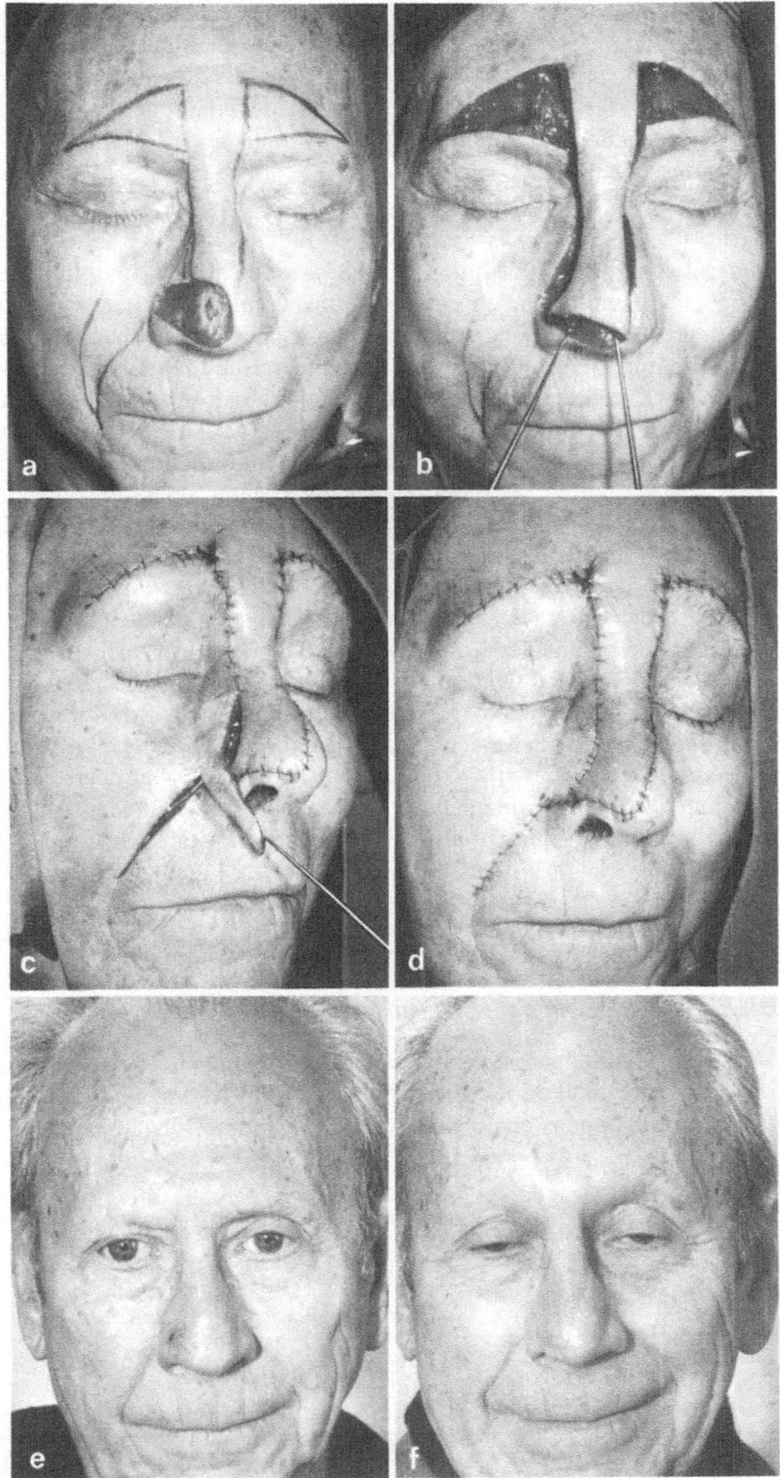

Abb. 5

ten Strukturen sicherstellen [18, 27]. So kann einerseits bereits eine geringe Deviation eine Behinderung der Nasenatmung zur Folge haben [16], und andererseits bedeutet oft schon eine minimale Verziehung des Symmetriemittelpunktes – und als solcher ist die Nase für den Gesichtsschädel anzusehen – nicht selten eine bleibende Entstellung des Patienten [20].

II. Eigenes Krankengut und Operationstechniken

In der Zeit vom 1.1. 1979 bis 31.12. 1982 wurden an der Hautklinik der Städtischen Kliniken Kassel 244 Patienten (104 Männer und 140 Frauen) wegen semimaligner und maligner Neubildungen im Nasenbereich operativ behandelt. Dabei stand das Basaliom mit 27% sämtlicher von uns chirurgisch therapierter Kopf-Hals-Hauttumoren an 1. Stelle, gefolgt von den Präkanzerosen mit 10% und den Karzinomen mit 6% (vgl. Tabelle 1).

Die relativ straff gespannte Haut über dem knöchernen und knorpeligen Nasenskelett verhindert oft schon bei relativ kleinen Operationsdefekten einen problemlosen Wundverschluß durch eine primäre Hautnaht oder eine Dehnungsplastik, so daß bereits in diesen Fällen der Einsatz von Nahlappenplastiken indiziert ist. Nach Möglichkeit vermeiden wir die Verwendung von freien Hauttransplantaten wegen der von uns bereits früher beschriebenen Problematik der vollständigen oder partiellen Transplantatnekrose, sowie des Problems ästhetisch störender langdauernder Hypo- und Hyperpigmentierungen der Transplantate [19].

Auch bei mittelgroßen Defekten besitzen wir gute Erfahrungen mit den technisch nicht sonderlich schwierigen Methoden der Nahlappenplastiken, wie Schwenk-, Verschiebe- und Rotationslappen, sowie Insellappen. Zur Deckung ausgedehnter Defekte bevorzugen wir Regionallappenplastiken (Stirnlappenplastiken) oder Kombinationslappenplastiken (Zur Technik vgl. auch 6–8, 10, 11, 17, 21, 22, 24, 30).

1. Schwenklappenplastiken

a) Einfache Schwenklappenplastik

Durch die unmittelbare Nachbarschaft der operationstechnisch einfacher angehbaren Wangenregion können vor allem Operationsdefekte am Nasenflügel mittels eines Schwenklappens aus der Nasolabialgegend gedeckt werden. Die Lappenent-

Tabelle 1. Anzahl der Kopf-Hals- und Nasentumoren im Patientengut von 1979–1982 der Hautklinik der Städtischen Kliniken Kassel

	N (Kopf-Hals-Bereich)	n (Nase)	%
Basaliome	784	212	27,04
Präkanzerosen	270	25	9,3
Karzinome	123	7	5,7
Total	1177	244	20,73

nahmestelle wird mittels primärer Wundnaht versorgt. Die dabei entstehende zusätzliche Operationsnarbe kommt in die Nasolabialfalte zu liegen und ist später nicht mehr auffallend (vgl. auch Abb. 5 a–f).

Diese Technik ist anwendbar, wenn die Nasenschleimhaut intakt bleibt, oder aber nur kleine Operationsdefekte darin entstehen, die durch primäre Naht versorgt werden können. Größere Schleimhautdefekte werden durch Einschlagen von Haut aus der Umgebung in Form einer Insellappenplastik oder durch ein freies Schleimhauttransplantat verschlossen.

b) Schwenklappen mit nach innen geschlagenem distalen Lappenanteil

Bei penetrierenden Nasenflügeldefekten mit Verlust von Schleimhaut und Knorpelanteilen kann ein entsprechend großer Schwenklappen aus der Nasolabialfalte in den Operationsdefekt transportiert werden, wobei der distale Lappenanteil nach innen umgeschlagen wird und so die Innenauskleidung der Nase bildet.

c) Doppelte Schwenklappenplastik („bilobed flap")

Besondere Schwierigkeiten bereitet die Rekonstruktion der Nasenspitze nach Tumorentfernung. Liegt nur ein Hautdefekt ohne Knorpelverlust vor, besteht die Möglichkeit, diesen durch eine doppelte Schwenklappenplastik zu schließen. Dabei wird die Wunde an der Nasenspitze durch einen Schwenklappen vom Nasenflügel, und dessen Entnahmestelle wieder mit einem Schwenklappen aus der Nasolabialfalte geschlossen. Diese Entnahmestelle wird wiederum mittels primärer Hautnaht versorgt (Abb. 1 a–f).

2. Rotations-Verschiebe-Plastik

Diese stellt eine Alternative zur doppelten Schwenklappenplastik bei Operationsdefekten im Bereich der Nasenspitze dar. Dabei erfolgt die Entfernung des Krankheitsherdes in Form eines horizontal liegenden, gleichschenkligen Dreiecks, dessen kurze Seite durch einen leichten Bogenschnitt zur Glabella verlängert und dort V-förmig abgewinkelt wird. Die umschnittene Hautpartie kann dann abpräpariert und in den Defekt rotiert werden. Die im Bereich der Glabella entstehende Lücke wird im Sinne einer VY-Plastik geschlossen (Abb. 2 a–f).

3. Verschiebeplastik (U-Lappenplastik) von kranial

Diese Technik eignet sich zur Versorgung von Operationsdefekten im Bereich des Nasenrückens. Dabei wird der Krankheitsherd in Form eines Vierecks exstirpiert. Die beiden senkrecht verlaufenden Seiten werden durch vertikale Schnitte bis zur Glabella verlängert. Dort erfolgt die Exzision jeweils eines Burow'schen Dreiecks über den Augenbrauen. Der umschnittene Gewebsstreifen kann nach Mobilisation und Unterminierung der Stirnhaut nach kaudal in den primären Operationsdefekt spannungsfrei verlagert werden (Abb. 5 a–f).

4. Verschiebeplastik von kaudal

Bei Läsionen im lateralen Nasenbereich bis zur Nasenwurzel erfolgt nach keilförmiger Exzision eines Krankheitsherdes die Verlängerung der kurzen Seite des Dreiecks durch einen S-förmigen Schnitt nach kaudal und Exzision eines halbmondförmigen Hautbezirks aus der Nasolabialfalte. Nach Unterminierung des zu transplantierenden Hautbezirks wird dieser kranialwärts in den primären Operationsdefekt verschoben. Dadurch wird wiederum ein spannungsfreier Wundverschluß möglich.

5. Insellappenplastik

Bei nicht penetrierenden Defekten im Nasenbereich kann ein nur gefäßgestielter Lappen (Insellappen) aus der Nasolabial- oder Stirnregion zur Deckung benutzt werden. Er wird durch einen subkutanen Tunnel in den primären Operationsdefekt verbracht (Abb. 3 a–f). Die Lappenentnahmestelle wird primär vernäht [1, 5].

6. Stirnlappenplastik

Bei großen rekonstruktiven Eingriffen im Nasenbereich sowie zur Versorgung tiefer Defekte im Bereich der Nasenspitze verwenden wir häufig gefäßversorgende Stirnlappen, welche präoperativ mittels Doppler-sonographischer Planung festgelegt und mit gleichem Verfahren während der Einheilphase kontrolliert werden [vgl. auch 9, 14]. Durch diese Methode können verhältnismäßig schmalbasige Lappen geschnitten werden, die Material aus weiter entfernten Regionen in den Nasenbereich heranbringen. Die Einheilphase ist in der Regel nach 2–3 Wochen abgeschlossen, so daß der Lappenstiel dann durchtrennt und wenn erforderlich, zurück verlagert wird (vgl. Abb. 4 a–f).

Die im Stirnbereich resultierenden restlichen Defekte können entweder mittels eines freien Hauttransplantates, oder durch lokale Lappenplastiken mit kosmetisch befriedigendem Erfolg geschlossen werden. Interimistisch erfolgt die Versorgung der Lappenentnahmestelle mit synthetischem Hautmaterial.

7. Kombinationen verschiedener Techniken

Gilt es neben großflächigen Defekten auch formgebende Strukturen zu rekonstruieren, dann müssen gelegentlich mehrere Techniken kombiniert werden (Abb. 5 a–f). Besondere Aufmerksamkeit muß der Operateur dabei dem Bereich schenken, in welchem die beiden Plastiken aneinander stoßen, und somit ein Gebiet geringer Versorgung und erschwerter Heilungstendenz resultiert.

III. Diskussion

Die Indikation zur kurativen Therapie bei semimalignen und malignen epithelialen Tumoren ist bereits durch die klinische Diagnose bzw. durch deren mittels Probebiopsie erfolgter histologischer Bestätigung gegeben.

Im Vordergrund der Behandlung steht die Radikalität der Tumorausrottung, wobei besonders im Nasenbereich zu berücksichtigen ist, daß dort Basaliome und auch Stachelzellkarzinome häufig über das horizontale Tumorwachstum hinausgehend, eine erhebliche Tiefenausdehnung besitzen, die von dem Operateur ein großes Maß an chirurgischer Erfahrung und Kenntnis der jeweils optimalen rekonstruktiven Techniken verlangt. In diesem Zusammenhang ist eine exakte histologische Diagnostik unerläßlich. Nur mit ihrer Hilfe gelingt es, den Tumor nicht nur zu klassifizieren, sondern auch dessen vollständige Entfernung sicherzustellen. Bei zu knapper Exzision, verbunden mit einem erzwungenen primären Wundverschluß, kann das Rezidiv vorprogrammiert sein. Besonders problematisch sind die am unteren Absetzungsrand belassenen Tumorzellen. Von diesen ausgehend erfolgt dann die Involvierung der knöchernen oder knorpeligen Strukturen, bevor sich das Rezidiv auf der Hautoberfläche manifestiert. Deshalb ist es empfehlenswert, den definitiven Wundverschluß erst dann vorzunehmen, wenn von dem Histologen mit Hilfe von Stufenschnitten oder durch die Methoden der mikroskopisch kontrollierten Chirurgie [4] die endgültige Bestätigung vorliegt, daß kein Tumorrest im Operationsgebiet verblieben ist. Zur interimistischen Defektdeckung haben sich synthetische Hautmaterialien bewährt [15, 23].

Die von uns angegebenen plastischen, ein- und mehrzeitigen Operationsmethoden erlauben eine sowohl funktionelle als auch ästhetisch gute Rekonstruktion der exzidierten Strukturen.

Abschließend sei noch darauf hingewiesen, daß jeder Tumorpatient nach Abschluß der chirurgischen Therapie einer gewissenhaften regelmäßigen Nachsorge über Jahre hinaus bedarf. Nur dadurch gelingt es, Rezidive frühzeitig zu erkennen und einer kurativen Behandlung zuzuführen.

Danksagung. Herrn C. van Velzen, wissenschaftlicher Photograph der Hautklinik der Städtischen Kliniken Kassel, danken wir für die hervorragende photographische Dokumentation.

Literatur

1. Andrews EB (1964) Island flaps in facial reconstruction. Plast Reconstr Surg 44: 49–51
2. Bennet JE, Thurston JB (1976) Cancer of the nose: ablation and repair. Chir Plast Surg 3: 461–469
3. Braun-Falco O (1975) Maligne epitheliale Tumoren im Gesichts-Bereich. In: Plastische Chirurgie des Kopf- und Halsbereichs und der weiblichen Brust. Hrsg.: H Bohmert pp 2–19. G. Thieme, Stuttgart
4. Burg G, Konz B (1975) Mikroskopisch kontrollierte Basaliombehandlung im Gesichtsbereich. In: Plastische Chirurgie des Kopf- und Halsbereichs und der weiblichen Brust. Hrsg.: H. Bohmert pp 147–156. G. Thieme, Stuttgart
5. Cameron RR, Latham WD, Dowling JA (1973) Reconstructions of the nose and upper lip with nasolabial flaps. Plast Reconstr Surg 52: 145–150
6. Denecke HJ, Meyer R (1964) Plastische Operationen an Kopf und Hals. Springer, Berlin Göttingen Heidelberg

7. Hagedorn M, Hartmann M, Petres J (1977) Möglichkeiten der Dermatochirurgie bei Neoplasien im Nasenbereich. In: Dermatochirurgie in Klinik und Praxis. Bd I. Hrsg.: B. Konz und G. Burg pp 114–122. Springer, Berlin Heidelberg New York

8. Hagedorn M, Müller R, Hartmann M, Petres J (1979) Ausgedehnte Lappenplastiken im Nasenbereich. In: Operative Dermatologie. Hrsg.: K. Salfeld pp 123–131. Springer, Berlin Heidelberg New York

9. Jend-Rossmann J, Pfeifer G, Höltje W-J (1982) Die Doppler-Sonographie als Grundlage der Bildung von Gefäßstiellappen für die Deckung von Gesichtsdefekten. In: Fortschritte der Kiefer- und Gesichts-Chirurgie. Bd XXVII. Maligne Epitheliome der Gesichtshaut. Hrsg.: G. Pfeifer und N. Schwenzer pp 43–47. G. Thieme, Stuttgart New York

10. Konz B (1981) Die operative Behandlung der chronischen Radiodermitis. In: Präkanzerosen und Papillomatosen der Haut. Hrsg.: J. Petres und R. Müller pp 121–130. Springer, Berlin Heidelberg New York

11. Konz B (1981) Die operative Therapie der Basaliome aus der Sicht des Dermatologen. In: Das Basaliom. Hrsg.: F. Eichmann und H. W. Schnyder. pp 73–85. Springer, Berlin Heidelberg New York

12. Korting GW (1978) Die Basaliome. Dtsch Ärztebl 75: 621–626

13. Kreysel HW, Fritz K, Schüller St (1982) Pathologie, Histologie und Klinik der malignen Epitheliome der Gesichtshaut. In: Fortschritte der Kiefer- und Gesichts-Chirurgie. Bd XXVII. Maligne Epitheliome der Gesichtshaut. Hrsg.: G. Pfeifer und N. Schwenzer pp 1–6. G. Thieme, Stuttgart New York

14. Mangold K, Lierse W, Pfeifer G (1980) Die Arterien der Stirn als Grundlage des Nasenersatzes mit Stirnlappen. Acta Anat 107: 18–25

15. Müller RPA (1981) Zur Therapie ausgedehnter und mikroskopisch schwer abgrenzbarer Hauttumoren. In: Möglichkeiten der temporären Wunddeckung. 2. Auflage. Bearbeitung: S. Weller, K. Weise und K. H. Hopf pp 130–134. Gödecke-Meditechnica, Freiburg

16. Naumann HH (1968) Funktionelle Gesichtspunkte bei Nasenplastiken. Chir Plastica 5: 204–211

17. Oeken FW, Krisch A (1978) Plastische Chirurgie in der Otorhinolaryngologie. JA Barth, Leipzig

18. Pape K (1976) Sofortrekonstruktion von Defekten nach Tumoroperationen im Kiefer-Gesichtsbereich. In: ACMF Bd 2: Ästhetische Gesichtschirurgie. Hrsg.: K. Pape pp 124–129. JA Barth, Leipzig

19. Petres J (1969) Defektdeckung nach operativer Entfernung von karzinomatösen und präblastomatösen Prozessen im Nasenbereich. Ästhet Med 18: 3–8

20. Petres J (1971) Hautverschiebungen in der Behandlung von Hauttumoren. Bruns Beitr Klin Chir 218: 667

21. Petres J, Hundeiker M (1975) Korrektive Dermatologie. Springer, Berlin Heidelberg New York

22. Petres J, Hundeiker M (1978) Dermatosurgery. Springer, New York Heidelberg Berlin

23. Petres J, Müller RPA (1984) Passagere Defektdeckung in der Tumorchirurgie an der Haut. Fortschr Med (im Druck)

24. Petres J, Müller R, Hagedorn M (1980) Klinische Dermatologie. Z Hautkr 55: 1193–1208

25. Popkin GL, de Feo CP (1976) Basal cell epithelioma. In: Cancer of the skin. Saunders, Philadelphia

26. Ridinger D, Schmelzle R, Schwenzer N (1982) Rekonstruktive Maßnahmen nach Exzision von Basaliomen und Spinaliomen der Nase. In: Fortschritte der Kiefer- und Gesichts-Chirurgie. Bd XXVII. Maligne Epitheliome der Gesichtshaut. Hrsg.: G. Pfeifer und N. Schwenzer pp 71–81. G. Thieme, Stuttgart New York

27. Schwenzer N (1979) Prinzipien der Lappenplastiken im Gesichtsbereich. In: Operative Dermatologie. Hrsg.: K. Salfeld. Springer, Berlin Heidelberg New York

28. Looß, GW, Schmetzer F, Schwenzer N (1982) Klinik und chirurgische Therapie des Gesichtshautbasalioms. In: Fortschritte der Kiefer- und Gesichts-Chirurgie Bd XXVII. Maligne Epitheliome der Gesichtshaut. Hrsg.: G. Pfeifer und N. Schwenzer pp 35–39. G. Thieme, Stuttgart New York

29. Tritsch H (1977) Häufigste Hautgeschwulst: Das Basaliom. Dtsch Ärztebl 74: 573–580

30. Tritsch H (1978) Dermatochirurgie für die Praxis. 2. Auflage. Folia Ichthyologica. Heft 21: Hamburg

31. Waller G, Weidenbecher M (1977) Recurrent basal cell carcinoma of the facial region – a clinical – pathological challenge

Konzepte der Defektrekonstruktion nach Basaliomen im Nasenbereich

C. Chmelizek-Feurstein und O. Staindl

Nach dem heutigen hochentwickelten Stand plastisch-rekonstruktiver Operations-verfahren werden an eine moderne Tumorchirurgie im Gesichtsbereich folgende Anforderungen gestellt:
1. Die tumoradäquate Radikalität und
2. die optimale Rekonstruktion eines operativ entstandenen Defektes unter Berücksichtigung aller funktionellen sowie ästhetischen Gesichtspunkte [7].

Entsprechend der Lokalisation und Ausdehnung eines Operationsdefektes nach Basaliomresektion stehen uns grundsätzlich vier Rekonstruktionsmethoden zur Auswahl.
I. Der primäre Wundverschluß,
II. regionale Lappenplastiken,
III. Fernlappenplastiken und
IV. freie Transplantate.

I. Der primäre Wundverschluß

Dieses Verfahren kommt nur bei sehr kleinen Defekten im Bereiche der Nasenwurzel, des Nasenrückens und an den seitlichen Nasenpartien in Frage, wobei die Schnittführung bei der Excision, um ein optimales kosmetisches Resultat zu gewährleisten, entweder im Bereiche einer gegebenen Hautfalte erfolgen oder aber den RSTL (Relaxed skin tension lines) entsprechen sollte.

II. Regionale Lappenplastiken

Die zentrale Stelle, die die Nase im Gesichtsbereich einnimmt, hat die Entwicklung zahlreicher Möglichkeiten regionaler Lappenplastiken begünstigt, da in unmittelbarer Nachbarschaft zum Operationsgebiet ein umfangreiches Reservoir rotierbarer, bzw. transponierbarer Haut zur Verfügung steht. Regionale Lappenplastiken finden im klinischen Gebrauch auch die häufigste Anwendung und können aus folgenden Regionen entnommen werden:
1. Lappen aus der Nasenhaut,
2. Lappen aus der Stirnregion,
3. Lappen aus der Wangenregion und
4. kombinierte Verfahren.

II.1. Lappen aus der Nasenhaut

Bei mittelgroßen Tumoren, bei denen ein primärer Wundverschluß nicht möglich ist, kann ein solcher mit einfachen Transpositions- bzw. Rotationslappen erreicht werden. Die Gewebeverlagerung erfolgt um einen Drehpunkt und erfordert neben einer ausreichenden Schnittführung auch die entsprechende Unterminierung der Wundränder. Gute Ergebnisse können mit dieser Methode vor allem bei Geschwülsten erzielt werden, deren Ausdehnung sich gegen die Nasenwurzel oder die Glabellaregion und den Nasenrücken erstreckt. Sind etwas größere Defekte zu decken, kann die einfache Rotationslappenplastik auf eine Doppellappenplastik (Bilobed flap) ausgedehnt werden, wie sie erstmals von Zimany [10] angegeben wurde.

Gute Ergebnisse ermöglicht auch die Verwendung des klassischen Limberg-Lappens [4, 7] (Rhomboid flap), der eine geometrische Planung voraussetzt. Die späteren Narben entsprechen den RSTL, wobei eine doch relativ lange Narbenlinie derart unterteilt wird, daß sie sich in Form einer Zick-zack-Linie „auflöst" (Abb. 1).

II.2. Lappen aus der Stirnregion

Die Stirnregion stellt eine nahezu ideale Spenderzone zur Defektdeckung im Nasen-Augen-Winkel und den oberen zwei Dritteln der Nase dar. Sie kann bei entsprechender Planung auch zur Rekonstruktion der gesamten Nasenhaut verwendet werden. Hinsichtlich Aussehen und Beschaffenheit der Haut gewährleisten die Lappen aus der Stirnregion eine nahezu völlige Übereinstimmung mit der Nasenhaut. Sie stehen in den meisten Fällen in ausreichender Dicke zur Verfügung, da sie

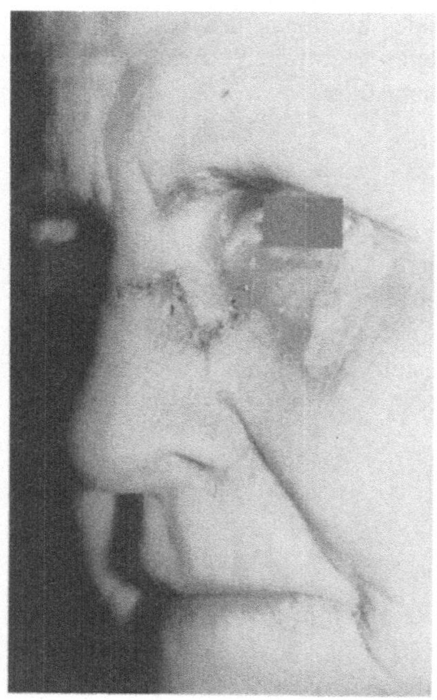

Abb. 1. Eingenähter Rhomboid flap aus der Nasenrückenregion nach Basaliomentfernung an der seitlichen Nasenwand

bis an das Periost des Stirnbeines entnommen werden können. Sie zeichnen sich darüberhinaus durch eine hervorragende Durchblutung aus, so daß auch sehr breit angelegte, bzw. in ihrer Längenausdehnung bis zum Haaransatz reichende Lappen mit geringem Risiko präpariert werden können. Von den vielseitigen Möglichkeiten regionaler Stirnlappenplastiken [8] haben sich in der Praxis die im folgenden angeführten Varianten bewährt:

a) Der V-Y-Lappen
Es handelt sich um einen relativ kleinen Lappen, der vorwiegend aus den Gewebeteilen der Glabella und den unteren Stirnregionen entnommen werden kann und vor allem zur Defektdeckung bei Geschwülsten, die bis an den medialen Kanthus reichen, dient.

b) Der kleine mediale Stirnlappen mit einem Schwenkradius bis 90°
Auch dieser dient der Defektdeckung bis unmittelbar an den medialen Kanthus. Er ist an der gegenüberliegenden Nasenseite bzw. an der Oberlidregion gestielt und ergibt gelegentlich durch die quer über den Nasenrücken verlaufenden Narben nicht immer ausreichend gute Resultate in kosmetischer Hinsicht. Bei diesem Lappen kann sein Ende gabel- bzw. schwalbenschwanzförmig geteilt werden, falls kleinere Defekte, die an den medialen Ober- und Unterlidrand reichen, gleichzeitig zu versorgen sind (Abb. 2).

c) Insellappen aus der Stirne
Bei diesem Verfahren wird eine Hautinsel in der benötigten Größe im Bereiche des Versorgungsgebietes der Arteria frontalis umschnitten. Das Gefäß endet ca. 2 cm oberhalb der Augenbraue und muß bei der Präparation des Lappens sorgfältig geschont werden. Der Lappenstiel besteht aus Subcutangewebe, welches die ernährende Arterie enthält. Zwischen dem unteren Lappenende und dem Primärdefekt erfolgte eine Unterminierung der Haut in Tunnelform. Durch den Tunnelgang wird der Insellappen mit dem Stiel vorsichtig in den Nasendefekt eingeschwenkt [6] (Abb. 3).

d) Der klassische mediane Stirnlappen
Bei den bisher besprochenen Techniken handelt es sich um jeweils einzeitige Rekonstruktionsverfahren. Bei der Verwendung des medianen Stirnlappens nach Kazanjian [3] ist eine zweite Operationssitzung notwendigerweise einzuplanen, da eine sekundäre Lappenstieldurchtrennung nach einem Zeitraum von etwa 2–3 Wochen erforderlich ist. Der Lappen kann bis etwa 160° gedreht werden. Ein besonderer Vorteil ist darin zu sehen, daß in der Entnahmestelle, also der Stirnmitte, zwischen den beiden Musculi frontales ein muskelfreies Hautareal liegt. Dieser Umstand ermöglicht auch nach der Entnahme eines bis zu 4 cm breiten Lappens noch einen primären Wundverschluß. Damit läßt sich zumeist auch eine unauffällige Narbenbildung unter Erhaltung der Stirnmimik erzielen.

e) Subtotale und totale Defekte der Nase
Sie lassen sich mit dem 1959 von Converse [1] konzipierten Verfahren aus der seitlichen Stirnhaut rekonstruieren.

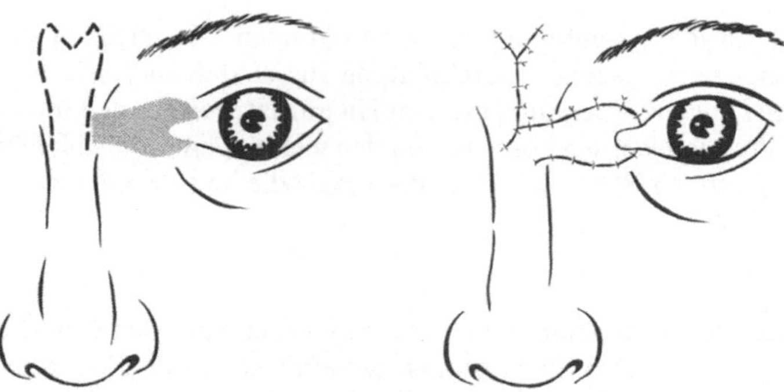

Abb. 2. Gabelförmiger kleiner medianer Stirnlappen zur Defektdeckung im Nasen-Augen-Winkel bzw. der Ober- und Unterlidregion

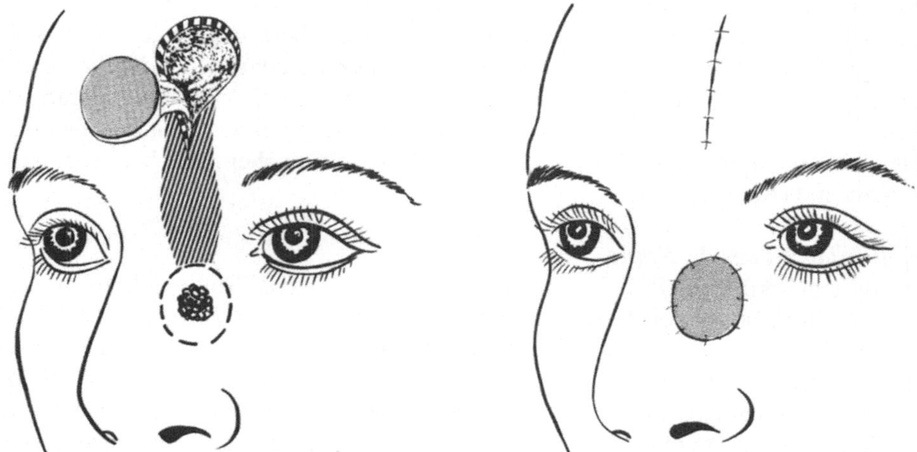

Abb. 3. Prinzip der Insellappenplastik aus der Stirnmitte

Dieser Skalping flap stellt ebenfalls ein zweitzeitiges Operationsverfahren dar, wobei ein sehr gut durchbluteter, stabiler, und weitgehend risikofreier Lappen zur Verfügung steht.

Lediglich jenes Areal der Stirnhaut, welches zur Rekonstruktion der Nase selbst verwendet wurde, ist mit einem freien Vollhauttransplantat abzudecken. Der eigentliche Lappenstiel wird nach Autonomisierung des Lappens rückoperiert, wobei der Großteil der Narben zumeist in die behaarte Kopfhaut fällt (Abb. 4–6).

II.3. Lappen aus der Wangenregion

Derartige Lappen werden vorwiegend zur Defektdeckung an der seitlichen Nasenpartie, aber auch im Nasen-Augen-Winkel Verwendung finden. Unter den verschiedenen Varianten werden im Folgenden drei typische Lappen angeführt:

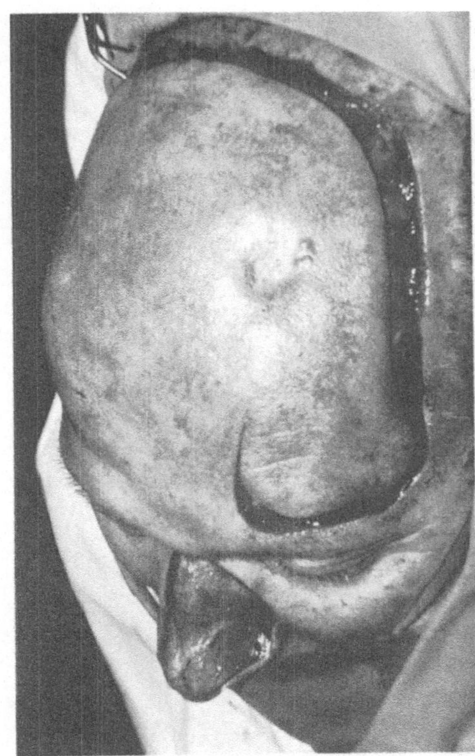

Abb. 4. Skalplappen nach Converse zur Deckung eines subtotalen Nasendefektes

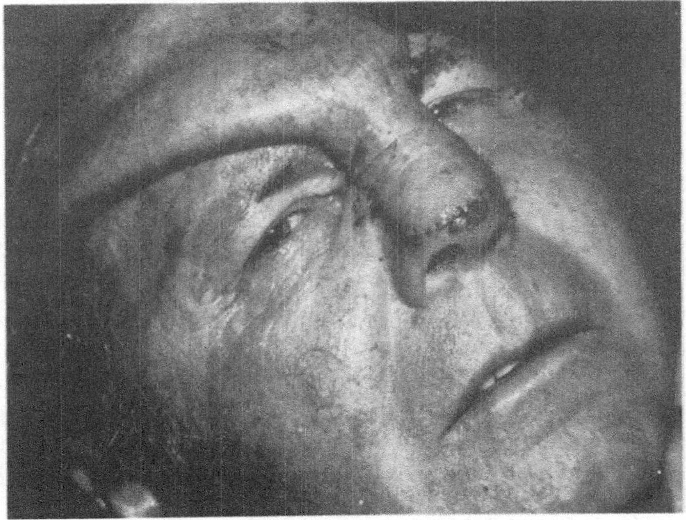

Abb. 5. Skalplappen aus Abb. 4 in situ

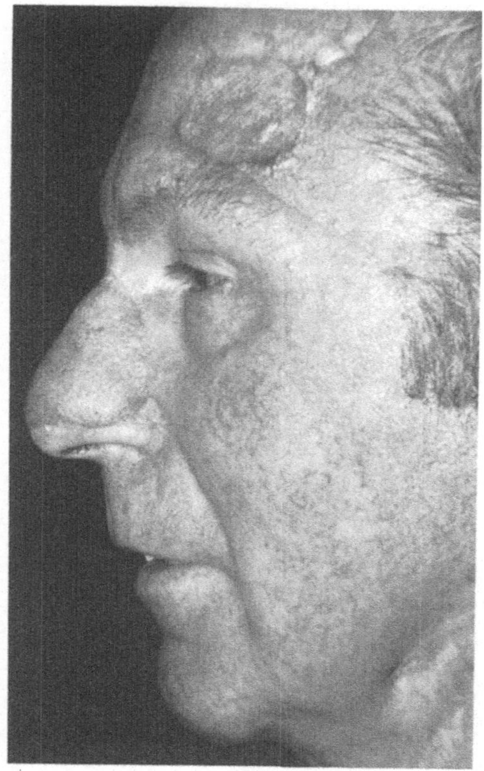

Abb. 6. Postoperativer Zustand nach Stieldurchtrennung und Rückverlagerung des Skalplappens und Deckung des Sekundärdefektes mit einem freien Vollhauttransplantat

a) Der Wangen-U-Lappen nach Szymanowsky [9]

Es handelt sich um einen Verschiebelappen in gerader Richtung, der sich zur Deckung am seitlichen Nasenabhang eignet. Der Lappen erfordert die Anwendung zweier Burow'scher Dreiecke.

b) Die Wangenrotation nach Esser [2]

Sie wird vor allem bei großen Defekten am seitlichen Nasenabhang verwendet. Wird der Lappen zur zusätzlichen Defektdeckung an der Unterlidregion angewandt, erweist es sich als notwendig, die tarsoconjunktivale Fläche durch ein freies Knorpel-Schleimhauttransplantat aus dem Nasenseptum zu ersetzen. Dies dient der Stabilisierung des rekonstruierten Unterlides und vermindert die Gefahr einer späteren Ektropionbildung.

Doppellappenplastiken aus der Wangenregion entsprechen dem Prinzip der Esser'schen Wangen-Rotation, sie dienen jedoch der Verlagerung noch umfangreicherer Gewebeanteile, gewährleisten allerdings nur bei Patienten mit faltenreicher Altershaut, aufgrund der ausgedehnten Narbenbildung, gute kosmetische Resultate.

c) Zur Rekonstruktion kleinerer Defekte im Nasenflügelbereich

Es hat sich der horizontale Verschiebelappen mehrfach bewährt. Es handelt sich dabei um eine subcutan gestielte Gewebeverlagerung in Dreiecks-Form, wobei die Nasolabialfalte als Spenderregion dient.

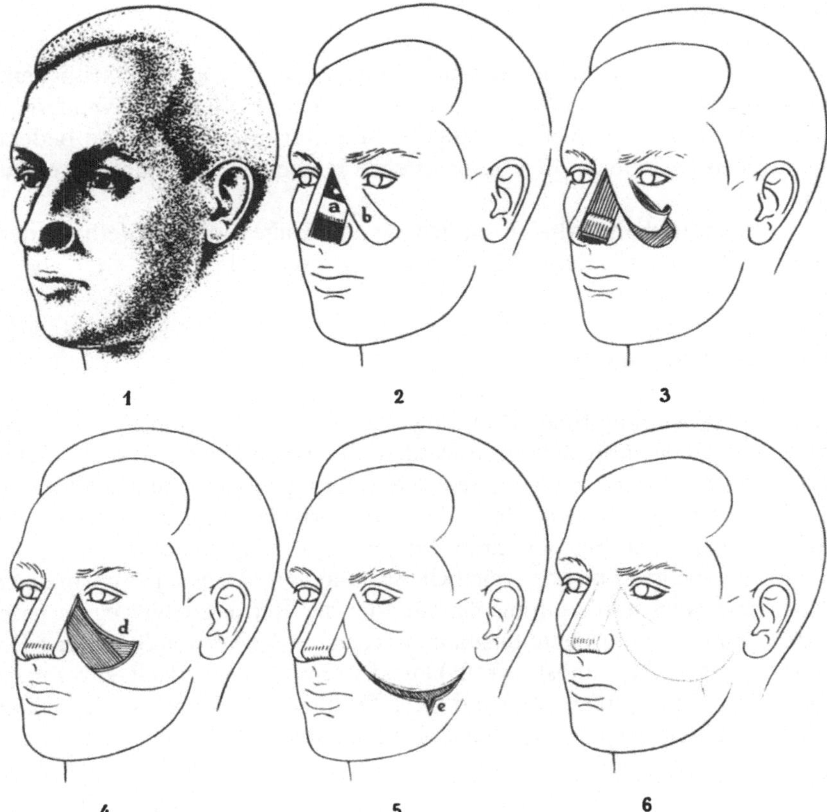

Abb. 7. Prinzip der Defektrekonstruktion an der Nase nach Mündnich

Einem ähnlichen Prinzip entspricht auch die Insellappenplastik aus der Nasolabialfalte, wobei hier allerdings, wie bereits im Stirnbereich beschrieben, eine Untertunnelung zwischen Empfänger- und Spenderregion vorgenommen wird. Die Insellappenplastik hat gegenüber dem horizontalen Verschiebelappen den Nachteil, daß häufig lang dauernde Schwellungszustände ein frühzeitiges gutes kosmetisches Resultat beeinträchtigen.

II.4. Kombinierte Verfahren

Sehr große Defekte sind nicht immer nur mit einer der bisher besprochenen Methoden zu verschließen. Dies kann die Verwendung verschiedener Lappentypen erforderlich machen. Gut bewährt hat sich die Kombination von Wangen-Rotationslappen und Stirnlappen, wobei allerdings derartige Verschlußverfahren jeweils den individuellen Gegebenheiten anzupassen sind. Sehr günstige Resultate gewährleistet auch ein kombiniertes Rekonstruktionsverfahren, welches schon 1924 von Mündnich [6] angegeben wurde. Es handelt sich um eine 3fach-Lappenplastik, deren Prinzip in Abbildung 7 dargestellt ist.

III. Fernlappenplastiken

Fernlappenplastiken, darunter fallen Rundstiellappen aus der seitlichen Stirnregion, vom Hals, vom oberen Thoraxgebiet, vom Arm oder auch Wanderlappen, haben heute in den allermeisten Fällen nahezu nur mehr historische Bedeutung, da die meisten Defekte mit den besprochenen regionalen Lappenplastiken zu decken sind.

Aus historischen Gründen soll jedoch an die alte indische Methode der Nasenrekonstruktion aus Oberarmhaut hingewiesen werden.

IV. Freie Transplantate

Auf die Verwendung freier Hauttransplantate sollte im Bereiche der Nase nur in Ausnahmefällen zurückgegriffen werden. Sie haben insgesamt den Nachteil einer unterschiedlich stark ausgeprägten Schrumpfungstendenz und damit einer unzufriedenstellenden Narbenbildung. Von der Verwendung der kosmetisch kaum befriedigenden, allerdings in ihren Einheilungsbedingungen sehr anspruchslosen Spalthaut nehmen wir grundsätzlich Abstand. Als Alternative bevorzugen wir in Ausnahmefällen Vollhauttransplantate, die der Retroauriculärregion entnommen werden können. Günstigere Resultate werden bei der Verwendung freier Hautknorpeltransplantate (Composite grafts) aus der Ohrmuschel erzielt. Zwar neigen auch diese zur Schrumpfung, aufgrund ihrer Dicke gewährleisten sie jedoch eher eine Niveauangleichung an die umliegenden Hautareale.

Literatur

1. Converse JM (1959) Reconstruction of the nose by scalping flap technique. Surg Clin N Amer 49: 2
2. Esser J (1918) Die Rotation der Wange und allgemeine Bemerkungen bei chirurgischer Gesichtsplastik. Vogel, Leipzig
3. Kazanjian VH (1946) The repair of nasal defects with the median forehead flap. Primary closure of forehead wound. Surg Gynec Obst 83
4. Limberg AA (1946) Mathematical principles of local plastic procedures on the surface of the human body. Megis, Leningrad
5. Monks GH (1950) The restoration of a lower eyelid by a new method. Boston Med Surg J 139: 385
6. Sercer A, Mündnich K (1962) Plastische Operationen an der Nase und an der Ohrmuschel. G. Thieme, Stuttgart
7. Staindl O, Chmelizek-Feurstein C (1980) Der „Rhomboid flap". Grundlagen der technischen Planung. Variationen und klinische Anwendungsmöglichkeiten. HNO 28: 273
8. Staindl O (1983) Defektversorgung im Bereich des Nasenrückens und des Nasen-Augen-Winkels. Laryng Rhinol Otol 62: 6
9. Szymanowsky J (1870) Handbuch der operativen Chirurgie. Vierweg, Braunschweig
10. Zimany A (1953) The bi-lobed flap. Plast Reconstr Surg 11: 424

Defektdeckung nach operativer Entfernung epithelialer Tumoren der Nase

H. Schulz, P. Päuser und W. Rebling

Bei Patienten mit epithelialen Tumoren der Nasenregion wurde eine ambulante operative Behandlung meist in orotrachealer Intubationsnarkose, seltener in Lokalanästhesie, durchgeführt. Die Deckung der nach Tumorexzision entstandenen Defekte erfolgte durch ein präaurikuläres Vollhauttransplantat. In mimisch und funktionell stärker beanspruchten Übergangsregionen, z.B. Nasenwurzel – Stirn, Nasenflügel – Nasolabialfalte, kam vorwiegend die Schwenklappenmethode zur Anwendung.

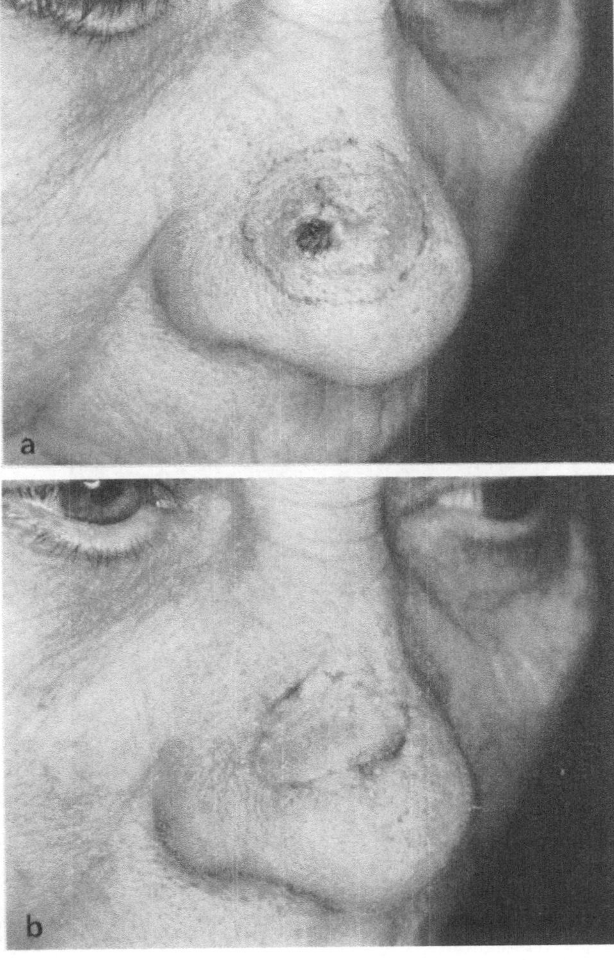

Abb. 1. a Nodulo-ulzeratives Basaliom der Nase. **b** Eine Woche p. op.

In Fällen exulzerierender Basaliome des oberen Nasenwurzelbereichs – Übergangsregion Stirn-Augenbraue – wurde die Defektdeckung mit cranialem Schwenklappen vorgenommen. Für etwas weiter caudal liegende Defekte eignete sich das präaurikuläre Vollhauttransplantat besser. Bei einem Spinaliom der Nasenwurzelregion, das sich nach lateral zum inneren Augenwinkel ausdehnte, mußte wegen des großen Exzisionsdefektes zusätzlich zur medialen Vollhautdeckung eine Dehnungsplastik mit Verschiebung aus der Unterlidregion vorgenommen werden.

In der seitlichen Nasenregion kam ausschließlich das Vollhauttransplantat in Betracht (Abb. 1). In dieser Lokalisation war im Falle eines Epithelioma mixtum und einiger exulzerierter Basaliome die Muscularis bereits infiltriert.

Bei Nasenrückendefekten bewährte sich nach Exzision nodulärer Basaliome und Morbus Bowen die Deckung mit Vollhaut.

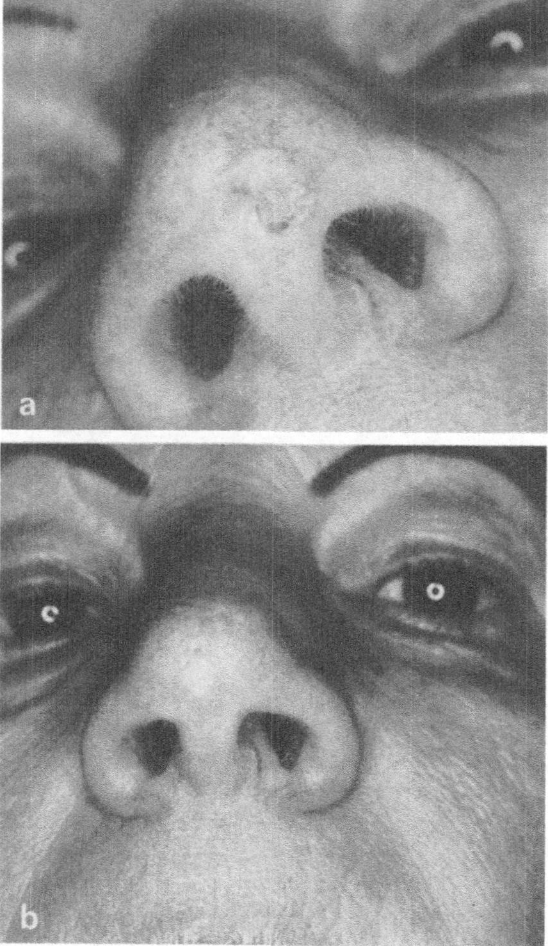

Abb. 2. a Multizentrisches Basaliom der Nasenspitze. **b** 1 Jahr p. op.

Ideales Terrain für präaurikuläre Vollhauttransplantate stellten Nasenspitzendefekte dar (Abb. 2). Zur Vermeidung postoperativer Hautniveauunterschiede sollte ein entsprechend dickes Transplantat gewählt werden. Kompression des Operationsgebietes z. B. durch Verband oder eingebundenen Tupfer sollte unbedingt vermieden werden.

Nasenflügeldefekte, auch wenn die Region der alae nasi durch den Tumor überschritten wurde, eigneten sich sehr gut zur Vollhautdeckung. Auffällige Narbenbildungen oder Pigmentverschiebungen konnten über rezidivfreie Zeiträume von 5 bis 6 Jahren nicht beobachtet werden.

Auch in zentrofazialen Bereichen stärkerer mimischer und funktioneller Hautbeanspruchung, z. B. über dem M. levator labii superioris alaeque nasi und dem M. levator labii superioris wuchsen präaurikuläre Vollhauttransplantate problemlos ein.

Literatur

1. Petres J (1972) Erfahrungen mit plastisch-operativen Maßnahmen in der Behandlung von Hauttumoren. Arch Derm Forsch 244: 156–159
2. Petres J, Hundeiker M: Korrektive Dermatologie. Springer, Berlin Heidelberg New York 1975
3. Welke S (1977) Das präaurikuläre Vollhaut-Transplantat zur Defektdeckung im Nasenbereich – eine Methode für die Praxis. Akt Dermatol 3: 105–113

Lidtumoren – Probleme und operative Behandlung

W. Aust

Blättert man in dem spätmittelalterlichen Buch über Augenheilkunde von Bartisch, so fällt auf, daß es sich bei vielen der besprochenen Augenkrankheiten um Lidveränderungen, vor allem um Lidtumoren handelt. Auch heute gehören Lidtumoren zum ophthalmologischen Fachgebiet, da sich bei der Therapie allein auf Grund der Anatomie und der Funktion der Lider Probleme ergeben, die das Auge direkt oder indirekt tangieren. Freilich werden durch die enge Nachbarschaft im Gesichtsbereich noch andere Fachärzte, wie Dermatologen, HNO-Ärzte, Kieferchirurgen und kosmetische Chirurgen, für die optimale operative Therapie im Einzelfall mit heranzuziehen sein.

Anatomie und Funktion der Lider

Das Verständnis für die Anatomie der Lider ergibt sich aus ihrer Funktion. Sie dürfen nicht nur als Schutzapparat im rein mechanischen Sinne verstanden werden, sondern sie sind vor allem wesentlich mitverantwortlich für Produktion und Erhaltung des mehrschichtigen Tränenfilms, der die intrazellulären Saftspalten des Horn-

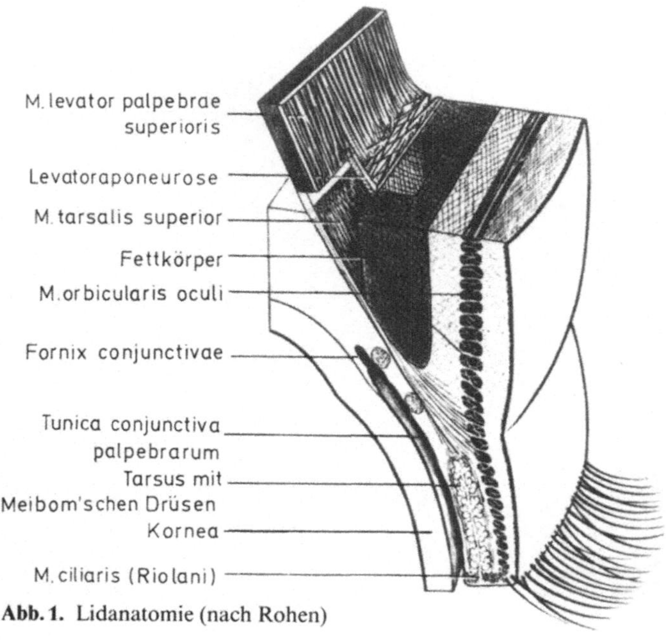

Abb. 1. Lidanatomie (nach Rohen)

hautepithels abdeckt, so die Austrocknung der Hornhaut verhindert und für ihre Klarheit sorgt.

Meibom'sche Drüsen, Becherzellen und Schleimzellen zwischen den Epithelzellen der Conjunktiva stellen die oberflächliche Lipidschicht, mittlere wässerige Schicht und mukoide Grundlamelle des 7 bis 20 µ dicken präkornealen Films her, der durch die Lidbewegungen auf der Hornhaut verteilt wird (Abb. 1, 2). Dabei zeigt sich eine unterschiedliche Funktion zwischen Ober- und Unterlid, bei der das Oberlid mehr für die Verteilung der Drüsensekrete auf der Hornhautoberfläche, das Unterlid mehr für die Verschiebung der Tränenflüssigkeit zum Tränensee hin sorgt (Rohen).

Entsprechend kompliziert ist der Muskelaufbau. Nach neueren Untersuchungen ist der Musculus orbicularis nicht einfach ein Ring, vielmehr ist er bogengitterartig mit der Nachbarmuskulatur verbunden (Abb. 3). Die Verankerung erfolgt durch das temporale und das mediale Lidbändchen, wobei das mediale Band eine Verdichtung innerhalb des Septum orbitale darstellt.

Die ziliaren und prätarsalen Muskelbündel spalten im medialen Lidbereich noch ein eigenes Fasersystem für die ableitenden Tränenkanälchen ab, wobei z. B. sphinkterartige Strukturen entstehen, die im Sinne einer Drucksaugpumpe bei der Ableitung der Tränenflüssigkeit aus dem Ductus naso-lacrimalis wirken (Rohen).

Der Tarsus dient zur Stabilisierung des Lides. Es handelt sich dabei nicht um eine echte Knorpelsubstanz, sondern um kollagene Faserbündel, die sagittal angeordnet sind und um die Meibom'schen Drüsenpakete herum Schalenwinklungen bilden. Besonders die etwa 150 Oberlidwimpern fangen Fremdkörper ab (Abb. 3).

Außer der Schutzfunktion für das Auge und der Aufgabe, Teile des Tränenfilms zu produzieren, für eine gleichmäßige Benetzung mit Tränenflüssigkeit und den Abtransport zu sorgen, haben die Lider auch optische Funktionen. Die Verengung der Lidspalte führt zu einer Abblendung von Randstrahlen und kann unter bestimmten Bedingungen zu einer Erhöhung der Bildschärfe beitragen und bei zu großem Helligkeitseinfall die Pupillenfunktion unterstützen.

Der nur grobe Überblick über Struktur und Aufgabe der Lider soll verdeutlichen, welchen schweren Eingriff jede Operation bei einem so differenzierten Organ darstellt. Aufgabe der rekonstruktiven Maßnahme ist es, zumindest eine möglichst einwandfreie Beweglichkeit und Stellung zu erreichen.

Es darf nicht passieren, daß nach einer Operation eines kosmetischen Chirurgen wegen Erschlaffung der Lidhaut ein Ektropium resultiert, bei dem die Unterlidkante nicht mehr dem Bulbus anliegt und ihre Dachrinnenfunktion zum Abtransport der Tränenflüssigkeit zum Lidpünktchen gerecht wird, und ein Tränentröpfeln resultiert. Durch eine Keilexzision aus dem hinteren Lidblatt, das chirurgisch gesehen Tarsus und Bindehaut umfaßt und einer Straffung des vorderen Lidblattes nach temporal ließ sich wieder eine befriedigende Lidstellung erreichen.

Lidtumoren, Art und Häufigkeit

Es gibt rund 70 verschiedene Arten von Lidtumoren, wobei im Einzelfall das klinische Bild erheblich variieren kann.

Folgt man der histo-pathologischen Übersicht von 1403 Lidtumoren, die Appel vom Charety Hospital in New Orleans zusammenstellte, so standen mit 27% die Ba-

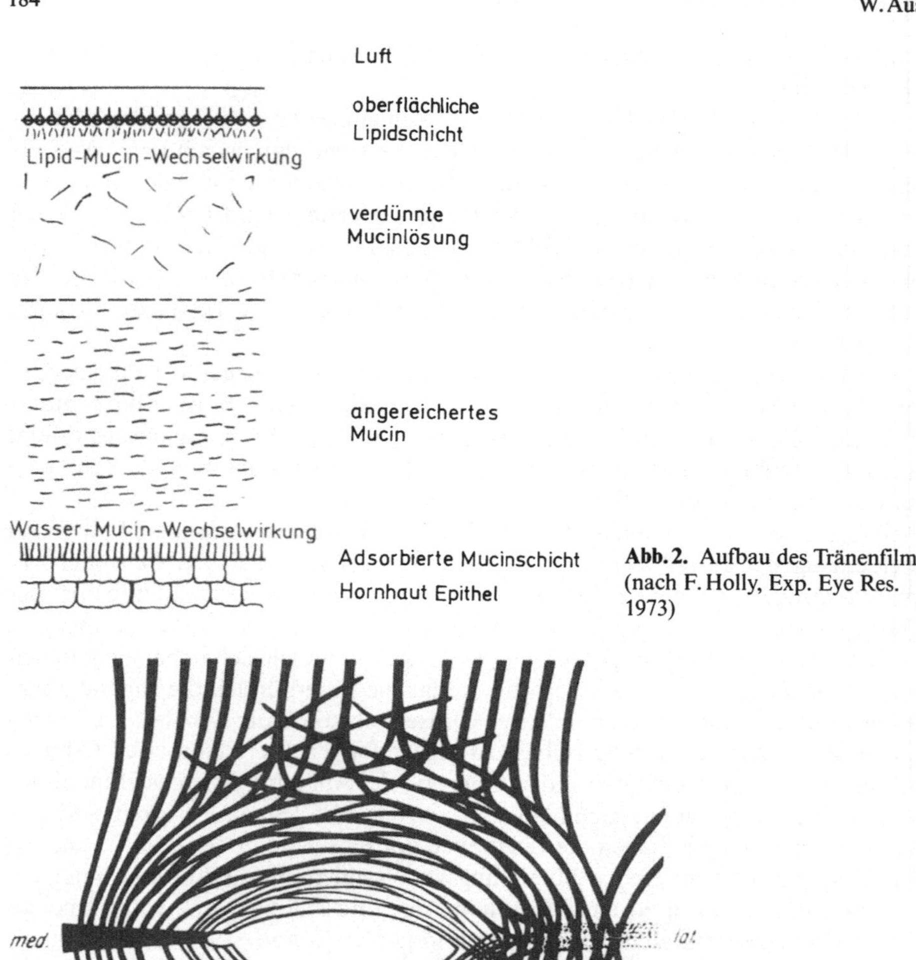

Abb. 2. Aufbau des Tränenfilms (nach F. Holly, Exp. Eye Res. 1973)

Abb. 3. Muskelfaserverlauf im Ober- und Unterlid (nach Rohen)

saliome an erster Stelle. Etwa ein Drittel der klinischen Diagnosen wurden bei dieser Untersuchung histologisch nicht bestätigt (Tabelle 1).

Stellt man die klinischen Diagnosen zusammen, so verschiebt sich das Bild. Von 608 Lidtumoren, die in den Jahren 1981 und 1982 an der Kasseler Augenklinik operiert wurden, standen im Vordergrund mit mehr als einem Drittel der Gesamtzahl die Chalazien (Tabelle 2).

Tabelle 1. Histologie bei Lidtumoren (nach Apple)

Läsion	%
Basaliom	27
Gutartige (und wenig maligne) Plattenepitheltumoren	16
Papillome (Verrucae, Polypen)	11
Epithelzysten	11
Naevi	9
Seborrhoische Keratose	6
Talgdrüsentumoren (Chalazion und Meibom-Karzinom)	5
Xanthelasmen	2
Hämangiome	1
Verschiedenes	12

Tabelle 2. Klinische Diagnosen bei Lidtumoren

Augenklinik Kassel 1981 und 1982

608 Lidtumoroperationen, davon klinische Diagnose:

Chalazien	224
Xanthelasmen	71
Basaliome	73

Die Operation eines Lidtumors erfolgt in der Regel in Lokalanästhesie, es sei denn, es handelt sich um Kinder. Mehr als 95% der Lidtumoren operieren wir ambulant, einschließlich größerer Verschiebeplastiken mit teilweisem Lidersatz und freier Hauttransplantation.

Bei den wenigen stationär operierten Fällen handelt es sich um ausgedehnte Plastiken oder um Tumoren, die während eines wegen einer anderen Diagnose notwendigen Kliniksaufenthaltes entfernt wurden.

Chalazion

Wegen seiner Häufigkeit will ich kurz auf das Chalazion, also die granulomatöse Entzündung der Meibom'schen Drüsen, eingehen. Das histologische Bild kann leicht mit ernsteren granulomatösen Entzündungen, wie der Tbc, verwechselt werden.

Gelegentlich kann ein Chalazion auch nach innen zur Bindehaut durchbrechen und einen kleinen polypenartigen Tumor bilden.

Aber gerade bei Lidprozessen, die klinisch wie ein Chalazion aussehen, ist Wachsamkeit geboten, da sich dahinter das Karzinom der Meibom'schen Drüsen verbergen kann. Eine histologische Untersuchung ist unerläßlich bei Rezidiven, bei hohem Alter des Patienten, bei gleichzeitiger therapieresistenter Blepharokonjunktivitis und bei Beteiligung der präaurikulären und submandibulären Lymphknoten.

Die chirurgische Therapie des Chalazions ist einfach. Die Inzision erfolgt in der Regel von innen und zwar mit einem zur Lidkante senkrechten Schnitt. Der Inhalt wird herausgelöffelt, die Kapsel, eventuell auch das entzündlich veränderte Tarsusstück, entfernt.

Basaliom

Das Basaliom ist der Tumor, der uns die größte Sorge bereitet. Sein Erscheinungsbild ist unterschiedlich. Es kann wie eine kleine Zyste aussehen, wie eine schorfbedeckte Erosion, die nicht heilen will, der Lidrand kann durch seine Unregelmäßigkeit stören, die gelbliche Tumorfarbe erinnert an ein harmloses Lipom, oder es besteht die Ähnlichkeit mit einer Warze. Eine entzündliche Lidreaktion kann vorgetäuscht werden.

Während größere Basaliome leicht zu diagnostizieren sind, ist bei kleineren Tumoren die Spaltlampenuntersuchung für die richtige Beurteilung wichtig. Entscheidend ist die rechtzeitige Diagnose, um den Eingriff so gering wie möglich halten zu können. Leider kommen die Patienten auch aufgrund der geringen Beschwerden und der Verkrustung der häufig zentralen Ulzeration, die eine Heilung vortäuscht, spät zum Arzt, oder die Diagnose wird nicht richtig gestellt. Furchtbar verstümmelnde Eingriffe, wie eine Exenteratio der Orbita, sind dann die Folge.

Ein Hauptproblem bei der Entfernung des Basalioms ist es, den Tumor im Gesunden zu entfernen. Im Lidbereich folgen wir dem Vorschlag von Neubauer, bei Basaliomen mit 4 mm Kantenlänge in 3 mm Abstand vom erkennbaren Tumorrand zu exzidieren, bei 8 mm Kantenlänge wenn möglich in 5 mm Abstand. Neubauer fand auch bei Einhaltung dieser Grenzen nur in 68% den Tumor im Gesunden entfernt. Häufig finden sich Tumornester außerhalb der Exzisionszone.

Folgt man der Statistik von Vogel, so wurden bei 200 histologischen Untersuchungen von Basaliomen 126 vollständig, 41 unvollständig und 21 fraglich im Gesunden entfernt (Tabelle 3). Aber auch die histologische Untersuchung ist unsicher, da man, um eine exakte Aussage machen zu können, von einem 5×5 mm großen Basaliom annähernd 2000 bis 3000 Serienschnitte anfertigen müßte. Trotzdem erscheint es mir fraglich, ob man dem Vorschlag von Hübner folgen sollte, bei größeren Tumoren nach der Entfernung mit einer plastischen Deckung einige Tage zu warten, bis das histologische Resultat vorliegt, damit eventuell bei Partien, die nicht im Gesunden entfernt wurden, weitere Ausschneidungen vorgenommen werden

Tabelle 3. Ergebnisse der histologischen Untersuchung an exzidierten Basaliomen (nach Vogel 1978)

---

200 Basaliome
126 vollständig entfernt
 41 unvollständig entfernt
 21 fraglich im Gesunden entfernt
 12 vorbestrahlte Fälle, histologische Abgrenzung fast unmöglich

Insgesamt Entscheidung schwierig, da für 5×5 mm großes Präparat 2000 bis 3000 Serienschnitte notwendig wären.

---

können. Die Forderungen von Hübner an die plastisch-rekonstruktive Lidchirurgie decken sich mit denen der allgemeinen plastischen Chirurgie. Eine weitgehende Wiederherstellung in anatomischer, funktioneller und kosmetischer Hinsicht ist ebenso anzustreben wie die Beschränkung der Sekundärveränderungen auf das notwendige Minimum. Die Patientenbelastung sollte möglichst gering sein, wozu sicher auch die ambulante Operation in Lokalanästhesie dienlich ist. Gewebeschonendes Arbeiten ist eine Voraussetzung bei den feinen Lidstrukturen. Die Schnittführung sollte entlang der Kraftlinien gehen. Angestrebt wird ein möglichst vollwertiger, d.h. dreischichtiger Lidaufbau aus Haut, Tarsus und Bindehaut. Freie Transplantate sollten möglichst auf eine vaskularisierte Empfängerstelle gepflanzt werden.

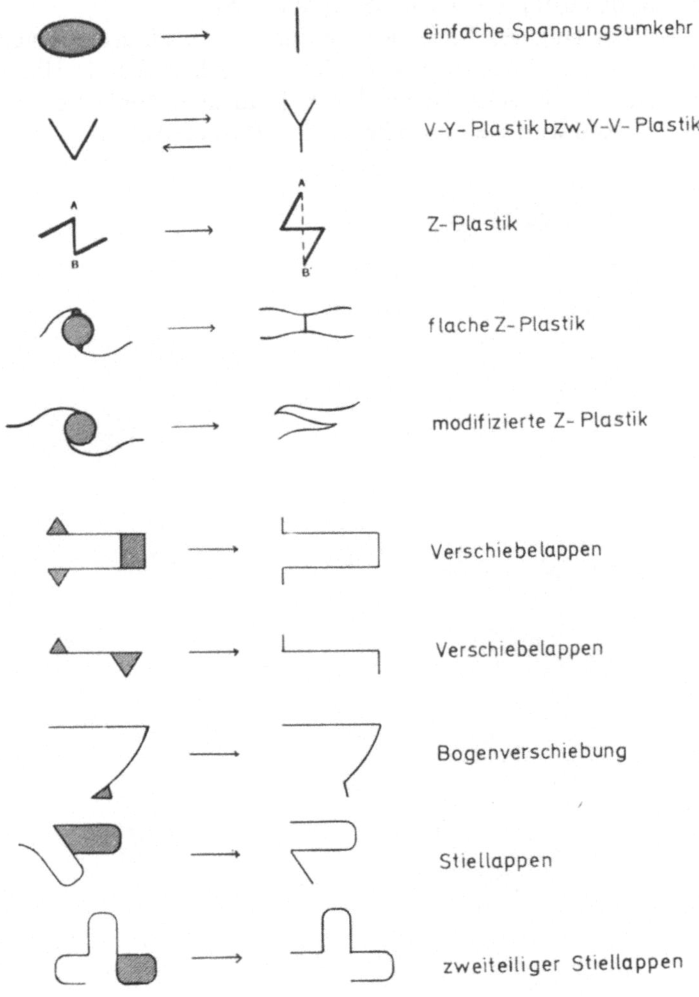

Abb. 4. Defektdeckung bei Grundtechniken der plastisch-rekonstruktiven Lidchirurgie (nach Hübner)

Wir versuchen, verlorengegangenen Tarsus durch Tarsus zu ersetzen, den wir frei aus einem anderen Lid oder gestielt aus dem gegenüberliegenden Lid entnehmen. Eine andere Möglichkeit stellt die Transplantation von Ohrknorpel und Bindehaut und die Schleimhaut-Knorpeltransplantation aus dem Nasenseptum dar. Die Verwendung von konservierter Sklera und Bindehaut ist eine Notlösung, Bindehaut allein als Ersatz des hinteren Lidblattes reicht nicht für die Stabilisierung aus.

Für Defektdeckungen in der plastisch-rekonstruktiven Lidchirurgie eignet sich neben der einfachen Spannungsumkehr die V-, Y- oder Z-Plastik in den verschiedenen Modifikationen, oder aber Verschiebelappen, Bogenverschiebungen, Stiellappen, die ein- oder zweiteilig sein können. Viele Möglichkeiten bieten sich zur freien Hauttransplantation, die wir gerne ausführen, oder aber zur Bindehaut-, Tarsus- oder Vollidtransplantation, die wir in den Fällen, in denen die Amerikaner die Hughes-Plastik ausführen, bevorzugen (Abb. 4, 5).

Bei der Hughes-Plastik werden Tarsus und Bindehautanteil aus dem Oberlid entnommen und der vordere Liddefekt durch eine freie Hauttransplantation geschlossen. Nach sechs Wochen bis drei Monaten, abhängig von der Größe des Tumordefektes, wird die Lidspalte wieder eröffnet (Abb. 6).

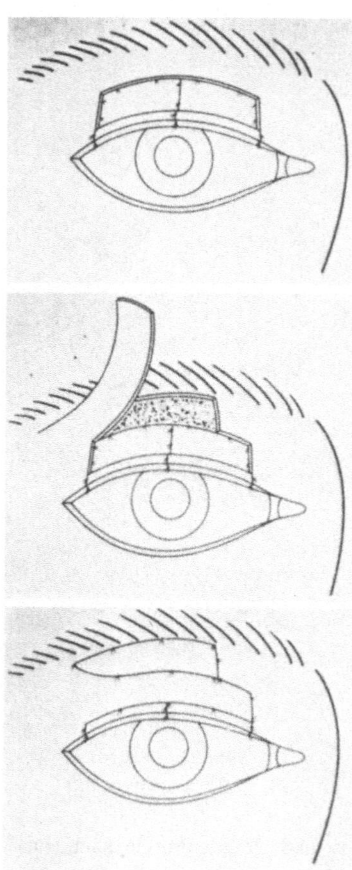

Abb. 5. Freies Bindehaut-Tarsus-Transplantat (nach Hübner)

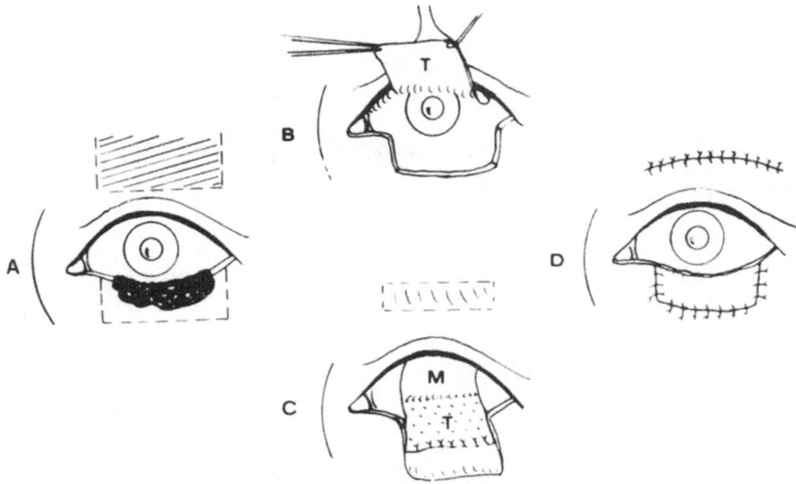

Abb. 6. Hughes-Plastik (Abbildung nach Damaske)

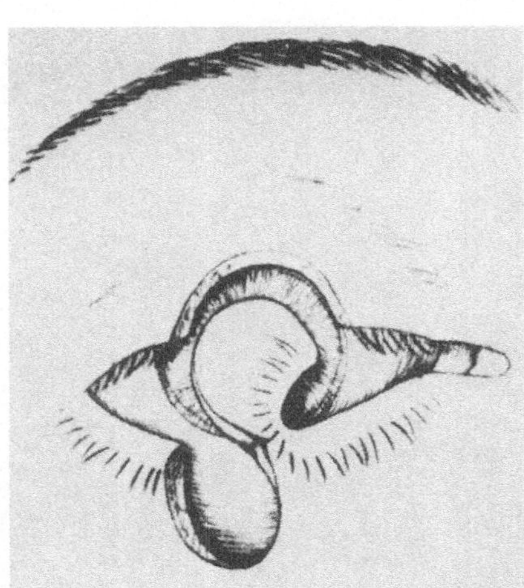

Abb. 7. Drehplastik nach Mustardé. Teilweiser
Oberlidersatz durch Lappen aus dem Unterlid

Aus der Fülle der Deckungsvorschläge von Liddefekten ist noch die Mustardé-Plastik im Sinne einer Drehplastik aus dem Unterlid, z. B. bei einem Oberliddefekt, zu erwähnen. Allerdings soll nach Neubauer bei einer späteren Durchtrennung der Brücke keine befriedigende Kantensituation entstehen. Ebenfalls von Mustardé ist eine Rotationsplastik vorgeschlagen worden, bei der das Unterlid zum Oberlid gemacht wird, und die Haut des neugebildeten Unterlides von innen durch ein Transplantat von Nasenknorpel und Nasenschleimhaut gestützt wird (Abb. 7, 8).

Zum Schluß möchte ich noch einige klinische Beispiele für wenige der eben erwähnten Verfahren zeigen. Ist eine Keilexzision aus vorderem und hinterem Lidblatt nicht möglich, was in Abhängigkeit von der Straffheit des Lides schon bei 3 mm breitem Defekt schwierig sein kann, so verwenden wir häufig eine Verschie-

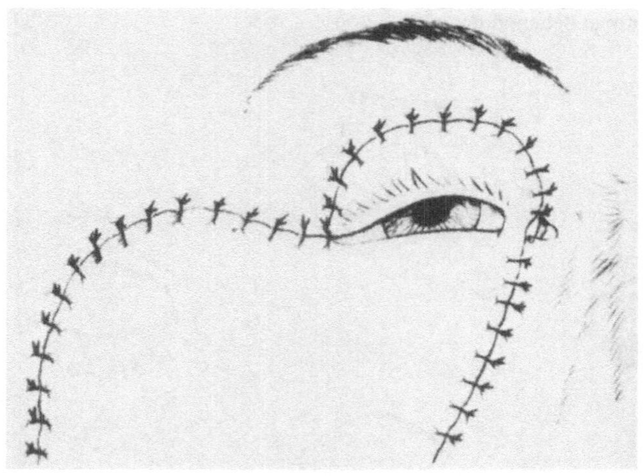

Abb. 8. Mustardé-Drehplastik. Oberlidersatz durch Unterlid

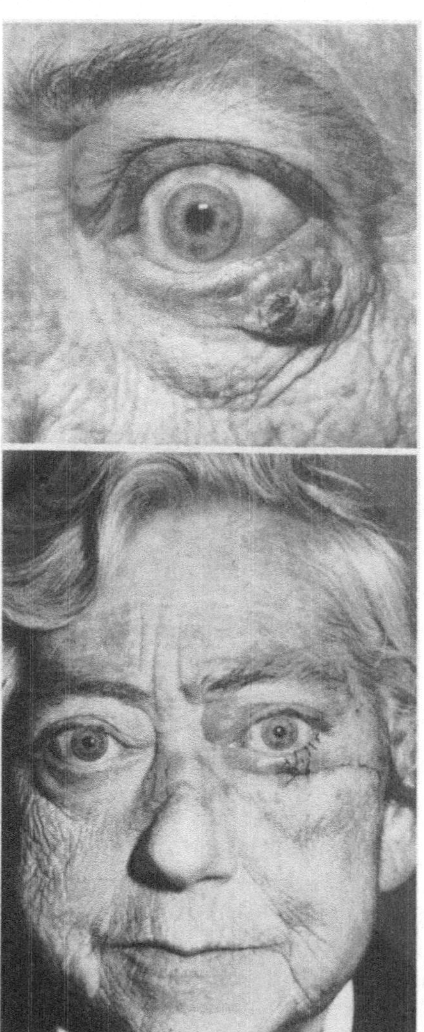

Abb. 9 (oben). **Abb. 10** (unten).
Unterlidbasaliom vor Operation und
3 Tage nach Verschiebeplastik

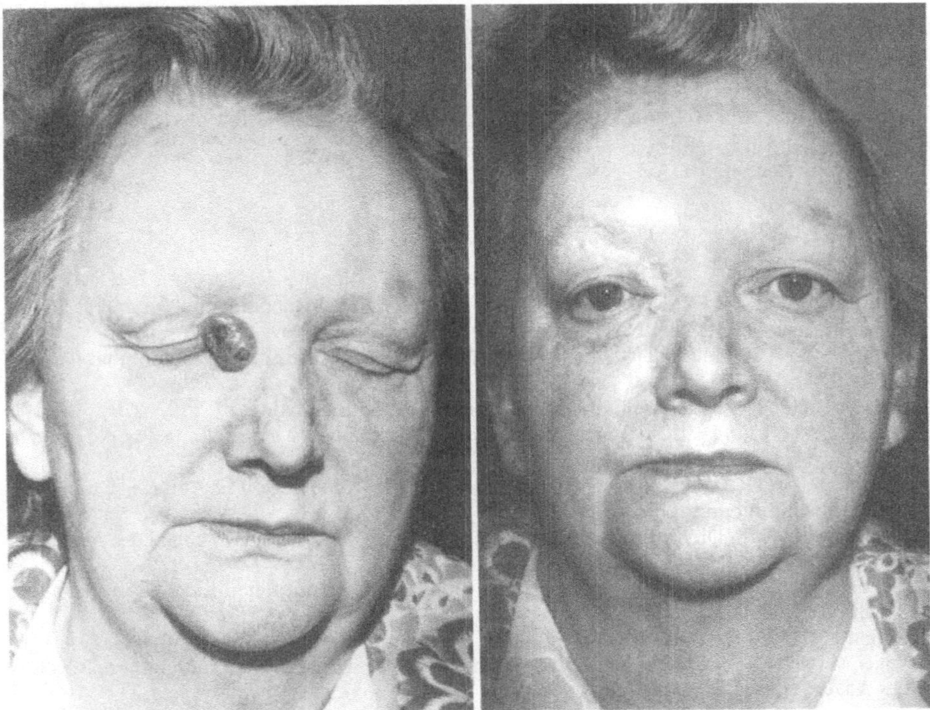

Abb. 11 (links), **Abb. 12** (rechts). Unter- und Oberlidbasaliom, Zustand nach freier Hauttransplantation

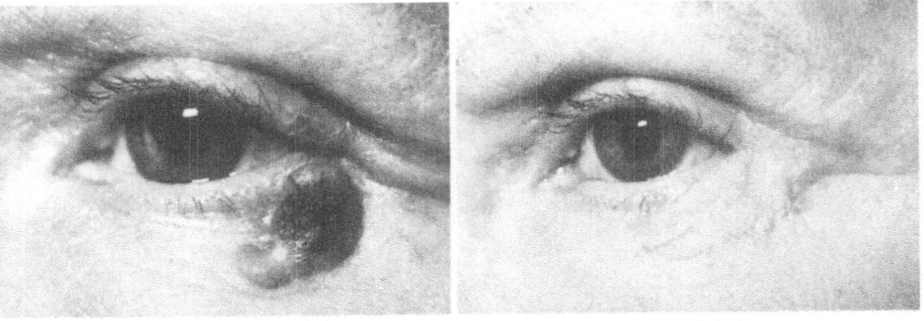

Abb. 13 (oben), **Abb. 14** (unten). Unterlidbasaliom, Zustand vor und nach Schwenkplastik

beplastik von temporal, wobei vor allem die stufenlose Wiedervereinigung der Lidkante mit ein oder zwei feinen Nähten wichtig ist. Eine Entspannung des Lides kann auch durch eine laterale Kanthotomie erreicht werden mit Durchschneiden des unteren Anteiles der äußeren Lidsehne. Ein Unterlid kann so weitgehend kosmetisch befriedigend ersetzt werden (Abb. 9, 10).

Im nasalen Lidbereich bieten sich Bogenverschiebungen an.

Sehr gute Erfahrungen haben wir auch mit freien Hauttransplantationen gemacht, wobei oft Material aus der schlaffen Oberlidhaut bei älteren Patienten zu verwenden ist (Abb. 11, 12).

Ebenso ist eine Schwenklappenplastik aus dem Oberlid leicht durchzuführen, wenn eine Blepharochalasis besteht (Abb. 13, 14).

Literatur

1. Apple DJ, Naumann GOH (1980) Okuläre Adnexe: Lider, Tränenapparat und Orbita. In: Pathologie des Auges, GOH Naumann, Springer, Berlin, Heidelberg, New York
2. Damaske E (1980) Subtotaler Unterlidersatz durch Hughes-Plastik. Ber dtsch ophthal Ges 77: 277–279
3. Hübner H (1980) Defektverschluß im Lidbereich. Ber dtsch ophthal Ges 77: 197–270
4. Hübner H (1983) Plastische Lidchirurgie. Essener Fortbildungsveranstaltung für Augenärzte 1983
5. Mustardé JC (1980) Repair and reconstruction in the orbital region. 2. Auflage, Churchhill, Livingstone, Edinburgh-London-New York
6. Neubauer H (1978) Die chirurgische Behandlung maligner Lidtumoren. Bücherei des Augenarztes H. 75: 129–144
7. Neubauer H, Sobotka M (1980) Kombinierte Tumorplastiken mit freien Lidvolltransplantaten. Ber dtsch ophthal Ges 77: 229–235
8. Rohen JW (1980) Zur funktionellen Anatomie des Lidapparates. Ber dtsch ophthal Ges 77: 3–12
9. Vogel M (1978) Die klinische und histologische Diagnose der häufigsten Lidtumoren. Bücherei des Augenarztes H. 75: 110–128

Der doppelte Schwenklappen zur Defektdeckung nach Basaliomentfernung im Augen-Nasen-Winkel

W. Schmeller

Der für den Dermatologen häufigste Tumor, das Basaliom, findet sich in etwa 80% aller Fälle im Kopf-Hals-Bereich. Aus den Untersuchungen von Konz [6] u. a. wissen wir, daß etwa zwei Drittel dieser Tumoren in den zentralen Gesichtsanteilen und etwa 8% im Bereich der Augenwinkel lokalisiert sind. Mora und Robbins [8] fanden von 61 periorbitalen Basaliomen 32 im Bereich des Augen-Nasen-Winkels.

Basaliome in dieser Lokalisation haben die Tendenz, frühzeitig in die Tiefe zu wachsen und sich entlang den anatomisch naheliegenden Strukturen wie Periost, Tränenkanal und Perichondrium klinisch nicht sichtbar auszubreiten. Ein Teil der Basaliome am inneren Kanthus zeichnet sich zusätzlich noch durch eine besondere Aggressivität und Destruktivität aus [6]. Die hohe Rezidivhäufigkeit zentrofacialer Basaliome ist allgemein bekannt. So empfiehlt Epstein [3] schon bei kleinen knotigen Basaliomen einen Sicherheitsabstand von 2 mm; bei größeren und sklerodermiformen Tumorvarianten kann erst eine mikroskopische Tiefen- und Schnittrandkontrolle Sicherheit über die Vollständigkeit der Exzision geben.

Basaliome im Augen-Nasen-Winkel zählen also zu den Problemtumoren in einer Problemlokalisation. Die Deckung der entstandenen Defekte an einer kosmetisch bedeutsamen Stelle und die Nähe anatomisch wichtiger Strukturen stellen besondere Anforderungen an die operative Technik. Da narbige Extropien und eine Verlagerung des Tränenpünktchens unbedingt vermieden werden müssen, ist der Erzielung spannungsfreier Wundverhältnisse unbedingte Priorität einzuräumen. Die gewählte Methode sollte zusätzlich optimales ästhetisches Ergebnis gewährleisten.

Die Technik des doppelten Schwenklappens – des sogenannten bilobed flap – wurde erstmals von Esser, „Spezialarzt für plastische Chirurgie an der Königlich Chirurgischen Klinik von Geheimrat Bier und an der Augenklinik von Geheimrat Krückmann in Berlin" für Defekte an der Nasenspitze angewandt. Die Originalarbeit erschien im Kriegsjahr 1918 in der Deutschen Zeitschrift für Chirurgie unter dem Titel: „Gestielte lokale Nasenplastik mit zweizipfligem Lappen, Deckung des sekundären Defektes vom ersten Zipfel durch den zweiten" [4].

Der doppelte Schwenklappen besteht aus zwei Lappen, die eine gemeinsame Basis haben und in einem Winkel von etwa 90° zueinander stehen. Während beim einfachen Schwenklappen zur Defektdeckung die Elastizität einer Gewebeebene zur Verfügung steht, kann man sich beim doppelten Schwenklappen die Elastizität und Mobilisierbarkeit des Gewebes in zwei zueinander senkrecht stehenden Ebenen zunutze machen; dabei verhält sich die Gewebeverschieblichkeit weitgehend additiv, und die Spannung an den Wundrändern wird auf ein größeres Areal verteilt (Abb. 1).

Esser betonte in seiner Arbeit, daß beide Lappen gleiche Länge und Breite haben sollten. Demgegenüber empfahl Zimany [11], daß der erste Lappen von der

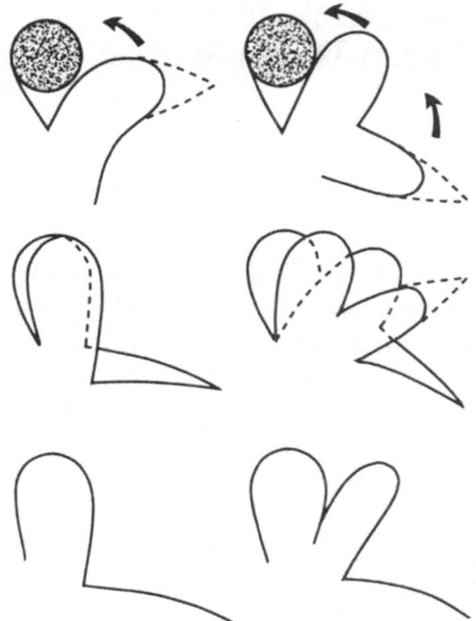

Abb. 1. Im Gegensatz zum einfachen Schwenklappen *(links)* steht beim doppelten Schwenklappen *(rechts)* zur Defektdeckung die Elastizität und Mobilisierbarkeit des Gewebes in zwei zueinander senkrecht stehenden Ebenen zur Verfügung

Breite her etwas schmäler sein sollte als der zu deckende Defekt, der zweite Lappen deutlich schmäler als der erste. Dieses Vorgehen wird heute allgemein angewandt. Der Winkel zwischen beiden Lappen sollte etwa 90° betragen; er kann aber auch – ja nach Anlage des zweiten Lappens in Hautfalten oder Konturgrenzen – zwischen 30° und 120° liegen und in Extremfällen sogar bis 180° groß sein. Technisch gesehen kann man den doppelten Schwenklappen als eine Kombination zwischen einem Rotationslappen und einem Transpositionslappen ansehen [7]. Nach den Untersuchungen von Golomb und Neumann [5] benötigt er zur Deckung eines definierten Defektes weniger Gewebe als andere Lappen bei insgesamt geringerer Spannung im Nahtbereich.

Die Abb. 2 zeigt ein typisches Beispiel eines Basalioms im Augen-Nasen-Winkel, bei dem nach operativer Entfernung und dreidimensionaler topographiegerechter histologischer Untersuchung (MKC) eine Defektdeckung mit einem doppelten Schwenklappen vorgenommen wurde. An dieser Lokalisation können auch andere Operationsverfahren zu guten funktionellen und kosmetischen Ergebnissen führen; genannt seien hier der Glabella-Transpositionslappen, der Rotationslappen von der seitlichen Nasenwand, der Verschiebelappen von kaudal und in Einzelfällen auch der Wangenrotationslappen.

Der doppelte Schwenklappen weist jedoch folgende *Vorteile* auf:
- Er ist *technisch einfach.*

Esser schreibt in seiner Originalarbeit 1918: „Ein Mißlingen des zweizipfligen Lappens scheint mir nur bei sehr grober technischer Ungeschicklichkeit möglich, denn die Zirkulation in beiden Zipfeln ist gleich nach der Operation bei allen diesen Fällen ausgezeichnet."

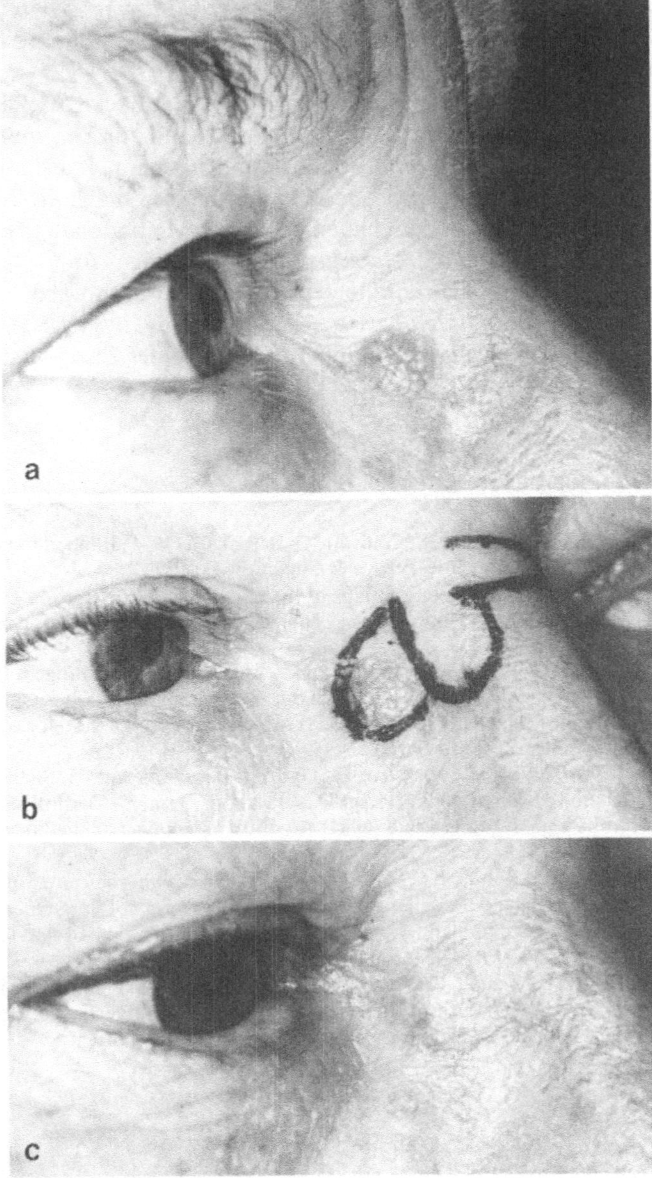

Abb. 2. a 5 × 5 mm großes knotiges Basaliom, seit 1 Jahr bestehend. **b** Doppelter Schwenklappen
c Ergebnis nach 3 Monaten

– Er hat bei spannungsfreiem Wundverschluß nur eine sehr *geringe Lappendistorsion,* so daß ein ausreichender venöser Abfluß gewährleistet ist. Beim Glabella-Transpositionslappen dagegen beträgt die Torsion fast 180 Grad.
– Die gemeinsame Lappenbasis kann relativ breit gestaltet werden, was einen *ausreichenden arteriellen Zufluß* ermöglicht.

- Er benötigt nur eine sehr *geringe Mobilisierung des umgebenden Gewebes* – im Gegensatz zum Wangenrotationslappen – was Zeit und u. U. ausgedehntere Blutungen bei der Präparation erspart.
- *Rückschnitte in die Lappenbasis* – sog. Cut-backs, wie sie z. B. meist beim Rotationslappen von der seitlichen Nasenwand zur Vergrößerung der Beweglichkeit notwendig sind – *entfallen;* dog-ears müssen nicht exzidiert werden.
- *Dysästhesien im Lappenbereich,* die sich z. B. nach großflächigen Verschiebeplastiken finden können, haben bei dieser Methode *praktisch keine Bedeutung.*
- *Farbe und Textur entsprechen der Umgebung* – im Gegensatz zum freien Transplantat, das in Einzelfällen ebenfalls angewandt werden kann.
- *Konturdeformitäten* lassen sich *problemlos ausgleichen,* da man die Dicke des Subkutangewebes des Lappens der Tiefe der Exzision des Primärtumors anpassen kann.

Literatur

1. Dean RK, Kelleher JC, Sullivan JG, Baibak GJ (1975) Bilobed flaps. In: Grabb WC, Myers MB (ed) Skin flaps. Little, Brown & Company, Boston
2. Elliot RA (1969) Rotation flaps of the nose. Plast Reconstr Surg 44: 147–149
3. Epstein E (1973) How accurate is the visual assessment of basal carcinoma margins? Brit J Dermatol 89: 37–43
4. Esser JFS (1918) Gestielte lokale Nasenplastik mit zweizipfligem Lappen, Deckung des sekundären Defektes vom ersten Zipfel durch den zweiten. Dtsch Z Chir 143: 385–390
5. Golomb FM, Neumann CG (1958) An experimental method for comparing closures of skin defects. Plast Reconstr Surg 22: 194–203
6. Konz B (1981) Die operative Therapie der Basaliome aus der Sicht des Dermatologen. In: Eichmann F, Schnyder UW (Hrsg) Das Basaliom. Springer, Berlin Heidelberg New York, S 73
7. McGregor JC, Soutar DS (1981) A critical assessment of the bilobed flap. Brit J Plast Surg 34: 197–205
8. Mora RG, Robins P (1978) Basal-cell carcinomas in the center of the face: special diagnostic, prognostic, and therapeutic considerations. J Dermatol Surg Oncol 4: 315–321
9. Morgan BL, Samilan MR (1973) Advantages of the bilobed flap for closure of small defects of the face. Plast Reconstr Surg 52: 35–37
10. Tardy ME, Tenta LT, Azem K (1972) The bilobed flap in nasal repair. Arch Otolaryng 95: 1–5
11. Zimany A (1953) The bi-lobed flap. In: Ivy RH (ed) Plastic and Reconstructive Surgery, Vol II. The Williams & Wilkins Company, Baltimore, Maryland, p 424

Probleme der operativen Therapie der Ohrmuschel-Malignome

H. Weerda

Steht bei der Trauma- und Mißbildungschirurgie ganz der Wiederaufbau des Ohres im Vordergrund, so muß bei der Tumorchirurgie des Ohres zunächst der Tumor so radikal wie möglich entfernt werden. Mit den Resten des Ohres wird dann versucht, einen Wiederaufbau mit einem möglichst guten kosmetischen Ergebnis zu erreichen. Neben der Tumorart – Carcinom, Melanom oder Basaliom – spielen auch Tumorgröße, das Alter und der Allgemeinzustand des Patienten eine große Rolle.

Von allen malignen Hauttumoren befinden sich etwa 5 bis 8% im Bereich der Ohrmuschel. Wir finden in 30 bis 40% Basaliome, in etwa 50 bis 60% Carcinome und in etwa 1 bis 2% Melanome (Hoopes 1974; Gless 1976; Bailin et al. 1980).

Bei den Plattenepithel-Carcinomen finden wir eine Rezidivhäufigkeit von etwa 15% und eine Metastasierung von 3%, bei den Basaliomen eine Rezidivierungshäufigkeit von etwa 18% (Gless 1976; Voy 1982).

Wegen der geringen Metastasierungstendenz geht die Meinung über eine prophylaktische Neckdissection im N_0-Stadium in der Literatur weit auseinander (Voy 1982). Wir selber führen eine Parotidektomie und eine Neckdissection nur bei vorhandenen Lymphknoten (s. Draf S. 205 f.).

Bei den malignen Tumoren der Ohrmuschel ist in etwa 15% mehr als ein Drittel der Ohrmuschel ergriffen, in etwa 13% ist die Umgebung wie der äußere Gehörgang, die Parotis, der Unterkiefer oder das Mastoid mitbetroffen (Hoopes 1974, Kopplin et al. 1980).

1 Tumorchirurgische Eingriffe unter Erhaltung oder mit Wiederaufbau der Ohrmuschel

1.1 Die Behandlung kleiner Resektionsdefekte

1.1.1 Die Keilexzision

Kleine Tumoren der oberen und mittleren Helix können bei Defekten bis zu 3 cm durch eine Keilexzision entfernt werden. Durch Burowsche Dreiecke läßt sich der Defekt primär schließen. Da das Ohr kleiner wird, muß evtl. das Ohr der Gegenseite dieser neuen Größe angepaßt werden (Nagel 1972, Kastenbauer 1977).

1.1.2 Defekte im vorderen Ohrmuschelbereich

Nach Exstirpation eines Basalioms am Crus helicis wird ein präaurikulärer, oben an der vorderen Helix gestielter Transpositionslappen zur Deckung verwendet. Defekte im Gehörgang werden mit einem unten gestielten, präaurikulären Lappen gedeckt. Die temporäre Verlagerung des Tragus muß mit einer Z-Plastik nach 3–4 Wochen rückgängig gemacht werden.

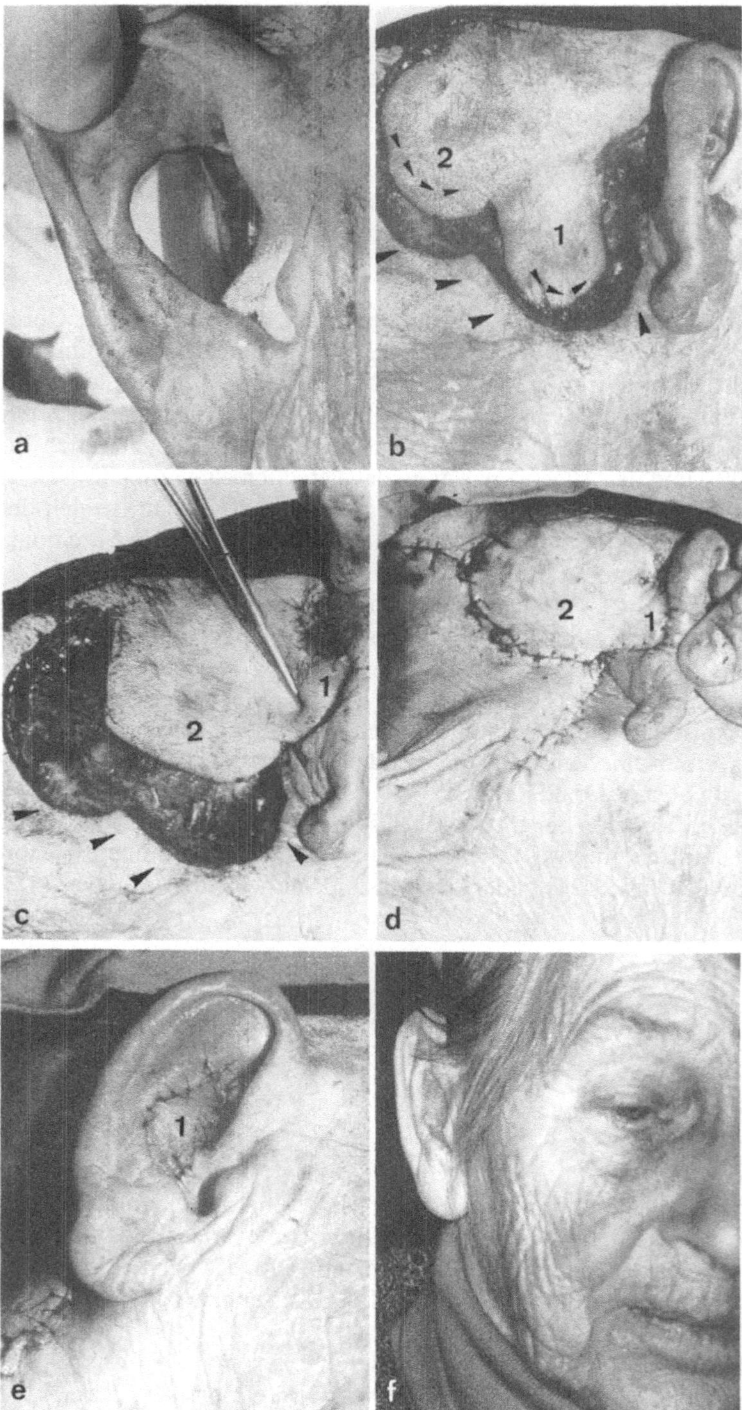

Abb. 1. **a** Großer Concha- und Anthelixdefekt nach Tumorresektion. **b** „Rotations-Transpositionslappen" umschnitten und mobilisiert. **c** „Rotations-Transpositionslappen" in den Defekt rotiert, an der Durchzugsstelle unter der Anthelix ist der Lappen desepithelisiert. **d, e** Vorder- und Rückseite der Concha und der unteren Anthelix sind durch den eingenähten Lappen rekonstruiert, die sekundären Defekte (s. **e**) sind durch Hautmobilisation primär verschlossen. **f** Zustand ein Jahr nach Rekonstruktion

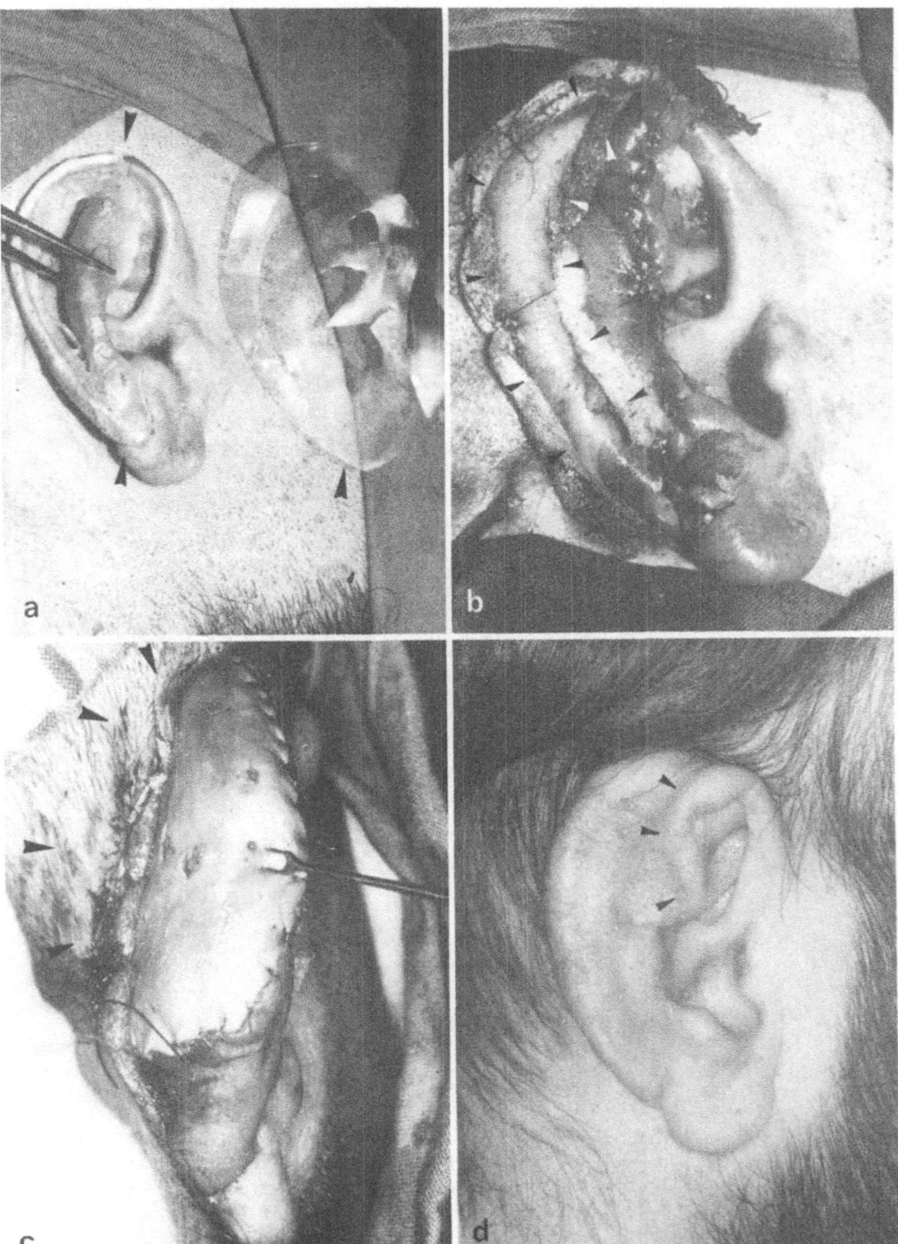

Abb. 2. a Zustand nach Ablatio der hinteren Ohrmuschel, Schablone (↑) aus Röntgenfilm nach dem Gegenohr geschnitten. Aus Rippenknorpel wurde das Stützgerüst geschnitten (↑↑). **b** Das Stützgerüst ist nach Inzision der retroaurikulären Haut entlang des Defektrandes eingeschoben, die Helix ist durch Matratzennähte ausmodelliert (↑↑). **c** Nach 8 Wochen wird die Ohrmuschel aus dem retroaurikulären Bett gehoben, postauriküläre Deckung mit dicker Spalthaut oder Vollhaut aus dem Gesäß, durch Mobilisation des Skalps (↑↑) Deckung des Defektes auf dem Planum mastoideum. **d** Zustand 2 Monate nach Auslösen der neuen Ohrmuschel. Eine Verbesserung der Helix wurde durch Bilden eines tubulären Lappens erreicht (↑↑)

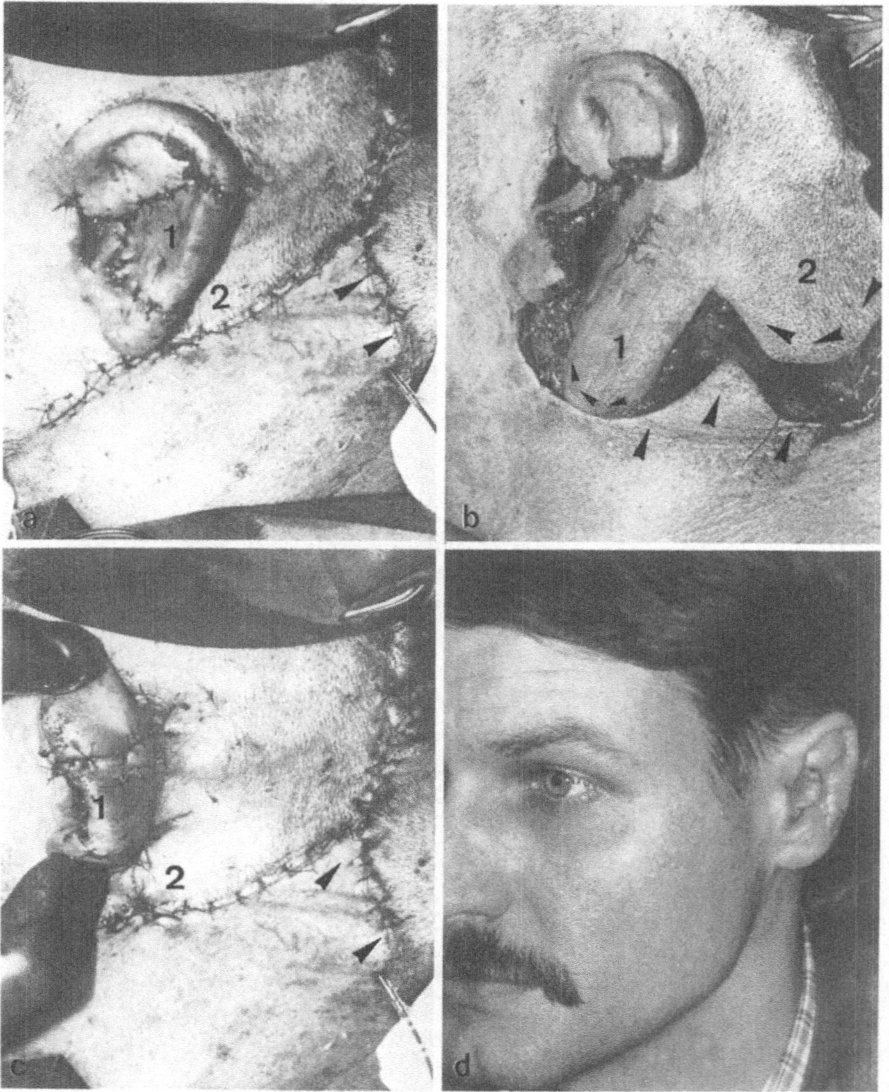

Abb. 3. **a** Defekt der mittleren Ohrmuschel; der „Rotations-Transpositionslappen" ist umschnitten und mobilisiert (s. Abb. 1; Abb. 4). **b** Über einem defekt-füllenden, autogenen Rippenknorpelgerüst sind Vorder- und Rückseite der Ohrmuschel rekonstruiert, die Sekundärdefekte sind durch Hautmobilisation geschlossen. **c** Rückseite der Ohrmuschel nach Abschluß der Operation, der Sulcus ist gut ausgebildet. **d** Zustand einige Wochen nach der ersten Operation vor Ausformung der Helix

1.1.3 Conchadefekte (Abb. 1)

Zweischichtige Conchadefekte und kleinere dreischichtige Conchadefekte werden von uns in der Regel mit einem Vollhauttransplantat rekonstruiert, dabei muß gelegentlich die cephalo-aurikuläre Falte etwas verlagert werden. Wird ein retroaurikulär gestielter Lappen verwendet, so kann dieser Lappen an der Durchzugsstelle desepithelisiert werden (Kastenbauer 1977), oder der Lappen wird in einer zweiten Sitzung abgetrennt und eingearbeitet (Jacobs 1981).

Größere Defekte werden durch Nahlappen der Umgebung rekonstruiert, so z. B. durch Mehrfachlappen aus der retroaurikulären Region (Abb. 1; Weerda 1978, 1981; s. 3.).

1.1.4 Die obere Ohrmuschel (Abb. 2)

Nach Absetzen des oberen Ohrmuschelteiles wird – wie auch nach traumatischem Verlust – primär oder auch nach Abwarten von 1 bis 2 Jahren rekonstruiert. In eine retroaurikuläre Tasche wird Knorpel von der Concha oder aus der Rippe eingebracht (Abb. 2a) und der Ohrmuscheldefekt an die retroaurikuläre Haut angenäht (Abb. 2b; Converse 1977). Nach 6 bis 8 Wochen wird die Ohrmuschel abgelöst, wir decken dann die post- und retroaurikulären Defekte mit dicker Spalthaut, mit Vollhaut oder mit einem gestielten Lappen der Umgebung (Abb. 2c; Weerda 1980).

1.1.5 Die mittlere Ohrmuschel (Abb. 3)

Bei auf die Anthelix übergreifenden Defekten kann die Helix temporär aufgetrennt werden. Ein unten gestielter Lappen deckt den Defekt ab, nach Abtrennen dieses Lappens wird die Helix wieder eingearbeitet.

Große, durchgehende Defekte werden mit einem „Transpositions-Rotationslappen" gedeckt (Abb. 3a–d; Weerda et al. 1981).

1.1.6 Der Lobulus

Zur Rekonstruktion des Lobulus bevorzugen wir die Methode nach Gavello (1977). Es kann auch die vorne gestielte Concha zum Lobulusersatz nach unten rotiert werden. Mit einem Rotationslappen der Ohrmuschelrückseite und des Mastoids wird dann die Rückfläche des Lobulus wieder hergestellt werden.

2 Die Teilablatio und die Ablatio der Ohrmuschel

Bei einer ganzen Reihe von Eingriffen, besonders bei Carcinomen, wird man zunächst auf einen Wiederaufbau der Ohrmuschel verzichten und lediglich den durch Tumorresektion entstandenen Defekt decken.

2.1 Die Teilablatio

Bei Entfernung des unteren Teiles der Ohrmuschel ist der Defekt gut durch Nahlappen der retroaurikulären Region des hinteren und vorderen Halses zu decken (Conley 1970, Draf 1978, Weerda 1978).

Hier setzen wir auch gerne „bi-lobed flaps" der Submandibularregion oder einen Doppelrotationslappen des hinteren Halses ein (Weerda et al. 1978, 1981).

2.2 Die Ablatio

Bei der Ablatio auris werden bei zusätzlicher Neckdissection die Lappen so geschnitten, daß der entstehende Defekt primär gedeckt werden kann (Weerda 1978).

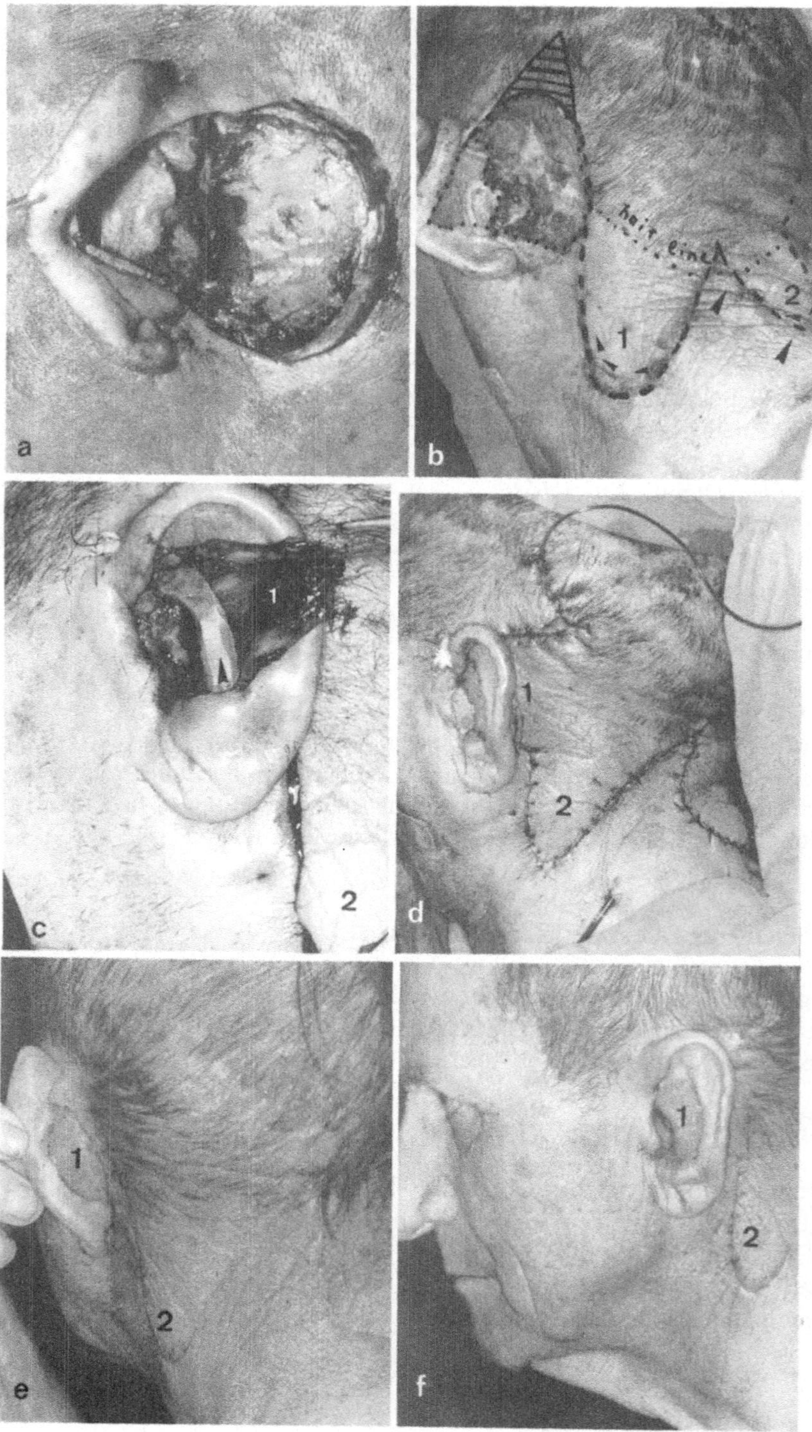

Große, vorne oder hinten im Hals gestielte „bi-lobed flaps", Rotationslappen der retroaurikulären Region oder auch ein hinterer Halslappen (Conley 1970) erlauben es, auch große Defekte zu decken. Ein Vorschneiden solch großer Lappen ist anzuraten. Ist das Gewebe der Umgebung nicht zu verwenden, lassen wir nach Anbohren der tabula externa einen Granulationsrasen aufschießen, der dann mit Spalthaut vom Gesäß gedeckt wird. Durch Verwendung von Fibrinkleber[1] ist ein Einnähen des Transplantats nicht unbedingt nötig.

3 Primäre rekonstruktive Maßnahmen bei weitgehender Ohrmuschelablatio mit einem „Transpositions-Rotationslappen" (Abb. 4)

Mit der mikroskopisch kontrollierten Tumorresektion sind wir besonders bei Basaliomen immer mehr dazu übergegangen, statt einer kompletten Ablatio auch kleinste Teile der Ohrmuschel zu erhalten (Haas 1982; Abb. 4a). Neben der histologischen Aufarbeitung des Tumorexzisats im Paraffinschnitt wird von uns nach den Vorschlägen von Krüger et al. (1978, 1982) im Uhrzeigersinn eine Randexzision und eine Exzision des Tumorgrundes durchgeführt. Wir decken dann aber den entstandenen Defekt ab und warten 2 bis 3 Tage bis zur Kenntnis der Histologie mit der Tumorfreiheit der Resektionsränder. Wir verwenden dann gerne für die Rekonstruktion einen hinten oben in der behaarten Haut gestielten „Transpositions-Rotationslappen" (Abb. 4b + c) oder „Doppelrotationslappen" (Weerda 1981). Diese Lappen – über die Anastomosen der Arteria temporalis und Arteria occipitalis ernährt – erlauben es uns, sowohl kleine, als auch extreme, durchgehende Defekte der Vorder- oder Rückseite der Ohrmuschel und des Planum mastoideum zu ersetzen. Wenn notwendig, wird im Bereich der Ohrmuschel dieser Lappen mit Rippenknorpel abgestützt (Weerda et al. 1981).

Ist eine Rekonstruktion nicht vorgesehen, werden die Reste der Ohrmuschel so verwendet, daß ein besseres kosmetisches Ergebnis als bei der Ablatio resultiert.

Literatur

1. Bailin P, Levine H, Wood B, Tucker H (1980) Cutaneous Carcinoma of the Auricular and Preauricular Region. Arch Otolaryngol 106: 692–696
2. Conley J (1970) Concepts in Head and Neck Surgery. Thieme, Stuttgart

---

1 Firma Immuno GmbH, Slevogtstr. 3–5, 6900 Heidelberg

◄**Abb. 4. a** Mikroskopisch kontrollierte Resektion eines Basaliomrezidives im Bereich des Sulcus. Lediglich Helix, Lobulus, Crus helicis und Tragus sind noch vorhanden. Großer Defekt auch im Bereich des Planum mastoideum. **b** Zwei unbehaarte, auf den behaarten Rotationslappen aufgesetzte Lappen des lateralen und hinteren Halses sind eingezeichnet. **c** Rekonstruktion der vorderen und hinteren Ohrmuschel über einem Rippenknorpelgerüst, unter der Helix ist der Lappen desepithelisiert. **d** Zustand nach einseitiger Rekonstruktion der gesamten Ohrmuschel und der retroaurikulären Region mit einem zweizipfligen „Transpositions-Rotationslappen". Die Sekundärdefekte wurden durch Lappenmobilisation in gleicher Sitzung gedeckt. **e, f** Zustand 10 Tage nach Rekonstruktion der Ohrmuschel

3. Converse J (1977) Reconstructive Plastic Surgery. 2nd Ed Vol III, Saunders, Philadelphia
4. Draf W (1978) Möglichkeiten der Rekonstruktion von Gesichtsweichteildefekten. Laryng Rhinol 57: 119–133
5. Gavello (Zit. n. Converse 1977)
6. Gless J (1976) Carcinoma of the external ear. Scand J Plast Reconstr Surg 10: 147–151
7. Haas E (1982) Onkologische Grundlagen der Behandlung von Gesichtshautmalignomen. Laryng Rhinol 61: 611–617
8. Hoopes J (1974) Reconstruction of the auricle after tumor-resection. In: Tanzer R, Edgerton M: Symposium on reconstruction of the auricle. Vol X, Mosby, St Louis
9. Jacobs K (1981) Zur Deckung von Hautdefekten im Bereich der Ohrmuschel. Laryng Rhinol 60: 559–563
10. Kastenbauer E (1977) Eine Methode zum Verschluß perforierender radiogener Ohrmuscheldefekte. Laryng Rhinol 56: 661–664
11. Koplin L, Zarem H (1980) Recurrent basal cell carcinoma. Plast Reconstr Surg 65: 656–664
12. Krüger E, Habel G (1978) Zur Problematik der primären und sekundären Defektdeckung bei Basaliomen des Gesichtsbereiches. In: Düben W, Kley W, Pfeifer S, Schmidt E: Fehler und Gefahren in der plastischen Chirurgie. Thieme, Stuttgart (s. AZ)
13. Krüger E, Krumholz K (1982) Verzögerte primäre Defektdeckung mit fraktionierten Defektrandexzisionen bei Basaliomen der Gesichtshaut. In: Pfeifer S, Schwenzer N: Fortschritte der Kiefer- und Gesichts-Chirurgie. Bd XXVII, Thieme, Stuttgart
14. Nagel F (1972) Reconstruction of a partial auricular loss. Plast Reconstr Surg 49: 340
15. Schumann K, Laniado K (1979) Das Basaliom im Gesicht, Probleme der Behandlung und Rehabilitation. Laryng Rhinol 58: 623–628
16. Voy E (1982) Zur Frage der Metastasierung des Gesichtshautspinalioms. In: Pfeifer G, Schwenzer N (Hrsg) Fortschritte der Kiefer- u. Gesichtschirurgie. Bd XXVII, Thieme, Stuttgart
17. Weerda H (1978) Die Defektdeckung mit Nahlappen nach Exstirpation von Tumoren in der Ohrregion. Laryng Rhinol 57: 93–98
18. Weerda H (1980) Das Ohrmuscheltrauma. HNO (Berl) 28: 209–217
19. Weerda H, Münker G (1981) Einzeitige Rekonstruktion von Ohrmuscheldefekten mit einem „Transpositions-Rotationslappen". Laryng Rhinol 60: 312–317

Zur Frage der Rekonstruktion
und Lymphknotenausräumung bei Malignomen
der Ohrmuschel

W. Draf

Für die Tumorchirurgie an der Ohrmuschel gelten drei Behandlungsziele.

1. *Die Sanierung des Krankheitsprozesses* durch die vollständige Malignomentfernung und, falls erforderlich, der regionalen Lymphknotengruppen.
2. Die *Funktionserhaltung* der Ohrmuschel als Schalleintrittspforte sowie als Stütze für die Brille.
3. Die *Wiederherstellung* dieser für den Gesamteindruck des Gesichtes wichtigen ästhetischen Einheit.

Die Entfernung der Neoplasie führen wir mikroskopisch kontrolliert durch. Der Tumor wird mit einem Sicherheitsabstand nicht unter 5 mm excidiert. Die Ränder markieren wir zur topischen Orientierung mit Fäden. Die histologische Aufarbeitung entsprechend den Empfehlungen von Stegman und Tromovitch beinhaltet je nach Tumortyp im Gegensatz zur konventionellen Stufenschnittuntersuchung die präzise Durchuntersuchung der Basis und der Ränder des Excisats. Bei Tumoren, deren Ränder erfahrungsgemäß nur schwer abzuschätzen sind, wie beispielsweise dem sklerodermiformen Basaliom oder Tumorrezidiven, lassen wir diese Untersuchungen von unserem Pathologen (Pathologisches Institut der Städtischen Kliniken Fulda, Chefarzt Prof. Dr. R. Bässler) im Gefrierschnitt durchführen. Es können dann Nachexzisionen erfolgen bis die Excisate tumorfrei sind. In den übrigen Fällen erfolgt die pathohistologische Aufarbeitung in gleicher Weise, aber am fixierten Präparat. Um Fehlbeurteilungen durch Einrollen des Präparates zu vermeiden, wird dieses soweit möglich mit Nadeln auf einem Karton fixiert.

Von Februar 1979 bis Juli 1983 wurden in unserer Klinik 320 Hauttumoren im Kopf- und Halsbereich operiert. In rund 10% handelte es sich um Tumoren der Ohrmuschel (Abb. 1). Die Karzinome mit 39 bzw. Basaliome mit 37% hielten sich die Waage und stellten zusammen ¾ der Gesamtzahl dar (Abb. 2).

Aus der Aufschlüsselung unserer Tumoren nach der Lokalisation geht hervor, daß jeweils 30% im Helix-, Cavum- und retroaurikulären Bereich lokalisiert waren und jeweils 3% die Anthelix und den Lobulus betrafen. In 2 Fällen fanden wir an einer Ohrmuschel 2 voneinander getrennte Tumoren und in 2 Fällen lagen an beiden Ohrmuscheln Tumoren vor (Abb. 3).

Betrachtet man das Ausmaß der notwendigen Ohrmuschelresektion, ist bemerkenswert, daß immer eine Tumorentfernung mit Teilresektion der Ohrmuschel möglich war und nie eine vollständige Ablatio erfolgte. In mehr als 80% wurde die Ohrmuschelteilresektion mit einem rekonstruktiven Eingriff in einer oder mehreren Sitzungen kombiniert (Abb. 4). In allen Fällen erfolgte die Exzision histologisch in sano. Davon war bei nur drei Patienten wegen einer fraglichen Tumorrandbildung eine Nachexzision erforderlich, die jedoch keine Malignomzellen mehr enthielt. Rezidive haben wir bei einer Nachbeobachtungszeit bis zu 3,5 Jahren nicht gesehen.

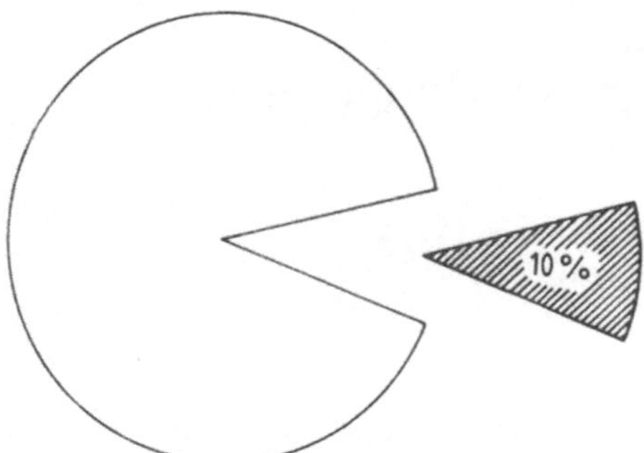

Abb. 1. Hauttumoren im Kopf- und Halsbereich (n = 320) (1.2.79–31.7.83); davon Ohrmuscheltumoren (n = 33)

Abb. 2. Histologische Klassifizierung der Ohrmuscheltumoren (1.2.79–31.7.83), (n = 33)

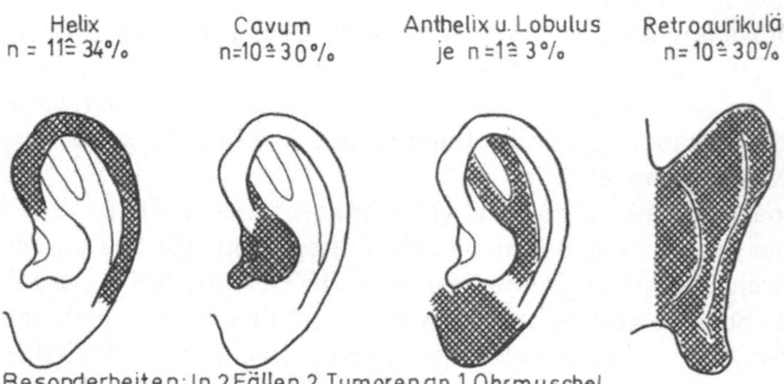

Abb. 3. Lokalisation der Ohrmuscheltumoren (1.2.79–31.7.83)

Teilresektion mit Rekonstruktion	n=27	(82 %)
Teilresektion ohne Rekonstruktion	n= 4	(12 %)
Primärverschluß	n= 2	(6 %)
Ohrmuschelentfernung (Ablatio)	n= 0	

Abb. 4. Chirurgische Therapie der Ohrmuscheltumoren (1.2.79–31.7.83), (n = 33)

Für die *plastisch-rekonstruktive Versorgung von Defekten nach Ohrmuschelteilresektion* bieten sich Insellappen, freie Transplantate und gestielte Transpositionslappen an.

Dazu einige Beispiele: Als zuverlässige und schnelle Technik zur Rekonstruktion nicht allzu großer zwei- und dreischichtiger *Defekte der Cymba*, des *Cavum und der Scapha* eignet sich der retroaurikuläre Insellappen, der zu diesem Zweck von Walter und Tolsdorf (1974) publiziert wurde. Nach der Tumorentfernung wird ein retroaurikulärer Hautlappen umschnitten, den man am Bindegewebe gestielt in den Defekt einnäht.

3 Monate nach dem Eingriff ist der Excisionsbereich nur wenig sichtbar und auch die retroaurikuläre Falte ausreichend erhalten (Abb. 5 a–d).

Das freie, dreischichtige *Haut-Knorpel-Haut-composite-graft* vom gegenüberliegenden Ohr entspricht der Hälfte des durch den Tumor gesetzten Defekts. Es hat sich zur Rekonstruktion von *Defekten des äußeren Ohrmuschelbereichs,* wie etwa der Scapha conchae, bewährt.

Trotz einer gewissen Schrumpfungstendenz des Transplantats erscheint das Ergebnis auf dem erkrankten Ohr vertretbar. Die Entnahmestelle am gesunden Ohr ist kaum sichtbar. Die beiden Ohrmuscheln haben nahezu die gleiche Größe.

Nach Entfernung eines relativ großen Tumors im oberen *Helixbereich* und der *Scapha* ist es dank der guten Blutversorgung der Ohrmuschel möglich, durch Resektion von Burow'schen Dreiecken einen kaudal *gestielten Composite Flap* nach cranial zu rotieren, so daß wieder ein Ohrmuschelganzes entsteht.

Obwohl im Endeffekt eine kleinere Ohrmuschel resultiert, ist mit dieser einfachen Technik in einer Sitzung ein zufriedenstellendes Ergebnis zu erzielen.

Bei *flächenhaft* wachsenden Tumoren der *Helix* kann man sich einer *zweizeitigen Operationstechnik* zur Rekonstruktion einer schönen Helixkante bedienen (Abb. 6 a–c). Nach Resektion des Tumors wird ein hinten gestielter retroaurikulärer Lappen unter Einbeziehung von Cavumknorpel abgehoben, dessen ursprüngliche Auflagestelle mit einem Thierschtransplantat abgedeckt und die Lappenspitze in den Helixdefekt eingenäht.

In einem zweiten Eingriff wird der Lappenstiel durchtrennt und der im Helixrand eingeheilte Lappenteil unter Neubildung einer Helixfalte mit Matratzennähten modelliert.

Für die Rekonstruktion eines *größeren Cavum- und Scapha-Defekts* unter Erhaltung einer zufriedenstellenden retroaurikulären Falte haben wir den verbliebenen Helixanteil entepithelisiert und den Defekt durch einen *retroaurikulären Rotationslappen* versorgt. Dabei wurde mit der Lappenspitze die Ohrmuschelvorderfläche und mit dem basisnahen Lappenanteil der retroaurikuläre Ohrmuschelanteil wie-

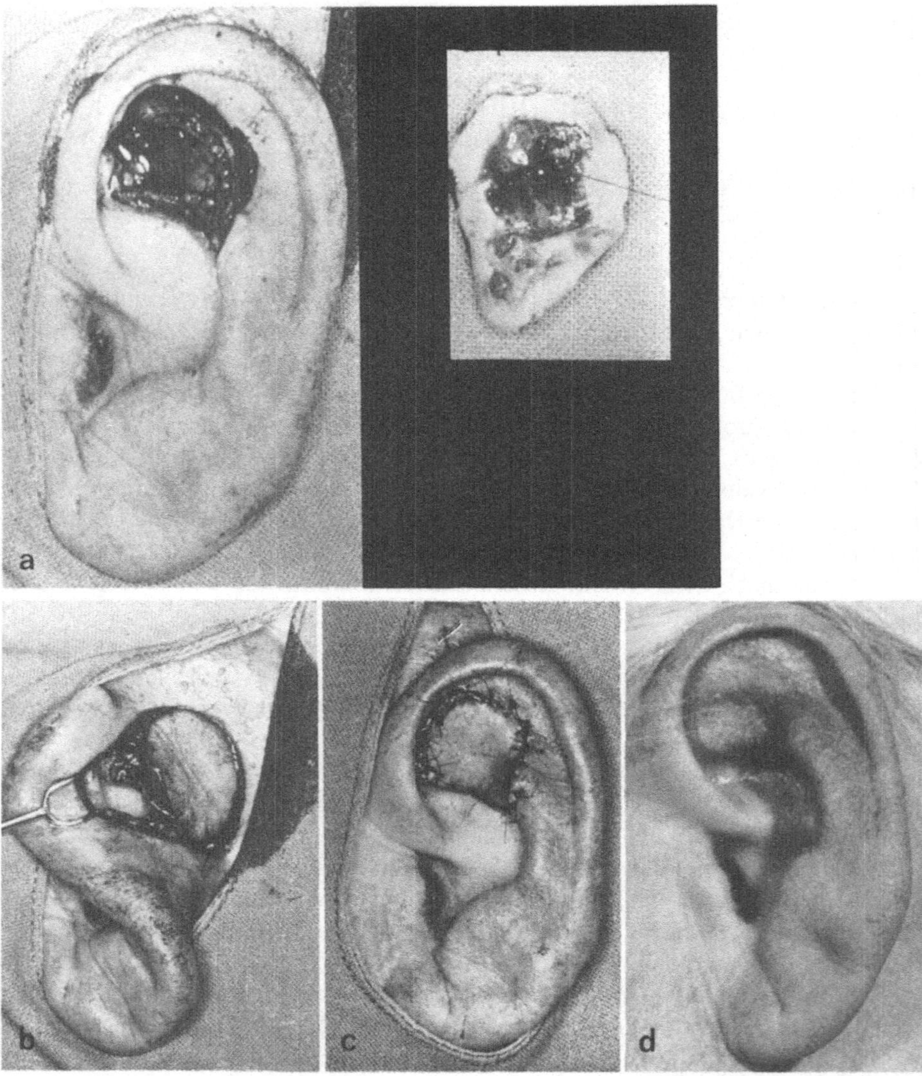

Abb. 5 a–d. Excision eines Basalioms im Bereich der Crus anthelicis und Rekonstruktion mit einem retroauriculären Insellappen. **a** Tumorpräparat und Excisionsbereich. **b** Der retroauriculäre Insellappen umschnitten. **c** Die Situation am Schluß der Operation. **d** Das Ergebnis 3 Monate postoperativ

der hergestellt. Die Lappenentnahmestelle wurde durch Einschwenken eines zweiten kleineren Lappens gedeckt. Bei dem Tumor handelte es sich um ein Cavumcarcinom. Der Patient verstarb 6 Jahre nach dem Eingriff an akutem Herzversagen ohne ein Rezidiv.

Bei einem *Carcinom des Gehörgangseingangs* muß eine ausgedehnte Resektion einschließlich großer Teile des knorpeligen Gehörgangs, teilweise unter Zuhilfenahme des Operationsmikroskops, erfolgen.

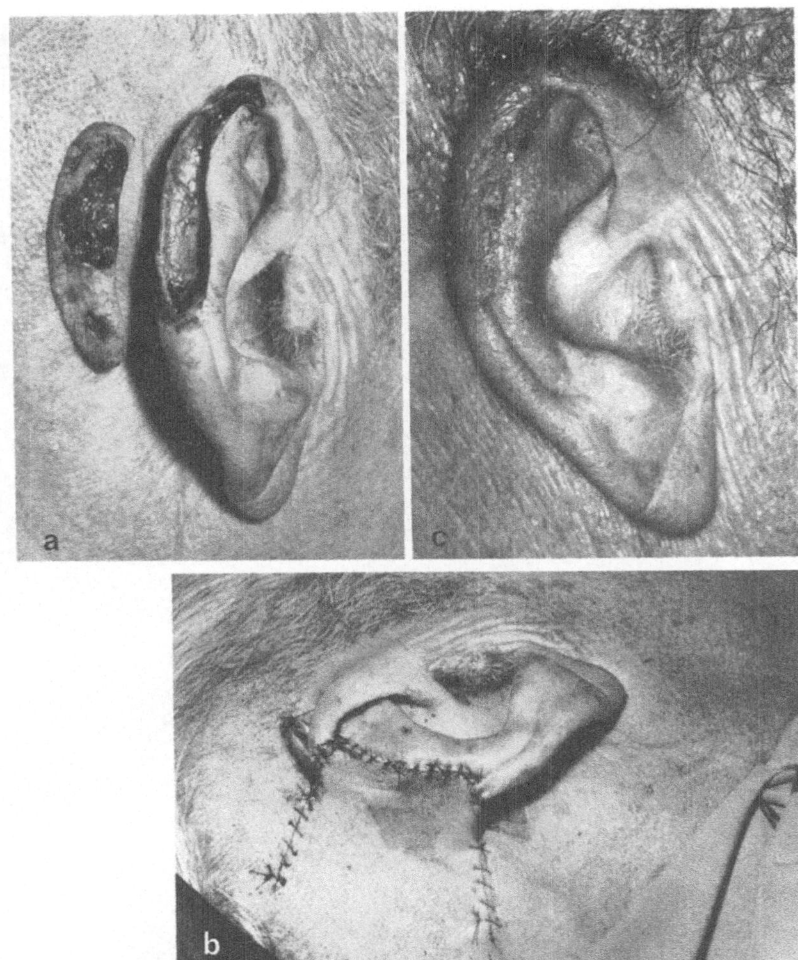

Abb. 6 a–c. Zweizeitige Rekonstruktion eines größeren Helixdefektes mit Hilfe eines retroauriculär gestielten Hautknorpeltransplantats. Nach Entfernung eines Basalioms der Helix (**a**) Bildung des retroauriculär gestielten Lappens, an dessen Spitze ein dem Helixdefekt entsprechender Streifen von Cavumknorpel anhaftet. Die ursprüngliche Auflage dieses Lappens und seine Unterfläche ist mit einem Thierschtransplantat versorgt. Der Lappen ist mit seiner Spitze in den Helixdefekt eingenäht (**b**). In einem zweiten Eingriff wird der Lappenstiel durchtrennt und die Helix modelliert. Die Situation 4 Wochen nach der zweiten Operation (**c**)

Für die Rekonstruktion kommt es darauf an, eine narbige Schrumpfung des Gehörgangseingangs am besten durch einen gestielten Hautlappen zu vermeiden. Dazu kann man einen *infraauriculären Lappen* in den Defekt einpassen, nachdem das Ohrläppchen zur Kontrolle der präaurikulären Lymphknoten temporär abgehoben worden war. Nach streifenförmiger *Entepithelisierung* des Hautlappens wird das Ohrläppchen in seiner ursprünglichen Lage wieder aufgenäht. 3 Jahre nach dem Eingriff ist der Patient rezidivfrei und der Gehörgangseingang ausreichend weit.

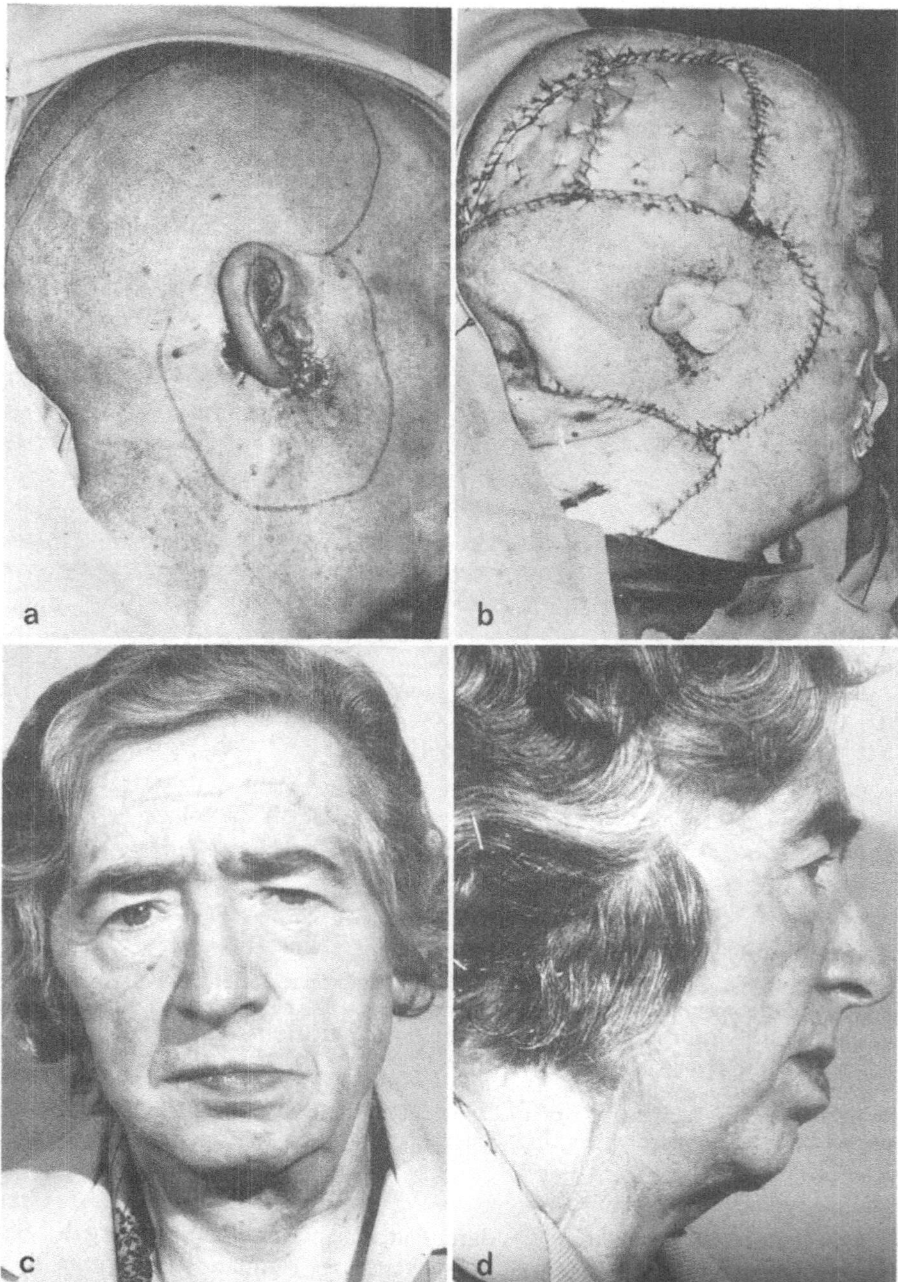

Abb. 7 a–d. Radikale Entfernung eines Ohrmuschelkarzinoms mit Infiltration der Umgebung durch vollständige Ohrmuschelabtragung, eine Felsenbeinteilresektion, Parotidektomie mit Entfernung der regionalen Lymphknoten bei Erhaltung des N. facialis. Defektdeckung durch einen dorsal gestielten Skalprotationslappen, dessen Entnahmestelle mit Spalthauttransplantaten versorgt wurde. **a** Markierung der Resektionsgrenzen und Anzeichnen des Skalplappens. **b** Die Situation am Schluß des Eingriffs. **c, d** Die Situation 2 Jahre nach dem Eingriff. Das Fehlen der Ohrmuschel und die Entnahmestelle des Skalplappens können gut durch die Haare kaschiert werden

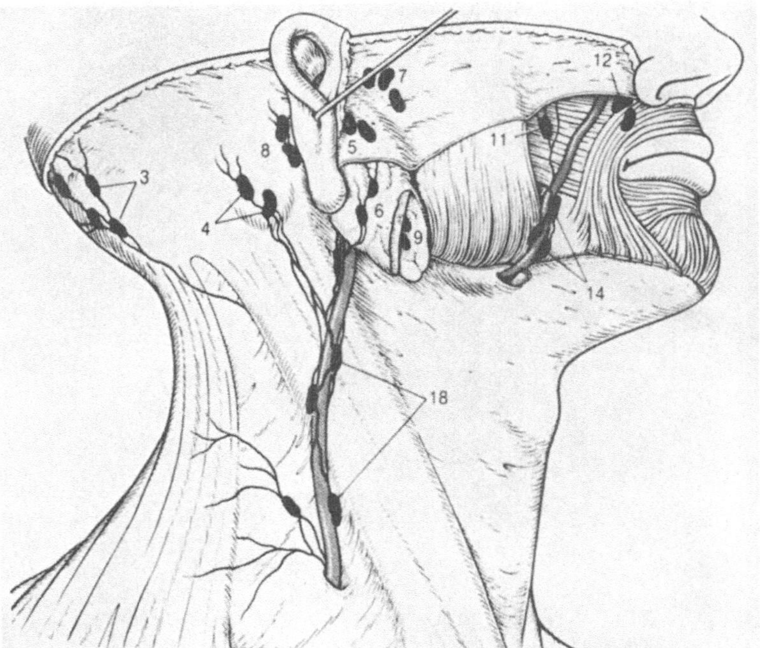

Abb. 8. Oberflächliche Lymphknoten an Hals und Kopf (aus Feneis 1982)

Bei *karzinomatöser Infiltration des die Ohrmuschel umgebenden knöchernen Schädelanteils* ist eine ausreichend radikale Tumorexzision von essentieller Bedeutung. Ist ein solcher Hautkrebs einmal in die Spongiosa eingebrochen, kann das weitere Tumorwachstum in den Diploevenen schnell und unkontrolliert vor sich gehen. Bei der Patientin in Abb. 7 a–d, die noch aus unserem Mainzer Krankengut stammt, haben wir eine vollständige Ohrmuschelabtragung, eine Felsenbeinteilresektion und eine Parotidektomie unter Berücksichtigung der regionären Lymphknoten bei Erhaltung des N. facialis durchgeführt. Der zur Defektdeckung benutzte *Skalprotationslappen* machte ein gutes Auffüllen des Resektionsbereichs möglich.

Da der Rotationslappen auch haartragend war, konnte sowohl seine Entnahmestelle als auch der Ohrmuscheldefekt selbst ohne Schwierigkeiten durch die Haare kaschiert werden.

Eine *besondere Problematik* bietet die Frage, inwieweit bei Karzinomen die *regionären Lymphknoten* (Abb. 8) vor, hinter und unterhalb der Ohrmuschel in das Resektionspräparat mit einzubeziehen sind. Dazu ein nicht allzu selten vorkommender Fall (Abb. 9 a–b):

Bei einem 67jährigen Patienten war außerhalb ein Malignom entfernt worden. Als wir ihn etwa 1 Jahr später sahen, tasteten wir infraauriculär ein 4 × 4 cm großes Tumorpaket. Die Probeexzision ergab Metastasen eines Plattenepithelkarzinoms. Daraufhin führten wir eine Halslymphknotenausräumung einschließlich Parotidektomie durch. Da das Lymphknotenpaket den zuvor freigelegten N. facialis nicht

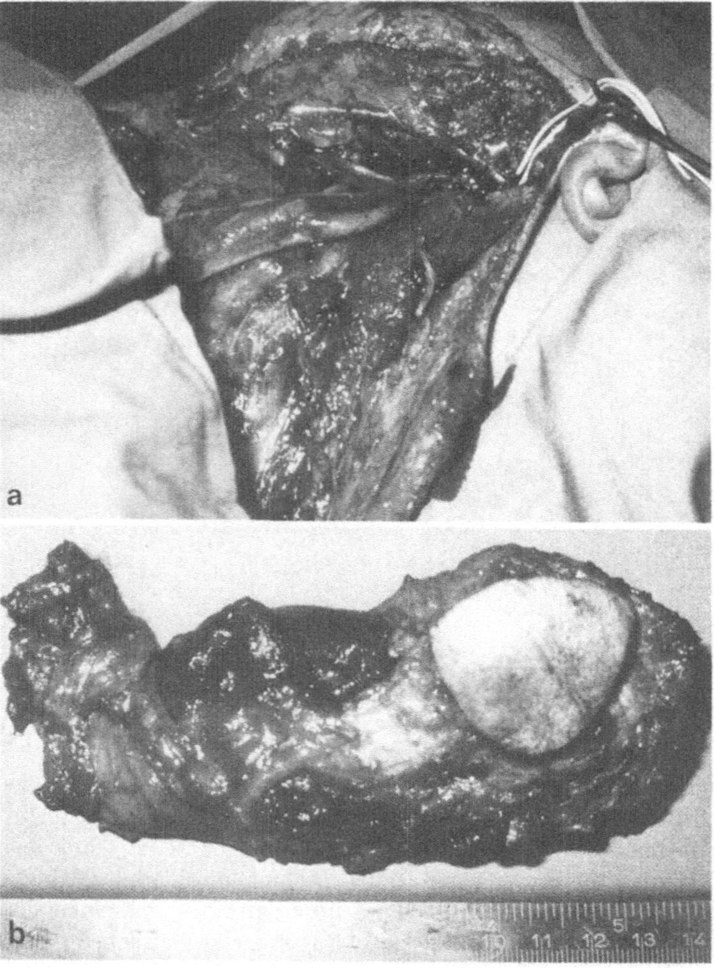

Abb. 9a–b. Zustand nach Resektion eines kleinen Malignoms der Ohrmuschelbasis vor einem Jahr (außerhalb). Bildung einer großen infraauriculären Karzinommetastase, die durch Parotidektomie und Neckdissection unter Erhaltung des N. facialis entfernt wurde. **a** Defekt nach Excision eines Ohrmuscheltumors und große Lymphknotenmetastase. Zustand nach radikaler Neckdissection und Parotidektomie unter Erhaltung des N. facialis links. **b** Das Tumorblockpräparat unter Einbeziehung der die Metastase bedeckenden Haut

erreicht hatte, konnte dieser erhalten werden. Sicherheitshalber erfolgte eine Nachbestrahlung mit 60 Gy.

Der Patient ist jetzt 3 Jahre nach unserem Eingriff rezidivfrei, der Facialis intakt.

Diese und ähnliche Fälle zeigen, daß bei Patienten mit Ohrmuschelkarzinomen in Abhängigkeit von Lage und Größe des Tumors sowie des Alters des Patienten die Frage der gleichzeitigen Ausräumung der regionären Lymphknoten individuell zu diskutieren ist. Bei jüngeren Patienten und bei ohrmuschelansatznahen Karzinomen tendieren wir zur operativen Exploration der präaurikulären, der in der Gl. parotis gelegenen und der infraaurikulären Lymphknoten. Finden sich verdächtige

Nodi, werden diese zur Schnellschnittdiagnostik eingesandt und im positiven Falle oder auch bei begründetem Verdacht auf Metastasierung die Parotidektomie bzw. die funktionelle Neckdissection durchgeführt.

Zusammenfassend ist festzustellen:

1. Bei frühzeitiger Diagnosestellung und konsequenter Therapie sollte nur selten die vollständige Ohrmuschelentfernung erforderlich sein.
2. Durch plastisch-rekonstruktive Maßnahmen kann in den meisten Fällen ein Defekt der Concha nach Teilresektion ästhetisch und funktionell zufriedenstellend versorgt werden.
3. Die Frage einer Ausräumung der regionären Lymphknoten ist individuell, gegebenenfalls interdisziplinär, zu diskutieren. Die Möglichkeit der Spätmetastasierung erfordert regelmäßige Kontrolluntersuchungen.

Literatur

1. Draf W (1980) Principles of tumour excision and reconstruction in the region of the ear. Internat. Meeting of the European Academy for Facial Surgery. Salzburg 1980
2. Draf W (1980) Form und Funktion als Aufgaben der plastisch-rekonstruktiven Chirurgie im Kopf- und Halsbereich. In: Berendes J (Hrsg) Aktuelle Probleme der HNO-Heilkunde. S 251–269. Dtsch Ärzteverlag 1980
3. Feneis H (1982) Anatomisches Bildwörterbuch. 5. Auflage, Thieme Stuttgart S 257
4. Stegman SJ, Tromovitch ThA (1977) Microscopic-controlled excision of cutaneous tumours. In: Plastic Reconstructive Surgery of the Head and Neck. Proc. of the Second International Symposium Chicago 1975, Vol 2, P 118, ed by Sisson GA, Tardy ME. Grune and Stratton New York San Francisco London
5. Tolsdorff P, Walter C (1974) Technik und Anwendungsbereich des retroaurikulären Insellappens. Laryng Rhinol 53: 887–894
6. Walter C (1966) Die Anwendung der sogenannten composite-grafts in der plastischen Chirurgie im Hals-Nasen-Ohrenbereich. HNO 14: 200–205
7. Walter C (1972) Survey of the use of composite grafts. In: Symposium of reconstructive surgery of the head and neck. Otolaryng Clin NA 5: 571–602

Operative Behandlung von Naevi

H. Tritsch

Naevuszell-Naevi sind Fehlbildungen in der Haut und in sichtbaren Schleimhäuten. Sie treten vereinzelt oder in der Vielzahl, sowohl angeboren als auch erst im Laufe des Lebens auf. Bis auf Ausnahmen sind sie nicht rückbildungsfähig.

Das klinische Bild reicht vom Fleck über den Plaque bis hin zur breitbasig oder gestielt aufsitzenden, knotenförmigen, papillomatösen Effloreszenz. Physikalische Reize können zur Koloritänderung beitragen. Eine Unterteilung in kleine, große ($\varnothing > 1$ cm) und Riesen-Naevi (> 30 cm^2) erscheint möglich.

Die Grundkomponente besteht aus Abkömmlingen von Melanozyten, den Naevuszellen. Je nach Lagerung der Naevuszellen wird zwischen intraepithelialen, korialen und gemischtförmigen Naevi unterschieden. Die einzelnen Formen können Wachstumsprozesse erfahren, wobei in manchen Fällen in Verbindung mit der sog. epidermalen Aktivität das Auftreten von atypischen Melanozyten zu beobachten ist. Die prospektive Potenz dieser atypischen Melanozyten ist noch nicht sicher abschätzbar.

Die Naevusstrukturen können bis in die Subkutis reichen. Sie erfahren im Laufe ihres Bestandes durch Fibrose eine mehr oder weniger starke Verfestigung.

Indikation

Der Entschluß zur Entfernung von Naevi erfolgt entweder unter kosmetischen oder unter therapeutischen Gesichtspunkten. Die Grenzen zwischen beiden Indikationsbereichen sollten nicht zu eng gezogen sein, da fließende Übergänge vorkommen. Im Gegensatz zur subjektiven Kriterien unterliegenden, kosmetischen Indikation, basiert die therapeutische auf objektiven Erfahrungswerten.

Die therapeutische Indikation zur Naevusentfernung erscheint uns gegeben, wenn eins oder mehrere nachfolgender Symptome auftreten oder spezielle Gegebenheiten vorliegen:

Juckreiz	Schuppung
Brennen	Verkrustung
Schmerzen	Entzündungszeichen
Wachstum	

unregelmäßige schwärzliche Verfärbung
unscharfe Begrenzung, ausfließender Rand

chronische Irritation
Lokalisation: Innenflächen Hände/Füße, subungual

All diese Zeichen sowie speziellen Gegebenheiten lassen auf Aktivität in einem Naevus schließen, deren prospektive Bedeutung in einem frühen oder späteren Übergang in ein malignes Melanom liegen kann.

Im Hinblick auf das relativ geringe Operationsrisiko läßt sich mit der fachgerechten Entfernung „verdächtiger" Naevi eine aktive Tumorprophylaxe betreiben.

Besondere Verhältnisse sind beim sog. Naevus-Dysplasie-Syndrom gegeben, wo nicht nur alle verdächtigen, sondern auch möglichst viele weitere Naevi mit besonderer Exposition, erforderlichenfalls in mehreren Sitzungen, zu entfernen sind. Der Patient ist in regelmäßigen Intervallen nachzuuntersuchen, damit durch rechtzeitige Intervention der Entwicklung eines malignen Melanoms vorgebeugt werden kann.

Riesennaevi stellen für den Betroffenen nicht nur ein schweres kosmetisches, sondern auch ein ernstes onkologisches Problem dar. Die Malignisierungsquote liegt zwischen 5–12%. Insbesondere in den ersten 6 Lebenswochen führt die operative Therapie zu günstigen Resultaten.

Operationstechniken

Zur Entfernung von Naevi stehen verschiedene Operationstechniken zur Verfügung. Sie alle haben relativ scharf gezogene Anwendungsbereiche und lassen sich bei bestimmten Gegebenheiten in Kombination miteinander anwenden.
1. Koagulation
2. Abtragung
   a) Kürette
   b) Schere
   c) Skalpell
3. Exzision mit rekonstruktivem Defektverschluß
4. Hochtourige Dermabrasion

Bis auf große und Riesen-Naevi läßt sich die überwiegende Mehrzahl der Male in Lokalanästhesie beseitigen. Der Füllungsdruck des Anästhetikums in der Haut dient auch der besseren Darstellung und damit auch exakteren Behandlung eines Naevus.

1. Koagulation
Die Anwendung der Koagulation setzt voraus, daß an der Dignität der zu behandelnden Effloreszenz keine Zweifel bestehen, zumal die Methode eine histologische Untersuchungsmöglichkeit ausschließt. Ihre Domäne sind die fleckförmigen Effloreszenzen, bei denen die Naevuszell-Proliferation noch auf Epidermis und Papillarkörper beschränkt ist.

Die Koagulation erfolgt durch gedämpfte hochfrequente Wechselströme über eine feine Kugelelektrode. Dabei wird das zu behandelnde Areal mit der Elektrode zunächst umfahrend abgegrenzt und dann vorsichtig teils flächenhaft, teils punktierend zerstört. Es ist darauf zu achten, daß die seitliche Naevusgrenze nur minimal überschritten wird und tiefere Hautstrukturen nicht in Mitleidenschaft gezogen werden. Durch vorsichtiges Abschieben bereits koagulierter Stellen von der Unterlage, möglichst unter Lupenbrillen-Kontrolle, läßt sich der Koagulationseffekt auf seine Tiefenwirkung hin in etwa abschätzen. Nur durch subtile Anwendung der

Methode lassen sich als Endzustand dezente, unauffällige, oberflächliche Narben erzielen.

Wichtig ist in diesem Zusammenhang auch die adäquate Nachbehandlung. Sie erfolgt während der postoperativen Exsudationsphase mit lokalantibiotischen Pudern und später mit Cremes unter einem Schutzverband. Duschbäder haben einen günstigen Einfluß auf den Heilungsverlauf.

Bei vorsichtiger Koagulation liegt die Rezidivquote mit 10–20% relativ hoch. Sie kann einerseits aufgrund der relativ einfachen, rationellen Technik, und andererseits wegen der guten Resultate in Kauf genommen werden, zumal die Rezidivbeseitigung mit dem gleichen Verfahren durchaus möglich ist und zufriedenstellende Ergebnisse zeitigt.

Ungeeignet zur Entfernung von fleckförmigen Naevi sind Elektrotomieschlingen oder Glühschlingen. Sie verursachen unkontrollierbare Gewebsdefekte, deren Folgen häßliche Narben sind.

2. Abtragung

Das Verfahren der Abtragung eignet sich für plaqueförmige und gestielte Naevi. Für seine Ausführung stehen 3 Instrumente zur Verfügung:

a) Die Abschabung mit der *Hautkürette* findet hauptsächlich bei flach erhabenen Naevi von Jugendlichen ihre Anwendung. Infolge der noch geringen Verankerung der Geschwülste in der Haut durch Fibrose und tiefreichende Naevuszellnester lassen sie sich mit dem Schaber ohne wesentliche Verletzung daruntergelegener Strukturen gut abtragen. Blutungen aus dem Tumorbett werden durch punktförmige Koagulation gestillt.

b) Die *Schere* ist das ideale Instrument zur Beseitigung schmalbasig-gestielt aufsitzender Naevi. Der Scherenschlag wird in Höhe der angrenzenden Haut ausgeführt, so daß der Schnitt dann in ihrer Ebene verläuft. Auch hiernach läßt sich die einsetzende Blutung durch punktförmige Koagulation stillen.

c) Für die Abtragung mit dem *Skalpell* eignen sich die plaqueförmig aufsitzenden, fibrösen Naevi. Nach Elevation mit Hilfe eines oder zweier im Randbereich eingesetzter Häkchen wird die Veränderung durch sägende Bewegungen des Skalpells im Niveau der Umgebung abgetragen. Läßt sich die anschließend auftretende Blutung nicht durch Kompression unterdrücken, erfolgt ihre Stillung durch Elektrokoagulation.

3. Exzision mit rekonstruktivem Defektverschluß

Die Ausschneidung mit anschließender Dehnungsplastik und Naht zur Beseitigung des Gewebsdefektes läßt sich praktisch bei allen kleinen Naevi ausführen. Die Methode ist jedoch aufwendiger als die vorgenannten Verfahren, aber immer dann indiziert, wenn Zweifel an der Dignität der zu behandelnden Veränderung gegeben sind. Exzidiert werden sollten auch breitbasig aufsitzende, fibröse, fest mit der Umgebung verwachsene Veränderungen sowie kongenitale Naevi.

Die Umschneidung erfolgt spindelförmig (ca. 1:3), knapp an der Veränderung vorbei, möglichst unter Berücksichtigung der RSTL. Die Ausschneidung reicht bis in die Subcutis. Nach Koryolyse, evtl. geringem Decollement und exakter Blutstillung wird der Defekt durch Wundrandverschiebung geschlossen, wobei das verschobene Gewebe durch eine zweischichtige Naht in Position gehalten wird. Anstelle der üblichen Haut-Einzelknopfnähte hat sich uns die Intrakutannaht hervorragend bewährt. Sie erlaubt außerdem bereits 2–3 Tage postoperativ Brausebäder zur Körperreinigung.

Ein weiteres, relativ schnell durchzuführendes Exzisionsverfahren ist die Naevus-Stanzung (∅ 3–6 mm). Sie kann dann erfolgen, wenn eine nur mäßige oder geringe Hautspannung vorliegt, da sich bei dieser Situation das rundliche Stanzenloch elipsenförmig dem RSTL anpaßt und mit ein oder zwei Einzelknopfnähten ohne Bürzelbildung zu verschließen ist.

4. Hochtourige Dermabrasion

Riesennaevi sind angeborene Fehlbildungen, zu deren Beseitigung das hochtourige Schleifen, meist in Verbindung mit gleichzeitig auszuführender Teilexzision, mit Aussicht auf Erfolg eingesetzt werden kann. Erfahrungsgemäß führt die Methode bei Säuglingen im Alter bis zu 6 Wochen zu kosmetisch und funktionell befriedigenden bis guten Resultaten. Wegen der Anästhesieprobleme und der diffizilen postoperativen Versorgung bleibt die Behandlung derartiger Fälle der Klinik vorbehalten.

Die chirurgische Behandlung des Malignen Melanoms der Haut im Kopf-Halsbereich

H. Tilkorn, H. Drepper und A. Peters

In den letzten Jahren erkrankten vier- bis fünfmal mehr Patienten an einem malignen Melanom als noch vor 20 Jahren.

Immer mehr Dermatologen und Chirurgen müssen sich mit dieser sehr ernst zu nehmenden Erkrankung auseinandersetzen.

Die Frage, wieviel gesund erscheinende Haut entfernt werden muß, beschäftigt die Chirurgen seit langem und in letzter Zeit wieder zunehmend. Der entstellende Defekt soll für den Patienten so klein wie möglich, jedoch der therapeutische Effekt ausreichend sicher sein.

Als Behandlung der Wahl wurde schon 1902 (Eve), wegen der lymphatischen Ausbreitung des Tumors, folgerichtig die radikale Ausräumung der dem Tumor zugehörigen Lymphregion und 1907 (Handley) die radikale, weite Entfernung des Primärtumors gefordert. Jedoch erst 1945, nach Veröffentlichungen von Pack, Scharnagel und Morfit, hat sich die gleichzeitige weite Exzision des Primärtumors und die radikale Lymphknotenausräumung allgemein durchsetzen können.

Nachdem 1969 durch Clark der Level (Mikrostadium) und 1970 durch Breslow die Tumordicke (vertikaler Tumordurchmesser) als prognostisch relevante Parameter in die Melanomdiagnostik eingeführt wurden, ist eine differenzierte Melanomtherapie wie auch eine vergleichbare Aussage über den Therapieeffekt möglich.

Im folgenden möchte ich Ihnen die operative Behandlung des malignen Melanoms der Haut im Kopf-Halsbereich, wie sie in der Fachklinik Hornheide durchgeführt wird, für den Primärtumor und die verschiedenen Tumorstadien erläutern. Da die Schleimhautmelanome und die Melanome des Auges hinsichtlich der Prognose eine Sonderstellung einnehmen, möchte ich sie bei den folgenden Ausführungen außer acht lassen.

Im **klinischen Stadium I** (Primärtumor ohne tumorverdächtige regionale Lymphknoten) wird der Primärtumor nach folgenden Richtlinien behandelt: Grundsätzlich hat es sich in Westeuropa im Gegensatz zu den USA durchgesetzt, den gesamten Tumor mit einem großen Sicherheitsabstand zu entfernen und keine Probeexzision aus der Läsion zu entnehmen, weil

1. die Gefahr der Dissemination von Tumorzellen nicht ausgeschlossen werden kann und

2. dem Pathologen möglicherweise ein für den Tumor nicht repräsentativer Anteil vorgelegt wird.

Es hat sich als prognostisch besonders ungünstig erwiesen, den fraglichen Tumor durch Abkratzen, Abätzen oder mit der elektrischen Schlinge anzugehen.

Aufgrund dieser Überlegungen gehen wir den Tumor normalerweise in Allgemeinnarkose an, um durch die örtliche Infiltration des Gewebes mit Lokalanästhetika keine Aussaat von Tumorzellen zu provozieren. Der Tumor wird im Abstand von 1 cm vom Tumorrand mit dem elektrischen Messer entfernt, die eventuell notwendige Nachresektion wird ebenfalls mit dem Dermokauter durchgeführt. Das so entnommene Gewebe wird zur histologischen Schnellschnittuntersuchung gegeben. Wird ein Melanom ausgeschlossen, versorgen wir den Defekt nach plastisch-chirurgischen Kautelen. Bei histologisch nicht sicher zu entscheidendem Befund wird der Entnahmedefekt offengelassen, bis die Diagnose geklärt ist. Bei histologisch bestätigtem malignen Melanom richtet sich das weitere Vorgehen nach dem Level (Clark) und der Tumordicke (Breslow).

Bei Tumoren mit einer Tumordicke unter 0,75 mm und einem Level I–II, den sogenannten *Low risk-Melanomen,* reicht die Exzisionsbiopsie als Behandlung aus. Der Defekt kann direkt oder durch ein freies Transplantat verschlossen werden.

Bei den Melanomen mit einem Level III–V und einer Tumordicke von 0,75 mm und mehr, den *Intermediate risk-* und *High risk-Melanomen,* muß grundsätzlich die allseits weite Exzision durchgeführt werden. Sie beträgt am Stamm und an den Extremitäten 5 cm vom Tumorrand. Im Kopf-Halsbereich ist eine Resektion des Hautrandes von 3 cm vom Tumorrand und zur Tiefe bis auf die Muskulatur ausreichend. Hier ist man als Chirurg immer wieder in der schwierigen Situation, einen Kompromiß zu finden zwischen der notwendigen Radikalität des Eingriffs und den ästhetischen Zonen des Gesichtes.

Bei den Lentigo-maligna Melanomen wird die Resektionsweite gemessen vom Rand des Melanoms, wobei jedoch die gesamte Lentigo mitentfernt werden sollte.

Durch diese radikale große Exzision des Primärtumors wird die Prognose entscheidend beeinflußt. Um ein Schlagwort von N. Davis zu zitieren: „Eine große Narbe ist besser als ein kleiner Grabstein."

Defektdeckung

Der Tumordefekt wird durch ein freies Transplantat gedeckt, um die Wundfläche möglichst gering zu erhalten und die Tumornachsorge zu erleichtern. Im Gesicht nehmen wir dabei meist ein Vollhauttransplantat.

Wir sind bei den High risk-Melanomen mit Verschiebelappenplastiken sehr zurückhaltend, weil Hautmetastasen bevorzugt in minder durchbluteten Narben und zirkulationsgestörten Hautarealen auftreten (so auch nach Gumport und Harris), wie sie bei Lappenplastiken unvermeidlich sind. Daß unsere Behandlung zu ästhetisch gleichwertigen Ergebnissen wie die Behandlung mit Verschiebelappen führt, zeigt das Beispiel einer Patientin mit einem Wangenmelanom (Drepper).

Tabelle 1. Therapieschema – Malignes Melanom der Haut – Stadium I

Diagnose		Prognose Gefahr	Therapie	
Dicke (mm) (Breslow)	Affektionsgrad (Clark)		entfernter Tumor	Lymphknoten
≤0,75	I+II	niedrig	klein	–
0,76–1,5	III	mittel	groß	–
>1,5	IV+V	hoch	groß	PRND

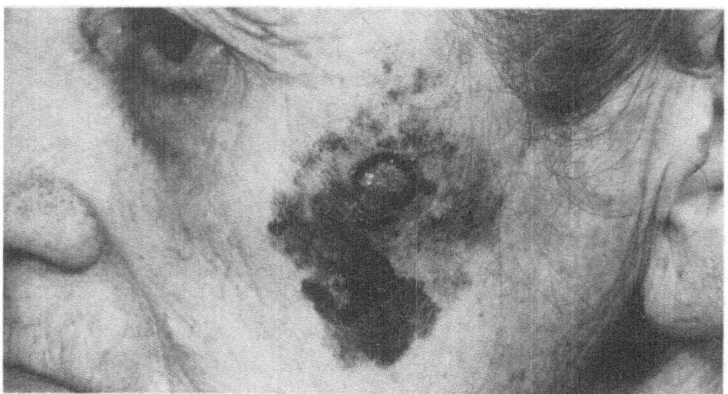

Abb. 1. Patientin mit einem malignen Melanom an der Wange

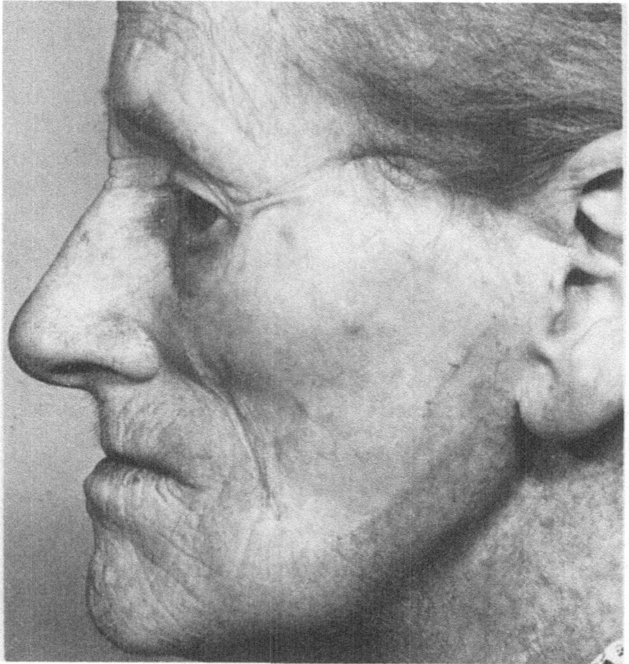

Abb. 2. Defektdeckung durch ein Vollhauttransplantat

Die prophylaktische oder elektive Lymphknotenausräumung

Da bei einer Tumordicke von 1,5 mm und mehr sowie einem Level III–V mit Mikrometastasen in den Lymphknoten etwa 20–30% zu rechnen ist (Fortner, Sugarbaker etc.), halten wir eine prophylaktische Lymphknotenbehandlung für angezeigt. Dieses therapeutische Vorgehen ist bislang von den verschiedenen Melanomzentren sehr kontrovers behandelt worden.

Bei dem internationalen Symposium über die Behandlung des malignen Melanoms der Haut in Erlangen 1980 kam man jedoch weitgehend zu der Auffassung, daß die prophylaktische Lymphknotenbehandlung zur Verbesserung der Prognose gerechtfertigt ist. Damit wurde das schon seit Jahren in Hornheide angewandte Therapieschema bestätigt, wobei die Patienten mit Neckdissection eine deutlich bessere Überlebenschance haben als die Patienten ohne Neckdissection. Ist der Primärtumor eindeutig einer Lymphknotenregion zuzuordnen und besteht wegen des Allgemeinzustandes des Patienten keine wesentliche Einschränkung der Narkose- und Operationsfähigkeit, wird je nach Lokalisation im Rahmen der Neckdissection auch der Parotisvorderlappen unter Erhaltung des Nervus facialis mitentfernt. Nach unseren Beobachtungen fanden wir metastastische Absiedlungen im Bereich des Parotisvorderlappens bei Tumoren im hinteren Wangenbereich, prae- und postauriculär, sowie im Temporalisbereich. Eine totale Parotidektomie mit Durchtrennung des Nervus facialis und der daraus resultierenden schrecklichen Gesichtsnervenlähmung halten wir auch in Übereinstimmung mit anderen Melanomchirurgen (Groningen/Holland) nicht für sinnvoll.

Für die Neckdissection hat sich in den letzten Jahren die Schnittführung nach Mc Fee besonders bewährt. Bei dieser Methode wird ein Brückenlappen am Hals tunneliert durch eine craniale Schnittführung parallel zur Mandibula und caudal parallel zur Clavicula.

Bei der radikalen prophylaktischen Neckdissection läßt sich auch mit einiger Übung und Mühe der Nervus accessorius sorgfältig präparieren und erhalten.

Mit dieser Technik läßt sich eine radikale Ausräumung der Lymphknoten erreichen bei funktionell und ästhetisch für den Patienten wenig belastendem Ergebnis.

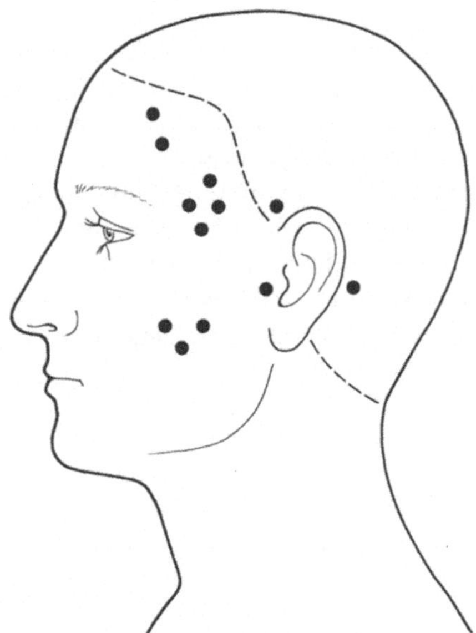

Abb. 3. Tumorlokalisationen von Melanomen, die in die Parotis metastasiert haben

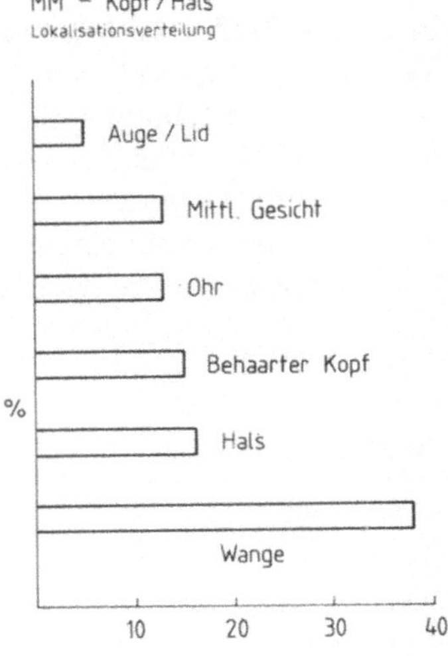

Abb. 4. Lokalisationsverteilung der Melanome im Kopf-Halsbereich

Die exzidierten Lymphknoten werden vom Operateur sorgfältig herauspräpariert und dann vom Histologen in Serienschnitten auf Metastasen untersucht.

Im **klinischen Stadium II** (Primärtumor mit Lymphknotenmetastasen) wird der Primärtumor nach den gleichen Richtlinien wie im Stadium I behandelt, nur wird jetzt in jedem Fall auch bei erhöhtem Risiko eine radikale Neckdissection mit der Entfernung des Parotisvorderlappens wiederum unter Erhaltung oder Wiederherstellung des Nervus facialis durchgeführt.

Adjuvante Therapieformen

Sollte sich bei der Neckdissection herausstellen, daß mehr als zwei Lymphknoten von Tumormassen durchsetzt sind, halten wir eine anschließende radiologische Behandlung des Lymphabflußgebietes zusätzlich für notwendig.

Eine Chemotherapie allein oder in Kombination mit Bestrahlungsbehandlung setzen wir dann an, wenn entweder Fernmetastasen vorliegen oder wenn durch die chirurgische Behandlung die Metastasen nicht sicher genug radikal entfernt werden konnten oder sogar noch Tumor zurückbleiben mußte.

Bei Patienten **im Stadium III** (haematogene Aussaat) beschränken wir uns auf eine dem Patienten zumutbare Reduktion der Tumormassen, da bei diesen Patienten durch die chirurgischen Maßnahmen eine Besserung kaum erreicht werden kann. Hier muß als wichtigstes die Chemo- und Strahlentherapie primär eingesetzt werden.

Ergebnisse

Im folgenden möchte ich Ihnen nun die Ergebnisse dieser Therapie kurz in Zahlen zusammenfassen. Seit 1967 bis zum 31.12.1982 registrierten wir in unserer Klinik insgesamt 2152 neue Melanompatienten; im letzten Jahr allein 281 neue Fälle. – Von diesen Kranken hatten 22% einen Tumor im Kopf-Halsbereich.

In Übereinstimmung mit Veröffentlichungen anderer Melanomzentren (C. Day jr., USA, 1982, Tonak, Erlangen, 1983) sehen auch wir eine erfreuliche Zunahme der Patienten mit Melanomen in den frühen Stadien (low und intermediate risk). So haben die Patienten mit einem "low risk"-Melanom von 14% auf 32% und mit einem mittleren Metastasierungsrisiko (intermediate risk) von 18% auf 30% zugenommen,

Tabelle 2. Lokalisationsverteilung, allgemein

Lokalisation	Frauen	Männer	Gesamt
Kopf/Hals	21%	26%	22%
Stamm	18%	41%	25%
ob. Extrem.	20%	12%	18%
unt. Extrem.	41%	21%	35%
Gesamt	69%	31%	100%

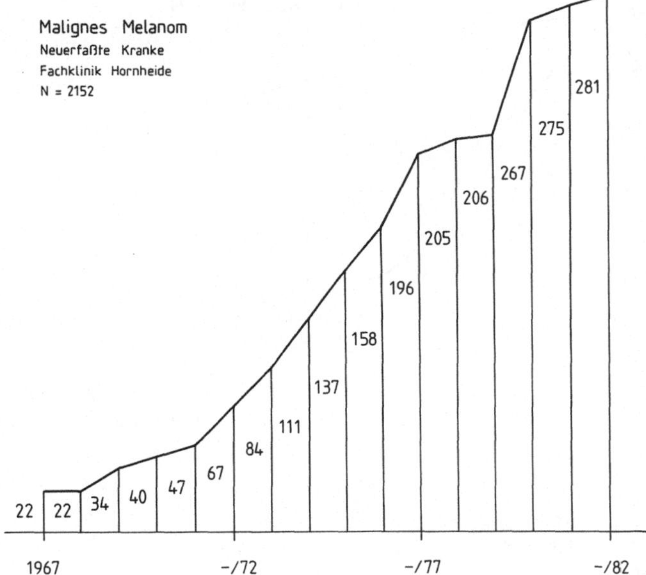

Abb. 5. Neuerfaßte Melanompatienten

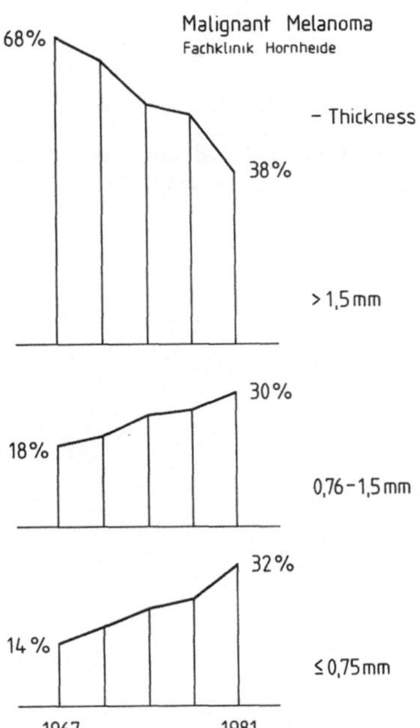

Abb. 6. Verteilung der neuerfaßten Melanome nach der Tumordicke

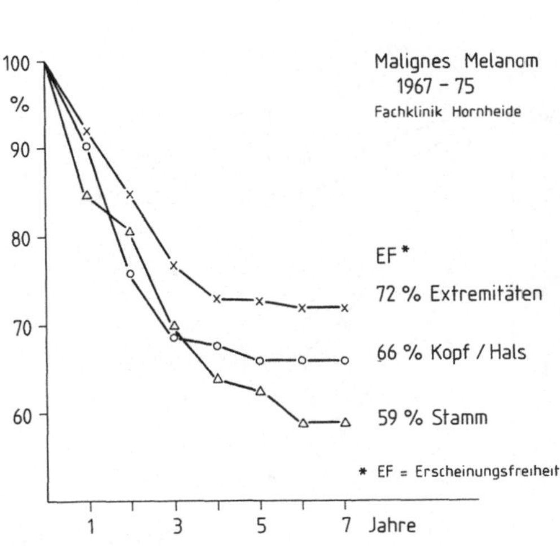

Abb. 7. Erscheinungsfreiheit bezogen auf die Lokalisation

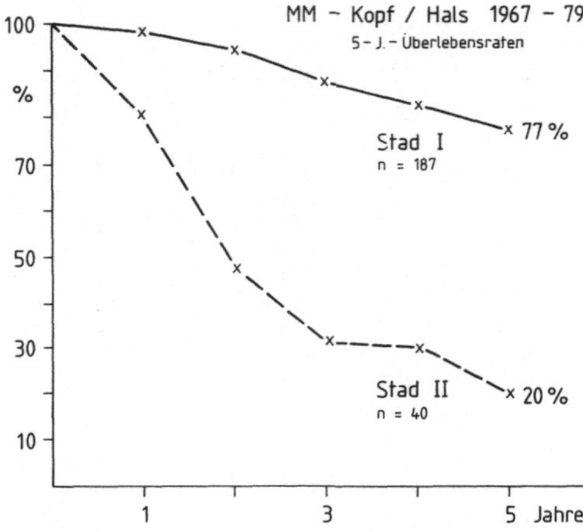

Abb. 8. 5-Jahres-Überlebensrate bezogen auf das Tumorstadium

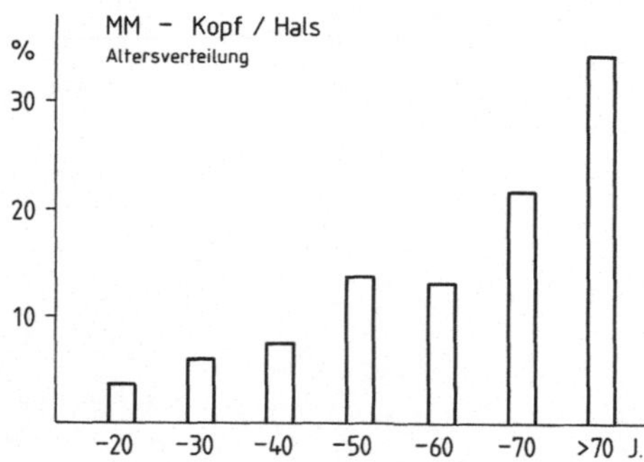

Abb. 9. Altersverteilung der Melanompatienten mit Tumoren im Kopf-Halsbereich

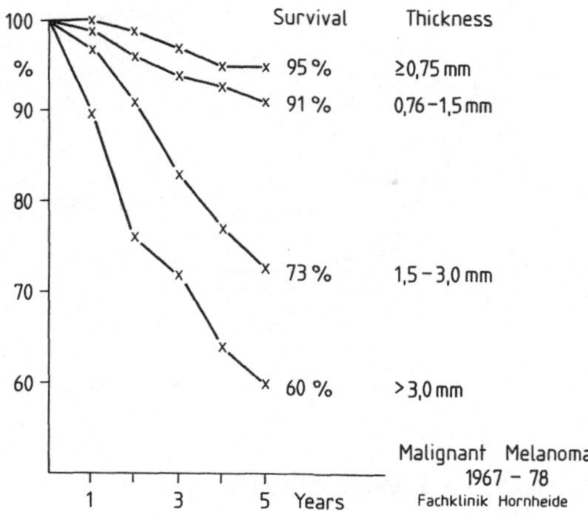

Abb. 10. 5-Jahres-Überlebensrate bezogen auf die Tumordicke

während gleichzeitig die Zahl der High risk-Melanome von 68% auf 38% in dem oben genannten Zeitraum abgenommen haben.

Hier möchte ich nochmal an die Worte von Illig erinnern, der mit Recht propagiert: „Eine Vorsorge ist besser als ein Nachruf."

Im Hinblick auf die 5-Jahres-Erscheinungsfreiheit liegen die Melanome im Kopf-Halsbereich mit 66% zwischen denen am Stamm mit 59% und denen an den Extremitäten mit 72%.

Für die 5-Jahres-Überlebensrate ergibt sich im Stadium I 77% und im Stadium II nur 20%.

Bei der Beurteilung dieser Angaben ist es wichtig zu wissen, daß der größte Anteil der Patienten über 70 Jahre alt ist bei Diagnosestellung. Läßt man diese ungünstige Altersverteilung außer acht, gilt hinsichtlich der histologischen Parameter, wie Tumordicke und Level, für die Melanome im Kopf-Halsbereich das gleiche, wie für die Melanome anderer Lokalisationen.

Die Low risk-Melanome haben eine 95%ige 5-Jahres-Überlebensrate, während die Melanome bis zu einer Tumordicke von 1,5 mm oder einem Level III, die Intermediate risk-Melanome, eine Überlebensrate von 91% haben, und die High risk-Melanome eine Überlebensrate von nur 73–60% im Stadium I aufweisen.

Fassen wir alle im **Stadium II** behandelten Fälle zusammen, so überleben nach gezielter chirurgischer und/oder chemotherapeutischer und/oder radiologischer Therapie nur etwa 20% die 5-Jahresgrenze.

Von den Patienten im **Stadium III** (haematogene Aussaat) überleben nur sehr wenige die nächsten 2 Jahre.

Literatur

1. Breslow A (1970) Thickness, cross-sectional areas and depth of invasion in the prognosis of cutaneous melanoma. Ann Surg 172: 902
2. Clark WH jr, From L, Bernadino EA, Mihm MC (1969) The histogenesis and biological behavior of primary human malignant melanoma of the skin. Cancer Res 29: 705
3. Cramer LM, Culf N jr (1979) Radical neck dissection for oral cancer. In: Grabb WC, Smith JW Plastic Surgery, Little, Brown and Company, 3rd. Ed. Boston, 374
4. Davis NC (1981) Queensland Melanom-Projekt. Ein Modell zur Früherkennung. In: Weidner F, Tonak J: Das Maligne Melanom der Haut. Perimed-Fachbuch-Verlagsgesellschaft, Erlangen. 51–56
5. Day CL jr, Mihm MC, Sober AJ, Fitzpatrick TB, Malt RA (1982) Narrower margins for clinical stage I malignant melanoma New Engl J Med 308: 8, 479–481
6. Drepper H, Mündnich K, Peters A (1980) Ergebnisse bei der operativen Behandlung der Melanome im Kopf-Hals-Bereich. In: Pape K: Tumoren im Kiefer-Gesichts-Bereich. Barth Leipzig 210–218
7. Eve F (1903) A lecture on melanoma. The practioner, 165–174
8. Fortner JG, Woodruf J, Schottenfeld D, McLean B (1977) Biostatistical basis of elective node dissection for malignant melanoma. Ann Surg 186: 101
9. Gumport SL, Harris MN: Results of regional lymph node dissection in melanoma. Ann Surg 179: 105–108
10. Handley WS (1907) The pathology of melanotic growth in relation to their operative treatment. The Hunterian Lecture, II. Lancet 1: 996–1003
11. Sugerbaker EV, McBride CM (1976) Melanoma of the trunk: The results of surgical excision and anatomic guidelines for predicting nodal metastases. Surg 80: 22

Indikationen zur passageren Defektdeckung mit synthetischem Hautersatz nach Tumorentfernung im Kopf-Hals-Bereich

H. Winter und W. Lehnert

1973 berichteten Alexander und Mitarb. über das erste synthetische Hautersatzprä-parat auf Polyurethanbasis. Noch heute – nach Entwicklung und Erprobung ande-rer synthetischer Hautersatzprodukte – haben Polyurethan-Weichschaumpräparate wegen ihrer hervorragenden biologischen und materialtechnischen Eigenschaften eine dominierende Stellung. Während ursprünglich das Hauptanwendungsgebiet für derartige Synthografts bei Verbrennungen gesehen wurde [1, 3], erschienen im Schrifttum der letzten Jahre Erfahrungsberichte über neue Indikationsbereiche [2, 4, 5, 7–9, 12–14, 16, 17]. So konnte auch auf dem Gebiet der Hauttumorchirurgie durch Einsatz dieser Präparate das Spektrum der therapeutischen Möglichkeiten erweitert werden [9, 10, 17].

Synthetische Hautersatzpräparate dienen nicht nur zur Interimsdeckung, sie können auf Grund ihrer wundreinigenden und granulationsanregenden Eigen-schaften auch zur Konditionierung von Wunden unterschiedlicher Genese verwen-det werden. Dabei ist zu beachten, daß nicht in allen Behandlungsphasen eine strenge Trennung zwischen Interimsdeckung und Wundkonditionierung gerecht-fertigt ist.

Die nachfolgende Tabelle 1 zeigt einen Überblick über unterschiedliche Mög-lichkeiten für den speziellen Einsatz synthetischer Hautersatzpräparate nach Tumorentfernung im Kopf-Hals-Bereich.

Tumorchirurgische Eingriffe bei Patienten mit eingeschränkter Belastbarkeit

Obgleich nach Tumorentfernung im Kopf-Hals-Bereich der primäre Defektver-schluß angestrebt wird, sollte in ausgewählten Fällen die Möglichkeit einer Inte-rimsdeckung mit synthetischem Hautersatz erwogen werden. Bei Patienten mit schweren Begleiterkrankungen und besonders in der Alterschirurgie hat es sich be-

Tabelle 1. Indikationen für den Einsatz synthetischer Hautersatzpräparate nach Tumorentfernung im Kopf-Hals-Bereich

1. Tumorchirurgische Eingriffe bei Patienten mit eingeschränkter Belastbarkeit (hohes Alter, Pa-tienten mit schweren Begleiterkrankungen)
2. Interimsdeckung im Rahmen der mikroskopisch kontrollierten Chirurgie
3. Operationstechnische Vereinfachung bei Stiellappenplastiken durch Interimsdeckung
4. Bei infiziertem Wundgebiet bzw. bei Infektionsgefährdung
5. Nach Tumorexzisionen in vorgeschädigten Gewebsabschnitten (Störungen der Gewebstrophik, Durchblutungsstörungen, Strahlenschäden u. a.)
6. Bei Wundheilungsstörungen nach einzeitiger Defektdeckung
7. Bei großflächigen und tiefen Weichteildefekten

währt, einen größeren operativen Eingriff in mehrere kleinere, weniger belastende Teileingriffe aufzuteilen. Die primäre Operationszeit wird verkürzt und das Operationstrauma gemindert. Ein derartiges mehrzeitiges operatives Vorgehen ist dann erforderlichenfalls auch in Lokalanästhesie und unter ambulanten Bedingungen möglich.

Interimsdeckung im Rahmen der mikroskopisch kontrollierten Chirurgie

Bei bestimmten Tumorformen der Haut (sklerodermiforme Basaliome, Dermatofibrosarkome, Rezidivtumoren u. a.), besonders aber bei ausgedehnten oder multizentrisch auftretenden Neubildungen sowie bei Tumoren unklarer Dignität können die Tumorgrenzen makroskopisch nicht mit Sicherheit bestimmt werden. Bis zur endgültigen histologischen Beurteilung wird das Exzisionsgebiet mit Hautersatzpräparaten abgedeckt. Erst wenn nach dreidimensionaler histologischer Untersuchung an den Grenzzonen kein Tumorgewebe mehr nachweisbar ist, erfolgt der definitive plastische Defektverschluß. Dieses spezielle operationstaktische Vorgehen erlaubt erforderlichenfalls mehrfache, gezielte Nachexzisionen. Darüber hinaus kann bei Tumorexzisionen im Kopf-Hals-Bereich der Weichteildefekt so klein wie möglich gehalten werden, ohne das Prinzip der Radikalität zu verletzen.

Anhand eines klinischen Fallberichtes sollen die Möglichkeiten und Vorteile einer Interimsdeckung mit synthetischem Hautersatz im Rahmen der mikroskopisch kontrollierten Chirurgie geschildert werden.

Bei einer 58jährigen Patientin handelte es sich um das 3. Rezidiv eines Dermatofibrosarcoma protuberans der linken Schläfen- und Wangenregion nach operativen Tumorentfernungen 1961, 1973 und am 11. 1. 1983. Nach Anzeichnen der geplanten Exzisionsgrenzen mit 2–3 cm Sicherheitsabstand vom makroskopisch erkennbaren Tumorrand erfolgte die Rezidivtumorentfernung unter partieller Mitnahme der Fascia temporalis. Präparatorisch konnten nur wenige der Facialisäste in diesem Bereich erhalten werden, da die Mehrzahl der Rami temporales und zygomatici von Tumorgewebe ummauert waren. Anschließend wurde die großflächige Exzisionswunde mit synthetischem Hautersatz (SY Spur-derm) temporär abgedeckt. Die Fixation erfolgte durch einige Wundrandnähte. Der exzidierte und skizzierte Tumorgewebsblock wurde dreidimensional histologisch untersucht (mikroskopisch kontrollierte Chirurgie). Da an den Schnitträndern im Augenbrauen- und auch im Wangenbereich noch Tumorgewebe nachweisbar war, mußte mehrfach nachexzidiert werden. Zwischenzeitlich wurde die Wundfläche mit SySpurderm konditioniert. 2 Wochen nach dem Ersteingriff zeigte sich nach histologisch bestätigter vollständiger Tumorentfernung und Wundkonditionierung eine transplantationsgerechte Wundfläche mit sauberen und frischen Granulationen. Die definitive Defektdeckung erfolgte durch ein Spalthauttransplantat, das von der Innenseite des rechten Oberarms entnommen wurde. Wegen schwerer Begleiterkrankungen (Herzinsuffizienz, Asthma bronchiale) mußten alle Eingriffe in Lokalanästhesie durchgeführt werden.

Operationstechnische Vereinfachung bei Stiellappenplastiken durch Interimsdeckung

Bei Stiellappenplastiken im Kopf-Hals-Bereich können synthetische Hautersatzpräparate in den verschiedenen Operationsphasen zur Interimsdeckung mit Erfolg angewendet werden. Bei flachen Stiellappen (z. B. Stirn-, Schläfenlappen, deltopectoraler Lappen, italienische Nasenplastik) dienen Synthografts zur temporären Deckung der Unterseite des Lappenstiels und der Entnahmestelle anstelle der sonst üblichen Deckung mit einem freien Hauttransplantat. Die Operationszeit wird dadurch wesentlich verkürzt. Bei langen Stiellappen mit schmaler Basis wird der Trainingseffekt nach Umschneiden gesteigert, wenn diese vor dem Wiedereinnähen mit synthetischen Hautersatzpräparaten unterfüttert werden.

Bei infiziertem Wundgebiet bzw. bei Infektionsgefährdung

Nach der Exzision entzündlich veränderter und ulzerierter Tumoren oder bei bereits infizierten Defektwunden nach Tumorentfernung sind Lappenplastiken, aber auch Eigenhauttransplantationen, problematisch, oft sogar kontraindiziert. Durch Wundkonditionierung mit Hautersatzpräparaten ist es möglich, in relativ kurzer Zeit ein transplantationsgerechtes Wundareal zu erzielen. Durch gezielte Ausbildung eines optimalen Granulationsrasens ist darüber hinaus mit besseren funktionellen und ästhetischen Ergebnissen zu rechnen.

Nach Tumorexzisionen in vorgeschädigten Gewebsabschnitten (Störungen der Gewebstrophik, Durchblutungsstörungen, Strahlenschäden u. a.)

Tumorexzisionen in vorgeschädigten Gewebsabschnitten zählen ebenfalls zu den Problemfällen. In diesem Zusammenhang sind besonders Strahlenschäden der Haut, aber auch regionale Durchblutungsstörungen sowie allgemeine Störungen der Gewebstrophik zu nennen. Nahplastische Verfahren zur Defektdeckung sind oft nicht möglich, und primäre Eigenhauttransplantationen führen meist zum Mißerfolg. Auch bei ungünstigen Vorbedingungen sollte der Versuch einer Wundkonditionierung mit synthetischen Hautersatzpräparaten unternommen werden. Nach Wundreinigung und Granulationsanregung gelingt in der Mehrzahl der Fälle eine freie Hauttransplantation.

Bei Wundheilungsstörungen nach einzeitiger Defektdeckung

Wundheilungsstörungen nach einzeitiger Defektdeckung durch Lappenplastiken oder Eigenhauttransplantationen sind im Kopf-Hals-Bereich wegen der günstigen Vaskularisationsverhältnisse relativ selten.

Andererseits kann die Behandlung derartiger Folgezustände in diesen Regionen besonders problemreich sein, zumal auch ästhetische Aspekte zu berücksichtigen sind. Sekundär heilende, oft schmierig belegte Wundflächen werden nicht nur nach

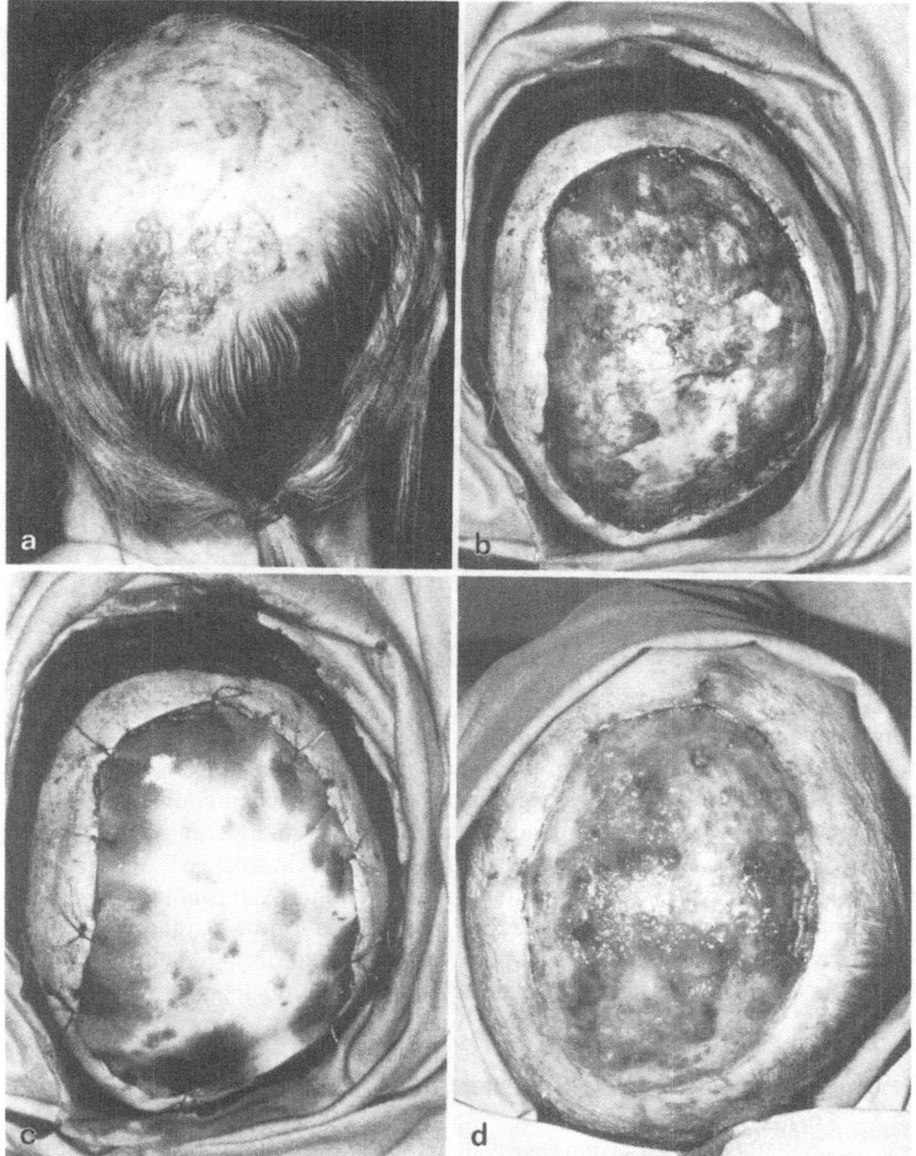

Abb. 1. a 53jährige Patientin mit exulzeriertem Basaliomrezidiv der Kopfhaut und zahlreichen multizentrisch auftretenden Basaliomen im Bestrahlungsgebiet **b** Primäres Exzisionsgebiet (Mikroskopisch kontrollierte Chirurgie) **c** Temporäre Defektdeckung mit synthetischem Hautersatz (SY-Spur-derm) **d** Transplantationsgerechte Wundfläche nach 8wöchiger Konditionierung **e** Definitive Defektdeckung durch Mesh-graft-Plastik **f** Ergebnis 3 Monate nach Mesh-graft-Plastik

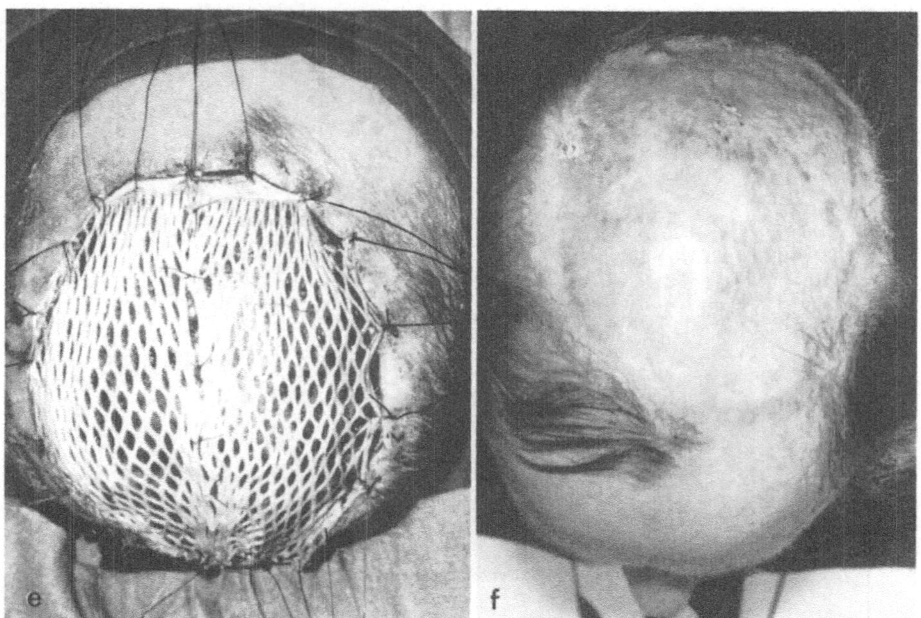

Abb. 1 e, f

schweren Wundinfektionen vorgefunden, sondern sind auch Folgezustände nach partiellen oder totalen Lappen- bzw. Transplantatnekrosen. Auf Grund ihrer Größenausdehnung und ihrer topographischen Lage bei Vorschädigung der umgebenden Haut lassen sich die entstandenen Defekte durch Nahlappenplastiken oft nicht mehr decken. Auch für Eigenhauttransplantationen ist ein solcher Wundgrund ungeeignet. In derartigen Fällen ist es durch Vorbehandlung mit synthetischen Hautersatzpräparaten in relativ kurzer Zeit möglich, ein transplantationsgerechtes Wundareal zu erzielen. Trotz ungünstiger Ausgangssituation sind die Spätergebnisse in funktioneller und ästhetischer Hinsicht noch erstaunlich gut.

Bei großflächigen und tiefen Weichteildefekten

Nach der operativen Entfernung ausgedehnter Tumorbildungen sowie Rezidivtumoren im Kopf-Hals-Bereich, aber auch bei Tumoren, die mit großem Sicherheitsabstand exzidiert werden müssen (z. B. Melanome, Dermatofibrosarkome), entstehen häufig großflächige und tiefreichende Weichteildefekte. Schon aus ästhetischer Sicht sollten diese möglichst einzeitig durch Lappenplastiken gedeckt werden [9–11]. Ist aber aus den unterschiedlichsten Gründen, wie z. B. eingeschränkte Belastbarkeit des Patienten, ungünstige topographische Lage des Defektes, Infektionsgefährdung oder vorgeschädigtes Operationsgebiet, eine primäre Defektdeckung durch Lappenplastiken nicht möglich, sollte ein zweizeitiges operatives Vorgehen angestrebt werden. Auch die einzeitig durchgeführte freie Eigenhauttransplantation ist bei derartigen Vorbedingungen wenig erfolgversprechend.

Ästhetisch störende, narbige Einziehungen oder breite Narbenstränge sind häufig zu beobachtende Spätfolgen [6, 9, 10]. In diesen Fällen ist es sinnvoll, durch Anregung der Granulationsbildung das Wundgrundniveau anzuheben und dann in einer zweiten Sitzung die definitive Deckung vorzunehmen. Wie auch histologisch nachgewiesen werden konnte, entwickelt sich durch die Vorbehandlung mit synthetischem Hautersatzmaterial in relativ kurzer Zeit ein vitales, gefäßreiches Granulationsgewebe [15]. Zusätzlich läßt sich in bestimmten Grenzen die Ausbildung des Granulationsrasens gezielt steuern. Deshalb ist nach abschließender Eigenhauttransplantation mit besseren funktionellen und ästhetischen Spätergebnissen zu rechnen. Wie wir bereits berichten konnten [17], hat sich dieses operationstaktische Vorgehen besonders bei Tumorentfernungen am Capillitium bewährt.

Ein weiteres klinisches Beispiel soll die Vorteile eines derartigen Therapiekonzeptes unterstreichen: Eine 53jährige Patientin wurde uns wegen eines ausgedehnten exulzerierten Basaliomrezidivs überwiesen, bei Zustand nach strahlentherapeutischer Behandlung eines Ulcus terebrans der Kopfhaut vor 2 Jahren. Zusätzlich konnten im Bestrahlungsgebiet zahlreiche multizentrisch auftretende Basaliome nachgewiesen werden (Abb. 1a). Eine primäre plastische Deckung nach großflächiger Entfernung des Tumorfeldes war wegen der erschwerten Abgrenzbarkeit der tumorösen Veränderungen und der Infektionsgefährdung nicht ratsam. Darüber hinaus sollten auch ästhetische Aspekte berücksichtigt werden. Deshalb entschlossen wir uns zu einem mehrzeitigen operativen Vorgehen. Nach Exzision des Tumorfeldes mit entsprechendem Sicherheitsabstand sowie nach partieller Abtragung der Tabula externa (Abb. 1b) wurde zunächst der Defekt mit angefeuchtetem synthetischem Hautersatz abgedeckt (Abb. 1c). Die histologische Untersuchung des Exzisionspräparates ergab in den occipitalen Randabschnitten noch Tumorgewebe. Nach erfolgter Nachexzision konnte die Defektwunde durch doppelte Rotationslappenplastik verkleinert werden. Bei täglichem Verbandwechsel konnte nach 8wöchiger Konditionierung mit SYSpur-derm eine transplantationsgerechte Wundfläche mit sauberem und frischem Granulationsgewebe im Hautniveau erzielt werden (Abb. 1d). Zur definitiven Wunddeckung wurden zwei Maschentransplantate verwendet (Abb. 1e), die vollständig anheilten. Bei der letzten Kontrolluntersuchung 3 Monate nach der Transplantation zeigte sich ein reizfreies Transplantationsgebiet mit stufenlosem Übergang zwischen Hautniveau und Transplantat (Abb. 1f).

Literatur

1. Alexander JW, Wheeler LM, Rooney RC, Mc Donald JJ, Macmillan BG (1973) Clinical evaluation of Epigard, a new synthetic substitute for homograft and heterograft skin. J Trauma 13: 374–383
2. Betz A, Wilker D, Schweiberer L (1982) Behandlungsergebnisse mit einem neuen Polyurethanweichschaum. Chir Praxis 30: 689–702
3. Bohmert H (1977) Epigard als temporärer Hautersatz bei Verbrennungswunden. Med Welt 28: 826–831
4. Frese J, Kohaus H (1977) Defektdeckung mit einem synthetischen Hautersatz. Fortschr Med 45: 2687–2690
5. Heede G (1982) Analyse der ambulanten SYSpur-derm-Therapie bei 121 Ulcera cruris venosa, medicamentum 23: 101–105

6. Kastrup W (1976) Langzeitergebnisse nach Deckung großer Defekte mit Spalthaut. In: Salfeld (Hrsg) Operative Dermatologie. Springer, Berlin Heidelberg New York, S 38–41
7. Knapp U (1977) Behandlung von Defektwunden mit synthetischem Hautersatz. Chir Praxis 23: 173–183
8. Lehnert W, Winter H (1983) Ulcus cruris varicosum – Neues zur Therapie. Med Akt 9: 112–114
9. Müller RPA (1981) Defektdeckung bei der operativen Therapie ausgedehnter Hauttumoren. Fortschr Med 99: 929–933
10. Müller RPA, Petres J (1982) Die freien Hauttransplantate. Fortschr Med 100: 1851–1860
11. Petres J, Hundeiker M (1975) Korrektive Dermatologie. Springer, Berlin Heidelberg New York, S 43–44
12. Petter O, Müller JAH, Schmidt G, Claus F (1980) Erste Erfahrungen mit SYSpur-derm bei der Behandlung der chronischen venösen Insuffizienz. medicamentum 21: 102–107
13. Riedeberger J, Rose E (1979) Erfahrungen mit dem synthetischen temporären Hautersatz SYSpur-derm bei der Behandlung frischer und infizierter Defektwunden verschiedener Genese. medicamentum 20: 13–16
14. Seeckt HS (1980) Erfahrungen mit SYSpur-derm bei der Behandlung des Ulcus cruris. Med akt 6: 372–373
15 Thormann Th, Lehnert W, Winter H (1981) Das Granulationsgewebe bei Wundbehandlung mit SYSpur-derm. Dermatol Monatsschr 167: 650
16. Weise K, Keller S (1981) Behandlungsergebnisse einer Vergleichsstudie von Hautersatzmaterialien aus Polyurethan. Akt Traumatol 11: 1–6
17. Winter H, Sönnichsen N, Lehnert W (1983) Spezielles operationstaktisches Vorgehen bei monströsen Spiegler-Tumoren. Hautarzt 34: 225–228

Subkutan gestielte Lappen im Gesichtsbereich

B. Konz

Zur Rekonstruktion nach Exzisionen im Gesichtsbereich stehen zahlreiche operative Verfahren zur Verfügung, deren Indikation sich nach Größe und Lokalisation sowie speziellen Defektgegebenheiten, z. B. Verlust strukturtragender Elemente, richtet [11, 12]. Als Richtschnur für den Defektverschluß im Gesichtsbereich kann gelten, daß die verlorengegangenen Strukturen durch Gewebe ähnlicher Textur und Pigmentierung ersetzt werden, um den konturmäßigen und anatomischen Verhältnissen der Gesichtsregion Rechnung zu tragen. Den Idealfall stellt die Methode dar, die diesen Forderungen nachkommt und als einzeitiges Verfahren angewendet werden kann. In diesem Rahmen sind die subkutan gestielten Lappen eine wertvolle Alternative zu anderen Nahlappenplastiken und, je nach Defektsituation, diesen im Gesichtsbereich überlegen. Zahlreiche Autoren [1–4, 6, 13, 15, 16] haben über diese Lappenart berichtet. Im folgenden sollen eigene Erfahrungen dargestellt und einige Besonderheiten herausgestellt werden.

Methodik

Voraussetzung für die Bildung subkutan gestielter Lappen ist eine gute Verschieblichkeit von Haut und subkutanem Gewebe. Bei der Planung sollten die „relaxed skin tension lines" sowie die anatomischen bzw. ästhetischen Gesichtseinheiten sorgfältig beachtet werden [7]. Am besten eignen sich runde oder ovale Defekte, deren Größe 5 × 3 cm nicht überschreitet. Ideale Voraussetzungen für subkutan gestielte Lappen stellen Defekte im Nasolabialbereich, der mittleren Wangenregion sowie der Stirn und der Schläfe dar. Dies deshalb, weil die optimalen Spenderregionen für diese Lappenart in unmittelbarer Nachbarschaft liegen: Glabellaregion, Nasolabialfalte, untere bzw. seitliche Wangenregion und der Submandibularbereich. In diesen Gebieten ist die Haut meist mobil, das subkutane Gewebe dick und die Gefäßversorgung ausreichend. Subkutan gestielte Lappen werden meist dreieckförmig gebildet und können einseitig oder zweiseitig zur Defektrekonstruktion herangezogen werden [5]. Einige typische Beispiele zeigt Abb. 1. Abweichend von der gebräuchlichen triangulären Lappenform können diese auch eine kommaförmige Konfiguration haben. Wichtig für die vitale Funktion des Lappens ist die sorgfältige Präparation des subkutanen Gewebestiels, der neben der arteriellen und venösen Versorgung auch Lymphgefäße und Nerven enthält. In Hinblick auf diesen Versorgungsstiel sind zwei Variationen möglich. Einmal befindet sich dieser Anteil direkt unterhalb des Hautlappens, so daß er auf seinem subkutanem Versorgungsanteil „gleitet"; zum anderen kann der Hautlappen auch von einem lateral gelegenen Subkutanstiel versorgt werden [1, 9], wodurch eine größere Beweglichkeit zu erzielen ist.

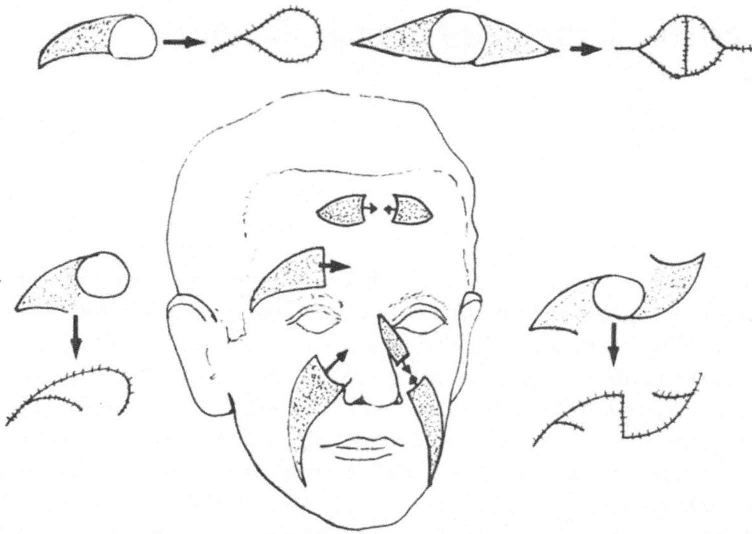

Abb. 1. Variationen subkutan gestielter Lappen

Operationstechnik

Aus praktischen Gesichtspunkten soll hier der „gleitende", subkutan gestielte Lappen dargestellt werden. Die meisten Eingriffe können in Lokalanästhesie, gegebenenfalls mit einer Prämedikation, durchgeführt werden. Auf die Anwendung vasokonstriktorischer Substanzen sollte stets verzichtet werden. Bei Tumorexzisionen werden zunächst die klinisch sichtbaren Grenzen festgelegt und entsprechend der Tumorart die notwendigen Sicherheitsgrenzen hinzugefügt. Bereits hier sollte die Defektkonfiguration (rund, oval, rechteckig) entsprechend der geplanten Lappenform gestaltet werden. Wertvoll ist hier der Verlauf der „relaxed skin tension lines". Nach totaler Tumorexzision, gesichert durch intraoperative Kryostatschnitte oder mikroskopisch kontrollierte Chirurgie, wird der subkutan gestielte Lappen umschnitten. Die Mittellinie des Lappens folgt den Hautlinien, die äußeren Linien werden durch die Breite des Defektes vorgegeben. Hier wird Haut und Subkutis tiefenwärts bis nahe zur mimischen Muskulatur inzidiert. Die Inzision umschließt ein trianguläres Haut-Subkutisareal, wobei die Basis am Defektrand und die Dreiecksspitze, sozusagen der „Schwanz" des Hautlappens, mehr oder weniger distal davon liegt. Der so allseitig umschnittene Lappen, kann nunmehr in Abhängigkeit von der Flexibilität des darunterliegenden subkutanen Fettgewebes, auf diesem „gleitend", in den Defekt eingeschoben werden. Eine Unterminierung des Hautlappens, d.h. eine teilweise Durchtrennung des Stiels sollte vermieden werden. Ein Mobilitätszuwachs kann dadurch erreicht werden, daß man im Basisbereich des Lappens, d.h. in Defektnähe, und an der Lappenspitze durch stumpfe Präparation mit einer feinen abgerundeten Schere den Lappen etwas von der Unterlage löst, ohne jedoch mit Gewalt festere Gewebestrukturen zu durchtrennen [14]. Gelegentlich wird aber auch die vorsichtige Untertunnelung des Lappenstiels beschrieben, die jedoch nur versierten Operateuren zu empfehlen ist und außerdem lokalisationsabhängig ist [6, 15]. Bei Beachtung der beschriebenen Voraussetzungen für subkutan gestielte Lappen lassen diese sich spannungsfrei in den Defekt verlagern. Die Lappen werden zweischichtig eingenäht. Durch die Lappenverschiebung entstehen distal der Lappenspitze schmale, sekundäre Hautdefekte (≙ „Entnahmestelle"), die ohne Komplikationen primär verschlossen werden können. Abbildung 2a und b zeigt die prä- und postoperative Situation einer typischen, einseitig subkutan gestielten Lappenplastik im mittleren Wangenbereich.

In bestimmten Lokalisationen, so z.B. im Bereich der seitlichen oberen Nasenwand, der Stirn oder der Schläfe (Abb. 1), sind zum spannungsfreien Wundverschluß oft zweiseitig gestielte Lappen notwendig. Abbildung 3a und b zeigt die Kombination subkutan gestielter Lappen aus der Glabella- und Nasolabialregion. Auch hier sollte die Lappenkonfiguration den „relaxed skin tension lines" folgen.

Komplikationen

Bei richtiger Indikationsstellung und Beachtung der Voraussetzungen für subkutan gestielte Lappen sind Komplikationen äußerst selten. Bei sorgfältiger atraumatischer Lappenpräparation ist die Blutung äußerst gering, so daß Hämatome vermieden werden können. Durch die spannungsfreie Lappenverlagerung und Fixierung sind Nekrosen vermeidbar, obwohl solche bei zu starker Verlagerung der Lappen beschrieben sind [15]. Ebenso werden unschöne leiterartige Nahtmarken in der Haut bei fehlenden subkutikulären Entlastungsnähten gesehen [4]. Lappenkontrakturen mit persistierendem Ödem sind ebenso seltene Vorkommnisse wie Verziehungen benachbarter Strukturen (Mund, Lid) [14, 15]. Subkutan gestielte Lappen sind zur partiellen Unterlidrekonstruktion wenig geeignet, da aufgrund der unterschiedlichen Dickenverhältnisse von Lid- und Wangenhaut Ektropiumbildung möglich ist [3]. Außerdem ist festzustellen, daß großflächige subkutan gestielte Lappen ein besseres kosmetisches Ergebnis erbringen, als kleine und schmale Lappen, die oft ein polster- bzw. kissenartiges Aussehen annehmen.

Besonderheiten subkutan gestielter Lappen

Entsprechend der Einteilung vaskularisierter Hautlappenplastiken gehören die subkutan gestielten Lappen aufgrund ihrer Blutversorgung zu den randomisierten Lappenarten. Dies bedeutet, daß sie durch ein Gefäßnetz versorgt werden und nicht wie die axialen Lappenarten (z.B. Insel-Lappen, medianer Stirntranspositionslappen) durch anatomisch definierte Gefäße. Andererseits werden subkutan gestielte Lappen, im Gegensatz zu den anderen randomisierten Lappen (z.B. Rotationslappen, Transpositionslappen) allseitig im Haut- und Subkutananteil umschnitten. Hierin haben sie Ähnlichkeit mit dem Insellappen. Beide haben sie einen zentral unter dem Lappen gelegenen subkutanen Versorgungsstiel, wobei der eine durch axiale Gefäße, der andere über ein randomisiertes Gefäßnetz versorgt wird. Die Beweglichkeit des Insellappens wird über die sorgfältige Präparation der ihn

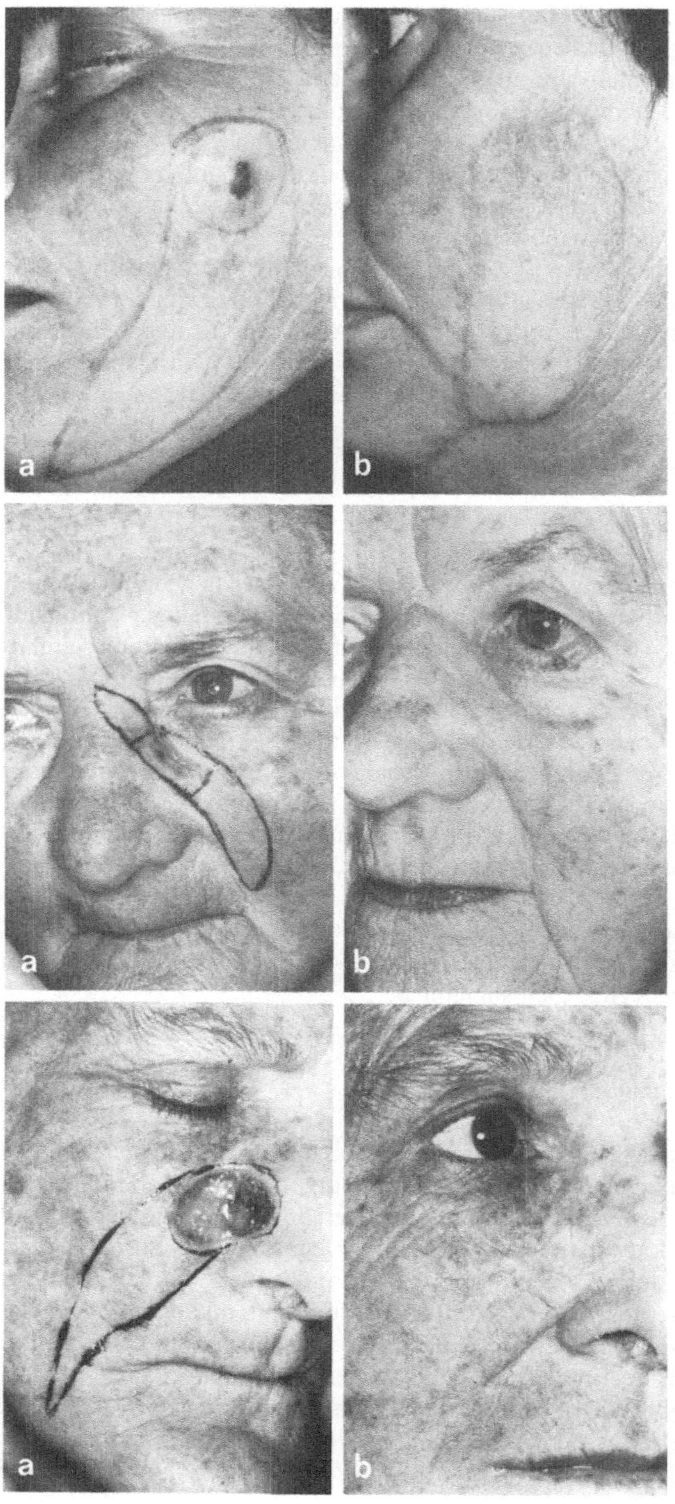

versorgenden axialen Gefäße erreicht, wohingegen der subkutan gestielte Lappen seine Mobilität über die Verschieblichkeit der subdermalen Strukturen erhält.

In diesem Zusammenhang stellt der nasolabiale, subkutan gestielte Lappen ein Verbindungsglied zwischen axialem und randomisiertem Lappen dar. Durch genaue anatomische Studien konnten Herbert und Harrison [8] nachweisen, daß die Haut im Bereich der unteren und mittleren Nasolabialregion durch sehr konstant verlaufende Gefäße aus der Arteria facialis versorgt wird. Daher ist es möglich, durch sorgfältige Darstellung dieser Gefäßäste in diesem Bereich, den nasolabialen Lappen weitgehend zu unterminieren, ohne die Blutversorgung zu gefährden. Durch die Tatsache, daß die Arteria facialis im Bereich des Mandibularbogens stark geschlängelt ist, läßt sie sich nach genauer Präparation strecken, wodurch der Nasolabiallappen eine weitere Verschieblichkeit nach kranial erhält. Die klinischen Möglichkeiten zur rekonstruktiven Defektdeckung im Nasen- und Nasenflügelbereich, sowie in der medialen Orbitalregion sind beachtenswert [9, 10]. Somit stellt der nasolabiale, subkutan gestielte Lappen eigentlich keine randomisierte Lappenart, sondern die Kombination mit einer axialen Blutversorgung dar. Gleiches gilt wohl auch für die subkutan gestielten Lappen im Bereich der Wangenmitte, die teilweise aus Ästen der Arteria facialis, der Arteria infraorbitalis sowie der Arteria temporalis superficialis versorgt werden. Hierdurch wird es möglich, subkutan gestielte Lappen in Wangenmitte anstatt durch einen zentralen, auch durch einen lateralen Stiel zu versorgen [1, 8–10].

Die Möglichkeit eines „axial gestielten" subkutanen Nasolabiallappens ist in Abb. 4 dargestellt. Nach mikroskopisch kontrollierter Basaliomexzision im Bereich des rechten Nasenrückens ist zur Defektdeckung der Nasolabiallappen geplant (Abb. 4a). Nach Umschneidung des Lappens Darstellung der versorgenden Gefäße aus der Arteria facialis. Der Lappen „gleitet" am Gefäß- und Subkutanstiel in den Defekt. Konturgerechtes Einheilen des Lappens, bei kaum sichtbarer Entnahmestelle (Abb. 4b).

Vorteile

Bei Beachtung der Indikation und der Voraussetzungen für subkutan gestielte Lappen stellt diese Methode ein relativ einfaches Operationsverfahren dar, das meist in Lokalanästhesie durchführbar ist. Es ist möglich, Defekte im zentrofazialen Bereich durch Haut fast gleicher Struktur, Pigmentierung und Oberflächenbeschaffenheit zu schließen sowie verlorengegangene subdermale Elemente zu ersetzen. Die rekonstruktiven Resultate sind bei spannungsfreier Lappenverlagerung und guter

---

◄**Abb. 2** (oben). **a** Histologisch gesichertes Leiomyosarkom im mittleren Wangenbereich links. Grenzen der Tumorexzision und Planungslinien des subkutan gestielten Lappen. **b** Postoperative Situation nach 3 Wochen. Reizlos eingeheilte Lappen mit Primärverschluß der „Entnahmestelle"

Abb. 3 (Mitte). **a** Knotiges Basaliom der seitlichen Nasen-Wangenregion. Planung zweiseitiger subkutan gestielter Lappen. **b** Ergebnis nach 6 Monaten

Abb. 4 (unten). **a** Zustand nach mikroskopisch kontrollierter Basaliomexzision. Defektdeckung durch nasolabialen, subkutan gestielten Lappen. **b** Postoperatives Resultat nach 1 Jahr

Operationstechnik anderen operativen Methoden zur Defektdeckung oft überlegen, zumal der zeitliche Aufwand für Patient und Arzt fördernd hinzukommt. Außerdem bringt der problemlose primäre Verschluß der Lappenentnahmestelle zusätzliche Vorteile. Bei richtiger Planung liegen die verbleibenden Narben in den physiologischen Hautlinien. Komplikationen bei diesem, in der Regel einzeitigen Operationsverfahren sind selten.

Literatur

1. Barron JH, Emmett JJ (1965) Subcutaneous pedicle flaps. Brit J Plast Surg 18: 51–78
2. Berger A, Millesi H (1975) Der subkutan gestielte Lappen zur Rekonstruktion nach Tumorentfernung im Gesichtsbereich. In: Bohmert H (Hrsg) Plastische Chirurgie des Kopf- und Halsbereichs und der weiblichen Brust. Thieme, Stuttgart, S 99–102
3. Berger A, Millesi H, Diem E (1977) Ein subkutan gestielter Lappen zur Wiederherstellung des Hautmantels nach Tumorexzision im Gesichtsbereich. Hautarzt 28: 89–91
4. Diem E (1979) Subkutan gestielte Lappenplastik zur Defektdeckung im Gesichtsbereich. In: Saalfeld K (Hrsg) Operative Dermatologie. Springer, Berlin Heidelberg New York, S 88–91
5. Emmett JJ (1977) The closure of defects by using triangular flaps with subcutaneous pedicle. Plast Reconstr Surg 59: 45–52
6. Field LM (1980) The subcutaneous by bipedicled island flap. J Dermatol Surg Oncol 6: 454–460
7. Gonzalez-Ulloa M (1957) Restoration of the face covering by means of selected skin in regional esthetic units. Brit J Plast Surg 9: 212–221
8. Herbert DC, Harrison RG (1975) Nasolabial subcutaneous pedicle flaps. I. Observations on their blood supply. Brit J Plast Surg 28: 85–89
9. Herbert DC, DeGeus J (1975) Nasolabial subcutaneous pedicle flaps. II. Clinical experience. Brit J Plast Surg 28: 90–96
10. Herbert DC (1978) A subcutaneous pedicled cheek flap for reconstruction of alar defects. Brit J Plast Surg 31: 79–92
11. Konz B (1975) Use of skin flaps in dermatologic surgery of the face. J Dermatol Surg Oncol 1: 25–30
12. Konz B (1979) Operative Techniken, Wundverschlußmöglichkeiten, Auswahlkriterien je nach Art und Lokalisation der Veränderungen. In: Saalfeld K (Hrsg) Operative Dermatologie. Springer, Berlin Heidelberg New York, S 11–22
13. Lejour M (1972) One-stage reconstruction of nasal skin defects with local flaps. Chir Plast (Berl) 1: 254–259
14. Lejour M (1975) The cheek island flap. In: Bohmert H (Hrsg) Plastische Chirurgie des Kopf- und Halsbereichs und der weiblichen Brust. Thieme, Stuttgart, S 93–98
15. Spira M, Gerow FJ, Hardy SB (1974) Subcutaneous pedicle flaps on the face. Brit J Plast Surg 27: 258–263
16. Trevaskis AE, Rempel J, Okunski W, Rea M (1970) Sliding subcutaneous pedicle flaps to close a circular defect. Plast Reconstr Surg 46: 155–157

Nahplastiken zur Behandlung von Hauttumoren im Kopf-Hals-Bereich

K. Gründer und R. Wurzel

Die Dermopan-Bestrahlung von Hauttumoren wird in den letzten 10–15 Jahren zunehmend durch die dermato-operative Behandlung abgelöst.

In den Jahren 1975 und 1976 betrug der Anteil der Radiatio an der Gesamttherapie der Tumoren im Kopf-Hals-Bereich bei unserem Krankengut immerhin noch 16%. Diese aber doch schon weit geöffnete Schere klafft in den folgenden Jahren noch weiter auseinander: der Anteil der Strahlenbehandlung ist 1981 und 1982 auf 2% geschrumpft (Abb. 1).

Dieser Vormarsch der Operativen Dermatologie hat sicher viele Gründe. Die drei wichtigsten sind wohl: kürzere Behandlungszeit, kosmetisch bessere Ergebnisse und keine Folgeschäden.

Die meisten der im Kopf-Hals-Bereich vorkommenden Tumoren sind dabei mit relativ einfachen Methoden wie der ovalären Dehnungsplastik und – falls dafür schon zu groß – mit den Nahplastiken zu behandeln.

Bei unserem Krankengut haben wir vorzugsweise die Verschiebeplastik nach v. Burow, eine modifizierte Verschiebeplastik an der Unterlippe in Treppenstufenform, die Rotationsplastik und die Schwenklappenplastik angewendet.

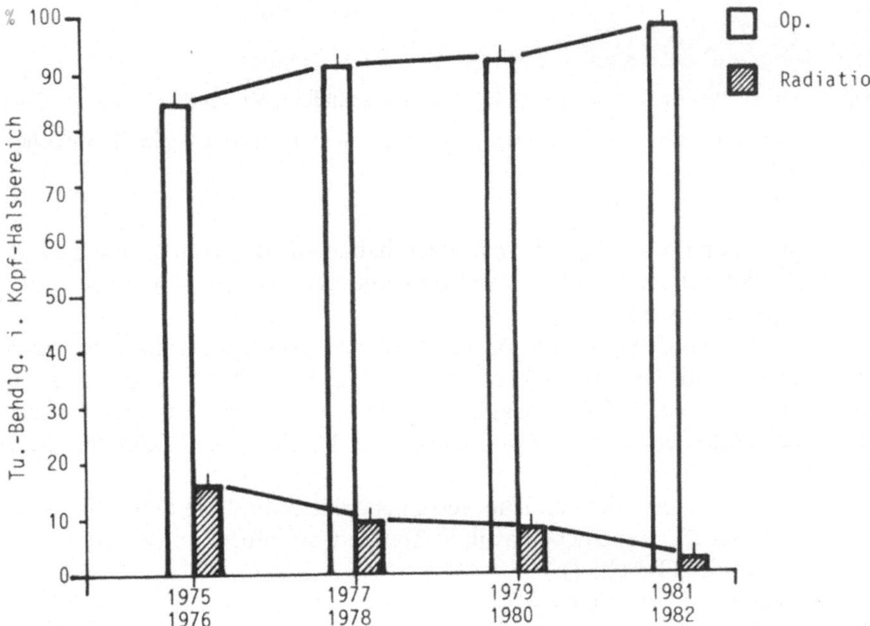

Abb. 1. Tumorbehandlungen im Kopf-Halsbereich; Operation vs Radiatio 1975–1982

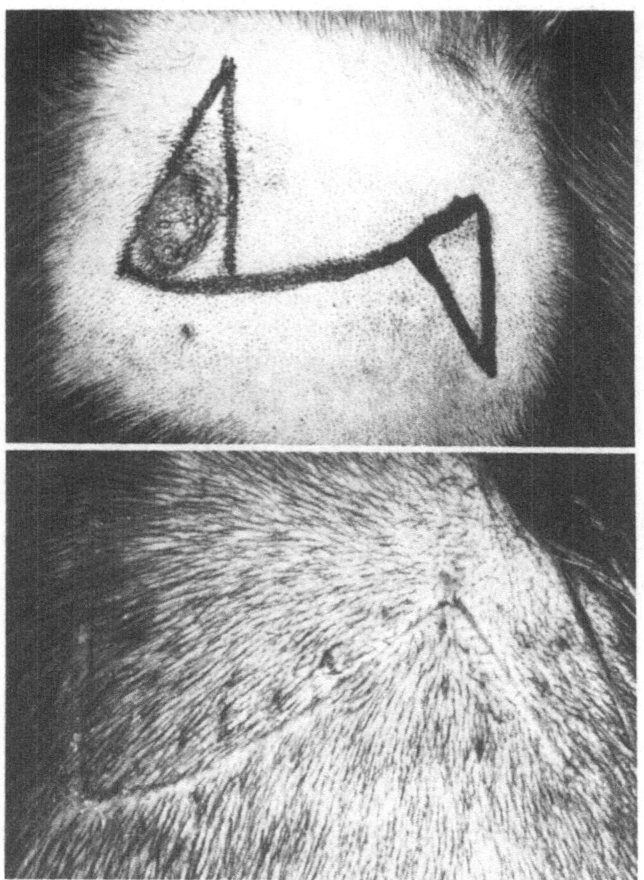

Abb. 2. (oben). Patient 1; Papillomatöser NZN am Capillitium; Verschiebeplastik; vor Operation

Abb. 3. (unten). Patient 1; Papillomatöser NZN am Capillitium; Verschiebeplastik; 3 Wochen nach Operation

Besonders bei Unterlippenkarzinomen haben wir die oben gezeigte „Treppenstufenplastik" der einfachen Keilexcision vorgezogen, weil der Gewebsdefekt etwas geringer gehalten wird.

Behandelt wurden auf diese Weise insgesamt 12 hierfür geeignete Patienten mit Tumoren im Kopf-Hals-Bereich, etwa im Verlauf eines Quartals: ein junger Mann mit papillomatösem NZN am Capillitium, 11 vorwiegend männliche Tumorträger jenseits des 6. Lebensdezenniums: 7 Basaliome, 3 Unterlippenkarzinome, 1 Keratoakanthom.

Je zweimal wurde die einfache Verschiebeplastik und die Schwenklappenplastik, je viermal die Verschiebeplastik in Treppenstufenform und die Rotationsplastik durchgeführt (Tabelle 1).

Es folgen nun einige Beispiele:

Patient 1: Papillomatöser NZN am Capillitium; Excision und Deckung mit Verschiebeplastik: vor und 3 Wochen nach Operation (Abb. 2 und 3).

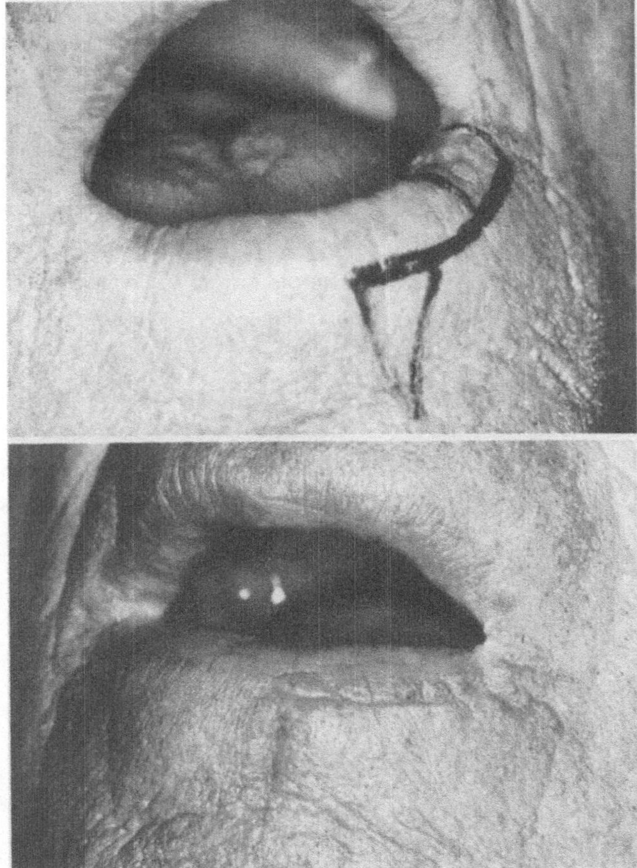

Abb. 4. Patient 3; Unterlippen-Ca. links; Verschiebeplastik in Treppenstufenform; vor Operation

Abb. 5. Patient 3; Unterlippen-Ca. links; Verschiebeplastik in Treppenstufenform; 5 Monate nach Operation

Patient 3: Unterlippen-Ca. links; Excision und Deckung mit Verschiebeplastik in Treppenstufenform: vor und 5 Monate nach Operation (Abb. 4 und 5).

Patient 4: Unterlippen-Ca. rechts; aktinische Cheilitis; Excision und Deckung mit Verschiebeplastik in Treppenstufenform, Vermillionektomie.

Patient 7: Basaliom rechte Wange; Excision und Deckung mit Rotationsplastik: vor und 8 Monate nach Operation (Abb. 6 und 7).

Patientin 11: Basaliom linker Augen-Nasenwinkel; Excision und Deckung mit Schwenklappenplastik von der Glabella.

Die letzte Spalte der Tabelle 1 gibt Auskunft über die aufgetretenen Komplikationen.

Tabelle 1. Nahplastiken im Kopf-Halsbereich bei Hauttumoren

Nr.	Name	Geschl.	Alter	Diagnose	Behandlung	Komplikationen
1	U.L.	♂	26	NZN	Verschiebeplastik	∅
2	W.M.	♂	85	Basaliom	Verschiebeplastik	postop.: cerebro-vasc. Dekomp.
3	W.F.	♂	67	Lippen-Ca.	„Treppenplastik"	∅
4	J.A.	♂	61	Lippen-Ca. und aktin. Cheilitis	„Treppenplastik" u. Vermillionektomie	∅
5	W.G.	♂	61	Keratoakanthom	„Treppenplastik"	∅
6	W.H.	♂	77	Lippen-Ca.	„Treppenplastik"	∅
7	F.M.	♂	89	Basaliom	Rotationsplastik	∅
8	F.K.	♂	69	Basaliom	Rotationsplastik	Facialis-Teilparese
9	H.M.	♂	76	Basaliom	Rotationsplastik	∅
10	P.S.	♂	75	Basaliom	Rotationsplastik	Spitzennekrose
11	L.P.	♀	68	Basaliom	Schwenklappenplastik	∅
12	A.J.	♂	80	sklerodermif. Basaliom	Schwenklappenplastik	∅

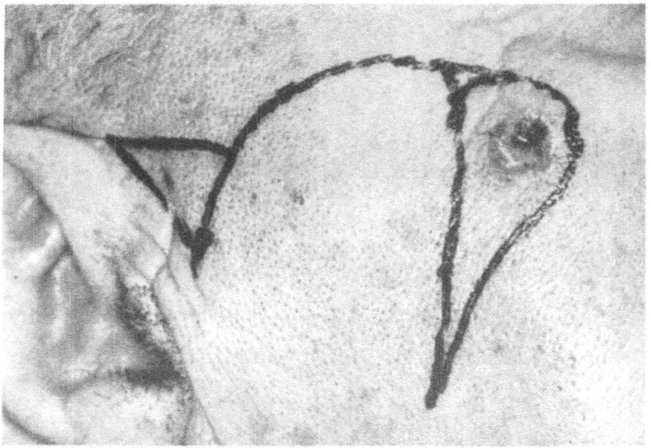

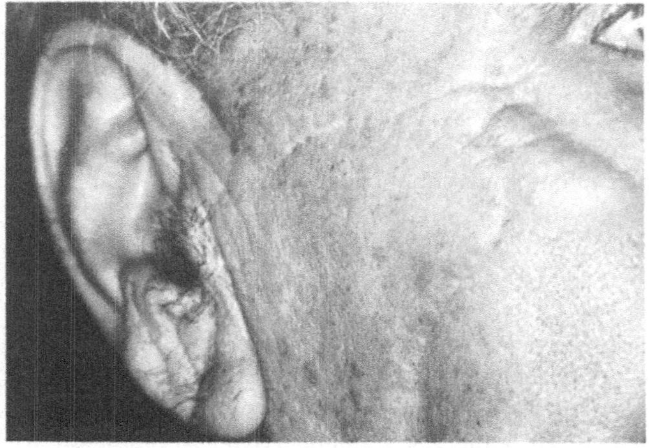

Patient 10: Basaliom linke Wange; Deckung durch Rotationsplastik, die eine kleine Lappenspitzennekrose zeigte.

Patient 8: Basaliom rechte Schläfe; Deckung durch Rotationsplastik mit guter postoperativer Einheilung.
Durch Fazialisteilparese im rechten Stirnast kam es zur schlaffen Ptosis der rechten Stirnhaut, die durch Rhytidektomie und periostale Fixation der Augenbraue behoben wurde.

Patient 2: Basaliom rechts präaurikulär; Deckung durch Verschiebeplastik mit guter postoperativer Einheilung.
Der 85jährige präoperativ noch ganz rüstige Patient kam aber postoperativ in einen Zustand cerebro-vaskulärer Dekompensation. Dabei prüft man retrospektiv den Zusammenhang mit dem kleinen Eingriff in Form einer Güterabwägung, ohne ihn beweisen oder verneinen zu können.

Literatur

1. Petres J, Hundeiker M (1975) Korrektive Dermatologie. Springer-Verlag, Berlin Heidelberg New York

◄**Abb. 6** (oben). Patient 7; Basaliom rechte Wange; Rotationsplastik; vor Operation

Abb. 7 (unten). Patient 7; Basaliom rechte Wange; Rotationsplastik; 8 Monate nach Operation

Plastische Eingriffe zur Deckung runder Defekte

H. C. Friederich, E. Vogt, I. Effendy und U. Steinke

1. Einleitung

Die operative Ausrottung runder, ovaler, elliptischer, fusiformer oder lenticulärer
Hautlücken bereitet Schwierigkeiten, wenn der Heilplan eine Beseitigung der Voll-
hautdefekte
ohne Verziehung der angrenzenden Haut,
ohne drohende Funktionsstörung der defektnahen Organe und
ohne postoperative Störung des Körperbildes
vorsieht.
   Ein Wundverschluß kann auf 3 Arten erreicht werden:
1. Durch ungestörte Selbstheilung
2. Durch Hauttransplantation
3. Durch Hautplastik.
   Thema des Beitrages ist die einzeitige Defektdeckung durch eine Hautplastik:
a) „die Defektdeckung durch zweizipfelige Lappen" (Esser), ausgeführt als „einzeitig gestielte Hautplastik" (Gelbke) bei Einschaltung der operationsstrategi-
   schen Überlegungen von Zimany;
b) die Defektdeckung durch subcutan gestielte Lappen (Gersuny), ausgeführt als
   „einzeitig gestielte Hautplastik" (Gelbke) bei Einschaltung der operationsstrate-
   gischen Überlegungen von Baron und Emmett
aus dermatologischer Indikation.

   Das Prinzip aller einzeitig-gestielten Hautplastiken beruht auf der Vorstellung, daß zur Dek-
kung des Epidermis-Cutis-Verlustes ein Hautlappen in einem Winkel zum Defekt „gehoben und
geschoben (Winkler) wird. Ein Hautlappen umfaßt (Burian) einen Abschnitt der Haut, des Unter-
hautgewebes und Fett. Er wird freipräpariert und von seiner Unterlage abgehoben, bis er mit seiner
Umgebung nur noch an einer Stelle verbunden bleibt. Diese „Stelle", d. h. der Lappenstiel sollte so
angelegt werden, daß dieser die wichtigsten zu- und abführenden Blutgefäße und Nerven des Hautlappens enthält. Die Verlegung gestielter Hautlappen geht auf Dieffenbach zurück, Langenbeck
würdigte die Bedeutung dieser Operation mit den Worten, sie würde „allein ausreichen, um seinem
Namen Unsterblichkeit zu sichern". Das Wesen aller lokalplastischer Operationen besteht in der
Neuverteilung des am Ort befindlichen Gewebes bei sparsamer Excision und ohne Benutzung freier Transplantate (Limberg).

2. Gestielte lokale, einzeitig angelegte, ein- oder mehr-„zipfelige" Hautplastiken

Ein identisches therapeutisches Prinzip setzte Esser bei der Ausführung der „gestielten lokalen Nasenplastik mit zweizipfeligen Lappen" ein, um eine Nasenspitze zu ersetzen. „Als Defektdeckung
des sekundären Defektes an der Spenderstelle des ersten Zipfels wird ein zweiter Zipfel benutzt, der
mit dem ersten durch einen gemeinsamen Stiel verbunden war" (Esser). Die Zipfel sollen „gleich
von Form und Größe" mit einem Winkel von 90° angelegt werden. Zimany erweiterte die Esser-

schen Items der Erstbeschreibung des bilobed flap („two lobes separated by more or less of an angle and based upon a common pedicle"). Die freie Wahl der Winkel- und Lappengröße erlaubt eine Verlegung „zweizipfeliger, -poliger, -flügeliger, -armiger Lappen" an Kopf, Rumpf und Extremitäten, die in einem vorgeplanten Winkel zueinander konzipiert, von einem gemeinsamen Lappenstiel ausgehen.

Nach Reinigung des Operationsgebietes wird die vorgesehene Schnittführung aufgezeichnet. Die Excision des Operationspräparates einschließlich der notwendigen Sicherheitszone schließt sich an. Im Anschluß daran muß überprüft werden, ob die vorgeplante Lageskizze noch den tatsächlichen existierenden Voraussetzungen entspricht. Langenbecks Warnung, „– es ereignet sich oft, daß der ganze Operationsplan während der Operation wesentlich geändert oder völlig umgestoßen werden muß" – ist heute noch wie vor 100 Jahren unüberhörbar wie sein nachfolgender Kommentar: „Aber darin liegt gerade das Anziehende dieser Operation". Der Operierende sollte „Phantasie" besitzen, er muß im Stande sein, „von Beginn der Operation an, ein Bild sich zu entwerfen, während derselben sich dieses Bild jederzeit umzugestalten". Bei der Planung der Operation sollte wenigstens der Versuch gemacht werden, die Schnittführung den relaxed-skin-tension-lines (Borges, Zoltan) anzupassen, unabhängig davon, ob das Rotations- oder Transpositions-Prinzip beim Designe der Lappen gewählt wird. Die Überprüfung der Dehnbarkeit der umgebenden Haut an der Empfänger- und Spenderstelle besitzt also eine besondere Bedeutung für den Gesamtablauf der Hautplastik. Der erste der beiden Zipfel wird so gezeichnet, daß er sich an den offenen Hautdefekt anschließt. Er sollte die gleiche Größe besitzen oder nur wenig vom Defektumfang abweichen, zu dessen Versorgung er zugeschnitten wurde. Der zweite Zipfel kann kleiner als der erste bis zur Hälfte der Flächenausdehnung des ersten geplant werden. Die Wahl des Winkels (30 bis 120°) zum ersten Flügel wird im allgemeinen erst während der Operation getroffen. Der Operierende kann sich also intraoperativ den topischen Verhältnissen anpassen.

Die Dicke des „bilobed flap" (b. F.) wird so geplant, daß der Operationsdefekt „gefüllt" ist. Für den postoperativen ästhetischen Eindruck stellt der Durchmesser des subcutanen Fettpolster, das mit dem Lappen transplantiert wurde, ein wichtiges Korrektiv dar.

Lappenbasis und -zipfel sollen gewebe- und gefäßschonend präpariert werden. Einzinker sind dabei hilfreicher als atraumatische oder anatomische Pinzetten. Sie hinterlassen keine Druckstellen an den sensiblen und vulnerablen Lappenspitzen. Es ist allerdings kein Unglück, wenn ein kleines Gefäß ligiert werden muß. Besser eine Unterbindung als ein Hämatom unter der Lappenbasis. Die breite Unterminierung der Umgebung der Spenderareale für beide Lappenzipfel und der Lappenbasis sowie der Rezeptorstelle des primären Defektes schließt sich an die Phase der Lappengewinnung an. Dadurch wird das „Verpassen" der Lappen in der neuen Position und die Probe auf ein spannungsloses Einfügen „machbar".

Der Operierende hat in diesem Abschnitt der Operation noch einmal die Möglichkeit, seine Operationsplanung zu überprüfen und zu korrigieren. Er sollte davon Gebrauch machen, wenn er den Eindruck hat, daß das zu erwartende postoperative Körperbild verbesserungswürdig ist. Auf jeden Fall kann er jetzt mit Sicherheit aussagen, ob der Lappen zu kurz oder zu lang ist. Zu erwartende postoperative Verziehungen können jetzt noch durch Unterminierung ausgeglichen werden („maßgerechte" Fixation, formale Änderung der Lappenzipfel).

Ein Druck auf beide Lappenzipfel sollte nach Möglichkeit in der postoperativen Phase vermieden werden. Schon der Druck des Brillenbügels auf den Verband kann in der Präaurikulargegend zu einer Störung der Lappeneinheilung führen. Hier verhält sich der b. f. wie jeder gestielte Nahlappen.

Der Verschluß der Entnahmestelle des zweiten Zipfels schließt die Operation ab. Er erfolgt in einem bereits breitbasig, breitflächig unterminiertem Gebiet. Die Verschlußtechnik wird durch die bereits eingetretene Verteilung des Zuges nach Fixation des b. f. in der neuen Position vorgezeichnet. Es bleibt dem Operateur nur noch übrig, sich bei der Naht diesem Schema anzupassen und durch geschickt angelegte Hilfsschnitte dog-ear-Bildung zu vermeiden oder aufzulösen. In dieser Phase der Operation gibt es keine festen Regeln. Die wichtigsten Items für einen komplikationslosen Abschluß der Operation sind durch die Planung vorgezeichnet.

Dazu gehört, daß der zweite Zipfel in einen Hautabschnitt eingeplant wurde, der leicht mobilisierbar ist. Die Prüfung der Mobilisationsfähigkeit des Spendergebiets zwischen Daumen und Zeigefinger ermöglicht eine derartige Planung in einem Hautareal, das einen spannungslosen Verschluß der Spenderstelle risikolos erlaubt. Am Schluß der Operation darf an der Spenderstelle keine Naht unter Zug und keine unschöne Verziehung der angrenzenden Hautabschnitte mit tief eingezogenen, vielleicht sogar eingerissenen Nähten stehen. Erwünscht ist ein spannungsloser Verschluß evtl. mit einem angeschlossenen „Dog-ear-repair".

Nichts hindert im übrigen den Operateur, aus der „zweizipfeligen" Nahlappenplastik eine „drei" – oder „vierzipfelige" zu machen, wenn es dabei „machbar" wird, Spannungen bei der Deckung des Spendergebietes auf eine größere Fläche zu verteilen, Haut aus einem „lockeren" Spendergebiet zu gewinnen oder zusätzlich gut- oder bösartige Tumoren im Spendergebiet einzeitig zu beseitigen.

Eine besonders subtile Nahttechnik mit Nähten um 0–6 bis 0–8 und eine besonders sorgfältige intraoperative Behandlung der Lappenspitzen kann hier zusätzlich zur Verbesserung des postoperativen Körperbildes im Operationsgebiet beitragen. Damit kann einer unerwünschten Dysmorphobie der Kranken vorgebeugt werden.

Die postoperative Fixation im gesamten Operationsbereich mit Wundklebebändern – am Hals werden Steri-strips verwendet – erlaubt eine Wundheilung ohne Zug auf die Wundränder. Die Strips bleiben am 3. Tag (Verbandwechsel) und bei der Entfernung der Teilfäden (5. Tag) liegen, und nach Entfernung aller Fäden werden sie durch neue Streifen ausgetauscht.

Die Nachuntersuchung von 30 Patienten der Marburger Klinik, bei denen eine Defektdeckung durch b. f. ausgeführt worden war (Vogt), (Durchschnittsgröße der Defekte 1,6 cm, Winkel zwischen den beiden Zipfeln 30 bis 120 Grad, Nachuntersuchungszeit 24×8 Monate, 2×3 Monate, 2×2 Monate und 1×5 Jahre) ergab, daß der erste Lappenzipfel in 97% der Fälle größer, in 94% breiter als der 2. Lappen konstruiert wurde. Partielle Nekrosen traten bei 5%, Entzündungen in 3%, Nachblutungen in 3%, Narbenbildungen, Wulstbildungen und Lappenverwerfung bei 6% der Behandelten auf. Die Funktion defektnaher Hautanteile blieb unbeeinflußt. Die kosmetischen Ergebnisse waren zufriedenstellend. Die Farbe der Spenderhaut paßte sich bei allen Kranken an die Umgebung des Empfängergebietes an.

3. Subcutan gestielte ein- oder mehrpolige Hautplastiken

Gilt es nach Entnahme eines Operationspräparates einen kreisrunden Defekt zu verschließen, wird der Wundverschluß meist durch Ausschneidung eines elliptischen, fusiformen (Borghes) oder lenticulären (Jobe) Hautstückes vorbereitet. Entsprechend der vorgesehenen Planung ist der iatrogene Defekt zentral oder lateral lokalisiert. Erwünschtes Ziel dieser Operation ist der spannungslose Verschluß der Wundränder ohne negative Beeinflussung der Funktion und Ästhetik der in der Umgebung lokalisierten lebenswichtigen Organe (Auge, Mund, Vulva, Nase). Arzt und Patient nehmen bei Verwendung einer solchen Schnittführung „lange" Incisionslinien in Kauf, die durch plastische Manipulationen an den v-förmigen oder dreieckigen Exzisaten (Webster) eingeschränkt werden können.

Berthenys Vorschlag, die excidierten Hautstücke nach Abpräparation des Fettes als an der Basis vereinigte Vollhauttransplantate zu verwenden – bei beidseitigem V-Y-Verschluß der Spendergebiete – ist eine plausible und relativ einfach „machbare" Lösung des Problems.

Das Prinzip der ein- oder mehrpoligen, – armigen, – flügeligen, – zipfeligen subcutan gestielten Hautplastik entspricht Berthenys Vorstellungen. Es unterscheidet sich aber dadurch von dieser Technik, daß die umschnittenen Dreiecke auf einem subcutanen zentral, lateral oder bilateral lokalisierten Gewebestiel reitend aufeinanderzu bewegt und an der Basis spannungslos vereinigt werden. Der Verschluß der Spendergebiete erfolgt unter Einbeziehung der Lappenspitzen in Form einer V-Y-Plastik.

Die Vorteile einer solchen Operation sind unübersehbar. Zur Defektdeckung wird in Farbe und Textur mit der Haut des Operationspräparates vor der Krankheit identischer Haut aus einem angrenzenden Spendergebiet verlegt. Mit dem Spendermaterial Haut wird sparsam umgegangen. Die Spannung wird auf das gesamte Operationsgebiet gleichmäßig verteilt. Die mobilisierten Hautlappen werden „gepolstert" durch den subcutanen Lappenstiel im Hautniveau der umgebenden Haut ästhetisch befriedigend vereinigt. Eine breite subcutane Unterminierung der umgebenden Haut erleichtert den erwünschten spannungslosen Wundverschluß.

Eine Indikation zu einer derartigen Operation besteht, wenn bei einem vorgeplanten spannungslosen Verschluß eines elliptischen, fusiformen oder lentikulären Hautdefektes unter Ausnutzung der Elastizität der benachbarten Wundränder die Gefahr der Aufwerfung der distalen Wundecken oder Einsenkung der zentralen Wundanteile besteht. Die Verlegung subcutan gestielter Hautlappen empfiehlt sich an der Wange, zwischen den Augenbrauen, am Hals und am Kinn (Trevaskis). Schwieriger liegen die Verhältnisse an der Haut des Unterschenkels, an der Galea, in der Regia deltoidea, an der Schulter.

Insbesondere bei älteren Menschen sind die Ergebnisse der ein- oder zwei- oder dreifach subcutan gestielten Hautplastik auch vom ästhetischen her den Resultaten der Rotations-Flügel-Lappenplastiken vorzuziehen.

Vorläufer der auf Vorschlag von Baron und Emmett im Gesicht und am Halsbereich einzeitig verlegten, subcutanen gestielten Lappen – sie können ohne besondere Rücksicht auf eine präoperative, anatomisch gesicherte Gefäßversorgung verlegt werden (Random-Pattern-Flaps) – sind die von Gersuny und Esser angegebenen Operationsmethoden. Esser gab noch gestielte Lappen mit anatomisch gesichertem

Arterio-Venen-Systemen (Axial-Pattern-Flaps) den Vorzug. Von Esser stammt auch die wichtige Feststellung, daß subcutan gestielte Lappen kleiner als der zur Versorgung vorgesehene Hautdefekt sein können. Esser verwies darauf, daß eine einheitlich verteilte Spannung nach Schub des Lappens in die neue Position beim Wundverschluß entsteht.

Kutler, Atasoy, Gibson benutzten den erfolgreich subcutan gestielten Lappen in der Extremitäten-Chirurgie. Kubacek verlegte sie im Gesichtsbereich als Random-Pattern-Flaps. Baron und Emmett zeigten, daß die subcutane Gefäßversorgung für die Verlegung lateral subcutan gestielter Lappen im Kopf- und Gesichtsbereich für eine Wundheilung ausreicht. Sie beschrieben Methodik und Operationstechnik der zweipoligen, Trevaskis und Mitarbeiter der dreipolig-subcutan gestielten Lappen. Field und Sonnewend erläuterten die breiten Einsatzmöglichkeiten der Methodik.

Der Kit-Flap (Dufourmentel), Comet-Flap (Emmett), d. h. der Lappen mit bilateralem subcutanem Stiel besitzt eine besondere Mobilisationsfähigkeit. Field ergänzte die Methodik durch eine subcutane, zentrale Tunnelierung der Lappen. Der von ihm angegebene subcutan gestielte Lappen ruht auf zwei Säulen, die die neurovaskuläre Versorgung der darüber befindlichen Vollhaut absichern. Der Field'sche Tunneleffekt besitzt Vorteile (Erhöhung der Mobilität, Verbesserung der neurovaskulären Versorgung, Anpassung an Form und Umgebung).

Da die „Ernährung" nicht ausschließlich über den Lappenstiel abläuft, sondern auch auf dem Wege der Wundheilung über die zunächst durchtrennte Übergangszone zur gesunden Umgebung rasch wieder in Gang kommt, verdienen Methoden besondere Beachtung, bei deren Einsatz eine intakte Hautbrücke den so gewonnenen Hautlappenstiel mechanisch vor Traumen schützt und an dieser Stelle eine bakterielle Superinfektion erschwert. Die notwendige Schnittführung wird dadurch kürzer. Die postoperative Narbe kleiner. Emmetts Bemerkung, daß die Mobilisation der dreieckigen Hautlappen durch die Belassung einer Hautbrücke beeinträchtigt werden kann, ist zu bestätigen. Kleine Burow'sche Dreiecke oder Z-Plastiken können die Anpassung an die Umgebung erleichtern. Sie erlauben dazu noch die Verkleinerung der Länge der umgebenden Wundränder, die Aufhebung von Dog ears und endlich noch einmal eine Anpassung der Schnittlinien an die präexistenten Spannungslinien der Haut.

Aus diesen Vorstellungen heraus, entwickelte Baron aus dem subcutan gestielten Lappen den „Hatched-" oder „Comma"-Flap mit einer Hautbrücke über dem lateral gelagerten subcutanen Lappenstiel. Der einzelne oder doppelt angelegte subcutan gestielte Lappen mit teilweise belassener Hautbrücke bedeutet eine willkommene Ergänzung der bisher aufgeführten Methoden. Je nach der vorgesehenen Mobilität kann die Hautbrücke schmal oder breit angelegt werden. Die Ernährungsbrücke durch den Lappenstiel wird dadurch nicht tangiert. Die Hautfalte nach der Rotation in die neue Position wird durch eine kleine dreieckige Ausschneidung ergänzt. Die Versorgung der Donorstelle kann durch eine Z-Plastik erfolgen, wobei ein Schenkel durch den Lappen selbst gebildet wird. Dadurch gewinnt der Lappen an Länge.

Argamasos V-Y-S-Plastik ist dem zweipoligen Hatchet-Flap Emmett's verwandt. Auch Argamaso geht von der elliptischen Excision aus, in deren Zentrum das Operationspräparat entnommen wird. Er legt an die dreieckigen Hautlappen ein back-cut an, das die Beweglichkeit der V-Lappen erhöht. Die Lappenbasis wird

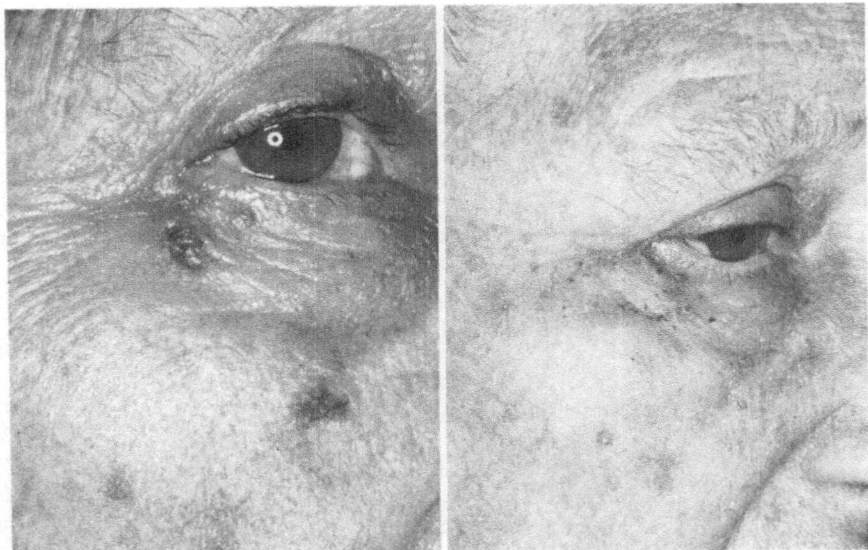

Abb. 1. (links) Basaliom am rechten äußeren Augenwinkel

Abb. 2 (rechts) Zustand 10 Tage nach Excision und Deckung durch einen subcutanen pediculated-flap

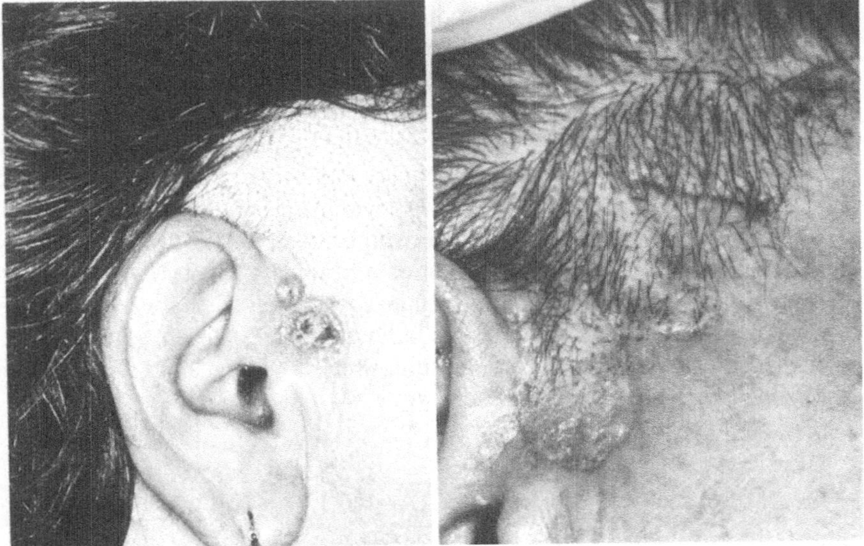

Abb. 3 (links) Multicentrisches Basaliom in der Präauriculargegend

Abb. 4 (rechts) Zustand 14 Tage nach Verlegung eines bilobed-flap

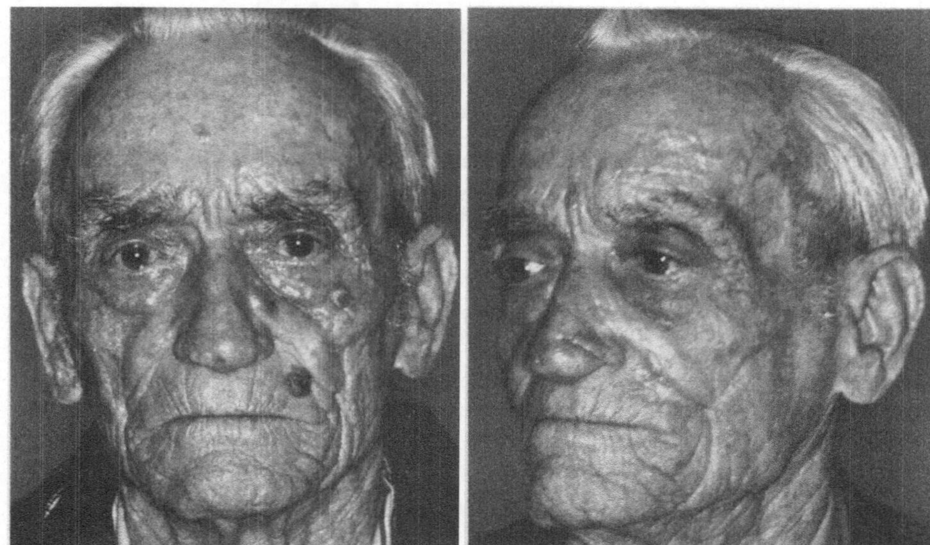

Abb. 5. Multiple Basaliome an Stirn, lateralem Nasenrücken, laterale Oberlippe und seborrhoische Warze in der Jochbogengegend links

Abb. 6. Zustand 8 Wochen nach der Operation rechte Gesichtshälfte

durch Naht vereinigt. Eine Unterminierung ist nur notwendig, wenn die subcutane Vereinigung der Lappen dies notwendig macht. Ein V-Y-Verschluß unter Einbeziehung des cut-back (S) schließt die Operation ab. Zurück bleibt eine s-förmige Linie (V-Y-S-Plastik). Der von Friederich und Vogt beschriebene Vorschlag eines z-förmigen Wundverschlusses kreisförmiger Defekte durch Keillappen ist nichts anderes als eine bipolar z-förmig angelegte subcutane Lappenplastik ohne cut-back. Das Prinzip der Z-Plastik wird nicht an einem oder an beiden Polen intraoperativ eingesetzt, sondern von vornherein bei der Festlegung der Schnittführung eingeplant.

Die Methode verfolgt den Trend, der von Emmett und Argamaso verfolgten Linie. Der Vorteil der Methode ist, daß unter günstigen Verhältnissen die Schnittführung kürzer ist, als bei Emmett und Argamaso. Wie bei allen gestielten Lappenplastiken kann es auch dabei im Einzelfall notwendig werden, daß durch lokale Verhältnisse eine Anpassung der Hautplastik an die Umgebung durch Ausschneiden Burow'scher Dreiecke notwendig wird.

Literatur

1. Argamaso RV (1974) V-Y-S-plasty for closure of a round defect. Plast Reconstr Surg 53: 99–101
2. Barron JN, Emmett AJJ (1965) Subcutaneous pedicle flaps. Brit J Plast Surg 18: 51–54
3. Bertheny V (1981) Persönliche Mitteilung
4. Borges AF (1973) Elective incisions and scar revision. S 69–70. Little Brown and Company, Boston
5. Emmett AJJ (1977) The closure of defects by using adjacent triangular flaps with subcutaneous pedicles. Plast Reconstr Surg 59, 45–54
6. Esser FJS (1917) Island flaps. NY Med J 106: 264–268

7. Esser JFS (1918) Gestielte lokale Nasenplastik mit zweizipfeligen Lappen. Deckung des sekundären Defektes vom ersten Zipfel durch den zweiten. Dtsch Z Chir 143: 385–388
8. Field LM (1980) The use of a bipedicled flap for defects on the bridge of the nose. J Dermatol Surg Oncol 6: 200–202
9. Field LM (1980) The subcutaneously bipedicled island flap. J Dermatol Surg Oncol 6: 454–460
10. Friederich HC (1982) Aktuelle Probleme der korrektiven Dermatologie. In: D. R. Barkow und E. H. Graul: Pluralität in der Medizin. Medice Hausdruck, Iserlohn
11. Jobe R (1970) When an „ellipse" is not an ellipse. Plast Reconstr Surg 46: 295
12. Petres J, Hundeiker M (1975) Korrektive Dermatologie 1. Auflage, S. 38–39, Springer Verlag, Berlin Heidelberg New York
13. Trevaskis AE, Rempel I, Okunski W, Rea M (1970) Sliding subcutaneous-pedicle flaps to close a circular defekt. Plast Reconstr Surg 46: 155–157
14. Vogt E (1982) Kritische Stellungnahme zum biloped flap. Z Hautkrh 58: 185–192
15. Vogt E, Friederich HC (1982) Z-förmiger Wundverschluß kreisförmiger Defekte durch Keillappen. Z Hautkrh 58: 333–335

Vollhauttransplantate im Gesichtsbereich

W. Groth

Da die subkutane Ausdehnung eines Tumors häufig über den sicht- und tastbaren
Rand hinausgeht, wird in der Regel ein seitlicher Sicherheitsabstand bei der Exzision eingehalten; die dadurch entstehenden Weichteildefekte können dann nicht
mehr primär verschlossen werden; Lappenplastiken oder Hauttransplantate bieten
die Möglichkeit zur Defektdeckung. Lappenplastiken sind nur dort möglich, wo
entsprechende Hautareale zu Lappenentnahme zur Verfügung stehen und die Exzi-
sionslinien der Rotationslappenbildung/Schwenklappenentnahme parallel zum
Verlauf der Hautentspannungslinien gelegt werden können.

Die Entfernung des Tumors einschließlich des subkutanen Fettgewebes bis zur
Faszie bzw. bis zum Periost/Perichondrium gewährleistet nicht nur die erforderliche Radikalität der Tumorentfernung, sondern ermöglicht auch die komplikationslose Einheilung des vollständig entfetteten Vollhaut-Transplantates durch optimale
Vaskularisation. Die dabei entstehende Tiefenausdehnung des Weichteildefektes
wird am besten durch die „Dicke" eines Vollhaut-Transplantates nivelliert (Abb. 1).

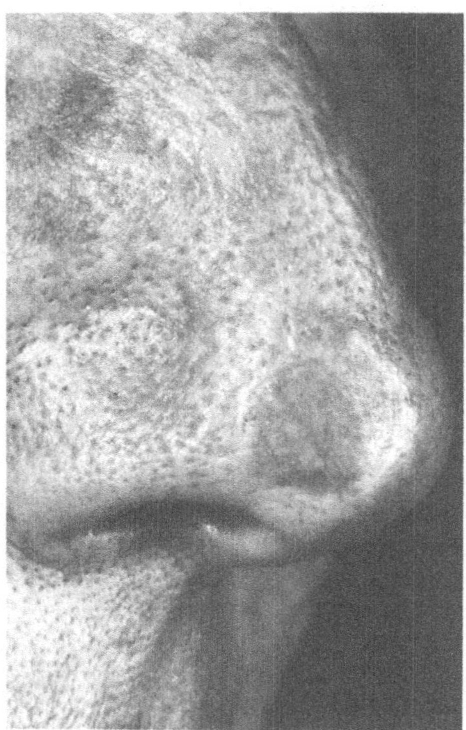

Abb. 1. Vollhaut-Transplantat von der
Infraklavikularregion, 3 Jahre postoperativ,
zur Defektdeckung an der rechten Nase
nach Basaliomexzision

Um auch die kosmetischen Erfordernisse zu erfüllen, haben sich uns folgende Donorhaut-Entnahmestellen bewährt: prae-/retroaurikulär, zervikal, supra-/infraklavikulär. Die Hautentnahme erfolgt über eine spindel- oder S-spindelförmige Exzision, der Weichteildefekt kann nach Koriolyse spannungsfrei verschlossen werden. Für große Defekte entnehmen wir Haut von der Oberarminnenseite, die – da sie dünn ist – problemlos einheilt. Kosmetisch nachteilig ist ihre geringe Pigmentierung, so daß die Transplantate durch ihre Farbdifferenz zur Gesichtshaut auffallen.

Die Operationen werden in der Regel in Lokalanästhesie durchgeführt; der Zusatz eines Vasokonstriktors verschafft übersichtliche Operationsverhältnisse. Das Transplantat wird im Weichteildefekt eingepaßt und mit Einzelknopfnähten am Rand sorgfältig fixiert, um Überlappung oder Einkrempelung der Hautränder zu vermeiden. Blutende Gefäße des Wundgrundes werden mit Cat 5×0 ligiert, kaltkaustische Blutstillung wird gemieden wegen der damit verbundenen Devitalisierung des Gewebes. Die Fixierung des Transplantates über dem Wundgrund erfolgt mittels eines Adaptik/Flavin-Paraffin getränkten Watteverbandes, der mit Haltefäden über dem Transplantat aufgeknüpft und für 5–10 Tage belassen wird. Zusätzlich kann bei größerer Tiefenausdehnung oder unregelmäßigem Wundgrund das Transplantat durch Vicryl-Einzelknopfnaht am Wundgrund fixiert werden, wobei am Wundgrund nur Faszie, Periost/Perichondrium, am Vollhaut-Transplantat nur das Korium durchstochen werden. Alternativ haben sich aufgeknüpfte Präpariertupfer bewährt.

Nach Entfernung des häufigsten Gesichtstumors – des Basalioms – haben wir in 87 von 466 Fällen den Weichteildefekt des Gesichts mit einem freien Vollhaut-Transplantat plastisch gedeckt; die folgenden Tabellen zeigen die Verteilung und Häufigkeit der Transplantat-Orte und -Entnahmestellen:

Tabelle 1. Transplantat-Ort und Transplantat-Entnahmestellen

Stirn	3 (4%)	(prä)-/retroaurikulär (5)	12
Schläfe	9 (13%)	zervikal	8
Nase-Spitze	5 (7%)	supra-/infraklavikulär	6
-Flügel	16 (23%)	Oberarm-Innenseite	27
-Rücken	18 (25%)		
Wangen	17 (24%)		
Nasenwurzel/ Augeninnenwinkel	3 (4%)		
n = 71		n = (5) 53	

Unter schonender Präpariertechnik überwiegen die operationstechnischen Vorteile bei Vollhaut-Transplantaten im Gesichtsbereich. Die vermeintlichen kosmetischen Nachteile können durch geeignete Wahl der Transplantatentnahmestelle minimiert werden:

Tabelle 2. Vor-/Nachteile der Vollhaut-Transplantate im Gesichtsbereich

Vorteile (operationstechnisch)	Nachteile (kosmetisch)
– keine komplizierten Nahplastiken;	– Farbliche Unstimmigkeiten;
– Lokalanästhesie stets möglich;	– muldenförmige Einsenkung;
– fehlender Narbenzug/Schrumpfung.	– Narben nach Transplantat-(Teil-)Nekrosen.

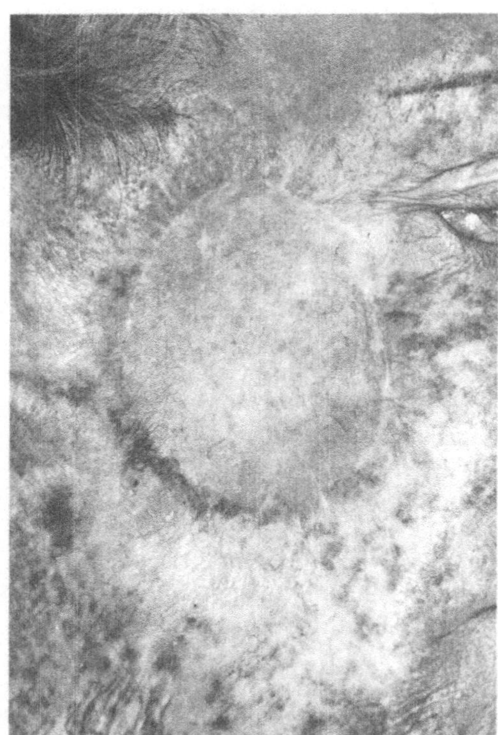

Abb. 2. Vollhaut-Transplantat von der Oberarminnenseite, 3 J. p. op., zur Defektdeckung eines exzidierten Lupus-Ca im Radioderm, rechte Wange

Nekrosen des Vollhaut-Transplantates haben wir nur zweimal infolge Unterblutung beobachtet; Abhilfe können kleine Einschnitte im Transplantat zum Sekretabfluß schaffen neben sorgfältiger Operationstechnik. Weitere mögliche Ursachen der Transplantatnekrose sind Infekt, ungenügende Entfernung des subkutanen Fettgewebes vom Transplantatuntergrund, ungenügend vorbereiteter Wundgrund. Auch bei ungünstiger Lokalisation des Gesichtstumors und narbigem Areal durch Vorbestrahlung, z. B. beim Lupus-Karzinom, haben wir bei oben beschriebener Technik eine komplikationslose Wundheilung beobachtet (Abb. 2).

Die Rezidivquote lag bei 5%.

Literatur

1. Eichmann F, Schnyder UW (Hsg) (1981) Das Basaliom. Springer Verlag, Heidelberg-Berlin-New York
2. Hirsch RD (1978) Das Basaliom. 2. überarb. Auflage, Minerva Publikation München
3. Konz B, Burg G (Hsg) (1977) Dermatochirurgie in Klinik und Praxis. Springer Verlag, Heidelberg-Berlin-New York
4. Petres J, Hundeiker M (1975) Korrektive Dermatologie. Springer Verlag, Heidelberg-Berlin-New York

Freie Hauttransplantate
in der dermatologischen Praxis

M. Hartmann

„Wenn man noch bis vor wenigen Jahrzehnten", so die Autoren von Ammon und Baumgarten, 1842, „den organischen Wiederersatz eines fehlenden oder deformen Gesichtsteiles unter die Wunderwerke der Chirurgie rechnete, und die Bildungen von Nasen, Lippen usw. als nur wenigen bekannte Geheimnisse, mit heiliger Scheu anstaunte, so liegt die Zeit nicht mehr fern, wo man dem anderen extrem huldigend, bei den kleinsten Substanzverlusten plastische Operationen machen wird. Beide Extreme fördern weder die Kunst, noch das Wohl der Menschlichkeit. Es ist demnach an der Zeit, die Sphäre der Anwendbarkeit der plastischen Chirurgie durch möglichst bestimmte Grenzen und Regeln zu begründen. Dies führt denn zunächst auf die für Gegenwart und Zukunft höchst wichtige Bemerkung, daß man zur Wiederherstellung verstümmelter und defekter Teile nie seine Zuflucht zur plastischen Chirurgie nehmen müsse, sobald es noch möglich ist, durch einfache Vereinigung der Wundränder dieselben Resultate zu gewinnen, denn selbst die gelungenste plastische Operation hinterläßt eine neue, wenn auch vielleicht nur geringe Entstellung." [1]

Man könnte meinen, daß sich so die Wandlung eines inzwischen aus der Klinik in die Praxis abgewanderten Dermatochirurgen vollzogen hat. Die Freude an plastischen Operationen ist jedoch nicht gewichen – andere Gesichtspunkte indes haben in der Praxis an Gewicht zugenommen.

Bei Eingriffen jeglicher Art muß in der Praxis der *Zeitaufwand* (Tabelle 1) ungefähr eingeschätzt und entsprechend in den Terminkalender eingeplant werden. Größere Zeitverschiebungen bzw. Absetzen von Operationen finden häufig nicht das Verständnis von Patienten und Personal. Es ist zu bedenken, daß es sich bei diesen Eingriffen um *ambulante Operationen* handelt. Die Entfernung des Wohnortes des Patienten zur Praxis muß genauso Berücksichtigung finden wie sein Alter, Vorhandensein von Familienmitgliedern im Haushalt, Rufbereitschaft des operierenden Dermatochirurgen und Möglichkeit, eventuell bei Nachblutung etc. auch Personal bei Nacht zu aktivieren.

Ich meine, es ist selbstverständlich, daß der operierende Kollege bei eventuell eintretenden Komplikationen von Seiten des Operationsgebietes her zunächst die Versorgung des Patienten selbst übernehmen sollte.

Tabelle 1

1. Zeitaufwand
2. Ambulanter Eingriff
3. Wahl der Anästhesie
4. Menge des Lokalanästhetikums
5. Nachsorge
6. Einzelverantwortung
7. Unkosten

Durchführung der Operation

Die meisten dieser Eingriffe werden sicherlich in Lokalanästhesie durchgeführt. Hierbei ist darauf zu achten, daß die Anästhesiemenge möglichst gering gehalten wird. Ich bevorzuge hierbei 1% Mepivacain (Meaverin) mit Adrenalin-Zusatz. Es müßten üblicherweise maximale Mengen von ca. 10 ml dieser Lösung ausreichend sein. Bei Verwendung von Octapressin (Por 8) kommt es nach meinen Erfahrungen zu starken Schmerzen (Ischämie?) nach Abklingen der Lokalanästhesie und allgemeinem, schmerzbedingtem Blutdruckanstieg, so daß erfahrungsgemäß die Nachblutungsgefahr größer wird.

Durch die starke Wirkung dieses Pharmakons werden auch etwas größere Gefäße, die eigentlich zu unterbinden wären, während der Operation nicht immer gesichtet.

Kleinere freie Hauttransplantationen operiere ich während der normalen Sprechstunde. Nach Setzen der Lokalanästhesie im Bereich des Hauttumors und der Entnahmestelle kann diese während ca. 15 min einwirken. In dieser Zeit werden andere Patienten von mir behandelt und die Vorbereitung zur Operation von der Schwester getroffen. Als besonders geeignete Entnahmestelle für alle zu deckenden Regionen im Gesicht hat sich der präaurikuläre Wangenbereich [3] erwiesen, dies insbesondere deshalb, weil
1) größere haarlose Bezirke bei Männern und Frauen vorhanden sind
2) die entstehenden Narben nahezu unerkennbar werden,
3) die Größe dieses Bereiches fast immer zur Transplantation ausreicht.
Wie eine große Zahl ambulant durchgeführter Transplantationen zeigte, ist es nicht notwendig, eine übermäßig große Desinfektion und Sterilität vorzunehmen. Natürlich muß das OP-Gebiet steril abgewaschen und dann entsprechend mit Tüchern abgedeckt werden, wobei sich Einmal-Lochtücher wegen mangelnder Saugfähigkeit sicherlich nicht eignen.

Zuerst wird nun der Tumor excidiert, danach die entsprechende Größe des Transplantates bestimmt und entnommen. Danach verschließe ich zunächst die Entnahmestelle, während das Transplantat in isotoner NaCl-Lösung konserviert wird. Nach entsprechender Entfettung wird das Transplantat mit 5/0 Fäden eingenäht. Ich persönlich verzichte völlig auf das Einnähen von Schaumstoff zur Kompression, da ich meine, hierdurch den Nahtbereich des Transplantates zu sehr zu belasten.

Einzelne Perforationen werden bei mehr als 1 cm² großen Transplantaten vor dem Einnähen zum besseren Hämatomabfluß ins Transplantat gesetzt.

Auf weitere Einzelheiten der freien Transplantatoperationen möchte ich verzichten, da sie ausführlich in der entsprechenden Literatur beschrieben sind.

Der anschließende Verband erfolgt während der ersten 3 Tage mit relativ hoher Kompression, die Fäden ziehen wir bei der primär vernähten Entnahmestelle am 6. postoperativen Tag, am Transplantat je nach Lokalisation zwischen 6. und 10. Tag. Neben den für die Hauttransplantation besonders geeigneten Stellen des Gesichtes wie
a) Stirn / Schläfenregion
b) Nasenspitze / Nasenrücken (Abb. 1)
c) Ohrmuschel
eignen sich die Nasenflügel sowie die untere Gesichtshälfte schlecht für Vollhauttransplantate.

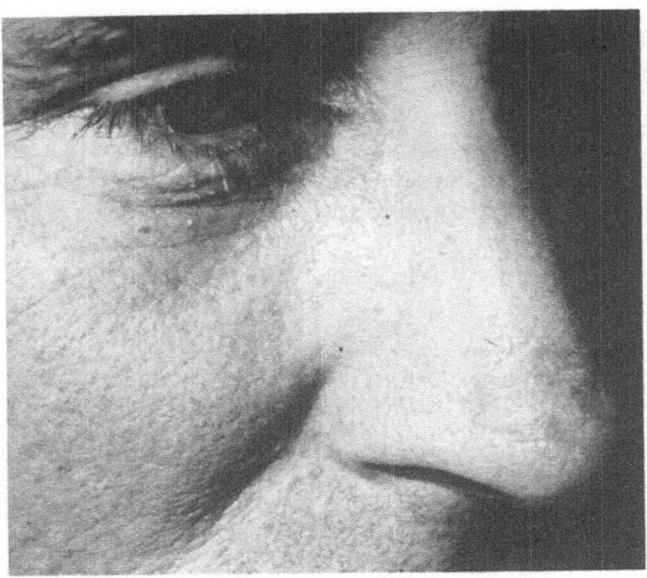

Abb. 1. Pfenniggroßes Vollhauttransplantat an der Nasenspitze, 3 Wochen postoperativ

Die dauernde Bewegung der mimischen Muskulatur, sowie der schlechte Kompressionsdruck auf das Transplantat in diesen Arealen, führt zu wesentlich schlechteren Einheilungsresultaten. Nach anfänglich oft gutem Einheilen kommt es dann 1–2 Wochen später zu Nekrosenbildungen und unschönen narbigen Veränderungen, die manchmal an ein Basaliomrezidiv erinnern.

Bei ambulant durchgeführten Hauttransplantationen führe ich nahezu immer die Vollhauttransplantation durch, da sie in der Nachsorge unproblematischer ist.

Die entsprechende *Nachsorge* muß geregelt und möglich sein. Hierbei spielen oft große Entfernung ein entscheidendes Hindernis für eine ambulante Operation. Nicht zu unterschätzen ist auch die veränderte Situation von Klinik und Praxis. Der Kollege in der Praxis ist für die geleistete Arbeit allein verantwortlich, eventuelles Mißlingen einer Operation, wie z. B. schlechtes Einheilen des Transplantates, hat für die Einzelpraxis hinsichtlich des Rufes wesentlich stärkere Auswirkungen.

Grundsätzlich ist bei der operativen Leistung, sofern sie häufiger und nicht nur aus Hobby durchgeführt wird, auch die Kostenfrage zu bedenken. Wie hinreichend bekannt, ist die Honorierung ambulanter, chirurgischer Leistungen völlig unzureichend.

Man bedenke, daß es sich hierbei um rein ärztliche, zeitaufwendige, personalintensive Behandlungen handelt, ganz zu schweigen von der entsprechenden *räumlichen Ausstattung*.

Der Operationsraum sollte zumindest folgende Ausstattung aufweisen:
1) Von allen Seiten bequem zugänglicher, höhenverstellbarer *Operationstisch*
2) gutes, verstellbares *Operationslicht*
3) höhenverstellbarer *Beistelltisch* („stumme Schwester“)

4) genügend vorhandenes, für die Dermatochirurgie geeignetes *Operationsbesteck* mit entsprechender Sterilisationsmöglichkeit
5) *Operationstücher*

Sicherlich ist es sinnvoll, den Raum so auszustatten, daß er dem Katalog der Krankenkassen für „ambulantes Operieren" entspricht, um bei der Abrechnung der Gebührenziffern auch den entsprechenden Zuschlag (Ziffer 100, 101, 102) zu erhalten.

Danach werden folgende Mindestanforderungen an die Praxisausstattung gestellt:

A) Operationsraum – Einrichtung
1) Fußboden: fugenloser Fußboden oder Fließen
2) Wände und Decken: Wandkacheln bis zu 2 m Höhe oder abwaschbarer Kunststoffbelag, darüber Wände und Decke mit Binder oder Ölfarbe
3) Tageslicht: gewöhnliche Fenster genügen, bei Einsicht Milchglas oder Außen- bzw. Zwischenjalousetten, keine Vorhänge oder Gardinen
4) Künstliches Licht: OP-Lampe mit schattenlosem Licht bzw. fachentsprechender Beleuchtung
5) Waschmöglichkeit: fließend Kalt- und Warmwasser, Waschmittelspender
6) Sterilisation der Instrumente und Verbandstoffe: Überdruckautoclav mit Tablett und Verbandstoffstrommeln
7) Inventar: OP-Tisch mit verschiedenen Lagerungsmöglichkeiten, Beisetztische, Instrumentarium entsprechend dem Fachgebiet und den vorgesehenen Operationen, Abfalleimer, OP-Kleidung, OP-Handschuhe und OP-Tücher
8) Narkosegerät, kann auch vom Anästhesisten gestellt werden.
9) Gerät zur künstlichen Beatmung (einschließlich Sauerstoff)
10) Gerät zur Infusions- und Schockbehandlung
11) Tracheotomiebesteck, Tuben zur Freihaltung der Luftwege
12) Materialien: ausreichendes Verband- und Nahtmaterial, Infusionslösungen, Medikamente für Zwischenfälle usw.

B) Hilfspersonal
Mindestens 2 entsprechend qualifizierte Hilfskräfte

C) Nachsorge
Für die Nachsorge ist ein geeigneter Raum mit Ruhemöglichkeiten bereitzuhalten

Bei der Durchführung von freien Hauttransplantationen bestehen zwischen dermatologischer Praxis und Klinik hinsichtlich der Technik keine Unterschiede. Grundsätzlich müssen aber bei der operativen ambulanten Behandlung völlig andere Voraussetzungen zugrunde gelegt werden. Für den operierenden Kollegen in der Praxis bedeutet dies, verbunden mit erhöhtem Zeitaufwand, eine erhöhte Zunahme an Risiko.

Literatur

1. v Ammon FA, Baumgarten M. Kritik der Plastischen Chirurgie. Verlag G. Reimer, Berlin 1842, S. 11–12
2. Konz B. Möglichkeiten zum Wundverschluß im dermatochirurgischen Bereich. Dermatochirurgie in Klinik und Praxis. Springer Verlag 1977, S. 20–40
3. Welke S. Defektverschluß im Gesicht durch Vollhauttransplantationen aus dem Gesicht. Operative Dermatologie, Hrsg. K. Salfeld. Springer Verlag 1979, S. 73–76

Operative Therapie von Basaliomen in der Praxis

B. Esser

Basaliome sind in Mitteleuropa, d.h. beim hellhäutigen Menschen, die häufigsten malignen Hauttumoren.

Sie wachsen meist langsam, aber durch ihr infiltratives Wachstum können sie zu ausgedehnten Zerstörungen führen.

Im klinischen Bild zeigen sie eine relativ große Variationsbreite und können in ihrem biologischen Verhalten manchmal schwer beurteilt werden. Außerdem haben sie die Tendenz zu rezidivieren [2, 4].

Im Jahr 1982 wurden in meiner Praxis ambulant bei 50 Patienten Basaliome operiert.

Das macht bei einer Gesamtzahl von operativen Eingriffen von 311 ca. 16%. Die anderen operativ entfernten Veränderungen waren Naevuszellnaevi, Fibrome, Atherome, Verrucae seborrhoicae, Hämangiome, Narbenkorrekturen, Keratoakanthome, Spindelzellkarzinome, Chondrodermatitis helicis chronica nodularis, Schleimhautcyste, Fremdkörpergranulom, Radioderm, Talgdrüsennaevus, Granuloma teleangiectaticum.

Probexcisionen, Abrasionen, Nagelextraktionen etc. habe ich bei dieser Übersicht nicht berücksichtigt.

Bei den von mir operierten Basaliomen lagen 36 im Gesicht, 11 am Rumpf und in 3 Fällen traten sie multipel auf, 2 × im Rahmen eines Goltz-Gorlin-Syndroms, 1 × als Folge einer Arsentherapie wegen einer Psoriasis vulgaris vor ca. 25 Jahren.

Tabelle 1. Ambulante operative Eingriffe (1982)

	N	%
Basaliome	50	16
Naevuszellnaevi	162	50
Fibrome	37	12
Atherome	24	8
Verrucae seborrhoicae	15	5
Haemangiom	5	
Narbenkorrektur	4	
Keratoakanthom	4	
Spindelzellkarzinom	2	
Chondrodermatitis nod. chron. helicis	2	9
Schleimhautcyste	2	
Fremdkörpergranulom	1	
Radioderm	1	
Talgdrüsennaevus	1	
Granuloma teleangiectaticum	1	
Total	311	100

Tabelle 2. Topographische Verteilung der Basaliome (1982)

	N	%
Kopf-Hals-Region	36	72
Stamm	11	22
Basalzellnaevussyndrom	2	4
arseninduz. Basaliomatose	1	2
Total	50	100

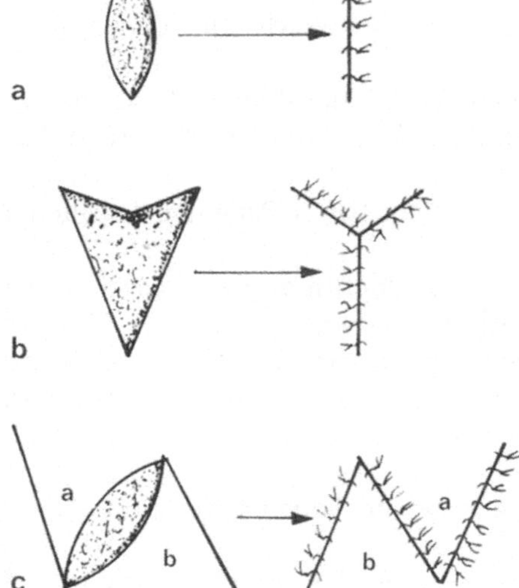

Abb. 1. a Einfache elliptiforme Excision
b VY-Plastik **c** Z-Plastik [3, 6, 8]

Die Geschlechtsverteilung entspricht den Angaben in der Literatur, d. h. beide Geschlechter werden gleich oft befallen, bei meinen Patienten waren es 26 Männer und 24 Frauen [2]. Das Alter der Patienten lag zwischen 34 und 87 Jahren.

35, d. h. ⅔ der Patienten waren über 65 Jahre. Die beiden Patienten mit dem Goltz-Gorlin-Syndrom waren 34 bzw. 44 Jahre alt. In beiden Fällen handelt es sich um Patienten, bei denen seit Jahren an Gesicht, Rumpf und Halspartien kleine flache Tumoren mit deutlichem Perlsaum bestanden. Die Diagnose war bis dahin noch nicht gestellt worden.

Weitere Anomalien wie follikuläre Kiefercysten, Dentitions- und Stellungsanomalien der Zähne, Rippenfehlbildungen oder Veränderungen der Wirbelsäule waren bei beiden Patienten nicht zu finden [5].

Die von mir operativ entfernten Basaliome waren im Gesicht bis zu 1 cm Durchmesser groß, am Stamm bis zu 3 cm. Hier handelte es sich insbesondere um nodulöse Formen mit deutlichem Perlsaum, weniger um sklerodermiforme Basaliome, da hier blickdiagnostisch der Tumorrand schlecht erfaßbar ist und somit eine mikroskopisch kontrollierte Excision die beste Therapie ist [1].

Im Gesicht habe ich einen Sicherheitsabstand von ca. 3 mm eingehalten, am Stamm von 1 cm.

Alle Excisionen wurden in Lokalanästhesie durchgeführt. Die meisten Tumoren konnten durch eine einfache spindelförmige oder elliptische Excision teils mit einer

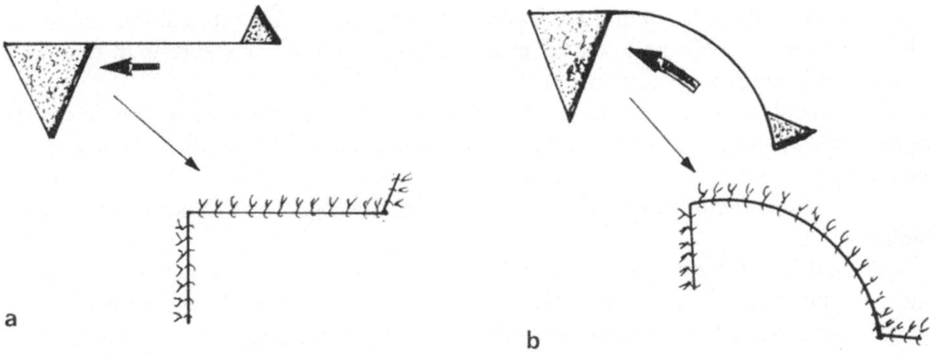

Abb. 2. **a** Burow'sches Dreieck **b** Rotations-Plastik [6]

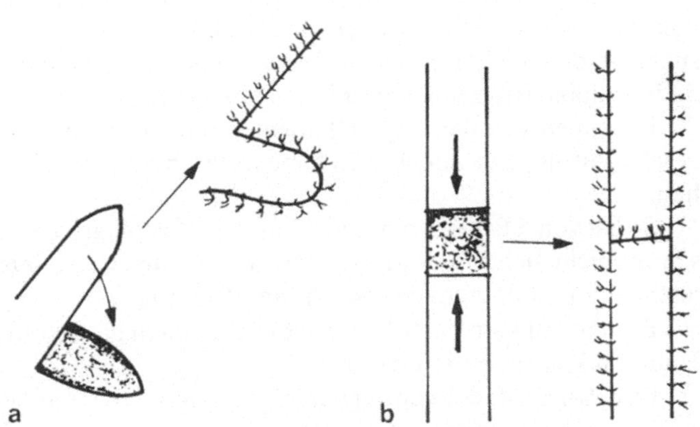

Abb. 3. **a** Schwenklappen-Plastik **b** beiderseitige temporale Verschiebelappen-Plastik [6]

Dehnungsplastik entfernt werden. Die Excisionslinien folgten soweit als möglich den "relaxed skin tension lines".

Mehrfach wurde eine lokale Lappenplastik erforderlich.

Kontraindikationen zur ambulanten Operation sind
1. Augennähe, in diesen Fällen wurde zu einem operativ tätigen Augenarzt überwiesen,
2. Größe oder differentialdiagnostische Schwierigkeiten bei der Abgrenzung gegenüber anderen Malignomen, insbesondere Melanomen. In diesen Fällen wurde in eine Hautklinik überwiesen,
3. Sehr alte Patienten in schlechtem Allgemeinzustand. Hier wurde nur eine Therapie mit 5-Fluorurazilsalbe durchgeführt.

Gelegentlich findet man auch Patienten, die jegliche Therapie ablehnen, so in einem Fall eine 62jährige Frau mit einem Ulcus terebrans, das bereits in die linke Augenhöhle eingebrochen war.

Die Nachkontrolle der operierten Patienten ist in der ambulanten Praxis ausgesprochen schwierig, allerdings wird von den Kliniken auch über diese Problematik geklagt [4].

Die Patienten sind oft nicht gewillt, sich regelmäßig zur Nachkontrolle vorzustellen.

Einmal ist hier eine gewisse Nachlässigkeit der Patienten selber schuld, zum zweiten die gerade in ländlichen Gegenden oft sehr schlechten Verkehrsverbindungen, insbesondere für die meist alten Patienten und zum dritten aber auch die fehlende Bereitschaft der Hausärzte, dem Patienten in jedem Quartal einen Überweisungsschein für den Hautarzt auszustellen.

Ich kläre jeden Patienten über die Art seines Hauttumors auf und weise ihn an, sich in den ersten 2 Jahren alle 3 Monate vorzustellen, da bekanntlich die Rezidive in den ersten beiden Jahren nach der Therapie am häufigsten auftreten.

Dieses wird auch schriftlich den Hausärzten mitgeteilt. Anzustreben ist sogar, daß Patienten, die einmal an einem Basaliom erkrankt waren, zeitlebens nachuntersucht werden, nicht nur um Rezidive zu erkennen, sondern auch um neu auftretende Basaliome frühzeitig therapieren zu können [4].

Es kamen von den o. g. 50 Patienten nur 27 mehr oder weniger regelmäßig zur Nachkontrolle. Die anderen 23 habe ich letztmalig beim Entfernen der Fäden gesehen.

Selbst von 5 Patienten, wo aufgrund der histologischen Untersuchungen das Basaliom nicht sicher in toto excidiert war, kommen regelmäßig nur 2 Patienten, die jetzt nach 1½ Jahren noch erscheinungsfrei sind.

Ein Patient kam nach 10 Monaten mit einem großen Rezidiv, das sofort in einer Hautklinik nachoperiert wurde.

Der Patient starb allerdings wenige Monate später an den Folgen seiner Herzinsuffizienz. Die beiden anderen Patienten habe ich nie wiedergesehen.

Aufgrund der Häufigkeit der Basaliome und der guten Möglichkeit der totalen Entfernung auch unter ambulanten Bedingungen, ergibt sich die Notwendigkeit, daß auch in der Praxis die operative Basaliomtherapie in größerem Rahmen durchgeführt werden sollte. Dieses setzt natürlich gutes operatives Können des Arztes voraus. Außerdem muß in der Praxis ein gut ausgestatteter OP-Raum zur Verfügung stehen mit entsprechendem Instrumentarium, und das Personal muß für diese Tätigkeit geschult sein [5].

Eine ständige Weiterbildung, evtl. sogar längeres Hospitieren in einer dermatochirurgischen Abteilung, ist gelegentlich nötig zum Erlernen und Trainieren neuer Techniken.

Die operative Tätigkeit in der Praxis, insbesondere in ländlichen Gegenden, wo die Entfernung zur nächsten Fachklinik relativ groß ist, ist eine wichtige und sehr befriedigende Aufgabe für den Dermatologen, allerdings sehr arbeits- und kostenaufwendig, zumal die Krankenkassen diese Tätigkeit nicht angemessen honorieren [5].

Literatur

1. Albrecht G. Tumoren der Haut – Operative Behandlung. Dt Derm 31, Heft 4 (1983/397–408)
2. Bönninger F, Konz B (1979) Ergebnisse der dermato-chirurgischen Basaliombehandlung In: „Operative Dermatologie", Hrsg K Salfeld, Springer
3. Edmüller M (1982) Operative Dermatologie. Dt Derm 30, Heft 3, 220–223
4. Konz B.: Die operative Therapie der Basaliome aus der Sicht der Dermatologen In: „Basaliom", Eichmann F u. Schnyder KW, Springer 1982
5. Musger A.: Zur Kenntnis der epitheliomatösen (basaliomatösen) Phakomatose Wien, Kl. Wachenstr., Heft 42/46 (1971) 775–77
6. Petres J, Hundeiker M.: Korrektive Dermatologie, Springer Verlag, Berlin Heidelberg New York 1975
7. Schwenzer G (1975) Dermatochirurgische Möglichkeiten aus der Sicht des niedergelassenen Dermatologen. In: „Dermatochirurgie in Klinik u. Praxis"
8. Zoltan, J.: Atlas der chirurgischen Schnitt- und Nahttechnik. S Karger-Verlag, Basel 1977

Die epithetische Versorgung von Gesichtsdefekten

F. Ehring

Durch Gesichtsdefekte versehrte Menschen sollten möglichst operativ wiederhergestellt werden. Nicht selten ist aber eine Operation technisch schwierig, z. B. bei vollständigem Verlust der Ohrmuschel. Oder sie ist noch verfrüht, weil der Tumor nicht lange genug rückfallfrei ist. Oder die Operation ist dem Allgemeinzustand nicht mehr zumutbar. In diesen Fällen kann man oft durch eine Epithese aus Kunststoff den Defekt verbergen und so für die Umwelt unauffällig machen.

Die klassische Indikation für eine Epithese ist der Verlust der Nase. Schon im Altertum kannte man künstliche Nasen. Von Tycho Brahe, der im 16. Jahrhundert Hofastronom von Kaiser Rudolf II. in Prag war, ist sogar ein Bild überliefert, auf dem die Nasenepithese deutlich zu erkennen ist. Ich verdanke es Herrn Kleine-Natrop. Die Epithese bestand aus einer Gold-Silber-Legierung. Brahe büßte bei einem Duell einen Teil seiner Nase ein (Abb. 1).

Heute werden solche Epithesen nicht mehr aus Gold und Silber, sondern aus harten oder elastischen Kunststoffen hergestellt. Die starren bestehen meist aus

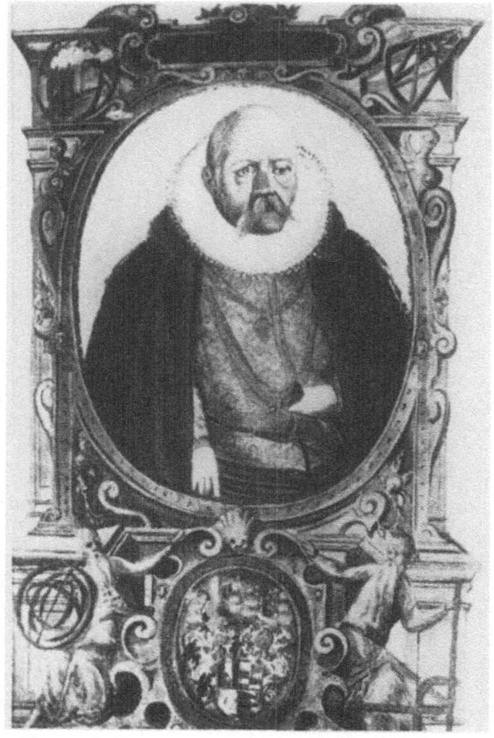

Abb. 1. Tycho Brahe, Hofastronom Kaiser Rudolf II (1546–1601) mit gold-silberner Nasenepithese

Methylmetakrylaten, bekannt von den Zahnprothesen. Die elastischen sind meist aus Silikonkautschuk.

Die Epithese muß haargenau passen und auch der Farbe der Gesichtshaut möglichst vollkommen angepaßt werden. Wechselt die Haut je nach Jahreszeit stark ihre Farbe, so braucht der Patient u. U. eine Sommer- und eine Winternase, um sich diesem Farbwechsel anpassen zu können. Man staunt, wieviele Farbvarianten unsere weiße Haut aufweisen kann. Unsere Epithetiker wählen unter etwa 100 Farbmischungen und mischen so, daß die Epithese nicht einfarbig wird. Ohnehin braucht ein Epithesenträger in der Regel zwei Epithesen, nicht nur, um sich wechselnder Hautfarbe anpassen zu können. So werden auch Druckstellen an der Haut vermieden. Mit zwei Epithesen kommt der Gesichtsversehrte auch nicht in Verlegenheit, wenn eine Epithese einmal defekt wird.

Abbildung 2 zeigt einen heutigen Patienten nach Verlust der Nase durch einen Tumor, der mit einer Paladonepithese versorgt ist [3], die an der Brille befestigt ist. Gerade ältere Menschen kommen mit dieser Befestigungsform am besten zurecht.

Auch Teildefekte der Nase lassen sich so wiederherstellen. Diese Epithesen werden meist an der Haut festgeklebt. Dies ist dann angebracht, wenn der Patient keine Brille zu tragen braucht oder wenn er die Brille, z. B. zum Reinigen der Gläser, absetzen will, ohne damit auch seine Nasenepithese mit absetzen zu müssen. Voraus-

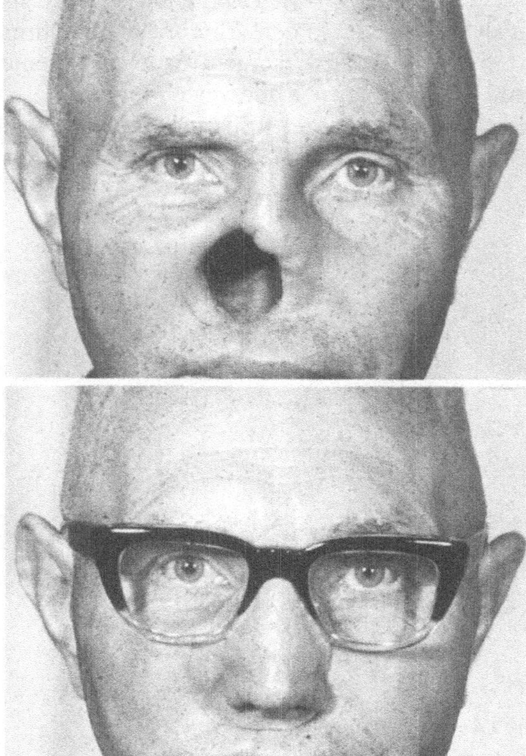

Abb. 2 (oben). Nasen-Wangendefekt nach Tumoroperation

Abb. 3 (unten). Paladonepithese an der Brille befestigt

setzung ist aber, daß die Haut den Klebstoff verträgt, was bei stark röntgenbestrahlter Haut nicht immer der Fall ist.

Als Klebstoff wird „Medical adhesive" bevorzugt (Dow Corning, USA), der sich auch z. B. beim Anus praeter bewährt hat. Wir haben diesen Klebstoff, der normalerweise weißlich aussieht, allerdings farblos herstellen und in normale Flaschen abfüllen lassen, da die handelsübliche Sprühflasche hierfür unbrauchbar ist.

Eine weitere Indikation ist die Ohrmuschel. Viele Ohrmuscheldefekte brachte uns das Contergan. Hier liegen oft die Ohrmuschelrudimente an der falschen Stelle. Sie sind oft hinderlich für das Anbringen der Epithese. Sie müssen dann operativ so verlegt werden, daß sie sich in die Epithese einarbeiten lassen und ihr zusätzlichen Halt geben. Mit Rücksicht auf Fortschritte in der plastischen Chirurgie sollten sie aber für eine spätere plastisch-chirurgische Wiederherstellung erhalten bleiben. Abbildung 4 zeigt ein solches Ohrrudiment und die epithetische Versorgung mit einer weichen Epithese aus Silikon (Abb. 5). Das weiche Epithesenmaterial aus Silikonkautschuk harmoniert besonders mit der zarten Oberfläche jugendlicher Haut.

Auch plastisch-chirurgisch gebildete Hautschlaufen haben sich zur Befestigung einer Ohrepithese nicht bewährt. Die Schlaufen leiern aus und vermögen die Epithese nicht fest genug an der Kopfhaut zu fixieren.

Oft ist auch das Gehör geschädigt, so daß ein Hörgerät notwendig ist. Ein Hinterohrgerät kann in die künstliche Ohrmuschel eingelegt werden. Auch ein Knochenleitungshörgerät in einer Brille läßt sich mit der künstlichen Ohrmuschel auch dann tragen, wenn beide Ohrmuscheln fehlen.

Ohrteildefekte lassen sich am besten mit starren Teilepithesen ersetzen, die angeklebt und/oder in den Windungen der Ohrmuschel verankert werden.

Ebenso häufig versorgen wir auch Patienten mit Orbitadefekten. Abbildung 6 und 7 zeigen einen Kriegsversehrten ohne und mit Epithese. Auch hier wird die Epithese meist an der Brille befestigt. Die Brille wird so ausgewählt, daß sie den Übergang der Epithese zur Haut gut verdecken kann.

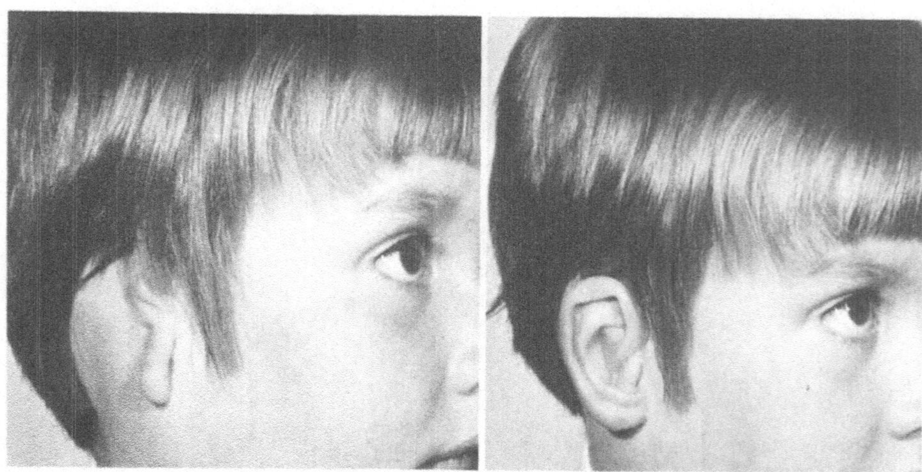

Abb. 4 (links). Thalidomid-Embryopathie

Abb. 5 (rechts). Elastische Silikonkautschuk-Ohrepithese, aufgeklebt

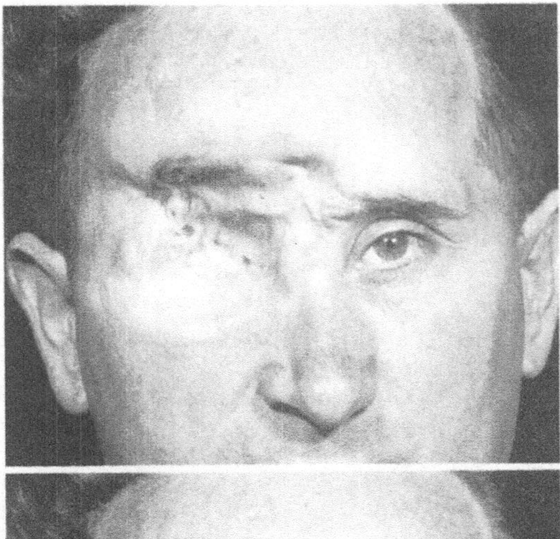

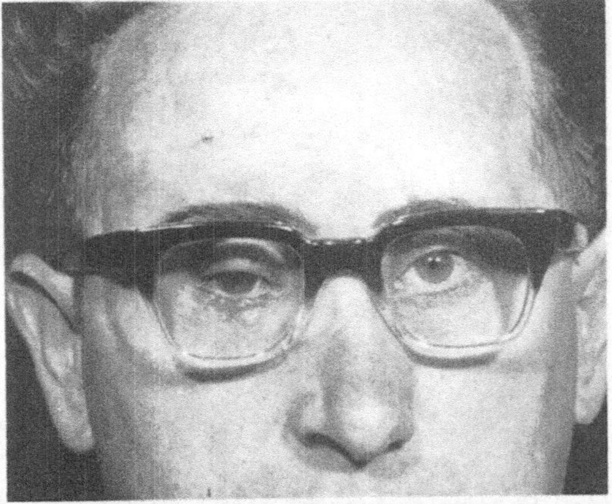

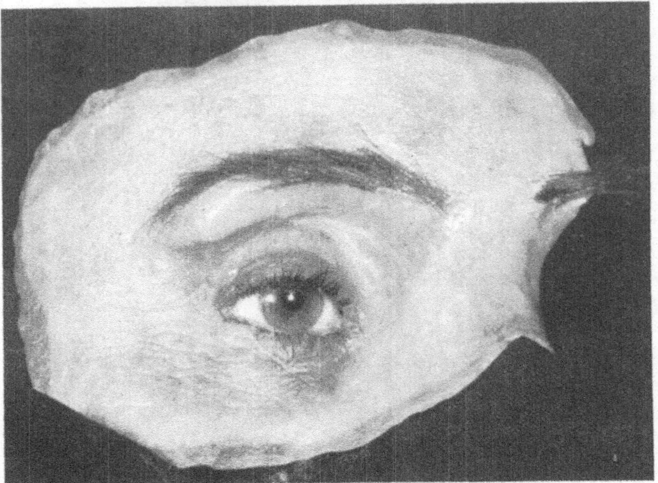

Abb. 6 (oben). Zustand nach Schußverletzung

Abb. 7 (Mitte). Orbita-Epithese, an der Brille befestigt

Abb. 8 (unten). Die Orbita-Epithese von Bild 7

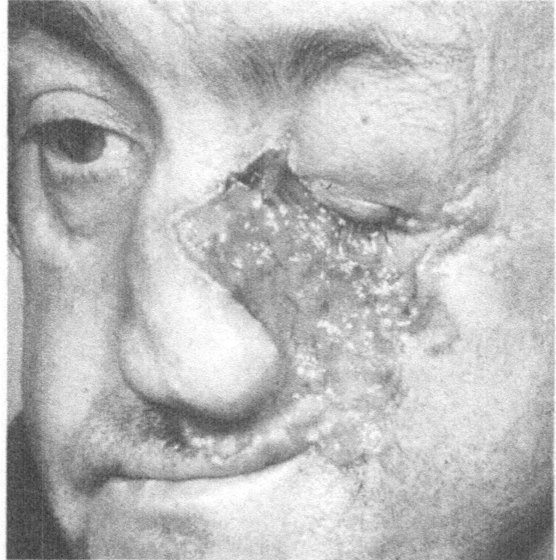

Abb. 9. Großes Basalioma terebrans des Gesichtes

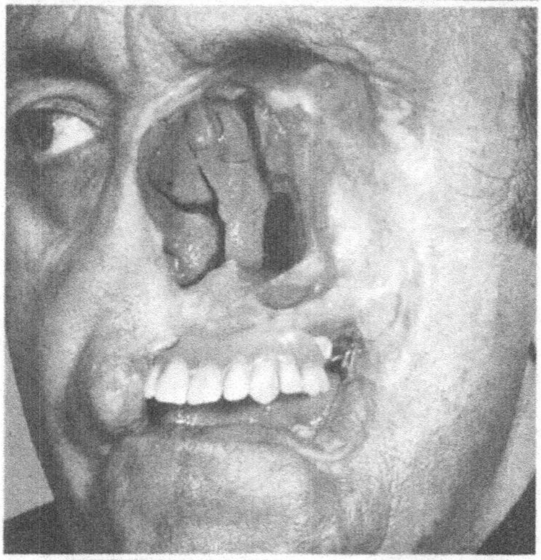

Abb. 10. Zustand nach Operation und zahnprothetischer Versorgung

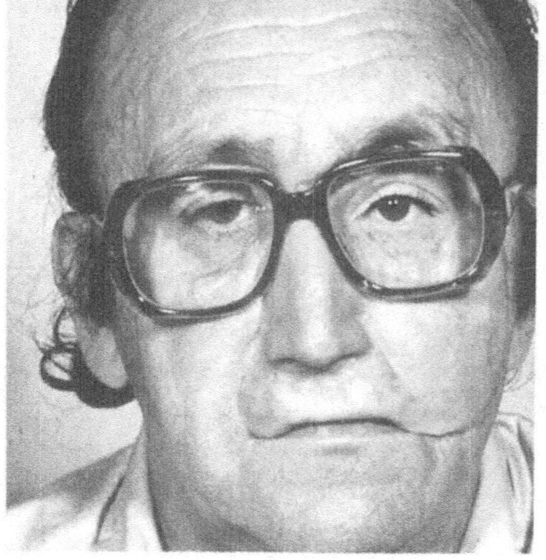

Abb. 11. Paladonepithese, an der Brille befestigt

Abbildung 8 zeigt die Epithese allein. Ich bin immer wieder erstaunt, wie sehr man auch einer Epithese einen seelischen Ausdruck geben kann. Hier fängt die Kunst des Epithetikers an, daß seine Epithese lebt und nicht starr wirkt. Wir verdanken die Epithesen im wesentlichen unserem schon seit 25 Jahren in unserer Klinik tätigen Zahntechniker Herrn Küper.

Manche Defekte überschreiten auch einen Gesichtsteil, wie z. B. ein Nasen-Oberlippen-Defekt. Die vorgesehene Epithese gefiel uns nicht so gut. Sie wurde erst unauffällig, als wir einen Schnurrbart anfügten. Jede Epithese muß also ganz individuell angepaßt werden.

Auch sehr große Defekte lassen sich epithetisch oft gut versorgen. Bei dem Patienten auf Abb. 9 mußte ein riesiges Basalioma terebrans im Gesicht ebenfalls unter histologischer Schnellschnittkontrolle entfernt werden. Zunächst mußte von der Klinik für Zahn-, Mund- und Kieferheilkunde, und zwar von Herrn Dr. Rasche, eine Zahnprothese angefertigt werden (Abb. 10). Darüber wurde nun von Herrn Küper eine Epithese angefertigt, die dem Kranken erlaubte, sich wieder in der Öffentlichkeit zu zeigen (Abb. 11). Der Tumor ist rückfallfrei geblieben.

Man kann also auch ein Basalioma terebrans im Gesunden entfernen, wenn man es radikal genug macht. Radikal genug operieren kann man nur, wenn man den Defekt irgendwie wieder beseitigen kann.

Auch nach Tumoroperationen an den Beinen, insbesondere nach malignen Melanomen, bleiben manchmal etwas tiefergreifende Narben zurück, die man oft durch eine weiche Silikonepithese gut abdecken kann. Wenn man dann eine Strumpfhose darüberträgt, ist der Defekt recht unauffällig.

Psychologisch wichtig ist, daß der Patient die Herstellung seiner Epithese selbst mitverfolgen kann. Wenigstens einen Tag sollte er sie in anderer, aber vertrauensvoller Umgebung, z. B. noch in der Klinik, tragen, sich vielleicht bei dieser Gelegenheit auf einem Stadtbummel davon überzeugen, daß sein Aussehen nun niemanden mehr interessiert, daß er nicht mehr angestarrt wird, wie es früher der Fall war. Das gibt ihm die Sicherheit, auch zu Hause mit einem neuen Gesicht aufzutreten. Die Rückkehr in die Familie und an den Arbeitsplatz ist ein für den Kranken kritischer Moment, der aber erfahrungsgemäß gut bewältigt wird, wenn die Epithese wirklich unauffällig ist und der Kranke hierauf vorbereitet wurde.

Epithesen sind nicht etwas Seltenes. Insgesamt wurden in unserer Klinik in 50 Jahren 2463 solche Epithesen hergestellt. Im letzten Jahrzehnt waren es allein 1188, im letzten Jahr 154.

Als Defektursache steht der maligne Tumor weitaus an erster Stelle. Es folgen Traumen, alte Lupusdefekte, Fehlbildungen und sonstige Defektursachen. Nase, Orbita und Ohrmuschel waren im letzten Jahrzehnt etwa gleich häufig zu ersetzen. Dennoch sind die Möglichkeiten der epithetischen Versorgung noch nicht genügend bekannt. Dies zeigen uns viele Kranke, die erst nach 10 Jahren und länger zu einer Epithese finden. Wenn ein Tumor eine lebensrettende, aber den Kranken schwer entstellende Operation nötig macht, so kann ihm diese meiner Ansicht nach nur zugemutet werden, wenn man ihm vorher zeigen kann, wie sein Defekt wiederhergestellt wird. Hier hat die Epithese eine wichtige Aufgabe.

Laser-Behandlung von nicht-vaskulären Veränderungen im Kopfbereich

R. Brunner, M. Landthaler, D. Haina, F. Frank, W. Waidelich
und O. Braun-Falco

Weltweit werden derzeit in der Medizin drei Laser-Typen am häufigsten verwendet: der CO_2-Laser, der Argon-Laser und der Neodym-YAG-Laser. Ihre Verwendung beruht auf einer im Gewebe stattfindenden Umwandlung von Lichtenergie in thermische Energie. Da diese Umwandlungsprozesse in erheblichem Umfang von der Wellenlänge des Laserlichtes abhängen, ergeben sich für die drei Lasertypen im Bereich der Dermatotherapie unterschiedliche Anwendungsmöglichkeiten. Der CO_2-Laser mit einer Emission bei 10600 nm eignet sich wegen der hohen Oberflächenabsorption zur Exzision von Hauttumoren und zur Vaporisation z.B. von Viruspapillomen und Tätowierungen. Der Neodym-YAG-Laser mit einer Emission bei 1060 nm eignet sich hingegen zur homogen Koagulation großer Gewebsvolumina. Er wird daher im Besonderen zur Behandlung von Hauttumoren eingesetzt. Eine Zwischenstellung nimmt der Argon-Laser mit einer Emission bei 488–515 nm ein. Auf Grund einer starken Absorption durch Hämoglobin ist die Koagulationstiefe im Gewebe mit maximal 1 mm begrenzt. Während die Argonlaserbehandlung von vaskulären Veränderungen in der Dermatotherapie einen festen Platz einnimmt, gibt es wenig Mitteilungen über die Behandlung von nicht-vaskulären Veränderungen der Haut.

Das Licht des Argon-Lasers wird neben Hämoglobin auch von Melanin stark absorbiert. Aus diesem Grund setzten wir unseren 5 W Argon-Laser zur Behandlung von Naevi verrucosi ein, zumal chirurgische Eingriffe wie Excisionen im Bereich des Gesichtes wegen der Ausdehnung der Veränderungen oftmals schwierig durchzuführen sind. Bei allen Patienten kam es zu einer deutlichen Befundbesserung, wobei Rezidive, obwohl von uns bislang nicht beobachtet, nicht ausgeschlossen werden können.

Auch für die Behandlung von Xanthelasmen der Augenlider eignet sich der Argon-Laser. Er wird von den stark gelblich verfärbten Effloreszenzen relativ stark absorbiert und führt zu einer oberflächlichen Koagulation. Die Behandlung erfolgt in Lokalanaesthesie unter Verwendung von Augenschalen aus Blei. Bei 11 von 12 Patienten ließen sich kosmetisch gute Resultate erzielen. Narbenbildung wurde bei keinem der Patienten beobachtet.

Des weiteren behandelten wir mit gutem Erfolg senile, zirkumskripte Talgdrüsenhyperplasien und Verrucae vulgares, während Syringome und Aknekeloide nur mäßig auf die Argon-Lasertherapie ansprachen.

Während der Argon-Laser wegen seiner geringen Koagulationstiefe nur zur Behandlung von oberflächlichen Hautveränderungen geeignet ist, ermöglicht der Neodym-YAG-Laser auf Grund einer tiefen, homogenen Koagulation die Therapie von semi-malignen und malignen Hauttumoren. Obwohl der Neodym-YAG-Laser bereits an mehreren dermatologischen Kliniken der Welt eingesetzt wird, finden sich über seine Koagulationseigenschaften an der Haut in der Literatur nur wenig Hinweise. Wir führten deshalb mit einem 100-W-Neodym-YAG-Laser eingehende experimentelle Untersuchungen über die Koagulationswirkung an Haut von Minipigs und an menschlicher Haut durch.

Bei in-vitro-Versuchen an menschlicher Spalthaut wurden Einzelimpulse mit einer Zeitdauer von 1,3 s und 10 s appliziert, die Laserleistung betrug 18–40 W. Der Strahlendurchmesser war an der Haut auf einen Durchmesser von 1,8 mm fokussiert. Dabei zeigte sich bei den einzelnen Bestrahlungszeiten eine lineare Abhängigkeit der Koagulationstiefe von der entsprechenden Laser-Leistung. Die maximale Koagulationstiefe betrug 4,1 mm.

Die in-vivo an der Haut von Minipigs und an menschlicher Haut ermittelten Koagulationstiefen korrelierten mit den in-vitro gefundenen Werten.

In weiteren Versuchsserien an der Haut von Minipigs wurde der Einfluß der Hautoberflächenkühlung auf die Koagulationstiefe untersucht. Zur Kühlung wurden H_2O und CO_2-Gas verwendet. Die Bestrahlungszeit betrug 10 s, die Laser-Leistung variierte zwischen 10 und 45 W. Die Wasserkühlung verhindert wirksam eine Vaporisation des Gewebes und gewährleistet auch bei hohen Laser-Leistungen eine homogene Koagulation des Gewebes bis 5 mm. Bei der wesentlich weniger effizienten CO_2-Gaskühlung kam es hingegen bereits bei geringeren Laserleistungen zu einer kraterförmigen Abtragung des Gewebes.

Die für den Neodym-YAG-Laser geforderten Koagulationseigenschaften sind daher nur bei einer Oberflächenkühlung mit H_2O gewährleistet. Unsere experimentellen Untersuchungen ergaben eine ausreichende Koagulationstiefe des Neodym-YAG-Lasers zur Behandlung von Hauttumoren. Wir setzten den Neodym-YAG-

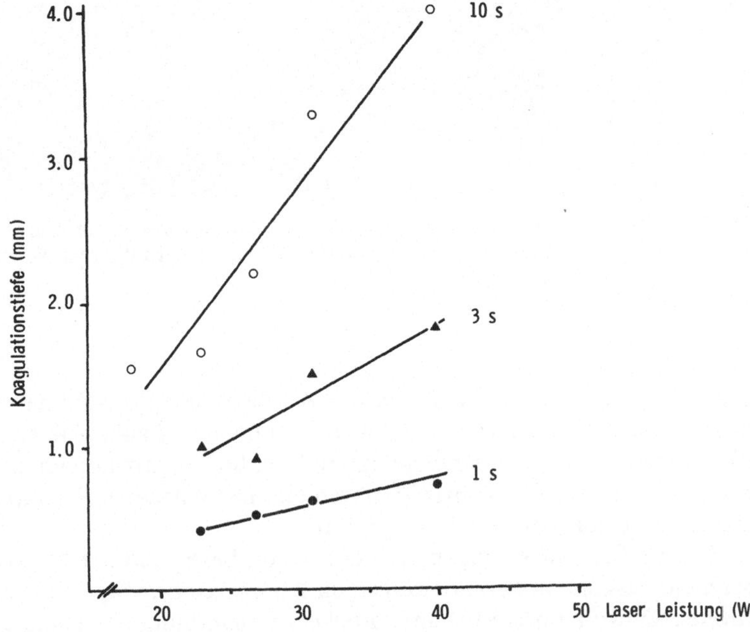

Abb. 1. Koagulationstiefe in-vitro an menschlicher Spalthaut

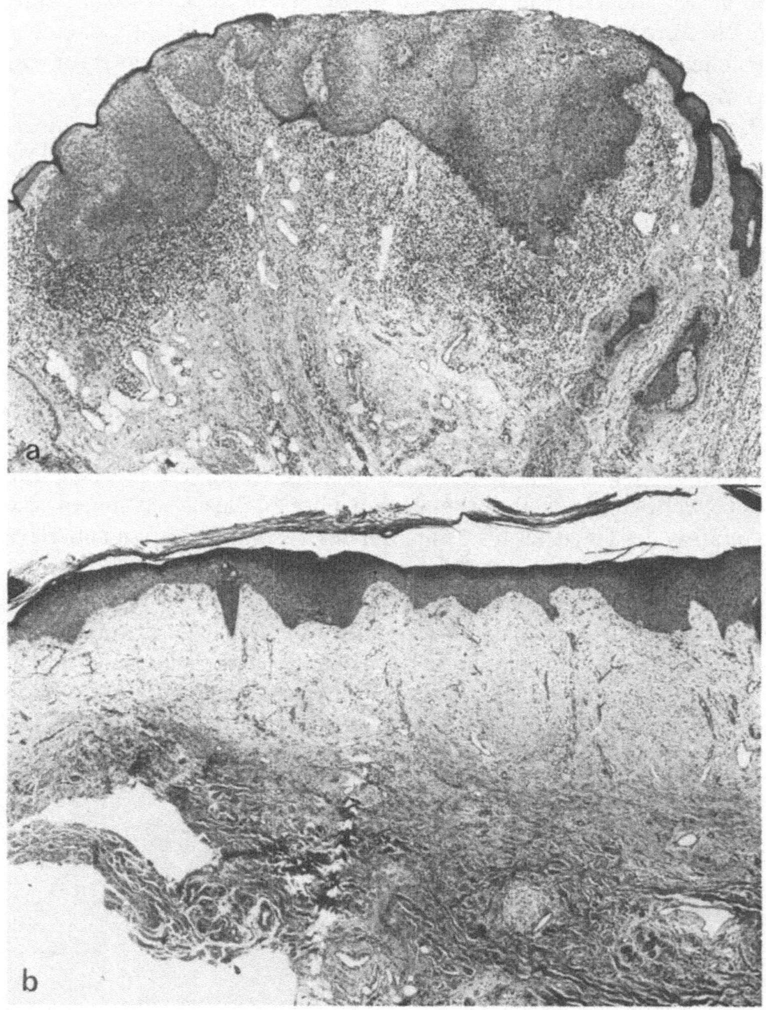

Abb. 2 a Histologie eines initialen Bowenkarzinoms × 45. **b** Vollständige Regeneration der Epidermis mit zipfliger Akanthose und breiter bandförmiger dermaler Fibrose 3 Wochen nach Neodym-YAG-Laser Behandlung × 45

Laser therapeutisch bei Patienten mit Basaliomen, spinzozellulären Karzinomen, Basalzellnaevussyndrom, Condylomata acuminata, Leukoplakien, florider oraler Papillomatose, bowenoider Genitalpapulose, Bowenkarzinomen und bei multiplen kutanen Metastasen maligner Tumoren ein. Die einzelnen Bestrahlungsparameter sind in der Übersichtstabelle aufgeführt.

Unsere Ergebnisse zeigen, daß der Argon-Laser und der Neodym-YAG-Laser bei nicht-vaskulären Veränderungen im Kopfbereich erfolgreich eingesetzt werden können. Obwohl unsere Erfahrung bei der Behandlung von Hauttumoren mit dem Neodym-YAG-Laser erst einen Zeitraum von 10 Monaten überblicken lassen, sind

Tabelle 1. Laserbehandlung von nicht-vaskulären Veränderungen im Kopfbereich

	Anzahl der Patienten	Leistung am Ende d. Handstücks (W)	Impulsdauer (s)	Strahl-durch-messer (mm)	Anzahl der Behandlun-gen
Argon-Laser:					
Xanthelasmen	12	2,5–3,0	0,3	2	2–4
Epidermale Nävi	2	4,0	−0,4	2	1
Talgdrüsenhyperplasien	5	2,6	0,3	2	1–2
Verrucae vulgares	5	4,0	Dauerbetrieb	0,5	1
Aknekeloide	5	4,0	−0,5	2	−10
Syringome	5	3,0	0,3	2	2–4
Nd-YAG-Laser:					
Basaliom (einschl.					
multipler Basaliome)	30	25–40	1–3	2	1–2
Spinozelluläre Karzinome	4	30–40	1–3	2	1
Basalzellnävussyndrom	3	15	1	2	2–6
Leukoplakien	2	20	1	2	1
Floride orale					
Papillomatose	1	20	1	2	6
Bowenkarzinome	1	15	1	2	1
Mammakarzinommetastasen	1	50	5–8	2	1
Melanommetastasen	4	50	5–8	2	1–3

die klinischen und histologischen Ergebnisse ermutigend. Aus mehreren Gründen stellt die Neodym-YAG-Lasertherapie eine Erweiterung der therapeutischen Möglichkeiten bei der Behandlung von semi-malignen und malignen Tumoren dar. Selbst bei starker Vorschädigung der Haut im Sinne von straffen Narben oder chronischer Radiodermatitis haben wir bislang bei mehr als 30 Patienten mit zum großen Teil multiplen Basaliomen keine Störung der Wundheilung beobachtet. Außerdem handelt es sich um eine ambulante, in örtlicher Betäubung rasch durchzuführende, gut steuerbare Therapieform mit geringem Blutungs- und Infektionsrisiko.

Literatur

1. Apfelberg DB, Maser MR, Lash H, Rivers J (1981) The Argon laser for cutaneous lesions. J Am Med Assoc 245: 2073–2075
2. Baggish MS (1980) Carbon dioxide laser treatment for condylomata acuminata venereal infections. Obstet. Gynecol. 55: 711–715
3. Goldmann L, Nath G, Schindler G, Fidler J, Rockwell RJ (1973) High-power neodymimium-YAG-laser surgery. Acta Dermatovenerol (Stockholm) 53: 45–49
4. Hofstetter A, Frank F (1979) Der Neodym-YAG-Laser in der Urologie. Basel: Editiones Roche
5. Keiditsch E (1981) Histologische Grundlagen der endovesicalen Neodym-YAG-Laserbestrahlung. Urologe A (Suppl.) 20, 300–304
6. Kozlov AP, Moskalik KG (1980) Pulsed laser radiation therapy of skin tumors. Cancer 46: 2172–2178
7. Lejeune FJ, van Hoof G, Gerard A (1980) Impairment of skin graft take after CO_2 laser surgery in melanoma patients. Br J Surg 67: 318–320
8. Seipp W, Haina D, Justen V, Waidelich W (1981) Erfahrungen mit dem Argonlaser. Akt. Dermatol, 7: 106–114

Lasertherapie beim Naevus flammeus und Angiomen im Kopf-Hals-Bereich

W. Seipp, D. Haina, V. Seipp und W. Waidelich

Die Anwendung von Laserstrahlen in unserem Fachgebiet geht auf den amerikanischen Dermatologen L. Goldman zurück. Schon 7 Jahre nachdem die Erzeugung von Laserstrahlen gelungen war (1960), prophezeite Goldman in seinem Buch „Biomedical aspects of the laser", daß diese technologische Neuerung bald auch in den verschiedensten Bereichen der Medizin nützliche Verwendung finden würde. Dieser Fall ist seit Mitte der 70er Jahre in steigendem Maß eingetreten. In der BRD war es vor allem der Münchner Physiker Waidelich (vorher Darmstadt), der durch zahlreiche Initiativen dafür gesorgt hat, daß die Entwicklung nicht an unserem Lande vorbeiging. Ihm ist es zu danken, daß in etlichen Fachbereichen der Medizin Studien mit Laserstrahlen in Gang kamen. Inzwischen (1981) hat sich die „Deutsche Gesellschaft für Lasermedizin e. V." etabliert. Prof. W. ist der Initiator des „Darmstädter Laserteams"; Nach seinem Weggang nach München nahm er die Zusammenarbeit mit Braun-Falco auf, an dessen Klinik inzwischen die Studien über die Verwendbarkeit von Laserstrahlen in der Dermatologie energisch vorangetrieben wurden.

Eine besondere Bedeutung hat der *Argonlaser* für die Behandlung großflächiger Gefäßmißbildungen im Gesicht gewonnen, die unter der Bezeichnung Naevus flammeus, Feuermal, Naevus teleangiectaticus lateralis, Portwine stain bekannt sind. Hierüber soll entsprechend dem Rahmenthema dieser Tagung vorwiegend berichtet werden.

Feuermäler lassen sich, wie man sich denken kann, auch mit dem Argonlaser nicht spurlos beseitigen. Wenn aber die Behandlungsergebnisse an den Resultaten gemessen werden, die mit früheren Methoden erzielt wurden, so ergibt sich ein deutlicher Fortschritt. Was haben wir in früheren Jahren therapeutisch gemacht? Röntgenstrahlen, Radiumauflagen, Grenzstrahlen, Thorium-X-Präparationen, CO_2-Schnee usw. Die Behandlungsergebnisse waren so unbefriedigend, daß viele Dermatologen eine passiv-resignative Position einnahmen und den Patienten von jeglicher Therapie abrieten. Es blieb immer noch die Möglichkeit der Camouflage mit wasserfestem Make up (Covermark), die besonders von vielen weiblichen Patienten mit peinlicher Konsequenz genutzt wurde.

Der Argonlaser hat nun das Spektrum der Möglichkeiten neu belebt. Die Wirkung beruht auf der Umwandlung von Licht- in Wärmeenergie im roten Blutfarbstoff, wodurch eine Koagulation der Gefäße, aus denen sich der Naevus flammeus zusammensetzt, erzielt wird; dieser physikalische Vorgang führt zur Aufhellung des Gefäßmals.

Auf Grund der Argonlasertherapie sind wir in den letzten Jahren mit sehr vielen Feuermalpatienten in Kontakt gekommen. Diese Begegnungen machten uns bewußt, daß der Leidensdruck der Betroffenen in den meisten Fällen enorm ist. Die Fachklinik „Hornheide" unter der Leitung von Ehring hat auf die starke psychische Belastung schon vor Jahren hingewiesen und zählt die Träger von Feuermälern zu den Gesichtsversehrten. Die Haut des menschlichen Antlitzes ist unzweifelhaft das für die persönliche Individualität wichtigste soziale Kontaktorgan. Entstellende Auffälligkeiten in diesem Bereich bedeuten für die Betroffenen im gesellschaftlichen und beruflichen Leben eine schwere Benachteiligung. Ein Feuermal im Gesicht kann auch nicht in allen Lebenslagen durch eine Schminke und schon gar nicht hinter Kleidungsstücken versteckt werden. Nach unserer Erfahrung greifen die Patienten dankbar nach jeder aussichtsreichen Behandlungsmöglichkeit, selbst wenn ihnen nur eine graduelle Verbesserung ihres Stigmas in Aussicht gestellt werden kann. Wie groß für die Betroffenen die Belastung ist, geht auch aus der unbeirrbaren Geduld hervor, mit der sie lange Anreisen und überhaupt die Langwierigkeit der Behandlung auf sich nehmen. Selbst Menschen über 50, bei denen man vielleicht eine Gewöhnung an ihren Makel vermuten würde, sind unter unseren Patienten. Die Behandlung eines Naevus flammeus im Gesicht-Hals-Bereich ist nicht aus medizinischen, sondern aus psycho-sozialen Gründen angezeigt. Dies wird auch von den Krankenkassen anerkannt; jedenfalls haben wir es bis jetzt nicht erlebt, daß ein Versicherungsträger die Behandlungskosten abgelehnt hätte.

Die praktische Durchführung der Argonlasertherapie ist nicht schwierig und verhältnismäßig leicht zu erlernen. Der Strahl wird durch einen flexiblen Lichtleiter geführt und kann mit einem griffelartigen Handstück auf die Hautläsion gelenkt werden. Bestimmte Parameter wie Strahldurchmesser, Impulsdauer, Leistungsdichte, Dosis usw. sind zu beachten. Diese Details sind an anderer Stelle, auch von unserem Team, ausführlich beschrieben worden. Ernsthafte Interessenten haben aber sicher einen Gewinn, wenn sie bei erfahrenen Lasertherapeuten für 1–2 Tage hospitieren.

Bei der Behandlung sind wegen der Augengefährdung bestimmte Vorschriften einzuhalten. Patient und Therapeut müssen eine spezielle Schutzbrille tragen; reflektierende Flächen sollten im Laserraum vermieden sein; an den Türen sind besondere Hinweisschilder und Warnlampen vorgeschrieben.

Hinsichtlich der Strahlenapplikation konkurrieren die Punkt-an-Punkt-Methode und das Zebrastreifenmuster miteinander. Welche Art im Einzelfall geeignet ist, wird zu Beginn durch Probefelder ermittelt. Die Zebrastreifenmethode scheint bezüglich der Gesamtbehandlungszeit gewisse Vorteile zu bieten, worauf auch schon amerikanische Autoren (Apfelberg) hingewiesen haben.

Eine Lokalanaesthesie wird von uns nur dann angewendet, wenn der Patient die nadelstichartigen Schmerzen nicht aushalten kann. Nach unserem Eindruck ist der Strahlungseffekt intensiver, wenn keine Lokalanaesthesie vorgenommen wird. Der Unterschied dürfte aber nicht wesentlich sein.

Problemzonen sind Oberlippe, Kinn und die prä-auriculären Areale; hier hat man oft lange mit Restherden zu kämpfen. An der Oberlippe mußten wir in einem Fall hypertrophische Narben hinnehmen. Wir haben uns daher angewöhnt, in diesen Zonen die Applikationspunkte etwas weiter auseinander zu setzen und die Lokalanaesthesie, also eine Traumatisierung des Gewebes durch Nadelstiche, möglichst zu vermeiden.

Die Behandlung von Feuermälern erfordert auch vom Therapeuten viel Zeit, Ruhe und Geduld. Für ein handflächengroßes Areal sind schätzungsweise 15 Termine, die sich über einen Zeitraum von etwa 2 Jahren verteilen, zu veranschlagen. In der Anfangsphase bestellen wir die Patienten mit ca. 6wöchigem Abstand. In der späteren Behandlungsphase werden die zeitlichen Zwischenräume auf mehrere Monate verlängert, nämlich dann, wenn Einzelgefäße nicht mehr sichtbar sind. Auf keinen Fall darf, was die Zeitplanung anbelangt, zu forsch vorgegangen werden.

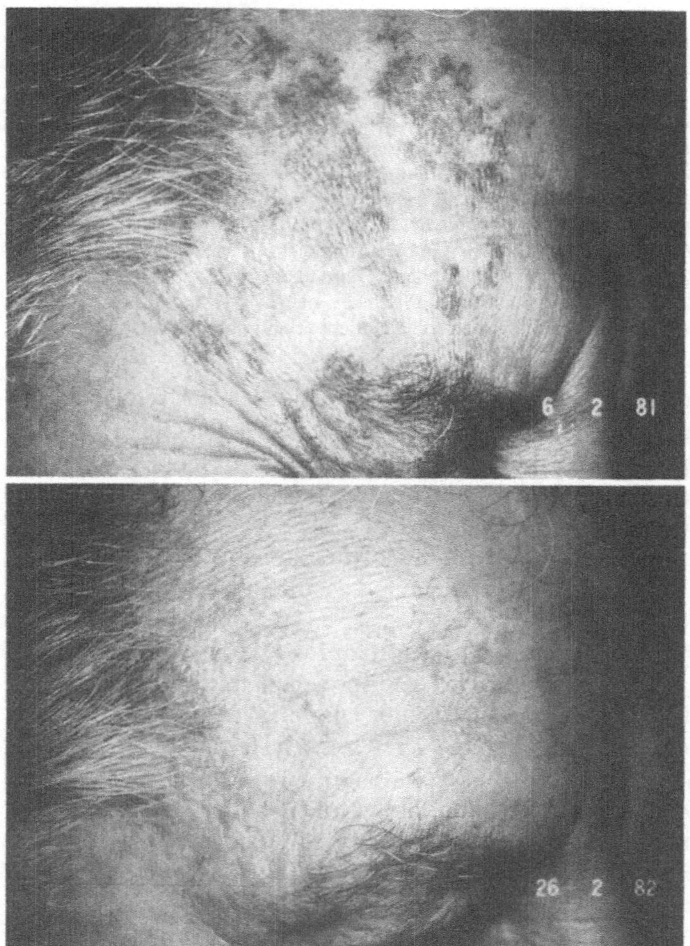

Abb. 1 (oben). Naevus teleangiectaticus lateralis vor Behandlung

Abb. 2 (unten). Derselbe Fall nach 5 Argonlaser-Anwendungen

Der Vollständigkeit halber ist darauf hinzuweisen, daß im Gesichts- und Halsbereich nicht nur Feuermäler eine Indikation für den Argonlaser darstellen. Auch andere Läsionen, speziell solche mit Gefäßreichtum, sind ein dankbares Anwendungsgebiet, zum Beispiel Spider-Naevi, Teleangiektasien, Lippenangiome, Morbus Osler, Adenoma sebaceum.

Bei einer Tagung von operativ tätigen Dermatologen darf der Hinweis nicht fehlen, daß Feuermäler auch plastisch operiert werden können. Die Ergebnisse sind sehr unterschiedlich. Neben häßlichen, geradezu grotesken Operationsresultaten haben wir auch exzellente Erfolge gesehen. Bei diesem Spezialgebiet der plastischen Chirurgie ist zweifellos eine ganz besondere Erfahrung vonnöten. Ein Fachmann, der sich mit der operativen Behandlung von Gefäßmälern in größerem Umfang beschäftigt, ist der Schweizer Chirurg L.Clodius aus Zürich, mit dem wir zusammenarbeiten. Man kann nämlich größere Flächen plastisch-chirurgisch versorgen und die oft bizarren oder in punktförmige Areale aufgelösten Randbezirke, die operativ schwer zu erreichen sind, mit dem Argonlaser nachbessern. Wir halten für möglich, daß sich bei vielen Fällen dieses kombinierte Vorgehen als die Methode der Wahl erweisen wird.

Die Zahl der Feuermalpatienten ist beträchtlich. Da der Argonlaser als therapeutisches Angebot von den Betroffenen dankbar angenommen wird, wäre eine Vermehrung von Behandlungszentren aus unserer Sicht wünschenswert. Vor allem im norddeutschen Raum sollte vielleicht eine Möglichkeit geschaffen werden, damit beispielsweise Patienten aus der Gegend von Lübeck nicht bis nach Darmstadt reisen müssen.

Abschließend soll der Ordnung halber darauf hingewiesen werden, daß die Argonlasertherapie nicht zu den einträglichen ärztlichen Leistungen gehört. Es gibt bis jetzt keine adaequate Ziffer in der Gebührenordnung. Wenn man den hohen Anschaffungspreis des Gerätes, das limitierte Spektrum der Indikationen und den großen Zeitaufwand pro Fall berücksichtigt, so bestehen für die gesamte Investition an Geld und Zeit nur geringe Amortisationschancen. Es gibt auch keine spektakulären Soforterfolge. Trotz dieser Nachteile möchten wir die Lasertherapie in unserem Leistungskatalog nicht mehr missen, denn man kann in sehr vielen Fällen den Leidensdruck lindern, der bei Feuermalpatienten, wie bei allen Stigmatisierten, beträchtlich ist.

Literatur

1. Apfelberg DB, Flores JT, Maser MR, und Lash H (1983) Analysis of Complications of Argon Laser Treatment for Port Wine Hemangiomas With Reference to Striped Technique. Lasers in Surg. and Med. 2 357–371
2. Cosman B (1980) Clinical Experience in the Laser Therapy of Port Wine Stains. Lasers in Surgery and Medicine 1: 133–152
3. Goldman L (1967) Biomedical Aspects of the laser. Springer, Berlin-Heidelberg-New York
4. Landthaler M, Haina D, Waidelich W and Braun-Falco O (1982) Die Behandlung von Naevi flammei mit dem Argonlaser. Dtsch Ärztebl 79 33–35
5. Noe JM, Barsky SH, Geer DE, Rosen S (1980) Port Wine Stains and the Response to Argon Laser Therapy. Successful Treatment and the Predictive Role of Color, Age, and Biopsy. Plastic and Reconstructive Surgery 2 130–136
6. Seipp W, Haina D, Justen V, Waidelich W (1978) Laserstrahlen in der Dermatologie. Dtsch. Dermatol. 26: 557–575
7. Seipp W, Haina D, Justen V, Waidelich W (1981) Erfahrungen mit dem Argonlaser, Akt Dermatol 7 106–114

Der Neodym-YAG-Laser in der Therapie von Tumoren des Kopf-Hals-Bereiches

F. A. Bahmer, D. E. Tang und H. H. Alzin

Beim Nd-YAG-Laser handelt es sich um einen Festkörperlaser, der kohärentes Licht im nahen Infrarot mit einer Wellenlänge von 1064 nm emittiert [2, 4]. Da bei dieser Wellenlänge die Absorption der Strahlung im Gewebe gering ist, kommt es zur ausgeprägten Streuung. Die daraus resultierende Erwärmung mit nachfolgender Gewebedestruktion ist ausgesprochen homogen. Da sich Licht dieser Wellenlänge relativ verlustarm mittels eines flexiblen Lichtleiters übertragen läßt und seit geraumer Zeit sehr leistungsfähige Laser dieses Types zur Verfügung stehen, ist die Behandlung auch größerer Hauttumoren technisch ohne weiteres möglich [1, 3, 5, 6].

Wir verwenden den Nd-YAG-Laser „medilas" der Firma Messerschmitt-Bölkow-Blohm (München). Das Gerät ist in der Urologischen Klinik installiert, wo die räumlichen und technischen Voraussetzungen für den Betrieb eines solch leistungsfähigen Lasers gegeben sind. Die Ausgangsleistung ist in einem Bereich von etwa 5 bis 80 W stufenlos regelbar. Der flexible Lichtleiter mit Frontlinse läßt sich leicht führen und gestattet eine Fokussierung des Strahles und damit zusätzlich zu der Leistungsregelung eine Einflußnahme auf die Gewebewirkung. Ein leistungsschwacher Helium-Neon-Laser dient als Pilotlicht, da der Nd-YAG-Laser im infraroten Bereich arbeitet.

Von den bisher insgesamt behandelten 54 Patienten mit Tumoren der Haut lag bei 21 eine Lokalisation am Kopf oder Hals vor. Allerdings setzen wir den Laser praktisch ausschließlich bei Tumoren ein, bei denen ein ausgedehnter operativer Eingriff notwendig gewesen wäre und/oder dann, wenn eine dermatologische Strahlentherapie wegen der Größe des Tumors nicht in Betracht kam.

Wie aus Tabelle 1 hervorgeht, behandelten wir bislang 14 Basaliome im Kopf-Halsbereich, vorwiegend bei älteren Menschen. Teilweise handelte es sich um Rezidivtumoren. In Lokalanästhesie wurden, je nach Dicke und Ausdehnung des Tumors, zwischen 700 und 3000 J appliziert bei einer Impulsleistung zwischen 20 und 40 W. Die Pulsdauer betrug im allgemeinen 3 s. In der Nachbeobachtungszeit, die bisher maximal ein Jahr beträgt, trat bislang kein Rezidiv auf (Abb. 1).

Tabelle 1. Mittels Nd-YAG-Laser behandelte Tumoren des Kopf-Hals-Bereiches. (Homburg 1982–1983)

	Männer	Frauen	Mä + Fr	Ø Alter
Plattenepithel-Karzinom	1	4	5	85,6
Morbus Bowen		1	1	
Basaliom	11	3	14	73,8
Karzinom-Metastase	1		1	
	13	8	21	77,4

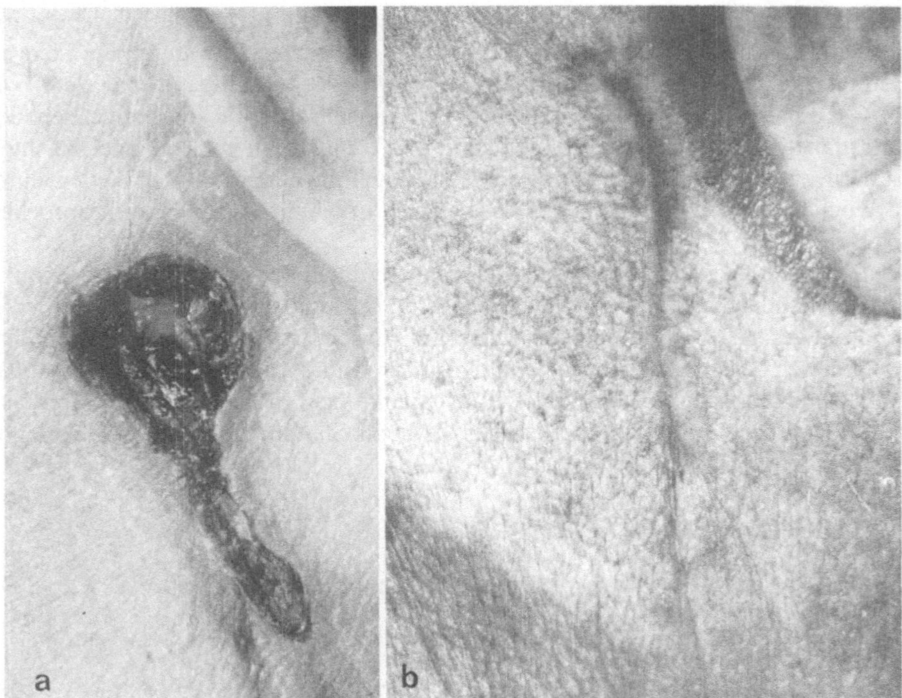

Abb.1. a Großes, exulceriertes Basaliom retroauriculär rechts bei 71jährigem Patienten vor Behandlung. **b** Gleicher Patient, Zustand 3 Monate nach Behandlung mit dem Neodym-YAG-Laser

Bisher wurden 5 Patienten mit relativ großen Plattenepithel-Karzinomen im Kopfbereich behandelt. Bei diesen Patienten handelte es sich um hochbetagte Menschen mit einem Durchschnittsalter von über 85 Jahren (Tabelle 1). Auch die Plattenepithel-Karzinome wurden mit einer Ausgangsleistung von 30 bis 40 W und einer Pulsdauer von 3 s bestrahlt, wobei ingesamt, je nach Größe des Tumors, zwischen 1500 und 4500 J appliziert wurden. Auch bei diesen Patienten trat bislang kein Rezidiv auf, allerdings beträgt die Nachbeobachtungszeit auch hier maximal ein Jahr. Desweiteren wurde ein Morbus Bowen an der Schläfe sowie die Metastase eines Schilddrüsen-Karzinoms auf dem behaarten Kopf behandelt. Bei allen Patienten heilten die bestrahlten Stellen nach Abstoßung der Nekrose innerhalb weniger Wochen ab. Andere Komplikationen, auch von Seiten der Lokalanästhesie, traten bislang nicht auf.

Der Neodym-YAG-Laser eignet sich aufgrund seiner homogenen Koagulationswirkung auf menschliches Gewebe und der Verfügbarkeit leistungsfähiger Geräte besonders gut zur Therapie benigner, maligner und semimaligner Tumoren der Haut. Hierbei konkurriert er mit etablierten Verfahren wie Chirurgie, Kryo- und Röntgentherapie.

Bei dem in unserer Klinik bisher mit diesem Verfahren therapierten Patientenkollektiv mit malignen und semimalignen Tumoren im Kopf-Hals-Bereich handelte es sich ausschließlich um hochbetagte Patienten mit größeren Tumoren, bei denen ein operativer Eingriff ein erhebliches Risiko dargestellt hätte oder bei denen eine dermatologische Strahlentherapie wegen ihrer begrenzten Tiefenwirkung nicht in Betracht gekommen wäre. Ausgesprochene Vorteile der Therapie mit dem Nd-YAG-Laser sind die geringe Belastung der Patienten und die sehr kurze Behandlungsdauer (etwa zwischen 15 und 25 min pro Tumor). Ein geringfügiger Nachteil ist darin zu sehen, daß bis zur vollständigen Abheilung der bestrahlten Stelle mehrere Wochen vergehen können. Das kosmetische Ergebnis ist jedoch ausgesprochen gut [1].

Da leistungsfähige Laser dieses Typs relativ teuer sind und ihre Verwendung entsprechende Installationen voraussetzt, sind der breiten Anwendung noch enge Grenzen gesetzt. Auch die notwendigen Strahlenschutzbestimmungen, die bei Geräten dieser Leistungsklasse zu beachten sind, verhindern eine Anwendung, außer an bestimmten Zentren. Trotz dieser Einschränkungen ist der Nd-YAG-Laser eine echte Bereicherung der therapeutischen Möglichkeiten in der Dermato-Onkologie.

Literatur

1. Bahmer FA, Alzin HH (1983) Erste Erfahrungen mit dem Neodym-YAG-Laser in der Dermatologie. Akt Dermatol 9: 8–10
2. Dinstl K, Fischer PL (Hrsg) (1981) Der Laser. Grundlagen und klinische Anwendung. Springer, Berlin
3. Goldman L, Nath G, Schindler G, Fidler J, Rockwell R Jr (1973) Highpower Neodyme-YAG-Laser Surgery. Acta Dermatovenerol. 53: 45–49
4. Hofstetter A, Frank F (1979) Der Neodym-YAG-Laser in der Urologie. Editiones „Roche", 2. Auflage, Basel
5. Koslow AP, Moskalik KG (1976) Anwendung der Laserstrahlen bei Behandlung von Hautgeschwülsten. Laser + Elektro-Optik 1: 29–31
6. Wagner RI, Kozlow AP, Moskalik KW, Khachaturyan LM, Pertsow OL (1975) Lasertherapy of human benign and malignant neoplasms of the skin Acta Radiol Ther Phys Biol 14: 417–423

III. Spezielle therapeutische Maßnahmen im Kopf-Hals-Bereich

Problematik der optimalen Erstversorgung von Unfallverletzungen im Gesichtsbereich

R. Arbogast

Das Gesicht eines Menschen trägt entscheidend zur Prägung seiner Persönlichkeit bei. Gesichtsverletzungen erfordern daher eine geplante Primärversorgung, damit das bestmögliche Ergebnis erzielt werden kann und keine Entstellung zurückbleibt.

Nach wie vor werden kleinere Gesichtsverletzungen als Bagatelltraumen klassifiziert und die Versorgung der alltäglichen Platz- oder Rißwunde ist in der Regel der erste operative Eingriff des jungen Arztes.

Verletzungen des Gesichtes werden bei Unfällen in allen wesentlichen Bereichen des täglichen Lebens resultieren (häusliche Unfälle, Schulunfälle, Sportunfälle), besonders häufig jedoch sind sie nach Verkehrsunfällen zu beobachten. Von allen Patienten, die bei Verkehrsunfällen verletzt werden, finden sich in 72,1% Verletzungen des Gesichtes und des Schädels (Tabelle 1). An der Chirurgischen Univ. Klinik Würzburg werden jährlich ca. 400 Gesichts- und Schädelwunden aller Art versorgt.

Vor der definitiven Versorgung muß eine möglichst exakte Anamnese über die Entstehung und eine Inspektion der Wunde mit Festlegung der Wundform und ein Ausschluß von Mitverletzungen erfolgen. Die verschiedenen möglichen Wundformen, wie glattrandige Schnittwunden, Lappenwunden, Stichwunden, Riß-, Quetsch-, Platzwunden, Schuß- oder Bißwunden, implizieren eine unterschiedliche Art der Versorgung (Tabelle 1). Von großer Bedeutung für eine Primärheilung der Wunde ist die Feststellung von Willital [7], daß nur 51% aller Wunden keimfrei sind (Tabelle 2). 49% zeigen eine Keimbesiedlung aus Coli, Proteus, Pseudomonas, Staphylokokken, Streptokokken sowie Gasbrand und Tetanuserregern.

Tabelle 1. Übersicht über die verschiedenen Wundformen (Willital)

Wundursache	Richtung der einwirkenden Gewalt	Wundform
1. scharf		
a) schneidend	senkrecht	Schnittwunde
	schräg	Lappenwunde
	schräg-flach	Gewebsdefekt
b) spitz	senkrecht oder schräg	Stichwunde
2. stumpf		
a) quetschend	senkrecht oder schräg	Quetschwunde (Platzwunde)
b) zerreißend	flach oder schräg gegeneinander wirkend	Rißwunde
3. Kombinierte Ursachen	senkrecht oder schräg evtl. tangential	Rißquetschplatzwunde Kratzwunde Bißwunde Schußwunde

Tabelle 2. Primäre Kontamination der Gelegenheitswunden (Willital)

51% aller Wunden sind keimfrei; die primäre Keimbesiedlung von Wunden besteht zu
20% aus Gasbrand/Tetanus,
15% Coli/Proteus/Pseudomonas,
 8% aus Staphylokokken,
 6% aus Streptokokken.

Tabelle 3. Aufgaben der chirurgischen Wundnaht (Gay)

1. Wunde verschließen
2. Temporär Wunde entlasten, bis Narbe ausreichend Festigkeit gibt
3. Große Festigkeit
4. Blutstillung
5. Wundfläche so verkleben, daß keine Hohlräume entstehen

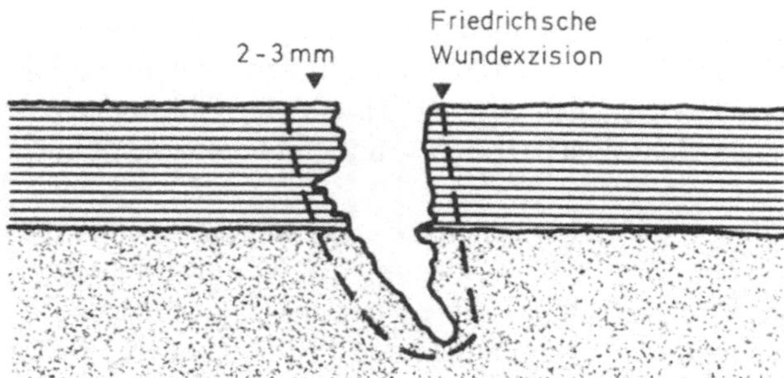

Abb. 1. Prinzip der Friedrich'schen Wundexcision

Aus dieser Tatsache resultiert die Forderung nach einer Beseitigung der Keime durch eine exakte Friedrich'sche Wundexcision und einem frühzeitigem oder besser rechtzeitigem Wundverschluß, um eine Sekundärinfektion zu vermeiden (Abb. 1).

Die Aufgaben der Wundnaht sind klar definiert [1] (Tabelle 3). Die Naht soll die Wunde verschließen, dies muß bei spannungsfreier Adaptation der Wundränder gelingen. Weiterhin muß eine entsprechende Festigkeit gegeben sein, um eine temporäre Entlastung der Wundränder zu erzielen und damit die an der Haut wirksamen beträchtlichen Zug- und Druckkräfte (Druck von innen durch Hämatom und Ödem) auszuschalten. Weitere Aufgaben bestehen in der Blutstillung und in der Verklebung der Wundflächen, so daß keine Hohlräume entstehen.

Für die optimale Primärversorgung von Gesichtsverletzungen sind 2 Faktoren von entscheidender Bedeutung: Das „WANN und das WIE".

Das Timing bereitet in der täglichen Routine keine Schwierigkeiten, da die Wunden sofort chirurgisch versorgt werden können. Sehr viel problematischer sind begleitende Gesichtswunden bei polytraumatisierten Patienten, bei denen lebensbedrohliche Verletzungen im Vordergrund stehen.

Hier hat die Erhaltung vitaler Organfunktionen absoluten Vorrang. Trotzdem sollte innerhalb einer 12-Stundenfrist die definitive Erstversorgung der Gesichtsverletzungen erfolgen. Ist dies aus z.B. personellen Gründen nicht möglich, so sollte niemals unter Zeitdruck eine insuffiziente Wundnaht ausgeführt werden, die zwangsläufig entstellende Narben zur Folge haben muß. In diesen Fällen ist eine optimale Versorgung im Intervall, d.h. am 4.–5.Tag, anzustreben. Zu diesem Zeitpunkt ist das posttraumatische Ödem rückläufig und avitales Gewebe kann exakt identifiziert und excidiert werden.

Über die Technik der optimalen Wundversorgung, also das „WIE", sind die Meinungen offenbar immer noch kontrovers. In der Absicht ein besonders gutes Ergebnis zu erzielen, werden Wunden geklebt oder mit einer intracutanen Naht versorgt. Hieraus resultieren nicht selten eingezogene Narben nach Intracutannaht oder Hämatome nach Verkleben der Wunde. Nachteile der Intracutannaht sind eine schlechtere Adaptation der Wundränder, eine größere Gefahr der Wunddehiszenz, sowie eine mögliche Beeinträchtigung der Durchblutung der Wundränder [1] (Tabelle 4). Abbildung 2 zeigt links die Intracutannaht nach Chassaignac und Halsted, in der Mitte nach Dost und rechts die Modifikation nach Passot. Bei der überwendlichen fortlaufenden Hautnaht, kann eine wellenförmige Verziehung (Abb.3) und bei zu festem Anspannen der durchschlungenen überwendlichen Naht (Abb.4) eine bogige Verziehung resultieren [1].

Nach der heutigen Auffassung sind mit der Donati-Rückstichnaht mit einem monofilen Kunststoffaden in der Stärke 6×0 oder 7×0 die besten kosmetischen Resultate zu erzielen. Das Nahtmaterial sollte am 4.–5.Tag wieder entfernt werden. Im Gegensatz zu der normalen Einzelknopfnaht, bei der sich eine eingezogene, breite Narbe bildet, resultiert bei der Donati-Rückstichnaht eine schmale Narbe im Hautniveau (Abb.5).

Bei einer glatten, sauberen Schnittwunde kann man bei der Sofortversorgung auf die sonst obligate Wundausschneidung verzichten und die primäre Naht im Vertrauen auf die gute Durchblutung direkt ausführen [4]. Dies gilt nicht für die sehr viel häufigeren Riß-, Quetsch- oder Platzwunden, weil hier die Randzacken nekrotisch werden können.

Eine schräge Schnittwunde oder Lappenwunde darf nicht unbegradigt vernäht werden, weil somit später eine Narbeneinziehung entsteht [4]. Schneidet man die Wundränder rechtwinkelig zurecht, so können sich diese nunmehr plan aneinanderlegen und ohne Verziehung verheilen (Abb.6).

Tabelle 4. Unterschiede zwischen Einzel- und fortlaufender Hautnaht (Gay)

	Einzelnaht	fortlaufende Naht
Adaptation der Wundränder	gut; an den Nahtstellen	weniger gut; gleichmäßig
Gefahr der Wunddehiszenz	größere Sicherheit	eher möglich
Reißkraft der Wunde	geringer	größer
Durchblutung der Wundränder	punktförmig reduziert	in ganzer Ausdehnung beeinträchtigt
Fremdkörperreiz	gering	mehr Nahtmaterial versenkt
Zeitaufwand	größer	kleiner
Materialaufwand	hoch	gering

                                                       R. Arbogast

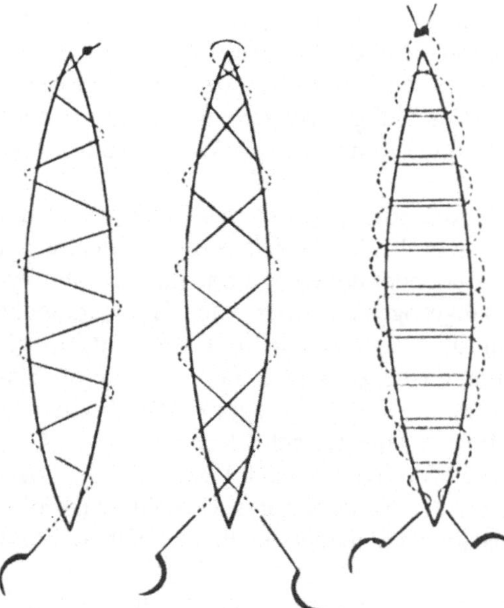

Abb. 2. *Links:* fortlaufende
Intracutannaht nach Chassaignac
und Halsted. *Mitte:* Modifikation
nach Dost. *Rechts:* fortlaufende
Intracutannaht nach Passot

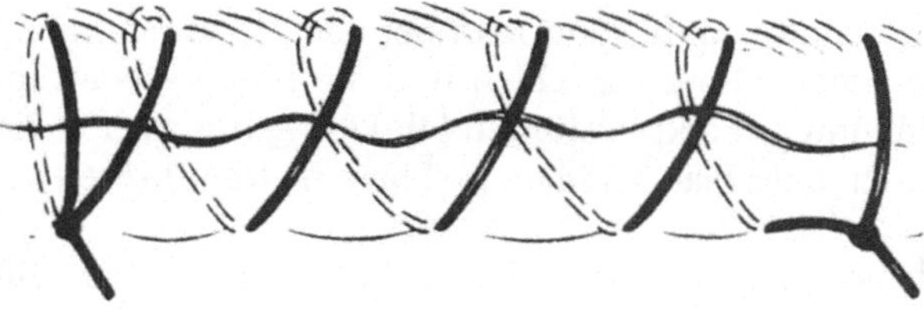

Abb. 3. Wellenförmige Verziehung bei einer überwendlichen fortlaufenden Hautnaht (Gay)

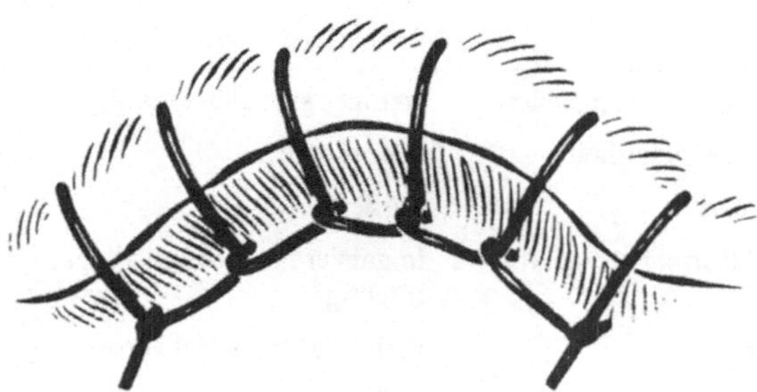

Abb. 4. Bogige Verziehung bei zu festem Anspannen der durchschlungenen, überwendlich fortlaufenden Naht (Gay)

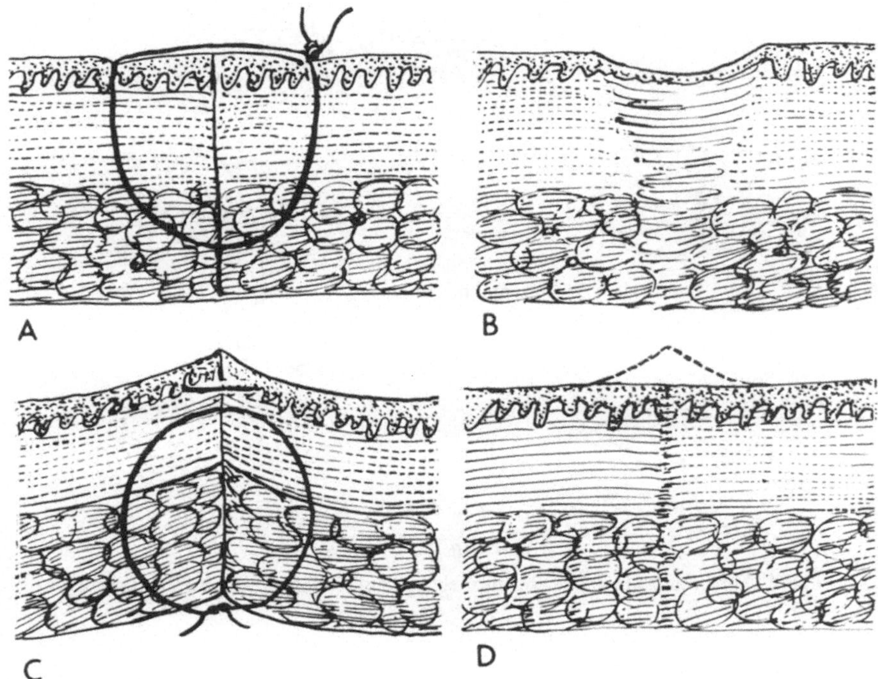

Abb. 5 A–D. Einfache Wundnaht mit resultierender eingezogener Narbe (**A, B**) optimales Ergebnis nach Donati-Rückstichnaht (**C, D**) (Georgiade)

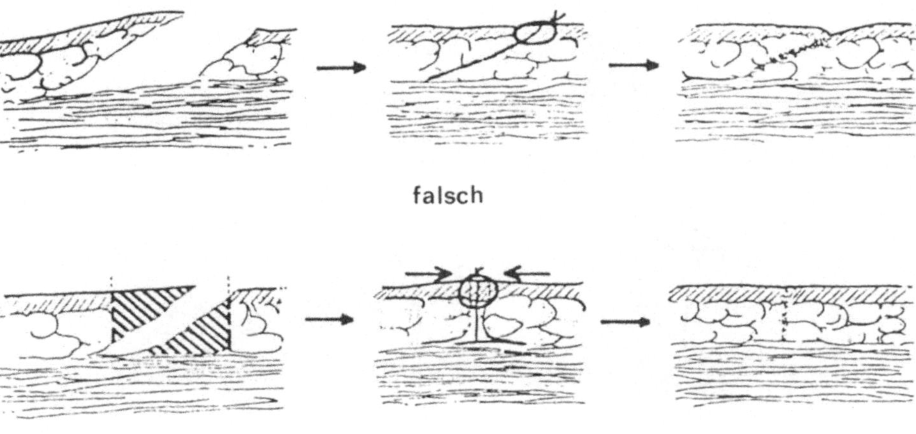

Abb. 6. Versorgung einer schrägen Schnittwunde im Gesicht in Anlehnung an Curtin (Schink)

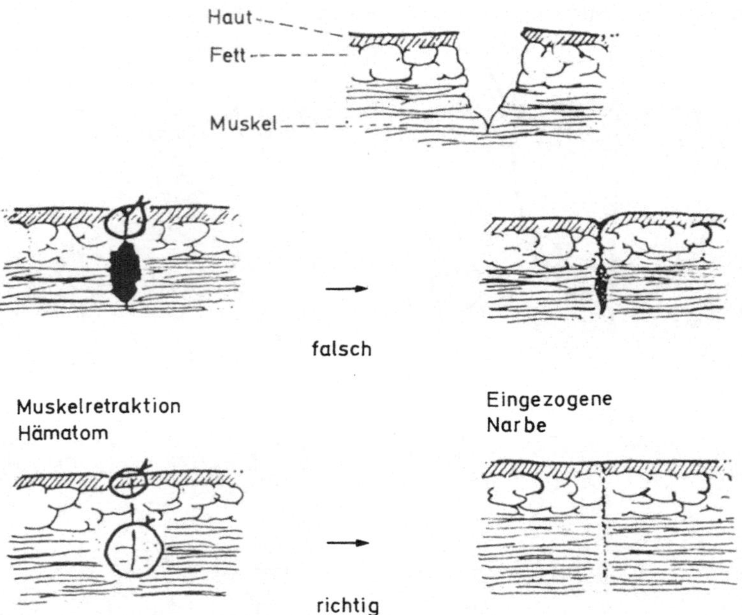

Abb. 7. Versorgung einer Gesichtsmuskelverletzung in Anlehnung an Curtin (Schink)

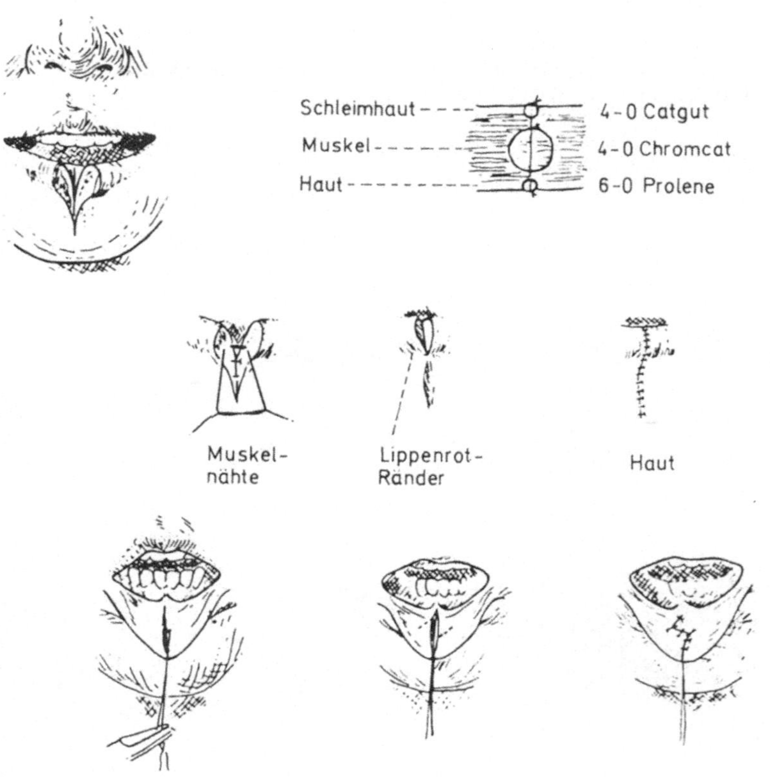

Abb. 8. Versorgung einer tiefen Lippenverletzung in Anlehnung an Curtin (Schink)

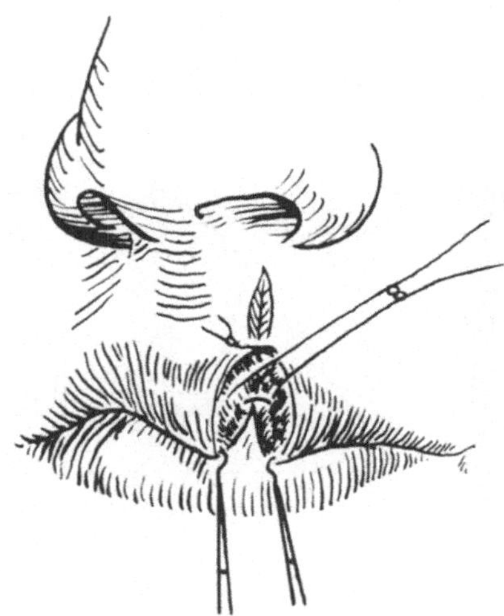

Abb. 9. Wiederherstellung einer vertikalen
Verletzung des Lippenrotes (Georgiade)

Tiefe Wunden sind besonders sorgfältig zu inspizieren, damit verletzte tiefer gelegene Strukturen erkannt und primär versorgt werden können. Ein durchtrennter Muskel wird mit einem absorbierbaren Nahtmaterial wieder vereinigt. Unterbleibt die Muskelnaht, so retrahieren sich die Muskelenden und der Defekt wird von einem Hämatom ausgefüllt. Nach Organisation des Hämatoms kommt es zur Einziehung der Narbe (Abb. 7).

Bei einer durchgehenden oder perforierenden Lippen- oder Wangenverletzung müssen die Schichten einzeln versorgt werden. Für die Schleimhaut- und Muskelnaht wird ein absorbierbares Nahtmaterial von geringer Stärke verwendet [4]. Auf eine stufenlose Vereinigung der Lippenrotränder ist dabei besonders zu achten. Damit die spätere Schleimhautnarbe keine Verziehung bewirken kann, sollte an die Möglichkeit einer primären Z-Plastik gedacht werden (Abb. 8, 9).

Liegt bei einem Patienten eine die Augenbraue durchkreuzende Wunde vor, so hüte man sich davor, aus Furcht vor einer möglichen Kontamination der Wunde durch die Haare, die Augenbrauen zu rasieren. Die Augenbrauenränder bieten gute Orientierungspunkte für eine korrekte Vereinigung der Wundränder.

Besonders zu erwähnen sind die Sekuritglasverletzungen im Gesicht, die zwar seit Einführung der Gurtpflicht seltener geworden sind, aber bedauerlicherweise immer noch zu häufig beobachtet werden [6]. Bei einer Karambolage schon bei niederer Geschwindigkeit wird der Fahrer oder Beifahrer in einem Winkel von 45° nach vorn und aufwärts geschleudert. Dabei schlägt der Kopf auf den oberen Teil der Windschutzscheibe und schwingt in einer bogenförmigen Linie weiter abwärts. Bei dem Zerbrechen des Glases werden Verletzungen des Gesichtes verursacht, die beim Zurückfallen des Körpers noch verstärkt werden (Abb. 10).

Die Verletzungen manifestieren sich vorwiegend an der Stirn, Nase, Oberlippe und Kinnregion. Die typische Glassplitterverletzung ist die tangentiale intradermale Schnittverletzung mit Fremdkörpereinsprengung. Es werden gestielte Dermo-Epidermisläppchen gebildet, die als freies Transplantat behandelt werden müssen und auf keinen Fall entfernt werden dürfen. Bei der Versorgung dieser Verletzungen ist strengsten darauf zu achten, daß sämtliche eingesprengte Glassplitter ent-

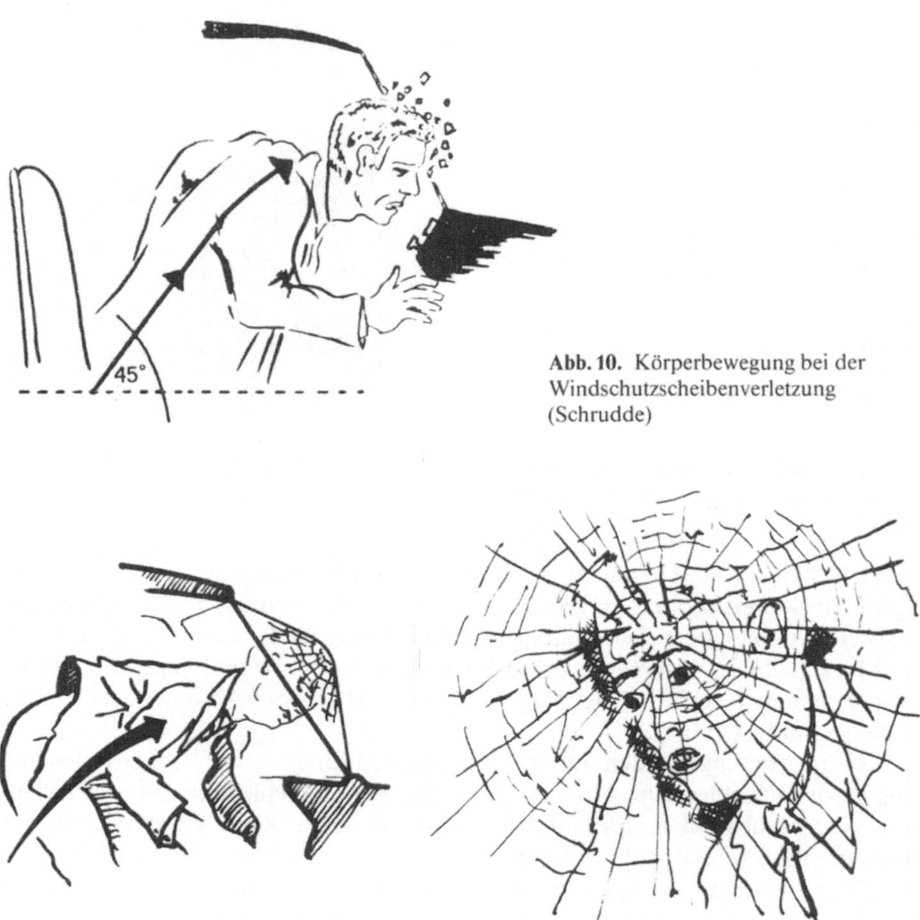

Abb. 10. Körperbewegung bei der Windschutzscheibenverletzung (Schrudde)

Abb. 11. Mechanismus der typischen Sekuritglasverletzung im Gesichtsbereich (Schultz)

fernt werden, da sonst kosmetisch entstellende Folgen unvermeidlich sind [6] (Abb. 11).

Die Versorgung von Bißverletzungen wird kontrovers diskutiert. Riß- oder schnittförmige Bißwunden dürfen nach sorgfältiger Reinigung nach den üblichen Grundregeln versorgt werden.

Dies fordert jedoch wegen der großen Gefahr einer Wundinfektion eine stationäre Behandlung unter Antibiotikaschutz sowie eine mehrfache tägliche Wundinspektion. Bei stichförmigen Bißverletzungen ist eine Primärversorgung nicht erforderlich, da das kosmetische Ergebnis trotz konservativer Behandlung meist ausgezeichnet ist. Einen nicht zu unterschätzenden Wert für ein optimales Ergebnis bei Gesichtsverletzungen aller Art hat das „Kapistrum", ein dreidimensionaler Kopfverband. Durch ihn werden das posttraumatische Ödem sowie Deformitäten verhindert, und damit eine bessere Heilung erzielt.

Die Anaesthesie bei Verletzungen im Gesichtsbereich sollte nur in Ausnahmefällen eine Allgemeinnarkose sein. Die Lokal- oder Leitungsanaesthesie bietet neben der Analgesie ein blutarmes Operationsfeld durch Vasokonstriktorenzusatz. Ungeeignet sind die lokalen und regionalen Anaesthesien bei verängstigten Patienten und für langdauernde und komplizierte Eingriffe.

Literatur

1. Gay B (1976) Die Versorgung der Gelegenheitswunden. Chirurg 644
2. Georgiade MG (1977) The clinical management of facial injuries and fractures of the facial bones. In: Reconstructive Plastic Surgery. Hrsg. R.O.Dingman and J.M.Converse Bd 2. W.B.Saunders Company, Philadelphia
3. Grabb WC (1979) Basic Techniques of Plastic Surgery. In: Plastic Surgery Ed. WC Grabb and JW Smith. Little, Brown and Company Boston
4. Schink W (1973) Die Versorgung des verletzten Gesichtes im allgemeinen Krankenhaus. Langenbecks Arch Chir 334: 407
5. Schrudde J (1973) Sekuritglasverletzungen im Gesicht. Langenbecks Arch Chir 334: 421
6. Schultz RC (1979) Soft Tissue Injuries of the Face. In: Plastic Surgery Ed. WC Grabb u. JW Smith. Little Brown and Company, Boston
7. Willital GH (1982) Definitive chirurgische Erstversorgung. 4.Auflage, Urban u. Schwarzenberg, München Wien Baltimore

Verbrennungen der Kopf-Hals-Region – Aktuelles Therapiekonzept

E. Diem

Die Kopf-Halsregion als Träger der wichtigsten Sinnesorgane, speziell des Gesichtes als individuelles kommunikatives Merkmal zur Umwelt, nimmt in der Traumatologie naturgemäß eine Sonderstellung ein. In den folgenden Ausführungen will ich mich auf die Besprechung der lokalen, regional bezogenen, thermischen Schädigung beschränken. Obwohl Kopf, Hals und Nacken beim Erwachsenen nur etwa 10% der Gesamtkörperoberfläche einnehmen, muß jede Gesichtsverbrennung oder Verbrühung – mit Ausnahme umschriebener ersten bis zweiten Grades – als klinisch ernste Schädigung, die die Krankenhausaufnahme notwendig macht, angesehen werden. Die Kriterien zur Beurteilung der Verbrennungstiefe werden als bekannt vorausgesetzt. Bei 25% der Patienten mit ausgedehnten Körperverbrennungen kommt es auch zu einer Beteiligung des Kopfes. Ätiologisch stehen im Kindesalter Verbrühungen mit heißen Flüssigkeiten, beim Erwachsenen Explosionsverletzungen, Stichflammen oder Lichtbogenverbrennungen im Vordergrund. Beim alten Menschen sind es bevorzugt Flammen- und Kontaktverbrennungen.

In den ersten Stunden nach dem thermischen Trauma – der Akutphase – stellt sich hauptsächlich das Problem der zur Ausdehnung der Verbrennung disproportional starken Ödembildung. Vor allem bei zwei- bis oberflächlich drittgradigen Verbrennungen kommt es infolge der ausgeprägten Vaskularisation und dem lockeren Unterhautgewebe zu einer beträchtlichen Anschwellung des Gesichtes, die bis zur Unkenntlichkeit führen kann. Andererseits droht bei drittgradigen Verbrennungen durch die Starrheit der Nekrosen, die eine Ödembildung nach außen verhindern, die Ödemformation im Bereich der buccalen Mucosa, dem Mund und der Rachenregion. Im Extremfall wird dadurch Schlucken und Abhusten unmöglich, Ersticken durch akutes Larynxödem oder Aspirationspneumonie drohen. Bei Explosionsverletzungen, beim Einatmen heißer Gase oder von Wasserdampf, bei Verbrennungen in geschlossenen Räumen, muß immer auch mit einem zusätzlichen Inhalationstrauma, daß zum „adult respiratory distress syndrome" führen kann, gerechnet werden. Klinische Hinweise sind versengte Haare am Naseneingang, Rauch- oder Schmauchpartikel im Mund oder Rachen sowie rußig tingiertes Sputum. Die Stadien derartiger Inhalationstraumen reichen von der akuten Phase der ersten 3 bis 8 h mit minimalen Zeichen von Bronchospasmus oder alveolärer Schädigung oder beiden, über ein zweites Stadium, das sich in den nächsten 48 h als Ödem der oberen Luftwege oder der unteren im Sinne eines Pulmonalödems äußert und schließlich einer dritten Phase ab dem dritten Tag nach dem schädigenden Ereignis, wo der Tod durch Pneumonie, meist durch Gram-negative Keime hervorgerufen, eintreten kann. Kontinuierliche Beobachtung der Patienten, Blutgasanalysen, fiberoptische Bronchoskopie, Xenon 133-Scan sowie Messung der Lungenfunktion sind für die weitere Diagnostik und Prognose entscheidend.

Die Therapie in der Akutphase erfordert also in logischer Folge nach orientierender Diagnostik über das Ausmaß der thermischen Schädigung und eventueller Zweitverletzungen, wie Frakturen, Schnittwunden, Blutungen usw., folgende Maßnahmen:

1. Sorge für freie Atemwege! Die rechtzeitige nasale Intubation ist ein in jedem Falle einer Nottracheotomie am Krankenbett vorzuziehendes Verfahren. Die Kooperation des Patienten ist nach Schilderung der Notwendigkeit des Eingriffes meist problemlos, der Tubus wird gut toleriert.

2. „Verbrennungsschockprophylaxe" falls notwendig (Infusion). Bei isolierten Kopfverbrennungen handhaben wir die Flüssigkeitszufuhr eher restriktiv.
3. Zur Prophylaxe eines Hirnödems Dexamethason parenteral wie beim Schädeltraumatisierten (initial 2–5 Ampullen, dann 6stündlich 1 Ampulle Fortecortin 4 mg intravenös).
4. Hochlagerung von Kopf und Oberkörper (dadurch erniedrigter Venendruck).
5. Eventuell nasogastrale Sonde (zur Dekompression des gastroduodenalen Abschnittes).
6. Luftbefeuchtung durch Ultraschallvernebler.
7. Lückenlose Beobachtung des Patienten in der Phase der maximalen Ödembildung (6 bis 24 h nach dem Trauma), da es zu einer akuten Verlegung der Luftwege kommen kann.
8. Augenkontrolle vor Ödembildung, entfernen von Kontaktlinsen (diese sind die häufigsten Fremdkörper), bzw. bei inkomplettem Lidschluß Schutz der Cornea mit weicher Kontaktlinse.
9. Escharotomie bei zircumferenziellen Hals-Nackenverbrennungen dritten Grades.
10. Bei Verbrennungen der Ohrmuscheln Chondritis-Prophylaxe.
11. Psychische Führung des Patienten, Aufklärung der Angehörigen über den entstellenden, aber vorübergehenden Charakter der Ödembildung.

Die Lokaltherapie von Gesichtsverbrennungen hat ebenfalls einige Besonderheiten: die initiale Beurteilung der Verbrennungstiefe ist selbst für den Erfahrenen schwierig. Mit Ausnahme der Haut von Lidern und Ohren ist die Gesichtshaut relativ dick, dies und die vielen Haarfollikel der Bartregion machen daher tiefe drittgradige Verbrennungen eher selten. Aus diesem Grunde verbietet sich in dieser Region

Tabelle 1. Chirurgische Maßnahmen bei Gesichtsverbrennungen

Akutphase
Tracheotomie
Escharotomie
Bürsten von Schmutz- und Pulvereinsprengungen
Versorgung von Augenverletzungen, Schnittwunden und Frakturen
Passagere Chondrektomie (Ohrknorpel) mit „banking"

Postcombustionelle Frühphase (2. Woche–3. Monat)
Transplantation aller nicht abgeheilten Verbrennungswunden
Korrektur von Ektropia (Lider, Lippen)
Chondrektomie (Chondritis)
Narbenkorrekturen am Hals

Rekonstruktive Spätphase
Serienexcisionen
Z- und W-Plastiken
Freie Transplantate
Lokale Lappenplastiken
Rundstiellappen
Mikrovaskuläre, freie „composite grafts"

auch die sonst übliche Frühexcision anscheinend drittgradiger Verbrennungen. Flammenverbrennungen neigen ebenso wie Verbrühungen der Gesichtsregion zu starker Exsudation.

Nach vorsichtigem Debridement und Reinigung, verbunden mit der Entfernung versengter Haare, behandeln wir alle thermischen Gesichtsschäden in den ersten 24 h offen. Lokal wird stündlich ein Steroid-Schaum appliziert. Intakte Blasen werden nur abpunktiert, ansonsten als biologischer Verband belassen. In der Folgephase, wegen der Krustenbildung und Austrocknung, die zu einer weiteren Schädigung primär intakter Hautanteile in der Tiefe, ähnlich wie bei infizierten Verbrennungen auch, führt, werden kurzfristig zu wechselnde Feuchtverbände mit einem Antiseptikum bzw. biologische Wundabdeckung angewandt. Die tägliche sorgfältige Reinigung der Verbrennungswunde von Debris und Krusten – die sehr schmerzhaft sein kann – ist in der Folge notwendig. Die Lippen werden mit Glycerin oder Bepanthen-Salbe versorgt, selbstverständlich ist auch Mundpflege notwendig. Bei Explosionsverletzungen mit Beteiligung der vorderen Augenabschnitte wird notfallmäßig mit physiologischer Kochsalzlösung gespült. Fremdkörper sollen entfernt und das Auge mit einer antibiotischen Augensalbe versorgt werden. Cortisonsalben sind kontraindiziert. Zur Prophylaxe der Chondritis der verbrannten Ohren soll neben sorgfältiger Vermeidung von Druck lokal antibiotisch behandelt werden. Da die Epithelialisierung bei Nekrosen und Krustenbildung nur äußerst langsam aus der Tiefe her einsetzt, beschleunigen wir die Nekrolyse etwa ab dem dritten bis vierten Tag durch zweimal tägliche Applikation von Kollagenase-Salbe (Iruxolum) in Form von Feuchtverbänden.

Zu beachten ist, daß in der Phase der Granulationsgewebsbildung die notwendigen Verbandwechsel äußerst schmerzhaft sein können (Analgo-Sedierung notwendig) und leicht zu Blutungen führen. Etwa ab Ende der zweiten postcombustionellen Woche zeigt es sich, ob eine Hauttransplantation notwendig wird. Es sollen alle nicht abgeheilten Areale mit Vollhaut oder mitteldicken Spalthautlappen gedeckt werden. Meshgrafts – mit Ausnahme des behaarten Kopfes – sollten nicht zur Anwendung kommen. Die ästhetischen Einheiten der Gesichtsregionen müssen bei der Operationsplanung beachtet werden. Selten werden bereits zu einem früheren Zeitpunkt plastisch-rekonstruktive Eingriffe, wie zum Beispiel bei starker Schrumpfung im Bereich der Augenlider, notwendig (dicke Vollhauttransplantate mit Überkorrektur). Die Rekonstruktion der Nase oder eventueller Alopezien soll erst nach vollständiger Konsolidierung der Wunden, wenn möglich nicht vor Ablauf eines Jahres, erfolgen. Die freie Lappentransplantation mit mikrovaskulären Anschlüssen ermöglicht heute auch die Rekonstruktion von früher hoffnungslosen Fällen. Während dieser Wartezeit sind neben guter psychischer Führung vor allem die konstante Schienung, Jobst-Druckmasken sowie Ergotherapie für die weitere Prognose entscheidend.

Literatur

1. Diem E, Wittels W, Konrad K (1975) Zur Lokaltherapie ausgedehnter, tiefer Verbrennungen unter Berücksichtigung eigener Erfahrungen. Wien klin Wsch 87: 621
2. Hunt J, Purdue G, Spicer Th (1983) Management of Full-Thickness Burns of the Scalp and Skull. Arch Surg 118: 621
3. Miller T (1979) Burns of the Face. In: Burns. A Team, Approach. Eds.: Artz-Moncrief-Pruitt. WB Saunders Comp, Philadelphia London Toronto

Dermabrasion, eine vielseitige Therapieform

E. Landes

Die Dermabrasion gehört zu den in der Dermato-Chirurgie am häufigsten angewandten Behandlungsmethoden. Sie ist vielseitig und hat bei geschickter Auswahl der zur Verfügung stehenden Instrumente und Kenntnis der geeigneten Dermatosen, eine größere Anwendungsbreite als allgemein angenommen wird. Natürlich ist die Therapie der ausgebrannten Akne eine wesentliche Domäne der Dermabrasion.

Die Methode die heute in Kombination mit zahlreichen Hilfsmaßnahmen eine optimale Behandlung der ausgebrannten Akne darstellt, ist nur dann erfolgreich, und das gilt für alle Dermatosen, die geschliffen werden, wenn Vorkenntnis der pathologisch anatomischen Verhältnisse, die Vorbereitung, die Behandlung selbst und die Nachbehandlung miteinander übereinstimmen.

Von amerikanischer Seite wurden in den letzten Jahren Einwände gegen die Erfolge der Dermabrasion gemacht, etwa von Spira [10], der schrieb

„The Treatment of Acne Pitting and Scarring by Classic Dermabrasion is at best somewhat disappointing, at worst – it is unsuccessful – and it is frequently accompanied by undesirable sequelae".

Das gilt sicher dann, wenn die Therapie von Ungeübten durchgeführt wird. Auch wenn Epstein glaubt, daß die Hoffnungen, die man in die Dermabrasion gesetzt hat, nicht erfüllt worden sind, so kann dies ebenfalls nur darauf zurückzuführen sein.

Was geschieht pathologisch anatomisch bei der Dermabrasion?

Bisher waren zuverlässige Untersuchungen nicht vorhanden. Stegman hat im Tierversuch gezeigt, daß bei der Dermabrasion nicht nur die Epidermis, sondern auch die Cutis zum Teil erheblich in Mitleidenschaft gezogen wird, insbesondere daß die Collagenfibrillen verletzt werden, und dies führt wiederum, wie Hill [5] zeigen konnte, zu einer erheblichen Verzögerung der Heilungsphase. Optimal wäre natürlich, Collagen in irgendeiner Form durch die errosive Haut zuzuführen. Soweit sind wir aber noch nicht.

Nach der Dermabrasion kommt es unmittelbar zu dem Einwandern von Fibroblasten in die Wundfläche. Der Prozeß dauert etwa 7 Tage. Bis es nun zur, Ausbildung neuer Collagenfibrillen zur Remodellierung und Reorganisation von Collagen in diesem neuen Gewebe kommt, können 9–15 Monate vergehen.

Die Epidermis heilt schneller. Es ist aber schwierig, so zu dermabradieren, daß nur die Epidermis verletzt wird, dies ist auch lediglich bei der Behandlung von oberflächlichen Veränderungen sinnvoll. Hier kommt es bereits nach 7 Tagen zur Normalisierung.

Es ist wichtig zu wissen, wie Ross und Odland [9] feststellen konnten, daß die epidermalen Zellen dem Fibrin-Netz-Werk der Blutkruste zu folgen scheinen, dies hat auch eine praktische Bedeutung, man soll nie die Krusten, die sich nach einer Dermabrasion bilden, gewaltsam ablösen, weil es sonst wieder zu neuen Defekten kommen kann. Interessant ist, wie Buckley et al. [1] feststellen konnten, daß Alkohol die epitheliale Migration und die leukozytäre Phagozytose, die notwendig ist, um die bakterielle Besiedlung der Oberfläche zu verhindern, stört. Es sollte bei der Dermabrasion Alkohol für 1 Woche nach der Behandlung untersagt werden. Daß Kromayer [6] als erster die Methode des mechanischen Fräsens der Haut mit Hilfe von umgebauten, rotierenden zahnärztlichen Instrumenten eingeführt hat, ist allen bekannt. Auch heute sind diese Instrumente Grundlage aller Schleifgeräte.

Die Einführung der Drahtbürste von Jansson 1935, brachte eine weitere Verbesserung und schließlich hatten in Amerika McEvitt 1950 und Curtin 1953 Carborundumzylinder und Diamantfräsen entwickelt. Schreus gebührt der Verdienst, eine hochtourige Fräse geschaffen zu haben, mit der erstmalig mit hohen Drehzahlen, wie 30000–35000 Umdrehungen, gearbeitet werden konnte. Mit der Einführung des Schleifgerätes von Schumann steht uns ein optimales Gerät mit stufenloser Verstellung der Drehzahlen zur Verfügung, dessen Zubehör, wie Metall-Diamant-Fräsen, Nylon- und Drahtbürsten, dem Operateur alle Möglichkeiten der Adaptation an die gegebenen Verhältnisse erlaubt.

Uns stehen heute drei Geräte zur Verfügung:

1. Das Gerät von Schumann mit 15–60000 Umdrehungen mit stufenloser Verstellung der Drehzahlen. Das reichliche Zubehör: Nylon- und Drahtbürsten unterschiedlicher Größe geben dem Operateur alle Möglichkeiten der Adaptation an die gegebenen anatomischen Verhältnisse, wobei die Bürsten vorwiegend zur Dermabrasion von Tätowierungen benutzt werden sollten.
2. Das Gerät von Stryker, 24000 Umdrehungen, mit ebenfalls reichhaltigem Zubehör, wobei die großen Schleifköpfe vorwiegend zur Dermabrasion großer Flächen geeignet sind.
3. Das Gerät von Aesculap mit 22000 Umdrehungen. Ein kleines handliches Gerät, das wir hauptsächlich zur Dermabrasion von Problemstellen, wie Nasenwinkel, Falten um die Lider, Falten der Glabella, Elastose der Oberlippe, Teleangiektasien und aktinischen Keratosen benutzen.

Technik

Prinzipiell gilt für die Arbeit mit den ersten beiden Fräsen, daß die Führung bei aufgelegtem Daumen 90° gegen die Rotation erfolgt, damit die Fräse nicht in Richtung einer Gefahrenzone wie Augen, Lippen, Nasenflügel ausgleitet und zu Verletzungen führt.

Im behaarten Bereich besteht die Gefahr, daß sich die Haare um die Fräse wickeln. Eine geübte Assistenz ist zum Spannen der Haut unerläßlich. Tupfer und Kompressen sollten mit Vorsicht benutzt werden, da sie von der Fräse erfaßt werden können. Das Tragen von Baumwollhandschuhen für die Assistenten ist ideal; eine gewisse Gefahr für den Operateur und seine Assistenz besteht neben der Verletzung durch die hochtourige Fräse in Kontamination mit Zelldetritus und Blut, wobei das Risiko der Hepatitisinfektion besteht. Daher ist es empfehlenswert, ein Schutzschild zu tragen. Kritisch ist das Schleifen in der Mundgegend, da das Spannen schwieriger ist. Das Auspolstern mit einer zahnärztlichen Vorabdruckmasse ist empfehlenswert, ebenso kann das Einführen eines Teelöffels in den Mund hilfreich sein. Auch können damit die Augen der Patienten vom Assistenten abgedeckt werden. Das Gerät von Aesculap wird wie ein Federhalter gehalten. Mit der freien

Hand kann das Gebiet, welches meistens umschrieben ist, mit Daumen und Zeigefinger gespannt werden. Zur Komplettierung der Dermabrasion kann mit Gitterlei-
nen 3 M nachgeschmirgelt werden (Abb. 1). Damit sind auch umschriebene nicht zu
tiefe Defekte zu entfernen. Besonders geeignet ist das „Dermabrasive Cloth" im pe-
rioralen Bereich und um die Nase.

Die Wahl ungeeigneter Schleifköpfe kann verheerende Folgen haben. Das Fehlen des Carbo-
rundumbelags, welches nach langem Gebrauch vorkommt, führt bei geringer Schleifwirkung zu einer hohen Hitzeentwicklung und zur Koagulation.

Bei dem Versuch tiefer zu fräsen, können Keloide entstehen. Schleifköpfe mit zu grobkörnigem
Belag führen zur Bildung von tiefen Straßen, die kaum korrigierbar sind. Zur Dermabrasion des
Gesichtes sind sie ungeeignet. Beim Versuch, ausgeprägte Narben zu planieren, kann die Epider-
mis-Cutis-Grenze, über die nicht hinausgegangen werden soll, überschritten werden. Die Folge davon sind Narben oder Keloide. Eine Hilfe kann das vorherige Auftragen von Gentianaviolett sein,
um die Narben zu markieren.

Anästhesie

Großflächige Dermabrasionen, auch die Dermabrasion der Akne, sollten möglichst
in Vollnarkose durchgeführt werden. Regionalanästhesie, d. h. Kombination mit
Nervenblockade und Lokalanästhesie, kann ebenfalls im Gesicht angewandt werden. Sie stellt eine Alternative zur ITN dar. Vereisung mit Dichlorotetrafluoroethan
(Freon) eine Methode, die in den Staaten beliebt ist, ist nicht empfehlenswert, da
zahlreiche beschriebene Komplikationen mit Dauerrötung, stärkerer Pigmentierung durch Mobilisation von Melanozyten durch die Freezing-Methode darauf zurückzuführen sind. Bei umschriebenen Veränderungen ist die Lokalanästhesie die
Methode der Wahl, wobei auch größere Flächen mit 0,5%igem Xylocain o. ä. mit
Adrenalinzusatz geschliffen werden können. (Collins et al. „Control of Bleeding
during Dermabrasion")

Es wird empfohlen, vorher Adrenosomsalicylat, eine Kombination von Ephe-
drin und Natriumsalicylat, zu injizieren. Es kommt nachgewiesenermaßen zu einer
wesentlich geringeren Blutung. Dies ist wichtig, wenn großflächige Dermabrasionen in Vereisung mit Fluoroethyl durchgeführt werden.

Indikation zur Dermabrasion

Die ausgebrannte Akne ist sicher die häufigste Indikation, wobei nicht die Dermab-
rasion allein, sondern Kombinationen häufig zu dem gewünschten Erfolg führen.
Hier ist vor allem die sogenannte Chemabrasion zu nennen, wobei besonders die
Gebiete um die Augen herum, kritische Stellen wie Nasolabialfalte, Augenlider,
Stirnhaargrenze, mit einer 50%igen Trichlorethylen-Lösung behandelt werden.
Auch die Punch-Elevation, die am besten während der Dermabrasion durchgeführt
wird, bringt wesentliche Verbesserungen, da bei der Durchführung in der gleichen
Sitzung eine bessere Reepithelisierung erfolgt. Pitanguy [7] konnte zeigen, daß bei
der Behandlung von Narben im Gesicht die Kombination der Dermabrasion mit
der Excision günstigere Ergebnisse ergibt, da damit die natürliche Tendenz des Gewebes, in vertikaler Richtung zu heilen, d. h. von der Tiefe nach der Oberfläche hin,

antagonisiert wird und eine tangentiale Heilungstendenz entsteht, die die Gefahr der Narbendepression vermindert.

Es hat sich auch gezeigt, daß bei Narbenkorrekturen, zum Beispiel der Korrektur von Hundebissen oder Unfallverletzungen, es günstig ist, vorher das zu excidierende Gebiet zu abradieren, da dann noch bessere Narbenverhältnisse, besonders wenn intracutan genäht wird, zu erzielen sind.

Eine wesentliche Bereicherung im Rahmen der postoperativen Verbesserung geschliffener Areale, ist die Implantation von Collagen (Zyderm®) die sich bei uns hervorragend bewährt hat (Abb. 2). Etwa ein halbes Jahr nach durchgeführter Dermabrasion wird nach vorheriger Testung, ich will im Einzelnen nicht darauf eingehen, die Collagenimplantation durchgeführt, wobei das Ergebnis wesentlich verbessert werden kann (Abb. 3 + 4).

Tätowierungen sind eine häufige Indikation, wobei die Laientätowierung durch ihren unregelmäßig tiefen Sitz besonders schwierig zu abradieren ist. Hier empfehlen sich häufig mehrzeitige Excisionen.

Kombination verschiedener Methoden

Die fachgerecht angelegte Tätowierung kann durch mehrzeitige Dermabrasion mit guten Ergebnissen beseitigt werden.

Einmalige zu tiefe Dermabrasionen führen häufig zu Keloidbildungen. Die Dermabrasion der elastotischen Sonnen- bzw. Altershaut führt zu frappant guten Ergebnissen, die der Chemochirurgie gleichzusetzen sind (Abb. 5, 6). Besonders ist die Oberlippe mit ihren Radiärfalten eine echte Indikation der Dermabrasion, bei der durch Kombination mit Zyderm-Implantationen hervorragende Ergebnisse erzielt werden können.

Hierfür eignet sich besonders das leicht zu handhabende Aesculap-Gerät.

Eine sehr dankbare Indikation sind aktinische Pigmentierungen, bei denen allerdings eine zu tiefe Dermabrasion zu depigmentierten Gebieten führt. Besonders die Handrücken sind eine hervorragende Indikation, aber auch sonst. Andere Pigmentierungen, insbesondere chloasma-artige Pigmentierungen, stellen meines Erachtens keine Indikation zur Dermabrasion dar, da Rezidive sehr häufig sind, insbesondere dann, wenn kein ausreichender Lichtschutz nach der Dermabrasion durchgeführt werden kann. Sollte dies doch durchgeführt werden, so empfiehlt sich, wie bei allen Dermabrasionen, die an belichteten Stellen erfolgen, eine vorherige und über einige Monate andauernde Schutztherapie mit Betacarotin und Canthaxantin in ausreichender Dosierung, sowie Benutzung von UVA- und UVB-filternden Sonnenschutzmitteln. Ein hoher Lichtschutzfaktor, der nur UVB filtert, ist unzureichend.

Bei uns hat sich eine Titandioxyd-haltige Schüttelmixtur bewährt, da damit gleichzeitig ein Abdeckungseffekt erzielt werden kann.

Die Dermabrasion des Morbus Pringle und des Epithelioma adenoides cysticum wurde von zahlreichen Autoren empfohlen, wenn auch Dauerheilungen meist nicht zu erwarten sind (Abb. 7 u. 8). Wie wir gesehen haben, sind auch Syringome und das Pseudoxanthoma elasticum eine Indikation für Dermabrasion. Dies ist m. E. bis heute noch nicht beschrieben (Abb. 9–14). Frühe Dermabrasion congenita-

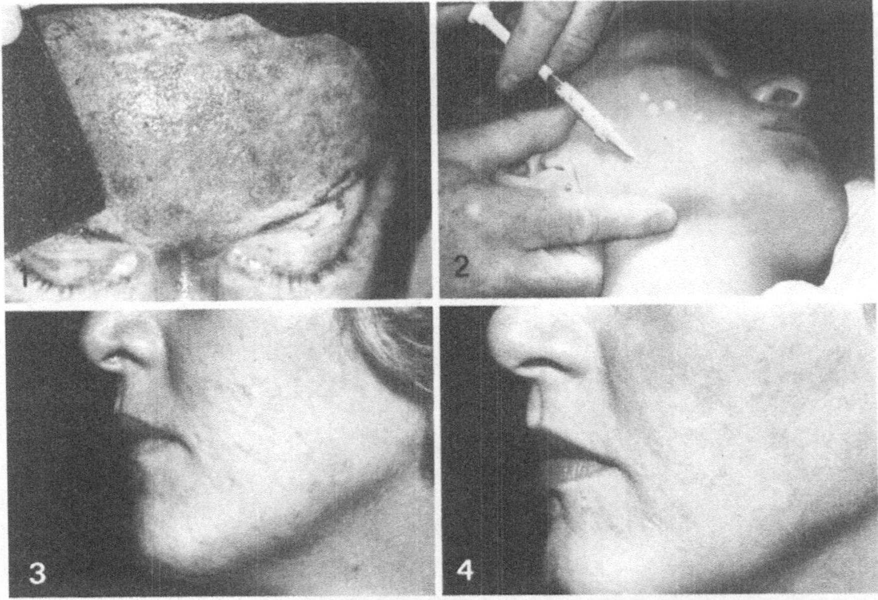

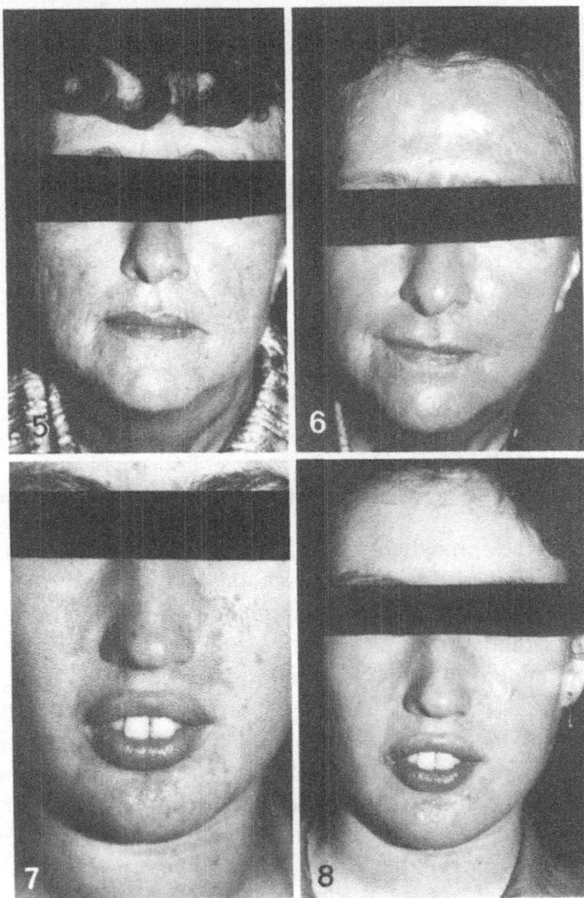

Abb. 1. Anwendung von Dermabrasive Cloth

Abb. 2. Injektion von Xenogenem Collagen

Abb. 3. Vor Dermabrasion Collagen-Implantation

Abb. 4. Nach Dermabrasion und Collagen-Implantation

Abb. 5. Altershaut vor Dermabrasion

Abb. 6. Altershaut nach Dermabrasion

Abb. 7. Morbus Pringle vor Dermabrasion

Abb. 8. Morbus Pringle nach Dermabrasion

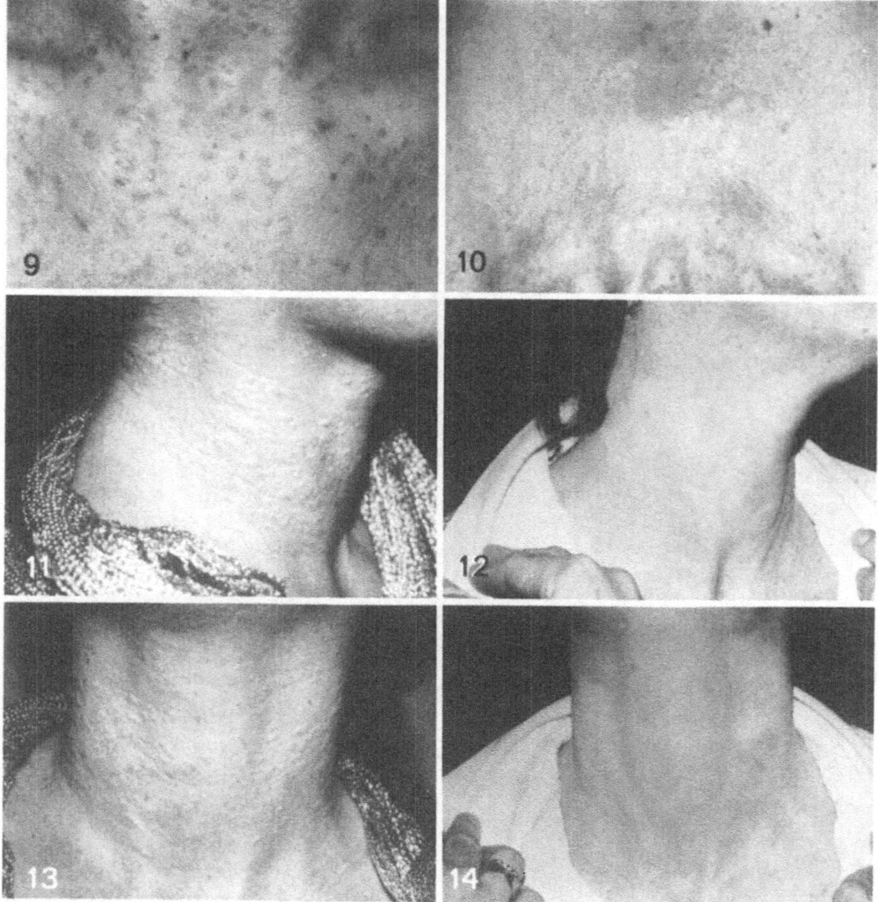

Abb. 9.   Syringome vor Dermabrasion
Abb. 10. Syringome zwei Jahre nach Dermabrasion
Abb. 11. Pseudoxanthoma elasticum vor Dermabrasion
Abb. 12. Pseudoxanthoma elasticum 2 Jahre nach Dermabrasion
Abb. 13. Pseudoxanthoma elasticum vor Dermabrasion
Abb. 14. Pseudoxanthoma elasticum 2 Jahre nach Dermabrasion

ler Naevi, möglichst in den ersten Lebenstagen, ist ebenfalls eine wichtige Indikation und wird leider oft versäumt.

Wie Fleissner et al. [3] mitteilen, scheint auch eine Dermabrasion bis zum 10. Lebensmonat noch erfolgreich zu sein. Hier ist hinzuzufügen, daß die Häufigkeit der malignen Entartung in der Literatur von 3,3% bis 15% angegeben wird, wobei die häufigste Lokalisation der Entartung in der vorderen paravertebralen Zone von occipital bis zum Steißbein geht. Das Auftreten maligner Veränderungen ist zweigipflig. Eine hohe Inzidenz ist in der frühen Kindheit von der Geburt bis zum 10. Lebensjahr und später wieder nach dem 40. Lebensjahr vorhanden. (Kaplan). Nach Hagstrom et al. [4] kann im Falle eines Dysplastischen-Naevus-Syndroms oder BK-Mole-Syndrom bei einer großen Zahl von Naevi der Versuch einer Dermabrasion gemacht werden. Im Falle eines Rezidivs sollte excidiert werden. Systematisierte hyperkeratotische Naevi, Talgdrüsen-Naevi, sowie Porokeratosis Mibelli stellen eine relative Indikation für Dermabrasion dar. Rezidive sind meist die Folge. Beim Rhinophym ist die Dermabrasion meist eine komplementäre Therapie nach Abtragen mit dem Skalpell oder dem Rasiermesser. Keloide sind hier nicht auszuschließen. Das Schleifen von Teleangiektasien an den Wangen und besonders an der Nase sind eine dankbare Indikation, wobei nicht nur die Teleangiektasien im Bereich der Rosacea, sondern auch aktinisch bedingte oder durch Röntgenstrahlen bedingte Teleangiektasien in Frage kommen. Bei der Lokalanästhesie sollte kein Adrenalinzusatz benutzt werden, um eine Vasokonstriktion zu verhindern.

Es kommt zu einer starken Blutung, die am besten mit einer Thrombinlösung oder durch heiße Kochsalzkompressen gestillt wird.

Amerikanische Autoren empfehlen eine Leitungsanästhesie oder Freon. Da die relativ dicke Haut der Nase weniger zur Narbenbildung führt, ist es an den anderen Stellen zweckmäßig, eine Probebehandlung zu machen. Hier eignet sich das Aesculapgerät besonders gut.

Das Abfräsen mykotischer Nägel wird von einigen Dermatologen immer wieder durchgeführt, auf die Risiken von Pilzmaterial ist wiederholt hingewiesen worden.

Verbandstechnik

Zahlreiche Materialien zur Nachbehandlung dermabradierter Gebiete sind empfohlen worden.

Bei der offenen Behandlung wird angeführt, daß die bestehende Kruste die beste Protektion der Haut ist und nach Abziehen eine gute Epithelisation zeigt. Tägliches Fönen durch Patienten selbst oder Hilfspersonal wird empfohlen. Eine Sekundärinfektion muß durch interne Antibiotikagabe verhindert werden. Antibiotische Puder werden empfohlen. Sofratüll und ähnliche Antibiotika, Fettgazen werden ebenfalls benutzt, wobei zu fette Applikationen sich als ungünstig gezeigt haben, da es zu neuen Zystenbildungen kommen kann. Tachotop, eine Collagensubstanz, wirkt auch hämostyptisch. Die Entfernung erfolgt mit dem Vapozonegerät. Ebenso wird ein Kamillosan-Gel als heilungsfördernd angesehen.

Eigene Erfahrung mit Dermacellon-Gel waren gut. Die steife Krustenbildung des Gels wurde aber als unangenehm empfunden, ebenso die schwarze Farbe. Ein Polyurethanfilm zur Feuchthaltung des Wundgebietes und zur Förderung der schnelleren Reepithelisation empfiehlt Roenigk [8]. Auch hier ist eine Sekundärinfektion möglich. Als optimaler Verband hat sich die Applikation von Debrisorb erwiesen, sowohl als Puder wie auch als Paste mit Polyaethylenglycol. Kontrollierte Studien zeigten, daß die postoperativen Schmerzen auf der Debrisorb-behandelten Seite wesentlich geringer waren, als auf der Lokalantibiotika bzw. Telfadressing behandelten Seite (Roenigk). Inwieweit Fibrinkleber als Verband verwendet werden kann, müssen weitere Untersuchungen zeigen. Das neueste Material ist das Geliperm, das sich bei uns nicht bewährt hat und das Vigilon, welches nach Mitteilung amerikanischer Autoren eine optimale Verbandstechnik darstellen soll. Bei Vergleichsuntersuchungen sind Vigilon-Behandelte 2 Tage früher abgeheilt, als die mit standardisierten Verbänden.

Literatur

1. Buckley RM, Ventura ES, Mac Gregor RR (1978) Propranolol antagonizes the anti-inflammatory effect of alcohol and improves survival of infected intoxicated rabbits. J Clin Invest 59, 554–559
2. Epstein E (1968) Present status of Dermabrasion. JAMA 206, 607
3. Fleissner J, Rußbild F, Menzel S, Happle R (1983) Dermabrasion eines ausgedehnten kongenitalen Pigmentnaevus im späten Säuglingsalter. Der Hautarzt 34, 132–134
4. Hagstrom WJ jr, Faibisoff B, Soltani K, Robson MC (1983) Dysplastic Nevus Syndrome (B-K Mole Syndrome). Plast Reconstr Surg 71, 219–224
5. Hill TG (1980) Cutaneous Wound Healing Following Dermabrasion. J Dermatol Surg Oncol 6: 487–488
6. Kromayer E (1905) Rotationsinstrumente, ein neues technisches Verfahren in der dermatologischen Kleinchirurgie. Dermatol Z 12: 26–30
7. Pitanguy I (1981) Aesthetic Plastic Surgery of Head and Body, Hrsg Springer Verlag, Berlin Heidelberg New York
8. Roenigk AH jr (1981) Dermabrasion what's new? J de Medecine Esthetique et de Chirurgie dermatologique 8: 138–139
9. Ross R, Odland G (1967) The fine structure of human skin wounds. Q J Surg Sci 3: 84
10. Spira M (1977) Treatment of Acne Pitting and Scarring. Plast Reconstr Surg 60: 38–44

Schmutztätowierungen:
Therapie und Behandlungsergebnisse

A. Größer, B. Konz, M. Deschler und A. Langehenke

Schmutzpartikeleinsprengungen werden hauptsächlich durch Unfälle verursacht. Schreckschuß- und Gaspistolenverletzungen, Stürze auf Teer, Asphalt, Asche und Schotter sowie Explosionen von Feuerwerkskörpern, selbstgebastelten Sprengkörpern und unzulängliche chemische Versuche gehören zu den häufigsten Ursachen.

Leider ist auch heute noch nicht in allen ärztlichen Bereichen das sehr einfache Verfahren der Bürstenbehandlung von Schmutztätowierungen, das meist zu guten Behandlungserfolgen führt, bekannt.

Die Bürstenbehandlung wird häufig bei solchen Unfällen mit gleichzeitig auftretenden, schwereren Verletzungen vernachlässigt.

Die Folgen sind dann meist stark störende kosmetische Resultate, da überwiegend unbedeckte Hautpartien betroffen sind.

Das Behandlungsprinzip frischer Unfallwunden geht auf Bergmann zurück. Die vervollkommnete Technik wurde dann von Friedrich und Lexer beschrieben und in den folgenden Jahren wiesen insbesondere Beisenherz [1] und Greither [2, 3] mehrfach auf die heute noch unverändert durchzuführende Bürstenbehandlung von Schmutztätowierungen hin. Die frühzeitige Entfernung eingesprengter Schmutzpartikel innerhalb der 36 bis 60-Stundengrenze, wie sie in der Literatur angegeben wird, erbringt sicher den besten Behandlungserfolg.

Im folgenden soll nun das präoperative und operative Vorgehen beschrieben werden.

Die Patienten werden meist stationär aufgenommen. Bis zur Bürstenbehandlung werden fettfeuchte Kompressenumschläge durchgeführt. Nach Möglichkeit soll die Bürstenbehandlung innerhalb der 72-Stundengrenze erfolgen. In Vollnarkose oder Lokalanästhesie, je nach Sitz und Ausdehnung der Schmutztätowierung, wird die betroffene Haut angespannt und unter mehr oder weniger festem Druck mit weichen bzw. harten Handbürsten ausgebürstet. Für schwerer zugängliche Partien, wie die Nasolabialfalte, den Nasenwurzel- und Orbitabereich sowie die Ohrmuscheln eignen sich Zahnbürsten. Sind die Augenlider mitbetroffen, sollten zum Schutz der Bulbi Bleischalen – wie sie bei der Röntgentherapie Verwendung finden – eingelegt werden.

Während des Bürstens – wie in Abb. 1 schematisch dargestellt – wird ständig reichlich 1‰ige Quecksilberoxycyanatlösung als Spülflüssigkeit verwendet. Die Bürstenhaare erreichen durch die Einsprengungskanäle Schmutzpartikel bis etwa zum mittleren Korium.

Meist zeigt sich nach Erreichen einer Erosion mit punktförmigen, gelegentlich auch profusen Blutungen, die weitgehende Entfernung der Schmutzpartikel.

Die Blutstillung erfolgt durch Auflegen feucht-heißer Kompressen für wenige Minuten.

Noch zurückgebliebene Schmutzpartikel, die in das tiefe Korium oder in die Subkutis hineingesprengt wurden, lassen sich nach Eröffnung der Einsprengkanäle mit einem spitzen Skalpell, mit einer weichen Splitterpinzette entfernen. Auf die vollständige Entfernung von Schmutzpartikeln im Augenlid- und Nasenbereich ist besonders zu achten, da eine spätere operative Behandlung schwierig ist.

Der Wundverband erfolgt durch Auflegen von Sofratüll und sterilen Kompressen. Der erste Verbandswechsel wird am 2. postoperativen Tag vorgenommen.

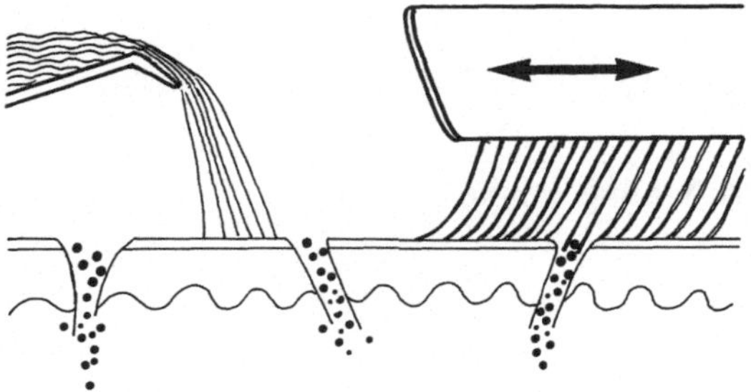

Abb. 1. Schematische Darstellung der Bürstenbehandlung unter gleichzeitigem Spülen mit 1‰iger Quecksilberoxycyanatlösung

Tabelle 1. Häufigste Ursachen für Schmutztätowierungen

Schmutztätowierungen (n = 45)	
Schreckschuß-/Gaspistolenverletzung	29
Explosion	7
Unfall	5
Feuerwerkskörper	4

Tabelle 2. Lokalisationen von Schmutztätowierungen

Schmutztätowierungen: Lokalisation (n = 45)	
Gesicht	38
Hals	4
Hände	4
Oberarm	1
Bauchhaut	1

Tabelle 3. Zeitpunkt nach dem Unfallereignis bis zur Bürstenbehandlung

Schmutztätowierungen: Therapiezeitpunkt (n = 15)		
1 Tag	3	
2 Tage	5	80%
3 Tage	4	
5 Tage	2	
7 Tage	1	

Dabei kann man häufig noch durch die Wundsekretion ausgeschleuste Schmutzpartikel im Verbandsmaterial erkennen.

Die Reepithelisierung ist im allgemeinen nach 6 bis 8 Tagen erreicht. Zurückgebliebene, tiefere Einsprengungen lassen sich in Lokalanästhesie mittels Punchbiopsien und Exzisionen entfernen, wobei die Defekte mit Einzelknopfnähten verschlossen werden [5, 6].

In der Dermatologischen Universitätsklinik München wurden von 1976 bis 1982 45 Patienten mit Schmutztätowierungen behandelt.

Zur Nachuntersuchung erschienen 15 Patienten.

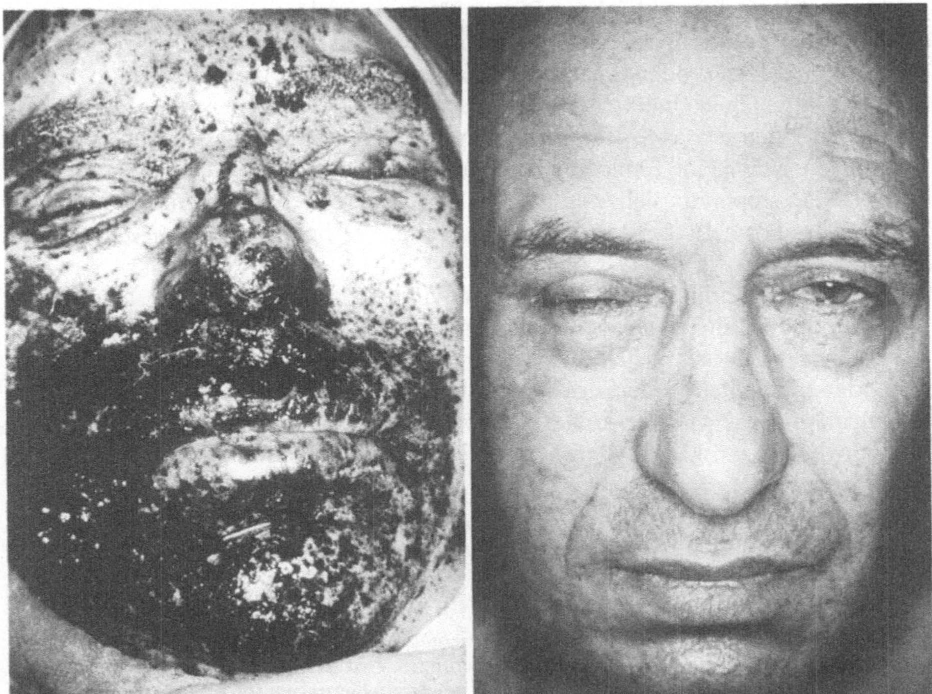

Abb. 2 (links). Schmutztätowierung nach Explosion eines Experiments im chemischen Labor

Abb. 3 (rechts). Das postoperative Ergebnis nach acht Wochen; man sieht noch das Restpigment besonders im Kinnhautbereich

Die häufigste Ursache für Schmutztätowierungen waren durch Fremdverschulden verursachte Schreckschuß- und Gaspistolenverletzungen (s. Tabelle 1). Die bevorzugte Lokalisation der Schmutzpartikeleinsprengung war der Gesichtsbereich. Dabei waren in etwa 80% die Augenlider und/oder Bulbi mitbetroffen (s. Tabelle 2).

Vom Zeitpunkt des Unfallereignisses an bis zur Bürstenbehandlung vergingen bei 80% der nachuntersuchten Patienten nicht mehr als 72 h (s. Tabelle 3). Das kosmetische Ergebnis wurde subjektiv von 87% und objektiv bei 67% der Nachuntersuchten als sehr gut oder gut bezeichnet. Bei der objektiven Beurteilung werteten wir als „sehr gut" die vollständige Abheilung der Hautareale ohne sichtbare Residuen. Gute oder befriedigende kosmetische Ergebnisse waren durch zurückgebliebene Schmutzpartikel bedingt. Dabei ist einmal von ausschlaggebender Bedeutung die Eindringtiefe und die Höhe der Energie, die zur Einsprengung der Schmutzpartikel in die Haut führt, sowie die Reepithelisierung, die wiederum von der Zeitspanne nach dem Unfallereignis abhängig ist.

Liegengebliebene Schmutzpartikel, die der fachgerechten Bürstenbehandlung nicht zugänglich sind, können somit nur durch Punchbiopsien oder Exzisionen unter Hinterlassung sichtbarer Narben entfernt werden. Bei 2 der 15 nachuntersuchten Patienten war allerdings noch nach fünf bzw. sieben Tagen ein sehr gutes kosmetisches Resultat zu erreichen. Dieser Therapieerfolg ist jedoch bestimmt nur darauf zurückzuführen, daß die Schmutzpartikel sehr oberflächlich gelegen waren. Postoperative Hypo- oder Hyperpigmentierungen sahen wir ebenso wie hypertrophische Narben bei keinem der Nachuntersuchten.

Im folgenden sei das Ergebnis bei einem Patienten gezeigt, bei dem es im chemischen Labor durch eine Explosion zur massiven Schmutzpartikeleinsprengung kam (s. Abb. 2). Postoperativ sieht man nach acht Wochen noch Restpigment (s. Abb. 3), doch ist das kosmetische Resultat befriedigend, verglichen mit dem Ausgangsbefund.

Die Spätbehandlung von Schmutztätowierungen stellt eine crux medicorum dar. Bei oberflächlich gelegenen Schmutzpartikeln kann die Dermabrasion erfolgreich sein [4, 8]. Dies läßt sich durch eine Probedermabrasion an kosmetisch wenig störenden Schmutztätowierungsarealen austesten [7]. Die Spätbehandlung von Schmutztätowierungen, die keiner Frühbehandlung zugeführt wurden, gehört zu den schwierigsten und am wenigsten befriedigenden Behandlungen in der operativen Dermatologie.

Literatur

1. Beisenherz D (1959) „Sofort"-Behandlung von Schmutztätowierungen. Aesthet. Med 8: 41–47
2. Greither A (1976) Die Behandlung von Tätowierungen. Ärztl Kosmetologie 6: 41–49
3. Greither A (1977) „Sofort"-Behandlung von Schmutztätowierungen. In: Konz B, Burg G (Hrsg) Dermatochirurgie in Klinik und Praxis, Springer, Berlin Heidelberg New York, pp 234–235
4. Herlyn K (1939) Fragekasten. Münchn Med Wschr 1562–1563
5. Karge HJ (1978) Bürstenbehandlung von Schmutztätowierungen. Hautarzt 29: 281–282
6. Konz B (1983) Therapie von Schmaucheinsprengungen. In: Braun-Falco O, Schmoeckel C, Landthaler M (Hrsg) Diaklinik, 25.–29. Juli 1983, Dermaservice BYK ESSEX pp 58–59
7. Landes E (1979) Dermabrasion. Maßnahmen und Hilfsmittel zur Verbesserung der Ergebnisse. In: Salfeld K (Hrsg) Operative Dermatologie. Springer, Berlin Heidelberg New York, pp 234–240
8. Schuhmacher-Brendler R (1956) Beiträge zur korrektiven Dermatologie, Indikationen zur Schleifbehandlung. Hautzarzt 7: 274–279

Gegenüberstellung der Sofort- und Spätbehandlung von Schmutztätowierungen

D. Neukam und F. W. Neukam

Nach Agris (1976) ist das Endresultat einer traumatisch bedingten Tätowierung, wenn sie nicht sofort behandelt wird, einer kommerziellen Tätowierung gleichzusetzen. Die Partikel durchdringen sämtliche Hautschichten, wobei sie im Zentrum am dichtesten und tiefsten gelagert sind. Sie erreichen hier oftmals den Bereich der Talgdrüsen oder dringen sogar noch tiefer ein, während die peripher eindringenden Teilchen mehr oberflächlich und aufgelockert aufzufinden sind.

Innerhalb der ersten 36 h können die Partikel realtiv gut und ohne Narbenbildung entfernt werden (Agris 1976, Greither 1977, Roenigk 1977). Sobald aber eine intracoriale Einheilung vorliegt, wird die Entfernung problematischer und aufwendiger.

Ich möchte Ihnen anhand einiger Fälle, deren Behandlung in Zusammenarbeit mit der mund-, kiefer- und gesichtschirurgischen Klinik der Medizinischen Hochschule Hannover erfolgte, die unterschiedlichen Resultate in der Früh- und Spätbehandlung demonstrieren.

Bei einem jungen Mann kam es durch einen Schuß aus der Tränengaspistole zu einer Schmauchverletzung der rechten Gesichtshälfte. Die Einsprengungen erfolgten vorwiegend rechts periorbital. Nach ophthalmologischer Erstversorgung kleiner Hornhauterosionen und des konjunktivalen Reizzustandes durch die Augenklinik der Medizinischen Hochschule Hannover, erfolgte die Verlegung zur Entfernung der cutanen Einsprengungen.

2 Tage nach dem Unfall wurden in Intubationsnarkose zunächst größere Pulvereinschlußareale mit der Kanüle eröffnet. Die sich anschließende Bürstenbehandlung mit 0,1%iger Oxyzyanatlösung erstreckte sich auf das rechte Augenober- und Unterlid, den rechten Nasenflügel sowie den gesamten rechten Wangenbereich. Zur Bürstenbehandlung wurde eine gekürzte Zahnbürste verwendet. Die postoperative Versorgung erfolgte mit Fettgaze und Salbenverbänden (Bepanthen).

Im zweiten Fall handelt es sich um eine Platzpatronenexplosion, bei der es zu Schwarzpulvereinsprengungen im Stirnbereich kam.

3 Tage später erfolgte auch hier in Intubationsnarkose die Fremdkörperentfernung durch die oben beschriebene Bürstenbehandlung. Der postoperative Heilungsverlauf unter anfänglicher Applikation von Adapticgaze verlief völlig unkompliziert. Es kam zu einer sehr raschen Abheilung der Wundbereiche, so daß der Patient bereits nach 5 Tagen das Krankenhaus verlassen konnte.

Bei dem 3. Kasus handelt es sich nicht, wie bei den vorausgegangenen Demonstrationen, um eine Schmauchverletzung, sondern um Einsprengungsverletzungen, zugezogen bei Sandstrahlarbeiten, der wegen seines ausgeprägten Lokalbefundes und der etwas anderen Behandlungsweise vorgestellt werden soll. Betroffen waren Ober- und Mittelgesicht. [1 a]

Einen Tag nach der Verletzung erfolgte auch hier in Intubationsnarkose eine Bürstenbehandlung. Entgegen der oben angeführten Methode wurde der Eingriff

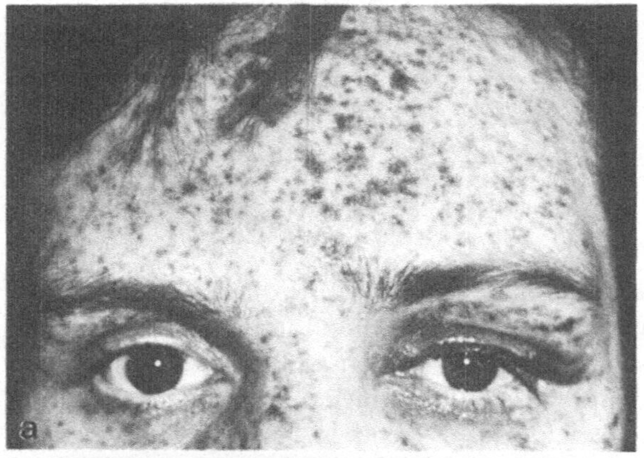
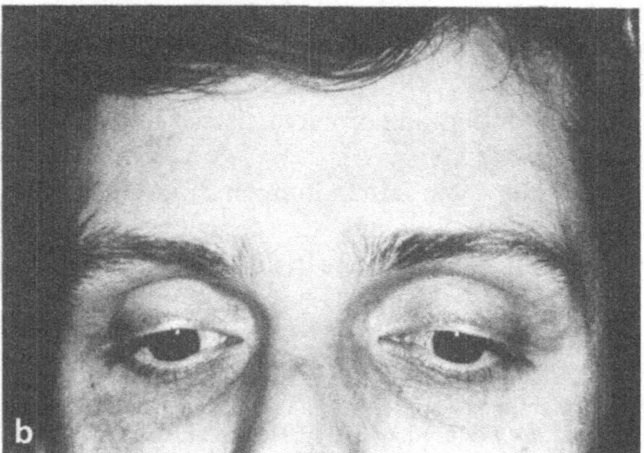

Abb. 1. a Einsprengungs-
verletzung, 1 Tag nach
Verletzung bei Sandstrahlarbeiten **b** 4 Wochen nach der
Bürstenbehandlung

in diesem Fall mit einer Kunststoffhandbürste und alternierenden Spülungen mit Polyvidon-Jod, H_2O_2 und physiologischer Kochsalzlösung durchgeführt. Die postoperative Versorgung erfolgte mit einem Nebacetin-Siccum-Verband.

Innerhalb von 8 Tagen kam es zu einer sehr guten und raschen Abheilung des Befundes [1 b].

Im letzten Fall handelt es sich um eine Staubpartikeleinsprengung, die sich beim Durchblasen eines Gasrohres mit Druckluft ereignete. Verletzt wurde die rechte Gesichtshälfte unter Einbezug des Augenober- und Unterlides. Nach dem Unfall erfolgte in einem auswärtigen Krankenhaus nach ophthalmologischer Behandlung eine Bürstenbehandlung mit physiologischer Kochsalzlösung, bei der die Einsprengungen im Wangenbereich gut entfernt werden konnten.

Anderthalb Monate nach dem Unfallgeschehen wurde der Patient mit verbliebenen Schmutzeinsprengungen im Periorbitalbereich in unserer Klinik zwecks Dermabrasio vorgestellt.

Die histologische Untersuchung einer vom medialen Augenwinkelbereich entnommenen Probeexzision ergab eine Ablagerung von Kohlepartikeln, die vom Stratum basale bis in Höhe der Talgdrüsen reichten.

Wir entschlossen uns zu einer Dermabrasion (Diamantbohrer), die in mehreren Sitzungen in Lokalanästhesie durchgeführt wurde. Der Bulbus wurde während des Eingriffes durch Einlegen einer Bleischale geschützt. Die tiefergelegenen Partikel wurden zum Teil exzidiert, zum Teil mit der Kanüle oder Pinzette einzeln entfernt und durch Naht verschlossen. Nach mehreren, sich über 3 Monate erstreckenden Behandlungen war zwar eine Besserung des Lokalbefundes, jedoch kein ausreichend kosmetisch zufriedenstellendes Ergebnis erreicht.

Der zuletzt vorgestellte Fall steht stellvertretend für die uns bedauerlicherweise spät zugeführten Schmutzeinsprengungen, die mehrere Eingriffe erfordern und sowohl viel Geduld vom Patienten als auch vom behandelnden Arzt voraussetzen.

Literatur

1. Agris J (1976) Traumatic Tattooing. J Trauma 16: 798–802
2. Agris J (1976) Adventitious Tattooing. J Derm Surg 2: 72–74
3. Greither A (1977) Sofortbehandlung von Schmutztätowierungen. Dermatochirurgie in Klinik und Praxis. (Konz G, Burg G). 234–235
4. Grimm J (1980) Sofortbehandlung von Schmutztätowierungen. Hautarzt 31: 340
5. Karge H-J (1978) Bürstenbehandlung von Schmutztätowierungen. Hautarzt 29: 281–282
6. Petres R (1980) Mechanische Schädigungen des Hautorgans durch akute und chronische Traumen. Dermatologie in Praxis und Klinik Bd II, hrsg von Korting GW, Georg Thieme Verlag, Stuttgart
7. Roenigk HH (1971) Tattooing-history, technics, complications, removal. Cleveland clinic quarterly 38: 179–186
8. Zook EG (1974) Care of the Traumatic Tattoo. Medical Times 102 (12): 90–92

Die operative Entfernung von Schmucktätowierungen in der poliklinischen Sprechstunde

H. C. Friederich und I. Effendy

1 Einleitung

Ich möchte mich auf ein spezielles Kapitel aus der ambulanten operativen Dermatologie beschränken, das seit der 4. Jahrestagung der V. O. D. in der Marburger Hautklinik eine besondere Gewichtung erfahren hat. Es ist die poliklinische Behandlung der Schmuck-Tätowierungen.

2 Problematik und Fragestellung

Tätowierungen werden fast immer poliklinisch entfernt. Die Frage der Kostendeckung ist ungelöst. Die Zahl der Hilfesuchenden ist im Ansteigen begriffen. Diese stammen zur Zeit aus der Gruppe der „vernünftig" gewordenen Jugendlichen, die plötzlich in Panik geraten, wenn ihnen ob der Lokalisation provozierender Hautbilder der Zugang zu einer Lehrstelle erschwert wird oder verschlossen bleibt; zum anderen sind es Patienten aus der Drogen- und Alkoholszene, die um eine Ergänzung, der meist vom Strafrichter „rezeptierten" Entziehungs- und Rehabilitationsmaßnahmen, durch zusätzliche Ausrottung „milieuspezifischer" Schmucktätowierungen bitten. Die Arbeitsfähigkeit soll, die Rehabilitationsfähigkeit muß gerade bei dieser Gruppe während der Behandlung erhalten bleiben. Eine Gefährdung des Arbeitsplatzes durch längere Arbeitsunterbrechungen ist unerwünscht. Durch eine wirksame und sozial-ökonomisch-wirtschaftliche Therapie sollen die unerwünscht gewordenen Stigmen einer abgeschlossenen Lebensperiode aufgehoben werden.

Damit keine unbeweisbaren Schlüsse aus diesem Vortrag abgeleitet werden, erlauben Sie mir die Feststellung: Die Entfernung einer mehr oder weniger künstlerisch angefertigen „figuralen Komposition" aus der Haut bedeutet keine Behandlung der Ursache oder Aufhebung der sozialen Umstände, welche zu der ornamentalen „Markierung" geführt haben. Die Ausschaltung dieser Kennzeichnung ist aber in jedem Falle eine flankierende Maßnahme der Rehabilitation. Ob diese „Willensäußerung zum Ausstieg" Einfluß auf die Therapie der Grundprobleme besitzt, wird man erst in einigen Jahren sagen können. Nachuntersuchungen könnten Auskunft darüber vermitteln.

Verfolgt man die Kranken über Jahre, stimmen manche Ergebnisse optimistisch. Zu bemerken ist allerdings, daß es sehr mühsam ist, Spätergebnisse ob der Freizügigkeit der Patienten zu erfassen und zu fotografieren. Die gezeigten Bilder haben daher Seltenheitswert. Fehlschläge sind wohl unvermeidbar. Nicht bewährt hat sich die Unterbrechung der Rehabilitationsmaßnahmen bei Trinkern durch eine klinische Aufnahme in eine Hautklinik, da dort keine dauernde psychotherapeutische Fürsorge garantiert werden kann. Der poliklinischen Therapie ist daher schon aus diesem Grund der Vorzug zu geben.

Die ideale Lösung scheint mir, wenn niedergelassene Dermatologen die notwendigen Eingriffe in den Erziehungs- oder Strafanstalten ausführen würden. Der Wert einer solchen Tätigkeit der operativ tätigen Dermatologen als Hilfs- und Bezugsperson im Rahmen einer optimalen Rehabilitation kann nicht hoch genug eingeschätzt und gewichtet werden. Er ist identisch mit der Hilfeleistung des Dermatologen bei der Behandlung traumatischer unfallbedingter Schmutztätowierungen, die insbesondere von Unfallchirurgen und Augenheilkundigen in Anspruch genommen wird.

3 Therapie

3.1 Allgemeine Richtlinien

Die optimale Entfernungsmethode einer Schmucktätowierung ist diejenige, durch deren Einsatz Fläche und Form des Tätowierungsbildes so aufgelöst werden, daß keine Zeichen an der Haut mehr den Hinweis darauf erlauben, daß dort einmal eine Tätowierung vorhanden war.

Der um Rat fragende, nicht informierte Patient erhofft als Ergebnis ärztlicher Therapie den Zustand der „Unversehrtheit" des Integuments am Ort der Behandlung entsprechend einem Status vor der ornamentalen Tätowierung. Es handelt sich um einen besonderen Glücksfall, wenn ein derartiges Wunschdenken durch ärztliche Therapie voll erfüllbar wurde.

Der Patient muß darüber schonungslos aufgeklärt werden. Er muß lernen einzusehen, was durch ärztliche Therapie „machbar" ist. Er muß gelehrt werden zu verstehen, daß:
1. Jede Durchtrennung von Epidermis und Cutis mit einer Narbe abheilt.
2. Es für den postoperativen Narbenzustand unerheblich ist, ob diese Verletzung der Haut mit dem Skalpell, Dermatom, Mucotom, Coriotom erfolgte oder elektrokaustisch, chemo-chirurgisch oder durch den Argon-Laser-Strahl ausgeführt wurde.
3. Hypertrophische Narbenbildung bzw. Keloidbildung keine Kunstfehler der Behandelnden darstellen, sondern unerwünschte aber leider nicht immer vermeidbare Behandlungsfolgezustände, deren Entstehung zuweilen aus der Schilderung einer stürmischen entzündlichen Phase im Anschluß an die Tätowierung als nicht unmöglich unterstellt, aber nie mit Sicherheit prophetisch vorausgesagt werden kann.

Flankierend zur verbalen Aufklärung sollten zusätzlich Bilder von mittelmäßigen und schlechten Behandlungserfolgen demonstriert werden. Diese schließen besonders anspruchsvolle Patienten für die „Grenzen des Machbaren" auf.

Wichtig ist der Hinweis, daß sich das postoperative Narbenbild verbessern kann, je mehr Zeit nach der Operation verstrichen ist. Hypertrophische Narben gleichen sich mit und ohne Therapie aus. „Die Zeit heilt" zwar „alle Wunden"; ob sie aber auch „alle Narben" verschwinden läßt, hängt nicht von der Operationstechnik allein, sondern auch von personellen sowie von personalen präexistenten Faktoren ab.

Der Patient muß wissen, daß direkte Operationsfolgezustände, z. B. Schmerzen am Operationsort in den ersten 24 h nach Resorption des Lokalanästhetikums auftreten können.

Der Operierende sollte vor der Operation abwägen, ob der körperliche und seelische Zustand des Patienten es erlaubt, die unter Umständen lange dauernde Operation einzuleiten. Gegenstand der Behandlung ist ja keine lebensbedrohlich Erkrankung, sondern die Beseitigung einer selbst beigebrachten Störung des Körperbildes.

3.2 Operationstechnik

Vier Heilpläne bieten sich für die technische Lösung des Problems an:

3.2.1. Die flächenhafte Abtragung der tätowierten Haut einschließlich eines Teils der Umgebung (Dermabrasio, Dermatomie, Chemo-Chirurgie, Laser-Chirurgie) ohne nachfolgende Defektdeckung.

3.2.2. Der Einsatz des Integuments nach operativer Entnahme des T.-Bildes durch Heranbringen der Haut aus gesunder Umgebung, die in Farbe und Textur dem Zustand der Haut vor der Tätowierung entspricht.

3.2.3. Die Verlegung von freien Autotransplantaten aus hautgesunden Spenderstellen an den Ort des entfernten Tätowierungsbildes, die im Rahmen des Machbaren in Farbe und Textur dem Zustand der Haut vor der Tätowierung ähnlich sind.

3.2.4. Die Kombination der unter 3.2.1–3.2.4. aufgeführten Operationsmethoden untereinander, eventuell zusätzliche Tarnung durch chemische, d.h. korrensiv-kosmetisch wirksame Hilfsmittel.

3.2.1.1. Durch eine apparative, flächenhafte Abtragung der tätowierten Haut einschließlich der Einebnung und Anpassung der umgebenden gesunden Hautanteile ist das Problem der Entfernung einer Schmucktätowierung lösbar. Dringend zu empfehlen ist, daß der Patient vor der Operation darüber befragt wird, ob er an einer infektiösen Hepatitis leidet (Drogenkranke!). Der Operierende trägt die Verantwortung dafür, daß das Operationsteam die vorgeschriebenen Vorsichtsmaßnahmen (Schutzschild usw.) einhält.

Der Patient muß darüber informiert werden, daß postoperativ Narbenbildung eintreten kann, die trotz Planierung und Anpassung durch Hautschliff an die gesunde Haut der Umgebung, die Konturen des entfernten Tätowierungsbildes in starker Vergröberung (Dermatomie!) bzw. in ununterbrochener flächenhafter Ausdehnung (Dermabrasio) erahnen läßt. Die Intensität der Narbenbildung wird von der Lokalisation der Farbdepots innerhalb der Haut beeinflußt. Eine die Konturen des iatrogenen Hautdefektes imitierende Depigmentierung kann noch jahrelang persistieren.

Die Operation sollte zweckmäßigerweise im Winter ausgeführt werden, um unerwünschten Lichtreaktionen im abradierten Hautbezirk vorzubeugen. Lichtschutzmittel im Frühjahr und Sommer eingesetzt, sind hilfreich.

3.2.1.2. Die Hoffnung, daß die Einführung des Argon-Lasers eine Revolutionierung, mindestens aber eine technische Vereinfachung bzw. Abkürzung der Entfernung von Schmucktätowierungen nach sich ziehen würde, hat sich nicht bestätigt.

Die Erfahrungen mit dem Argon-Laser der letzten 3 Jahre – Strempel hat 1981 über die ersten Erfahrungen aus der Marburger Klinik berichtet – ließen erkennen:

1. Daß Keloidbildung nach Argon-Laser-Therapie möglich ist.
2. Daß eigentlich nur oberflächlich eingebrachte Tätowierungsbilder einzeitig entfernbar sind.
3. Daß die Entfernung auch punktförmig oder linear angeordneter Farbstofflager in der Cutis zur vergröberten Nachzeichnung der Ornamente führt.
4. Daß endlich die mehrzeitige Entfernung, d. h. die Kombination der Argon-Laser-Therapie – 1. Sitzung Argon-Laser, 2. Sitzung (3 Wochen später) Dermabrasio – wahrscheinlich die ideale ambulante Therapie darstellt.

Es ist unbestritten, daß bei der Argon-Laser-Therapie die Bestrahlungsenergie selektiv von den in Frage kommenden Pigmenten in der Cutis aufgenommen wird (Strempel). Hierbei wird die Absorption energiereicher elektromagnetischer Wellen im Gewebe und die dadurch hervorgerufene lokale Wärmeentnahme genutzt. Solche Strahlen passieren fast ungehindert die Epidermis und verdampfen die Pigmente in situ. Dadurch wird sekundär in der Epidermis punktförmig operiert.

Es ist auch richtig, daß nach Durchführung der Argon-Laser-Therapie kein Verband notwendig ist. Die durch den Argon-Laser-Strahl karbonisierten Hautabschnitte werden mit dem scharfen Löffel ausgekratzt, um einmal möglichst viele freigelegte Farbpartikel zu eliminieren, zum anderen, um unschönen Ergebnissen nach „explosiver Farbstoffspreitung" (Strempel) vorzubeugen. Seit 3 Monaten wird Geliperm auf die derartig laser-chirurgisch behandelten Hautdefekte aufgelegt. Bei oberflächlich eingestochenen Schmucktätowierungen kann eintreten, daß sich der Kunststoffilm mit dem freiliegenden Pigment so innig verbindet, daß mit der Abnahme des Kunststoffdressings auch die in den Kunststoff eingelagerten Farbstoffkörner verschwinden. Die gleiche Verbandstechnik wird auch nach der Dermabrasion von Tätowierungen benutzt. Das Verfahren ist technisch einfach und hautverträglich. Die Abnahme des Verbandes erfolgt entweder nach Vorbereitung mit feuchten Umschlägen oder nach Besprühung mit dem Gesichtsdampfbad. Der Verbandwechsel ist dann schmerzlos.

3.2.1.3. Die chemo-chirurgische (Salpetersäure, Salzsäure, Kaliumpermanganat usw.) Behandlung von Tätowierungen ist in den letzten Jahren gegenüber der instrumentellen Therapie obsolet geworden. Ursache dieses unübersehbaren Trends sind die unerwünschten ulcerösen Folgezustände am Ort der Operation, die ebenfalls häufig unter Hinterlassung hypertrophischer Narben, seltener unter Keloidbildung abheilen.

Eine Ausnahme davon bildet die Salabrasion, d. h. die Kombination der Dermabrasion (Nylonbürste) mit anschließender chemo-chirurgischer Behandlung mit Kochsalzlösung bzw. Tischsalz. Aus der Dermatologischen Klinik in Marburg hat Horn, neuerdings Kleinebenne, in Anlehnung an die Technik von Manchester über eine auch in der Sprechstunde praktikable Operationstechnik mit bemerkenswerten Ergebnissen berichtet.

Die Tätowierungsbilder persistieren meistens nach der ersten Sitzung verwaschen und lückenhaft. Die Beseitigung der Restbilder erfolgt durch eine zweite und dritte Sitzung. Horn führt dies in dreimonatigen Abständen nach Abheilung der Hautdefekte durch. Kleinebenne fand bei der Nachuntersuchung der von Horn behandelten Tätowierungen keine Narben, wenn ausschließlich Salabrasionen ausgeführt worden waren.

Unerwünschte, aber unvermeidbare Folgezustände nach Salabrasio waren im Marburger Krankengut vorübergehende Hyperpigmentierungen im Bereich der Randpartien der Excoriationen. Sonneneinwirkung auf die salabradierten Bezirke kann auffällige, über Monate persistierende Pigmentverschiebungen des gesamten behandelten Areals auslösen. Die Aufklärung der Patienten muß eine 6monatige Karenz der durch Salabrasion behandelten Hautabschnitte gegenüber dem Sonnenlicht einschließen. Daher sollte die Salabrasion während sonnenarmer Jahreszeiten durchgeführt werden. Passagere Hautrötungen im Operationsbereich verschwinden mit fortschreitender Regeneration der Haut, etwa in der sechsten postoperativen Woche. Die Salabrasio ist eine ambulant durchführbare, wenig aufwendige, effektive Methode mit einem geringen Risiko für die Patienten (Horn).

3.2.2.4. Die Defektdeckung nach operativer Entnahme des Tätowierungsbildes durch Heranbringen der Haut aus gesunder Umgebung, die in Farbe und Textur dem Zustand der Haut vor der Tätowierung entspricht – die „plastische" Lösung des Problems – weist eine sehr gute poliklinisch praktikable Entfernungsmethode aus. Die operative Ausschneidung des Ornaments kann dabei ein- oder mehrzeitig erfolgen. Die Hautplastik schließt sich unmittelbar an die Ausrottung an. Die eingesetzte Operationsstrategie und -technik richtet sich nach der Form der Defektbildung, die wieder von der formalen Gestaltung des entfernten Bildes unter Einbeziehung der Hautspannungslinien abhängig ist. Ziel einer ein- oder mehrzeitigen Ausschneidung mit unmittelbarer Defektdeckung der Haut durch eine Hautplastik ist ein Körperbild im Bereich der vormals „dekorierten" Haut wie es vor der Einbringung der Tätowierung einmal bestand.

Es darf allerdings nicht übersehen werden, daß in der postoperativen Phase das Tätowierungsbild durch eine neue linear gezeichnete Figur ersetzt wird, die alle Einzelheiten der Technik der Schnittführung nachzeichnet.

Es liegt in der Hand des Operateurs, diese Schnittlinien zu beeinflussen.

Trotz Anpassung der Operationsplanung an die Spannungslinien der Haut können während der Operation, besonders an den Extremitäten junger Menschen mit straffer Haut, operationstechnische Probleme auftreten – der Defekt geht nicht mehr zu! – die das ganze, mühsam vorbereitete Konzept über den Haufen werfen und eine plastische Lösung erzwingen, die durch Transplantation eines Spalthautlappens aufgefangen werden kann.

Der Operierende darf sich bei nicht völlig spannungsloser Vereinigung der Wundränder keineswegs darauf verlassen, daß nach Resorption der Lokalanästhesie von selbst ausreichende Entspannung und damit von selbst der gewünschte spannungslose Verschluß eintritt. Die Behandlung der Wundränder sollte gewebefreundlich erfolgen (Einzinker statt Pinzettendruck). Die Unterminierung muß schonend ausgeführt werden. Hämatome sind im Rahmen des Möglichen zu vermeiden. Eine fortlaufende Intracutannaht – Entfernung am 14. Tag – kann hilfreich sein, wenn eine Nahtspannung bei Verlegung von Knopf- oder Matratzennähten zu erwarten ist. Wundklebestreifen und Sicherheitsnähte erhöhen den erwünschten Entspannungseffekt. Die Verlegung von Wundklebestreifen erlaubt die frühzeitige Entfernung der Sicherheitsnähte ab dem 4. bis 5. postoperativen Tag. Damit kann eine Möglichkeit der Prophylaxe von postoperativen Störungen des Körperbildes an den Wundrändern ausgenutzt werden.

Ist es unmöglich, das Tätowierungsbild in einer Sitzung zu beseitigen, wird die Serienexcision (Morestin) bzw. sukzessive-ökonomische Excision (Kuta) eingesetzt. Das Flächenproblem wird unter Ausnutzung der Hautelastizität der umgebenden Haut schrittweise unterlaufen. Die Methode ist poliklinisch durchführbar. Sie ist technisch einfach. Die Terminplanung erlaubt große Zeitintervalle zwischen den einzelnen Eingriffen. Der Operierende hat Zeit, um abzuwarten, bis sich das zukünftige Operationsgebiet „entspannt" hat. Am Ende steht die Schlußoperation, die dem Operierenden erlaubt, Narbenkorrekturen kombiniert mit der Ausrottung der Restfigur vorzunehmen.

Narbenbildung und auch hypertrophische Narbenbildung müssen in Kauf genommen werden. Die Intracutannaht ist keine absolute Vorbeugungsmaßnahme dagegen. Nachuntersuchungen ergaben, daß eine postoperativ zunächst unsichtbare Narbe später doch eine Verbreitung dadurch erfährt, wenn der Patient erheblich an Gewicht zugenommen hat.

3.2.3. Die Verlegung von autologen, freien Transplantaten aus hautgesunden Spenderstellen in die Hautdefekte am Ort des entfernten Tätowierungsbildes – Transplantate sollen im Rahmen des Machbaren in Farbe und Textur dem Zustand der Haut vor der Tätowierung ähnlich sein– ist eine brauchbare, poliklinisch durchführbare Operationstechnik. Sie wird eingesetzt, wenn der sich an die Entfernung des Tätowierungsbildes durch Excision anschließende Defekt so großflächig ist, daß ein primärer spannungsloser Verschluß durch Heranbringen, Verschiebung oder Verlegung gestielter Hautlappen nicht möglich ist oder wenn ein Wundrandverschluß nur durch „Naht unter Zug" vollziehbar ist bzw. durch die voraussehbare Spannung eine Lappennekrose wahrscheinlich ist.

Verlegt werden Spalthauttransplantate (¼, ½, ¾ Haut). Sie bringen die besten Eigenschaften für den vorgesehenen Einsatz mit. Es liegt in der Hand des Operierenden, die Auswahl der Spenderstelle, die Form und den Transplantatdurchmesser den topischen Notwendigkeiten anzupassen. Eine durch vorausgegangene Serienexcision iatrogene Narbe kann durch das Spalthauttransplantat hindurch noch lange tast- und sichtbar sein.

Unbestritten ist aber, daß die Defektdeckung nach Ausrottung des Tätowierungsbildes durch Transplantat eine gute Lösung ist, wenn man davon absieht, daß an die Wundbehandlung zusätzlich eine Behandlung des Spendergebietes angeschlossen werden muß. Der sehr erfahrene Bunche hält sie bei der Beseitigung großflächiger Tätowierungsbilder für die befriedigendste. Geringe Farbunterschiede des Transplantats gegenüber der Umgebung (Vorsicht bei der Auswahl des Spendergebietes!) müssen in Kauf genommen werden.

Für den technischen Ablauf des Heilplanes ist von Bedeutung, daß entweder von vornherein die Beseitigung der Schmucktätowierung durch Tranplantate eingeplant wurde oder die Möglichkeit eines Zwangs auf ein intraoperatives Umstei-

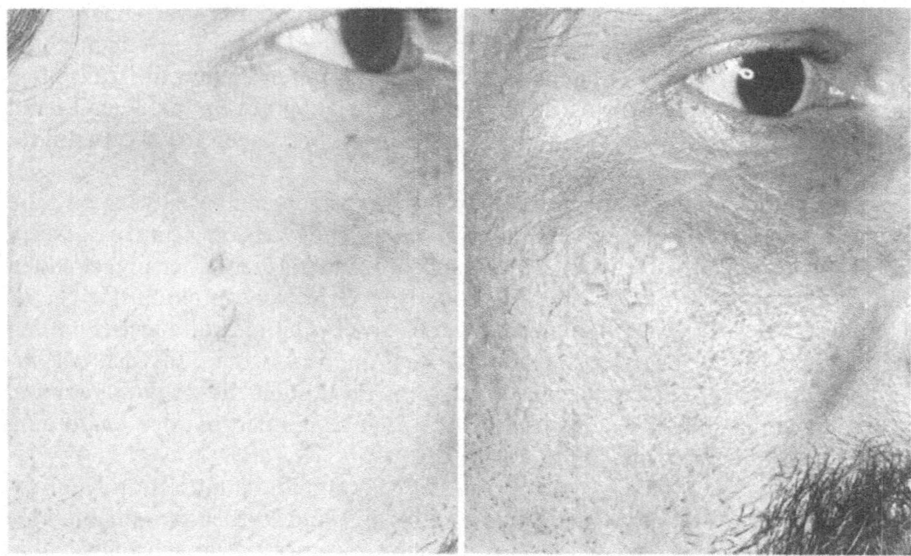

Abb. 1 (links). Punktförmige Schmucktätowierung unter dem rechten Auge (Knast-, Penner-, Fixer-Träne)

Abb. 2 (rechts). Zustand nach Entfernung einer Schmucktätowierung 6 Wochen nach der Operation

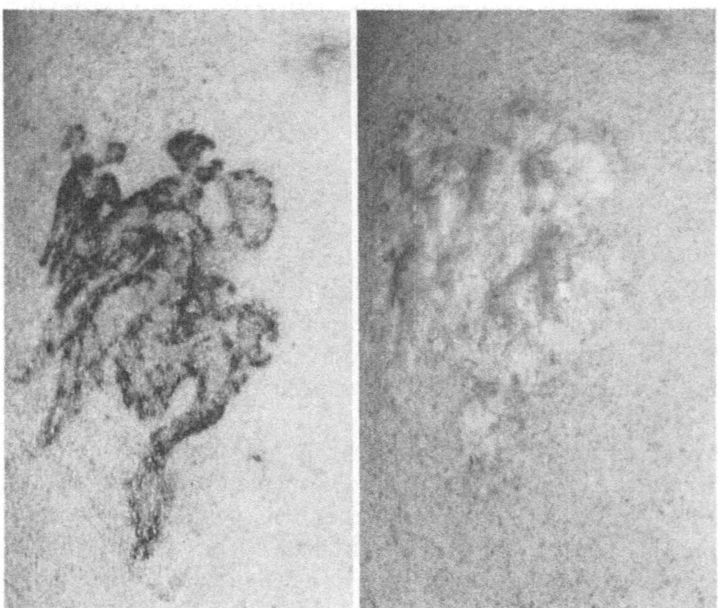

Abb. 3 (links). Schmucktätowierung

Abb. 4 (rechts). Die Schmucktätowierung wurde durch Argon-Laser-Surgery entfernt. Im Bereich der grünen Farbeinlagerungen kam es zu Keloidbildungen. (Zustand 1 Jahr nach der Argon-Laser-Therapie)

gen in die Operationsplanung einbezogen, der Patient aufgeklärt wurde und daß das notwendige Instrumentarium vorbereitet zur Verfügung steht.

3.2.4. Die Kombination der bisher genannten Operationsmethoden untereinander und die Kombination der Operation mit nicht operativen Maßnahmen kann notwendig werden, wenn die Ausrottung bizarrer Ornamente den Ablauf der Behandlung technisch erschwert.

Grundsätzlich sollte immer das risikoärmste und erfolgversprechendste Verfahren eingesetzt werden. Voraussetzung dafür ist, daß der Operierende alle angegebenen Behandlungsmethoden beherrscht, um den erwünschten Behandlungserfolg zu erreichen.

Erinnert sei daran, daß es möglich ist, Schmucktätowierung temporär durch eine Maskierung, Camouflage, Tarnung durch Einsatz chemischer, d.h. kosmetisch korrektiver Hilfsmittel zu verbergen.

Literatur

1. Buncke HJ (1973) Tattoos. In: Grabb WC, Smith JW (Hrsg) Plastic Surgery, Little, Brown & Company, Boston, S.751–755
2. Friederich HC (1980) Operative Dermatologie. In: Korting GW (Hrsg) Dermatologie in Praxis und Klinik Bd.1, S.77–106, Thieme, Stuttgart-New York
3. Friederich HC, Strempel M, Vogt E (1982) Operative Therapie der Schmucktätowierungen. Z Allg Med 58, 827–834
4. Horn W (1977) Salabrasion bei der Behandlung von Tätowierungen. In: Konz B und Burg B (Hrsg). Dermatochirurgie in Klinik und Praxis, Springer, Heidelberg-New York
5. Klein G (1981) Ein Beitrag zur chirurgischen Entfernung von Tätowierungen. Inaugural-Dissertation Marburg
6. Kleinebenne B (1983) Die Salabrasion. Inaugural-Dissertation Marburg
7. Manchester G (1973) Tattoo removal, California Med 118, 10–12
8. Ruhnke CH (1974) Die Tätowierung, eine sozio-kulturelle und medizinische Betrachtung. Inaugural-Dissertation Marburg
9. Strempel M (1982) Entfernung von Tätowierungen durch Laserstrahlen. Z Hautkrkh 57, 335–341

Langzeitergebnisse
nach operativer Rhinophym-Behandlung

H. Hamm

Das Rhinophym ist eine ätiologisch ungeklärte, seit dem Altertum bekannte und 1845 erstmals von Hebra wissenschaftlich beschriebene Erkrankung der äußeren Nase. Es ist gekennzeichnet durch eine knollenförmige Wucherung von Talgdrüsen, die gigantische Ausmaße erreichen kann. Nur selten sind andere Lokalisationen wie Wangen, Stirn, Kinn und Ohren gleichartig mitbefallen. Uneinheitliche Auffassungen bestehen über die Frage, ob es sich beim Rhinophym um eine eigene Krankheitsentität handelt [6] oder ob es lediglich – wie in den meisten Lehrbüchern definiert – das letzte Stadium bzw. die Maximalvariante einer Rosazea darstellt.

Seit über 100 Jahren gilt das Rhinophym als eine der klassischen Indiaktionen für ein dermatochirurgisches Vorgehen [4]. Eine Vielzahl von operativen Methoden wurde seitdem entwickelt, von denen folgende drei die heute gebräuchlichsten sind:

- die elektrochirurgische Entfernung der Talgdrüsenhyperplasien mit der Diathermieschlinge [15],
- die schichtweise Abtragung mit dem Skalpell und/oder Einmalrasierapparat [5, 7, 9] und
- die Dermabrasion bzw. die Kombination der beiden letztgenannten Behandlungsmethoden [10, 13].

Um zu erfahren, welchem Operationsverfahren der Vorzug zu geben ist und wie die bei uns übliche Lokalanästhesie beurteilt wird, führten wir Nachuntersuchungen bei 17 operativ behandelten Patienten durch.

Patienten und Methoden

In den Jahren 1976 bis 1981 wurden in der Universitäts-Hautklinik Münster 19 Rhinophym-Patienten operativ behandelt, von denen 17 nachuntersucht werden konnten. Die Operation lag bei ihnen 24 bis 80 Monate, im Durchschnitt 4½ Jahre zurück. Das Durchschnittsalter zum Zeitpunkt der Operation betrug 60,4 Jahre; der jüngste Patient war 41, der älteste 90 Jahre alt. Das Geschlechtsverhältnis zeigte mit 15:2 die krankheitstypische Bevorzugung der Männer.

Die Anamnese reichte bei unseren Patienten ein bis 30 Jahre, im Mittel sieben Jahre zurück. In 12 der 17 Fälle entwickelte sich das Rhinophym nach oder in Kombination mit einer Rosazea. Die Entstehung von Basaliomen oder Stachelzellkarzinomen auf Rhinophymgewebe [1] wurde bei unseren Patienten nicht beobachtet.

Von der Möglichkeit einer operativen Behandlung erfuhren 15 Patienten erst durch einen Arzt; zwei hatten schon vorher davon gehört.

Kosmetische Verunstaltung und soziale Diskriminierung standen für 12 Patienten im Vordergrund ihres Behandlungswunsches. Sehr treffend bezeichnete ein Kranker sein Rhinophym als „nicht mehr tragbar". Zwei Patienten ließen sich ausschließlich aufgrund entzündungsbedingter Beschwerden operieren. Die restlichen drei Patienten führten sowohl kosmetische Gründe als auch Beschwerden an.

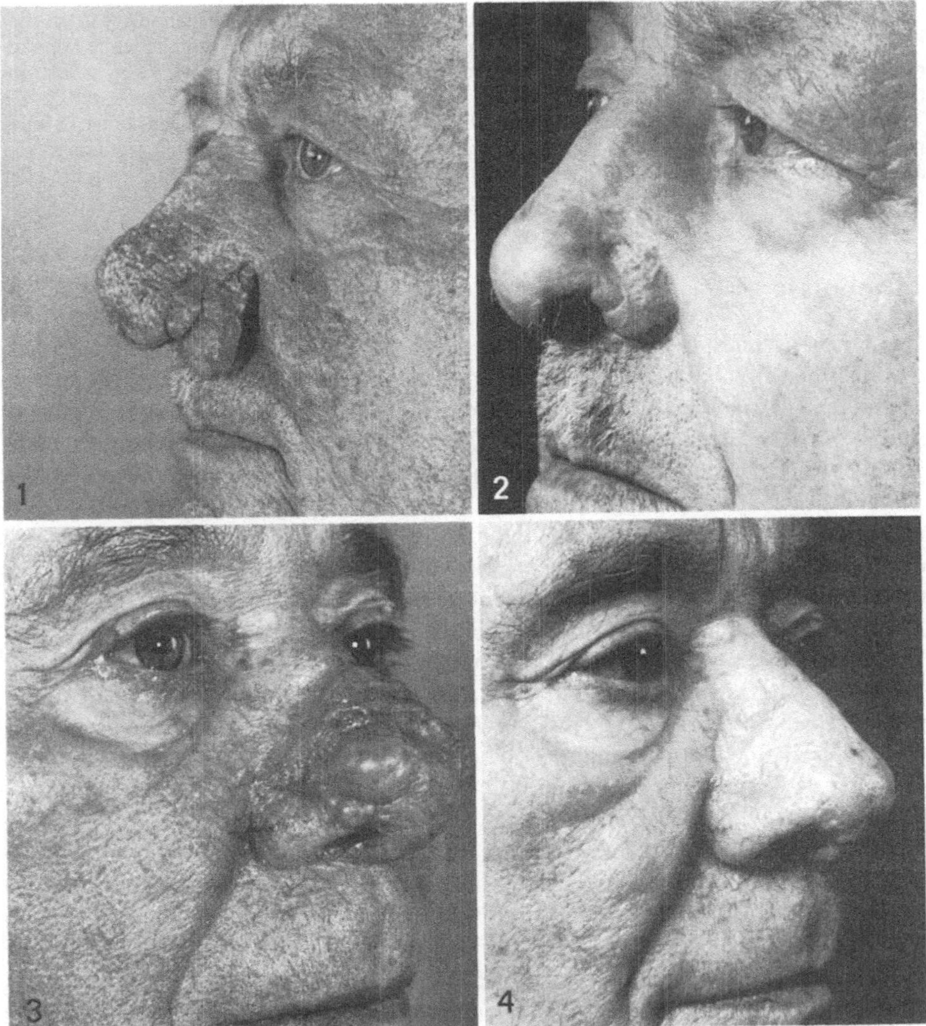

Abb.1. Patient F.E. Rhinophym, präoperativer Zustand

Abb.2. Patient F.E. Zustand 68 Monate nach elektrochirurgischer Behandlung des Rhinophyms. Nasenrücken und Nasenflügel sind narbig abgeheilt; das linke Nasenloch ist deutlich erweitert

Abb.3. Patient J.R. Rhinophym, präoperativer Zustand

Abb.4. Patient J.R. Zustand 29 Monate nach Abtragung des Rhinophyms mittels Skalpell und Dermabrasion. Die Nasenform ist narbenlos wiederhergestellt

Von den 17 nachuntersuchten Patienten waren 12 elektrochirurgisch behandelt worden. Bei fünf Patienten war das Rhinophym mit dem Skalpell abgetragen und eine anschließende Feinmodulierung mit der hochtourigen Fräse vorgenommen worden. Alle Patienten waren in Lokalanästhesie operiert worden.

Die Spätergebnisse wurden mit Hilfe eines 18 Punkte umfassenden Fragebogens unter Zuhilfenahme der Krankenakten und einer klinischen Nachuntersuchung jedes Patienten gewonnen. Von allen Patienten lagen präoperative Diapositive vor; der postoperative Zustand zum Zeitpunkt der Nachuntersuchung wurde ebenfalls fotodokumentiert.

Ergebnisse

Das kosmetische Spätergebnis wich bei den beiden Operationsmethoden deutlich voneinander ab. Die meisten elektrochirurgisch behandelten Patienten wiesen unschöne, z. T. ausgedehnte Narbenstränge und -verziehungen mit Teleangiektasien und Hypopigmentierungen auf. In fünf Fällen war es sogar zu einer Knorpelschädigung im Bereich einer oder beider Nasenöffnungen gekommen, die eine dauerhafte Erweiterung der Nasenlöcher zur Folge hatte (Abb. 1 und 2). Bei den mittels Skalpell und Fräse Operierten konnten dagegen bessere postoperative Befunde nahezu ohne narbige Folgezustände erhoben werden (Abb. 3 und 4). Unabhängig von der Operationsmethode fielen bei insgesamt neun Patienten Erweiterungen der Follikelöffnungen in den nicht narbig abgeheilten Nasenregionen auf.

Die Patienten wurden gebeten, das bei ihnen erzielte kosmetische Ergebnis mit Hilfe von Schulzensuren (sehr gut bis mangelhaft) zu bewerten. Für die elektrochirurgische Methode ergab sich eine Durchschnittszensur von 2,4. Dagegen schätzten die mittels Skalpell und Dermabrasion behandelten Patienten das bei ihnen erreichte operative Resultat mit durchschnittlich 1,2 deutlich besser ein.

Kritischer wurden die Spätergebnisse im Kollegenkreis beurteilt. Zwar konnte auch hier die Überlegenheit der durch Dermabrasion ergänzten Skalpellmethode bestätigt werden; insgesamt fiel die ärztliche Beurteilung aber mit Zensuren von 2,9 für die Skalpell-Fräse-Operierten und 3,6 für die elektrochirurgisch Behandelten wesentlich schlechter aus.

Die Zeitdauer bis zur völligen Abheilung betrug bei den Kranken, die mittels Skalpell und Fräse operiert wurden, durchschnittlich weniger als drei Wochen. Acht von 12 elektrochirurgisch behandelten Patienten gaben eine Heilungsdauer von über vier Wochen an. Entsprechend war auch der postoperative stationäre Aufenthalt der ersten Gruppe (im Durchschnitt 10,4 Tage) um etwa ein Drittel kürzer als bei der Vergleichsgruppe (im Durchschnitt 15,0 Tage).

14 der 17 Patienten empfanden die Lokalanästhesie als „angenehm", drei würden bei erneut anstehender Operation eine Allgemeinanästhesie vorziehen.

Bei einem mittels Skalpell behandelten Patienten hatte sich anderthalb Jahre nach der Operation ein ausgeprägtes Rezidiv mit begleitender Rosazea entwickelt.

Diskussion

Das Ziel der operativen Rhinophym-Behandlung ist die narbenlose Wiederherstellung der früheren Nasenform – geradeso, als ob die Nase nie operiert worden wäre. Unsere Untersuchung zeigt, daß die kombinierte Anwendung von Skalpell – zur

Abtragung der knolligen Auswüchse – und hochtouriger Fräse – zur Feinmodulierung – die geeignetere Operationsmethode zur Erlangung dieses Zieles ist. Elektrochirurgische [15] ebenso wie kryochirurgische [12] Verfahren sind zwar technisch einfacher und schneller durchführbar; u. E. sind sie aber aufgrund der nicht genau genug kontrollierbaren Tiefenausdehnung der Gewebszerstörung abzulehnen.

Da dem Arzt die Möglichkeit eines sehr befriedigenden Operationsergebnisses bekannt ist, werden von ihm höhere Ansprüche an das kosmetische Endresultat als vom Patienten gestellt. Den meisten Betroffenen scheint es bei der Einwilligung zur Operation vor allem um die Beseitigung ihrer Verunstaltung zu gehen; sie nehmen narbige Folgezustände bereitwilliger in Kauf.

Die Befragungsergebnisse ermutigen uns, Rhinophym-Operationen auch weiterhin in Lokalanästhesie durchzuführen, wenn es sich nicht gerade um sehr unruhige oder ängstliche Patienten handelt. Als sehr nützlich hat es sich erwiesen, dem Lokalanästhetikum Ornipressin (Por 8 Sandoz), einen synthetischen Abkömmling des Hypophysenhinterlappenhormons Vasopressin, als Vasokonstriktor zuzusetzen. Ornipressin (Por 8 Sandoz) hat gegenüber dem Adrenalin folgende Vorteile [2, 3]: Trotz sehr guter vasokonstriktorischer Wirkung verursacht es keine Gewebshypoxie und ist daher auch zur Leitungsanästhesie an den Akren verwendbar. Die reaktive Hyperämie mit der Gefahr einer Nachblutung ist nur sehr gering. Außerdem hat Ornipressin nicht die vom Adrenalin bekannten Nebenwirkungen auf das Herz-Kreislauf-System wie Tachykardien, Arrhythmien, Blutdruckanstieg und Palpitationen.

Eine Rezidivgefahr besteht prinzipiell immer dann, wenn das Rhinophym nicht bis zum Perichondrium des Nasenknorpels entfernt worden ist. Es ist daher nicht verwunderlich, daß das in unserem Krankengut beobachtete Rezidiv im Anschluß an eine Behandlung mit Skalpell und Fräse auftrat, bemüht man sich doch bei dieser Operationsmethode gerade um die Belassung eines schmalen Koriumstreifens, von dem die Reepithelisierung ausgehen soll.Narbige Abheilung, wie vor allem nach elektrochirurgischer Therapie zu erwarten, bedeutet die Unmöglichkeit eines Rezidivs. Trotzdem sollte angesichts der gutartigen Veränderung einem optimalen kosmetischen Ergebnis gegenüber der Radikalität der Vorrang gegeben werden [7], auch wenn hierbei eine grundsätzliche Rezidivgefahr in Kauf genommen werden muß. Hieraus folgt, daß der operierte Rhinophym-Patient jahrelang nachbeobachtet werden muß, um den Wiederbeginn einer Rhinophymentwicklung möglichst frühzeitig zu erkennen und zu behandeln.

Seit seiner Erstbeschreibung stellt das ausgeprägte Rhinophym eine Indikation zum operativen Vorgehen dar. Mit der 13-cis-Retinsäure steht dem Dermatologen nun ein Medikament zur Verfügung, das eine starke antiinflammatorische und talgproduktionshemmende Wirkung besitzt [14]. Hochdosiert vermag diese Substanz die Talgdrüse um bis zu 90 Prozent zu verkleinern [8]. Nikolowski und Plewig [11] beschrieben bei Rosazea-Patienten mit beginnendem Rhinophym eine meßbare Rückbildung der Längenmaße infolge Abklingen des Ödems und Verkleinerung der Talgdrüsenazini.

In unserer Klinik wurde ein Rhinophym-Patient über sechs Monate mit täglich 30 mg 13-cis-Retinsäure (0,5 mg/kg KG) behandelt. Es kam zwar zu einer Verkleinerung, nicht jedoch völligen Rückbildung der Wucherung. Nach der mehrmonatigen medikamentösen Therapie war besonders im Bereich der Nasenflügel noch Rhinophymgewebe zurückgeblieben, das am Ende doch ein operatives Vorgehen erforderte.

Sollte sich diese Einzelbeobachtung bei einem größeren Patientengut bestätigen, wird das ausgeprägte Rhinophym weiterhin eine Indikation zur Operation bleiben. Beginnende Rhinophyme, ebenso wie postoperativ entstehende Rhinophymrezidive, werden aber wirkungsvoll mit der 13-cis-Retinsäure behandelt, und damit können operative Maßnahmen umgangen werden.

Danksagung. Ich danke unserer leitenden OP-Schwester Frau Marianne Schuir, für die technische Assistenz bei den Nachuntersuchungen. Frau Jutta Bückmann und Herrn Peter Wissel gilt mein Dank für die Anfertigung der fotographischen Aufnahmen.

Literatur

1. Acker DW, Helwig EB (1967) Rhinophyma with carcinoma. Arch Dermatol 95: 250–254
2. Bruck HG (1971) Erfahrungsbericht über die klinische Anwendung von Por 8 in der plastischen und Wiederherstellungschirurgie. Wien med Wschr 121: 691–692
3. Clodius L, Smahel J (1970) Por 8, a new vasoconstrictor substitute for adrenaline in plastic surgery. Brit J plast Surg 23: 73–76
4. Friederich HC (1967) Zur Therapie des Rhinophyms. Aesth Medizin 16: 169–182
5. Karge H-J (1977) Rhinophym. Dermatochirurgische Möglichkeiten zur Behandlung. In: Konz B, Burg G (Hrgs): Dermatochirurgie in Klinik und Praxis. S 195–201. Springer, Berlin Heidelberg New York
6. Keining E, Braun-Falco O (1953) Diffuse Talgdrüsenhyperplasie der Gesichtshaut in Analogie zum Bild des Rhinophyms. Derm Wschr 127: 463–471
7. Konz B (1975) Zur operativen Behandlung des Rhinophyms. Hautarzt 26: 211–214
8. Landthaler M, Kummermehr J, Wagner A, Nikolowski J, Plewig G (1981) Effects of 13-cis-retinoic acid on sebaceous glands in humans. In: Orfanos CE, Braun-Falco O, Farber EM, Grupper C, Polano MK, Schuppli R (eds): Retinoids. P 259–266. Springer, Berlin Heidelberg New York
9. Matton G, Pickrell K, Huger W, Pound E (1962) The surgical treatment of rhinophymas. Plast reconstr Surg 30: 403–414
10. Müller R, Petres J (1979) Dermabrasion beim Rhinophym. In: Salfeld K (Hrsg) Operative Dermatologie. S 241–244. Springer, Berlin Heidelberg New York
11. Nikolowski J, Plewig G (1981) Orale Behandlung der Rosazea mit 13-cis-Retinsäure. Hautarzt 32: 575–584
12. Nolan JO (1973) Cryosurgical treatment of rhinophyma. Plast reconstr Surg 52: 437–440
13. Petres J (1977) Dermabrasion. In: Konz B, Burg G (Hrsg) Dermatochirurgie in Klinik und Praxis. S 211–218. Springer, Berlin Heidelberg New York
14. Plewig G, Wagner A (1981) Anti-inflammatory effects of 13-cis-retinoic acid. Arch Dermatol Res 270: 89–94
15. Wittels W (1977) Elektrochirurgische Behandlung des Rhinophyms. In: Konz B, Burg G (Hrsg) Dermatochirurgie in Klinik und Praxis. S 202–205. Springer, Berlin Heidelberg New York

Haartransplantation – Indikation und Problematik

E. Landes

Die Erhaltung des vollen Haarkleides ist seit Menschengedenken ein Wunsch vieler, die an Haarverlust leiden. Da etwa 30% aller Männer eine androgenetische Alopecie haben und ein weiteres Drittel irgendwelche Probleme mit ihren Haaren haben, sollte die Zahl derer, die den Wunsch haben, diesen Zustand zu ändern, nicht zu klein sein. Nicht umsonst ist in den USA die Haartransplantation eine der häufigsten bei Männern durchgeführten kosmetischen Operationen. Erst in den letzten 25 Jahren sind Möglichkeiten geschaffen worden, die diesem Wunsch Rechnung tragen und inzwischen zur Perfektion entwickelt wurden. Friederich hat in einer Übersicht „Indikation und Technik der operativen plastischen Behandlung des Haarverlustes" 1970, nahezu alle Möglichkeiten der Ursache des Haarverlustes geschildert und ist auf die therapeutischen Möglichkeiten eingegangen.

Meine Aufgabe heute ist es, die operative Behandlung des Haarausfalls zu besprechen, wobei ich mich vorwiegend mit der Methode von Okuda und Orentreich, deren Prinzipien, die auch für alle Modifikationen gelten, beschäftigen werde.

Zwei Indikationen sollen ihre Berücksichtigung finden: Erstens die Therapie der androgenetischen Alopecie, zweitens die Therapie der narbigen Alopecie.

Okuda hatte 1939 erstmals eine Methode beschrieben, bei der mit einer Stanze haartragende Vollhauttransplantate in unbehaartes Gebiet transplantiert wurden. Er hat damit über 200 Patienten mit narbiger Alopecie behandelt. Die Methode fand keine Anwendung bei der androgenetischen Alopecie. Erst 20 Jahre später hat Orentreich diese Methode zur Behandlung der androgenetischen Alopecie angewendet.

Er hat 1959 erkannt, daß die Transplantation haartragender Stanzen aus dem noch behaarten Bereich, bei Patienten mit männlicher Alopecie, unabhängig von dem Charakter der Empfängerseite, anwächst und damit den Begriff der Donordominanz geprägt.

Die ersten von ihm in den 50iger Jahren operierten Patienten zeigten bis heute keinen Haarausfall im Bereich der Transplantate.

Prinzipiell sind alle Formen der androgenetischen Alopecie transplantationsfähig, solange der verbliebene Haarkranz ausreichende Möglichkeiten zur Entnahme von Haaren zuläßt. Nachdem früher vorwiegend ausgedehnte Glatzenbildungen transplantiert wurden, ist man in den letzten Jahren dazu übergegangen, auch beginnende Glatzenbildungen zu transplantieren. Dies hat den Vorteil, daß weniger Sitzungen notwendig sind und im Verlauf der folgenden Jahre, je nach Intensität des weiteren Haarausfalles, nachtransplantiert werden kann. Die frühe Transplantation ermöglicht bei fortschreitendem Haarausfall diesen mit den implantierten Haaren zu verdecken.

Kontraindikationen sind alle Erkrankungen, die eine Wundheilungsstörung verursachen. Störung der Blutungs- und Gerinnungszeit, Hypertension, Diabetes, Neigung zur Keloidbildung. Ein

sehr dünner Besatz des verbliebenen Haarkranzes, d. h. ein weites Auseinanderstehen der einzelnen
Haare, sollte ebenfalls als Kontraindikation angesehen werden, da die einzelnen Stanzen da nur
sehr wenig transplantierbare Haare enthalten. Da ist die Familienanamnese außerordentlich wichtig.

Psychopathen sollten von der Operation ausgeschlossen werden. Dies zu erkennen, ist allerdings nicht immer einfach, zumal häufig die Meinung vertreten wird, daß alle, die sich einer solchen Prozedur unterziehen, Psychopathen seien.

Der Patient muß ausführlich darüber aufgeklärt werden, daß mehrere Sitzungen notwendig
sind. Je mehr Transplantate in einer Sitzung verwendet werden, desto länger sollte der Zwischen-
raum zwischen den weiteren Sitzungen sein. Als Faustregel gilt: Mehr als 50 Transplantate erfordern eine Pause von 4–6 Wochen, weniger eine Pause von 1–3 Wochen. Wir pflegen im allgemeinen
30–40 Transplantate in einer Sitzung durchzuführen, weil hier die Entnahme unproblematisch ist (s.
unten).

Wenn gleichzeitig im Bereich der Stirnhaargrenze und auf dem Scheitel transplantiert werden soll, so kann die Differenz der Transplantationen nur 2 Tage betragen, da sowohl frontal als auch im Scheitelgebiet unabhängig voneinander eine ausreichende Durchblutung vorhanden ist.

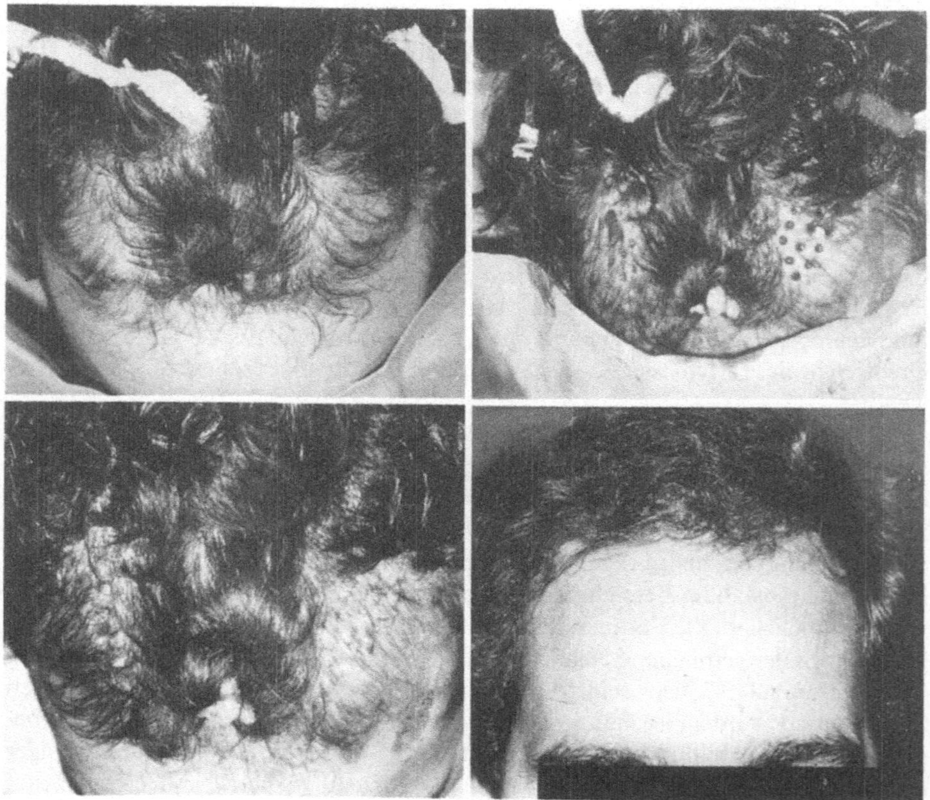

Abb. 1 (oben links). Operationsplanung

Abb. 2 (oben rechts). Zustand nach Entnahme der Stanzen an der Empfängerseite

Abb. 3 (unten links). Zustand nach Implantation der Hautstanzen

Abb. 4 (unten rechts). Ein Jahr nach durchgeführter Transplantation, gleicher Patient

Die Operation muß exakt geplant werden. Bei Beginn der Stirnhaargrenze, die in einer Hufeisenform transplantiert werden soll, muß eine exakte Aufzeichnung der Empfängerstellen erfolgen, da es vorkommen kann, durch Lageänderungen des Kopfes, Blutungen usw., daß die Frontlinie unregelmäßig oder unsymmetrisch wird (Abb. 1–4).

Im Scheitelbereich sollte die Implantation ebenfalls nach der Wirbelrichtung erfolgen, so daß auch hier eine genaue Planung empfehlenswert ist.

Operationstechnik

Allgemeines. Die Operationstechnik bei der androgenetischen Alopecie und der narbigen Alopecie unterscheidet sich lediglich insofern, als bei der narbigen Alopecie die Entnahmestelle, insbesondere bei Frauen, da gewählt werden soll, wo noch die meisten Haare vorhanden sind. Bei der androgenetischen Alopecie muß sie im unteren Teil des noch vorhandenen Haarkranzes sein. Je höher sie gewählt wird, desto größer ist das Risiko, daß dieses Gebiet der späteren Glatzenbildung anheim fällt, und damit die transplantierten Haare ebenfalls ausfallen. Die von Nordström empfohlene Methode, bei der narbigen Alopecie die haartragenden Transplantate quer in eine Tasche unter die Narbenhaut zu legen, hat nur dann Sinn, wenn die Haut sehr dünn ist. Wir konnten sehen, daß die normale Implantation gute Resultate bringt.

Material

Die Operation, die primär mit einfachen Hautstanzen durchgeführt wurde, hat inzwischen zahlreiche Modifikationen erfahren. So wurden zahlreiche Stanzen entwickelt. Das entscheidende ist, daß die Stanzen gleichmäßig zylindrisch geschliffen sind. Motorgetriebene Stanzen werden vorwiegend in den USA verwendet, wobei von Norwood angegeben wird, daß die „Punchs", die mit der motorgetriebenen Stanze gewonnen werden, nicht nur schneller und leichter zu entnehmen sind, sondern auch mehr lebensfähige Haarwurzeln enthalten, da durch das Drehen und Pressen der handgetriebenen Stanze mehr Haarfollikel zerstört werden können. Dem widerspricht Unger, der glaubt, daß durch die Rotation und die Wärmeentwicklung eine stärkere Irritation der Follikel erfolgt. Ebenso ist das Wechseln der Richtung von der vertikalen Position der Stanze in die Richtung der zu entnehmenden Haarfollikel nur schwer möglich.

Wir benutzen nach anfänglichem Gebrauch von Einmalstanzen, die sich durchaus bewährt haben, aber leider keine ½ mm Differenzen haben, die von Orentreich empfohlenen Stanzen (Abb. 5).

Die Stanzdurchmesser der Empfängerseite sollen ein ¼–½ mm kleiner sein als die der Donorside, da die haartragenden Transplantate etwas schrumpfen und die Empfängerseite sich etwas vergrößern kann.

Wir benutzen für die Donorside im allgemeinen 4 mm Durchmesser. Für die Empfängerseite 3,5–3,7^5 mm Durchmesser.

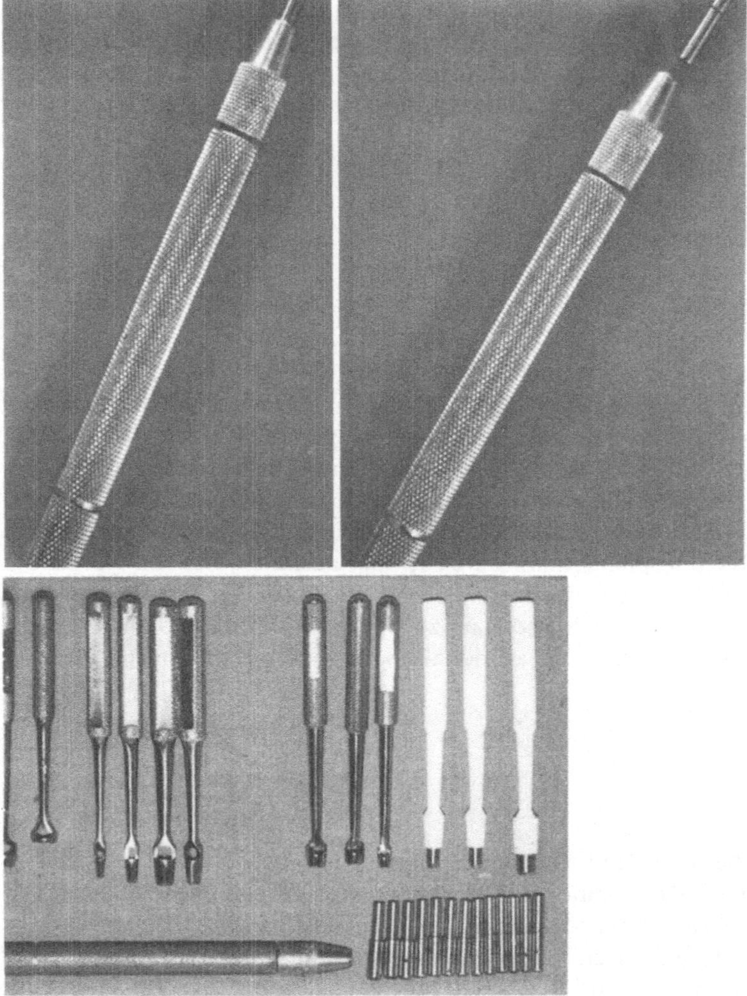

Abb. 5. Stanze mit auswechselbarem Stanzzylinder

Donortransplantate sollen 5 mm nicht überschreiten, da dann die Blutzufuhr im Zentrum gestört ist. Stanzen kleiner als 1,5 mm sind ebenfalls unbrauchbar, da der Haarbesatz zu dünn ist.

Operationstechnik

In manchen Fällen kann durch Verkleinerung des haarlosen Bezirks die Zahl der notwendigen Transplantationen reduziert werden. Die sogenannte Alopeciareduktion oder Reduktionsplastik kann sowohl bei der androgenetischen Alopecie als auch bei der narbigen Alopecie angewendet werden (Abb. 6–9).

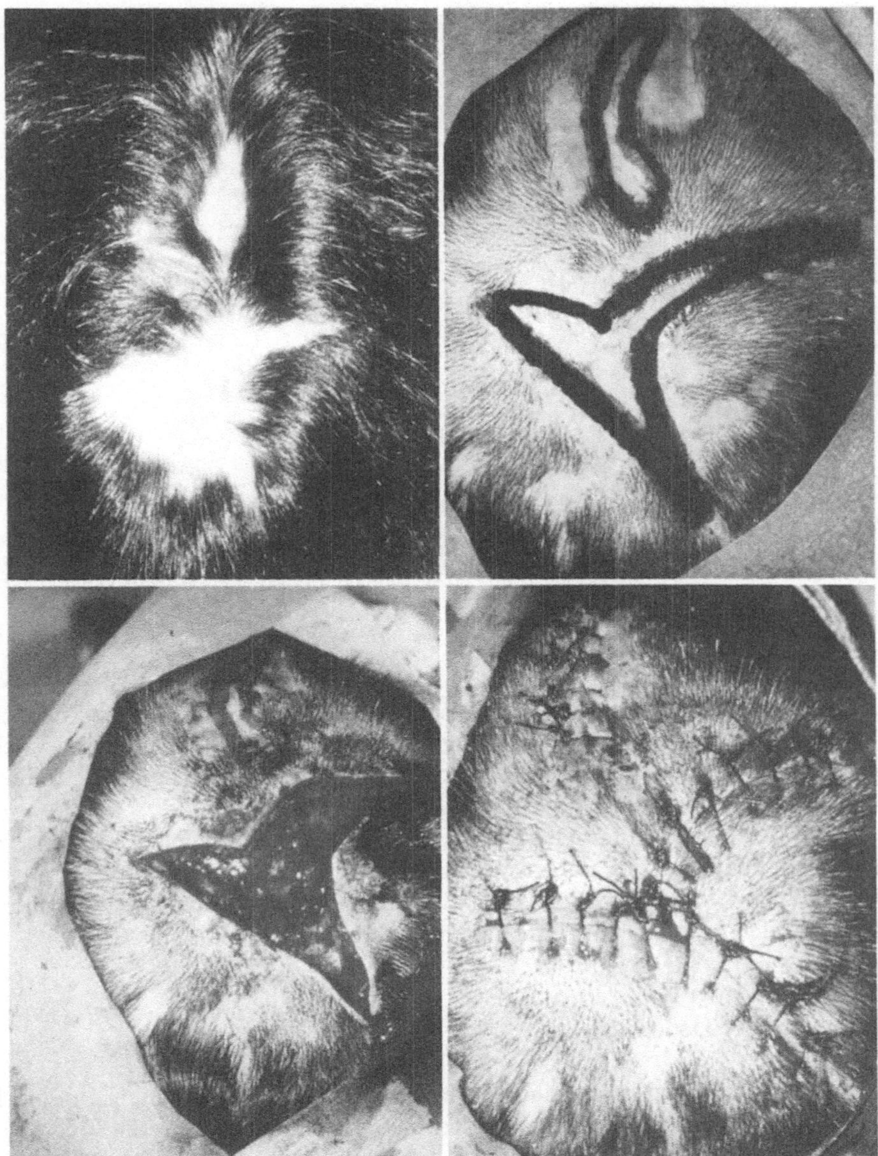

Abb. 6 (oben links). Narbige Alopecie nach Verbrennung

Abb. 7 (oben rechts). Planung der Reduktionsplastik

Abb. 8 (unten links). Reduktionsplastik

Abb. 9 (unten rechts). Durchgeführte Reduktionsplastik

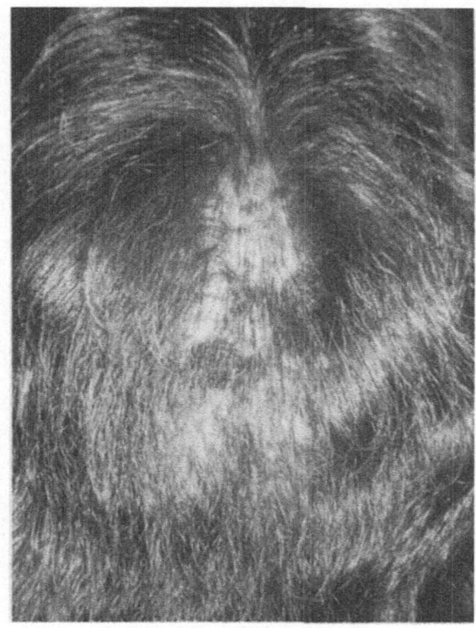

Abb. 10. Zustand nach 2 Transplantationen

Es sind verschiedene Techniken beschrieben (Blanchard und Unger), wobei sowohl einfache elliptische Excisionen von Unger als Mini-Reduction beschrieben, als auch sternförmige Excisionen (Mercedes-Typ), sowie skurril anmutende Techniken beschrieben worden sind.

Von Bosley und Mitarbeitern sind Serienreduktionen mitgeteilt worden, wobei nach 5 Reduktionen der unbehaarte Bezirk von 14 cm auf 5 cm reduziert werden konnte. Die Reduktionsplastik kann gleichzeitig mit der Transplantation durchgeführt werden, aber auch als erste Sitzung vor der Transplantation.

Entnahme der Donorseite

Sie erfolgt am besten im Bereich der dichtesten Behaarung, besonders im Nacken. Die Haare werden nicht rasiert, sondern kurz geschnitten, damit die Richtung des Haares bei der Entnahme beachtet werden kann. Die Stanze wird zunächst gerade eingesetzt, nach 1 mm schräg nach oben geführt. Das überstehende Fett der Entnahmezylinder sollte nur dann entfernt werden, wenn es zu viel ist. Die haartragenden Stanzen werden nebeneinander auf eine feuchte Mullkompresse gelegt und von der Schwester mit einer Juwelierpinzette von gegebenenfalls abgebrochenen oder abgestanzten Haaren befreit. Von einigen Operateuren wird angenommen, daß das Kühlen der entnommenen Transplantate zwischen Entnahme und dem Einsetzen eine kürzere Ruhephase bedingt. Es sind spezielle Kryocraft-cups entwickelt worden. Unger konnte aber bei 25 Patienten, bei denen sowohl gekühlte als auch ungekühlte Plugs eingesetzt wurden, keinen Unterschied feststellen. Er glaubt daher, daß Kühlen lediglich bei den Operationen von Vorteil sei, bei der die Dauer

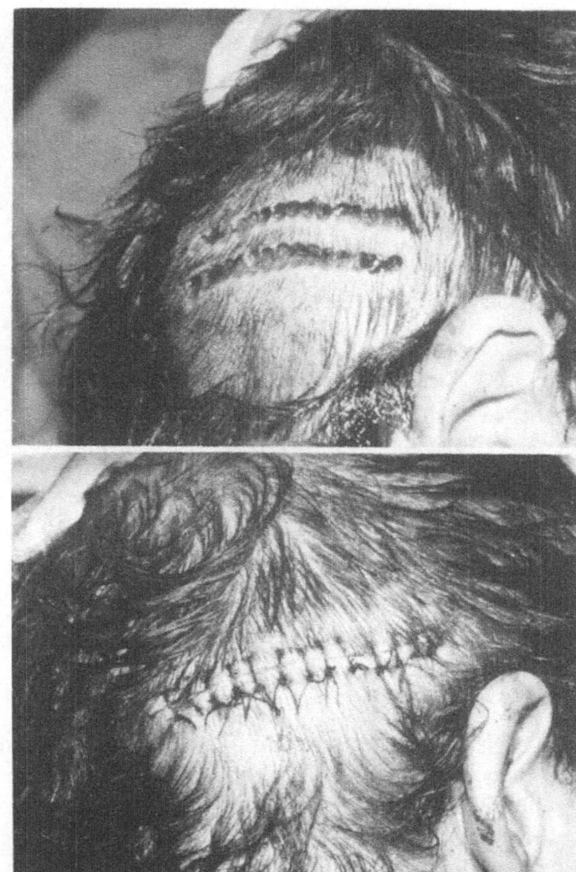

Abb. 11. Zustand nach Entnahme der haartragenden Stanzzylinder nach der sogenannten Double-Row-Technique

Abb. 12. Verschluß der Entnahmestelle

zwischen Entnahme und dem Einsetzen aus irgendwelchen Gründen sehr lange dauert.

Es sind unterschiedliche Entnahmetechniken möglich. Von zahlreichen Operateuren werden die Stanzen nebeneinander entnommen und keine Wundversorgung vorgenommen. Das geht am schnellsten.

Von anderen Operateuren werden die einzelnen Stanzlöcher mit einer Naht verschlossen.

Die von Imber und Guthrie beschriebene Methode sieht 2 Reihen der Entnahme vor, wobei eine etwa 1 cm breite Zone dazwischen gelassen wird. Das Ganze wird dann excidiert, vernäht, wobei die freie Zone noch zur Implantation verwendet werden kann (Abb. 11, Abb. 12). Die sogenannte Cluster-Technique von Hill, besteht darin, daß 4–5 parallellaufende Entnahmereihen angelegt werden. Das Ganze wird excidiert, nach Mobilisation der Wundränder primär verschlossen.

Die von Pierce beschriebene "double row parallel closure" besteht darin, daß dicht nebeneinander 2 Reihen von Stanzen entnommen werden, das Ganze wird auch excidiert und primär verschlossen.

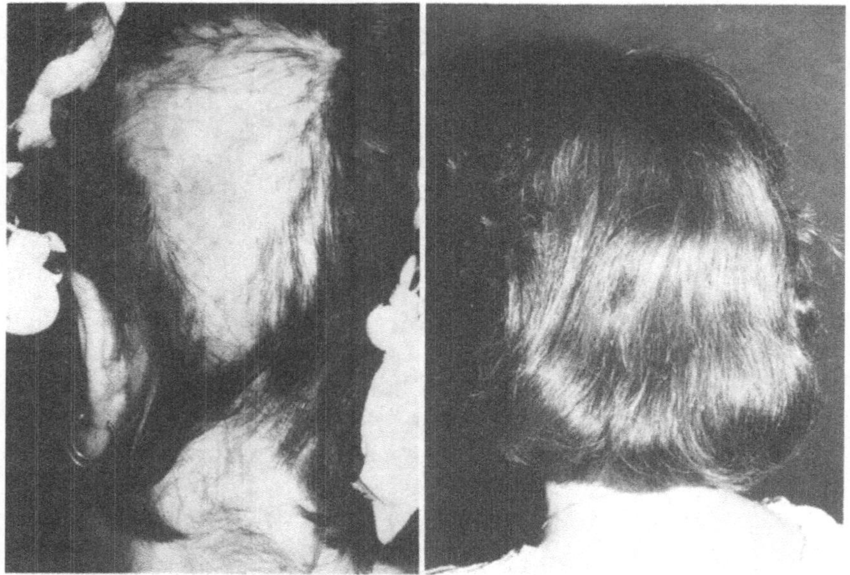

Abb. 13 (links).   Narbige Alopecie nach Verätzung

Abb. 14 (rechts).   Zustand nach 4 Transplantationen nach Okuda/Ohrentreich

Die Methode hat sich uns hervorragend bewährt, wobei insgesamt 30–40 Stanzen entnommen werden können. Es kann auch eine dreifache Reihe sein.

Die Mobilisation erfolgt mit dem Ikonoklasten, wenn notwendig. Im Nacken erübrigt sich die Mobilisation stets. Hier ist eine spannungslose Adaptation der Wundränder möglich. Die Korrektur der irregulären Ecken ist nicht notwendig und zeitraubend.

Es bleibt eine strichförmige Narbe zurück.

Implantation der haartragenden Stanzen

Die Implantation soll alternierend erfolgen, da bei nebeneinander Einsetzen die eingesetzte Stanze immer wieder herausrutschen kann. Durch zwischenzeitliches Pressen wird die Stanze in situ gehalten. Die Haarrichtung ist exakt einzuhalten, wobei lediglich bei der ersten Reihe an der Stirnhaargrenze eine gegensätzliche Richtung gewählt werden soll, damit das Implantat nicht sichtbar wird.

Die 1981 von Morrison beschriebene Methode, die Transplantate mit einem Gewebekleber zu fixieren, wird von uns seit 10 Jahren bei der ersten Transplantation, die überhaupt bei uns durchgeführt wurde, angewendet. Damit können auch etwas schiefeingesetzte Transplantate oder umgekippte Transplantate korrigiert werden. Andere Fixationen sind beschrieben, so eine durchgehende Naht. Diese Technik hat sich uns nicht bewährt.

Der Verband erfolgt mittels Auflegen einer Kompresse auf das transplantierte Gebiet und Fixation mit einem Tape, darüber kommt ein von Lebovits und Dzubow beschriebener Kopfverband. Der Verbandswechsel erfolgt am 2.Tag nach der Transplantation. Am 4.Tag können die Haare vorsichtig gewaschen werden.

Durch die Manipulation fallen die Haare zunächst aus. Das Wiederwachstum kann nach 4 Wochen beginnen, erfolgt meist nach 3 Monaten. Es kann aber auch erst nach 4–5 Monaten erfolgen.

Hin und wieder kommt es zu einer leichten Erhebung der implantierten Areale, als sogenanntes Cobble-Stoning bezeichnet. Diese Erscheinung kommt besonders dann vor, wenn zu viel Fett an den Implantaten gelassen wird. Dieses Phänomen kann leicht später, sollte es störend sein, durch eine vorsichtige Dermabrasion beseitigt werden (Abb. 13, 14).

Literatur

1. Bosley LL, Hope TR, Montroy RE, Straut PM (1980) Reduction Male Pattern Baldness in Multiple Stages: Retrospective Study J Dermatol Surg Oncol 6: 498–503
2. Friederich HC (1970) Indikation und Technik der operativ-plastischen Behandlung des Haarverlustes, Hautarzt 21: 197–202
3. Hill TE (1980) Closure of the Donor Site in Hair Transplantation by a Cluster Technique. J Dermatol Surg Oncol 6: 190–191
4. Imber G, Guthrie RH, Jr (1978) A New Method for Obtaining Hair Transplants and Closure of the Donor Site. J Plast Reconstr Surg 63: 740–741
5. Lebovits PE, Dzubow LM (1980) A Pressure Dressing on the Scalp by a Modified Russian Technique. J Dermatol Surg Oncol 6: 259–263
6. Morrison ID (1981) An Improved Method of Suturing the Donor Site in Hair Transplant Surgery. Plast Reconstr Surg 378–380
7. Nordström REA (1983) Change of Direction of Hair Growth. J Dermatol Surg Oncol 9: 156–158
8. Okuda S (1939) The Study of clinical experiments of hair transplantation. Jap J Dermatol Urol 537. German Abstr.: Klinische und experimentelle Untersuchungen über die Transplantation von lebenden Haaren. Jap J Dermatol Urol 46: 135
9. Orentreich N (1959) Autografts in alopecias and other selected dermatologic conditions. Ann NY Acad Sci 83: 463
10. Pierce HE (1979) An Improved Method of Closure of Donor Site in Hairtransplantation. J Dermatol Surg Oncol 5: 475–476
11. Unger WP (1979) Hair Transplantation. Marcel Dekker. Inc New York and Basel
12. Unger WP (1983) Concomitant Mini Reductions in Punch Hair Transplanting. J Dermatol Surg Oncol 9: 388–392

Zum Problem der Hämostase bei Haartransplantationen

R. Kaufmann

Einleitung

Zur operativen Behandlung der Alopezie steht derzeit in geeigneten Fällen neben den Reduktionsplastiken in erster Linie die punchgraft-Technik nach Okuda-Orentreich als Transplantationsverfahren der Wahl zur Verfügung.

Abgesehen von den Patientenauswahlkriterien und technischen Detailfragen zur Erzielung einwandfreier, transplantationsgeeigneter punchgrafts erwachsen hierbei Probleme auch im Hinblick auf eine adäquate Hämostase während des Eingriffes.

Die Perfusionsverhältnisse der reichlich vaskularisierten Kopfschwarte prädisponieren zu profusen Sickerblutungen. Diese erweisen sich besonders in den Stanzlöchern der Empfängerregion als hinderlich und erschweren das Einsetzen und Fixieren der Transplantate mit entsprechend verlängerter Op-dauer und zusätzlicher Unannehmlichkeit für den Patienten. Schließlich heilen teilweise wieder hervorquellende, ungenügend fixierte punchgrafts nicht im Hautniveau und verstärken später das Phänomen des sogenannten „cobble-stoning".

Methoden der Hämostase

Die prinzipiellen Möglichkeiten zur Verminderung von Kopfschwartenblutungen bei Haartransplantationen finden sich nachfolgend tabellarisch zusammengestellt und werden anschließend im Einzelnen erörtert:

Tabelle 1. Möglichkeiten zur Verbesserung der Hämostase bei Haartransplantationen

1. Auswahl geeigneter Anästhesiemethoden
2. Kontrollierte Hypotension
3. Pneumatische Tourniquets
4. Temporäre Stanzlochtamponade („hämostatische Stöpsel")
5. Hochlagern des Op-feldes
6. Manuelle Kompression

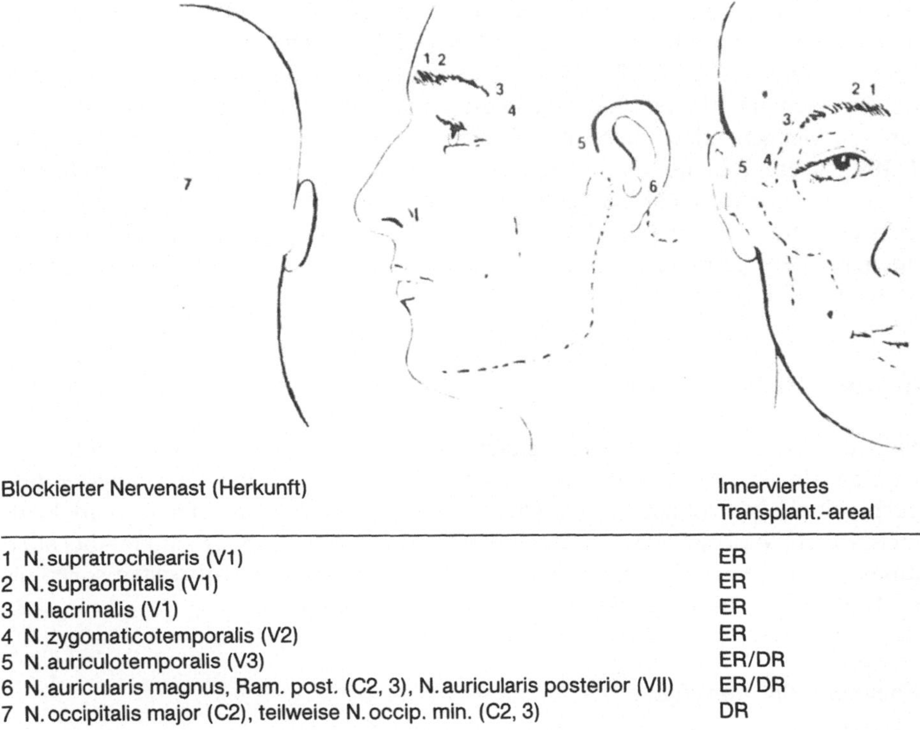

Blockierter Nervenast (Herkunft)	Innerviertes Transplant.-areal
1 N. supratrochlearis (V1)	ER
2 N. supraorbitalis (V1)	ER
3 N. lacrimalis (V1)	ER
4 N. zygomaticotemporalis (V2)	ER
5 N. auriculotemporalis (V3)	ER/DR
6 N. auricularis magnus, Ram. post. (C2, 3), N. auricularis posterior (VII)	ER/DR
7 N. occipitalis major (C2), teilweise N. occip. min. (C2, 3)	DR

Abb. 1. Injektionspunkte zur Nervenleitungsblockade bei Haartransplantationen (modifiziert nach B. F. Frankel)

Geeignete Anästhesie

Die gefäßerweiternde Wirkung gängiger Narkotika (Ethrane[1], Halothan[2] und auch Dehydrobenzperidol[3] in der Neuroleptanalgesie) induziert zusätzlich venös-kapilläre Stanzlochblutungen. Nicht zuletzt auch aus diesem Grunde halten wir Allgemeinnarkosen bei Haartransplantationen für wenig geeignet und bevorzugen es, den Eingriff nach ausreichender Prämedikation (z. B. 10 mg Valium[4] i. m. und 0,5 mg Atropin s. c. oder niedrig dosierter „Cocktail lytique": Dolantin[5], Atosil[6] und Megaphen[7] 45 min präoperativ) in Lokalanästhesie durchzuführen. Bei besonders ängstlichen Patienten kann ergänzend eine intraoperative Diazepamdauertropfinfusion (z. B. 10 mg Valium[4] in 250 ml 5% Glucoselösung o. ä., ca. 60 Tropfen/min.) nützlich sein. Nach vorheriger Leitungsblockade sensibler Nervenäste durch Injek-

---

1 Enfluran
2 Halothan Hoechst
3 Droperidol
4 Diazepam
5 Pethidinhydrochlorid
6 Promethazin
7 Chlorpromazin

tionen kleiner, oberflächlicher Depots langwirkender Lokalanästhetika (z. B.
0.5–1.0 ml 0.5% Scandicain[8] respektive Meaverin[8]) an den in Abb. 1 markierten Stellen (cave begleitende Gefäße!) läßt sich nachfolgend die gesamte Donor- und Empfängerregion mit adrenalinhaltiger, niedrigkonzentrierter Lokalanästhesie problemlos und weitgehend schmerzfrei infiltrieren (z. B. 0.5% Meaverin[8] mit Adrenalin 1:100000, empfohlene Maximalmenge ca. 50 ml). Durch ein solches Vorgehen reduzieren sich Stanzlochblutungen im Rahmen der eintretenden Vasokonstriktion meistens bereits auf ein tolerables Minimum. Zudem lassen sich aus einer ausgiebig unterspritzten, gespannten Donorkopfschwartenregion qualitativ bessere punchgrafts entnehmen.

Kontrollierte Hypotension

Falls der Eingriff dennoch in Allgemeinnarkose durchgeführt werden sollte (z. B. narbige Alopezie bei Kindern oder Jugendlichen), so läßt sich die Blutungstendenz auch mittels kontrollierter Hypotension günstig beeinflussen. Diese wird heute meist durch Nypruss[9] oder Perlinganit[10] gesteuert. Voraussetzung sind hierbei allerdings die Anwesenheit eines in der Methode erfahrenen Anästhesisten sowie die postoperative Überwachungsmöglichkeit des Operierten.

Pneumatische Tourniquets

Das speziell für Haartransplantationen entwickelte Staubindensystem nach J. Devine umfaßt je eine Manschette für die Donor- sowie für die Empfängerregion. Außen befindet sich eine starre Metallamelle und innen eine mittels Manometerkontrolle aufblasbare Gummimanschette. Der erforderliche Druck für eine ausreichende Hämostase liegt zwischen 200–250 mmHg, welcher allerdings nicht von jedem Patienten toleriert wird. Ungenügende Manschettendrucke hingegen fördern vielmehr venöse Stauungsblutungen. Operiert man zunächst an der Empfänger-, dann an der Spender- und zuletzt wieder an der Empfängerregion, so ist zudem ein dreimaliges Anlegen des Tourniquets erforderlich mit zwischenzeitlicher Aufhebung der erzielten Blutsperre. Insgesamt betrachtet erscheint uns diese, nicht jedem Patienten zumutbare Methode umständlich, aufwendig und zu wenig effektiv.

Stanzlochtamponade

Die von uns beschriebene Methode der temporären Stanzlochtamponade mit Gelatinezylinder (ausgestanzt aus Gelita-tampon[11], Abb. 2) eignet sich als ergänzende Methode zur Erzielung einer Hämostase in der Empfängerregion. Nachdem hier al-

---

8 Mepivacain
9 Nitroprussidnatrium
10 Nitroglycerin
11 hämostatischer Gelatineschwamm

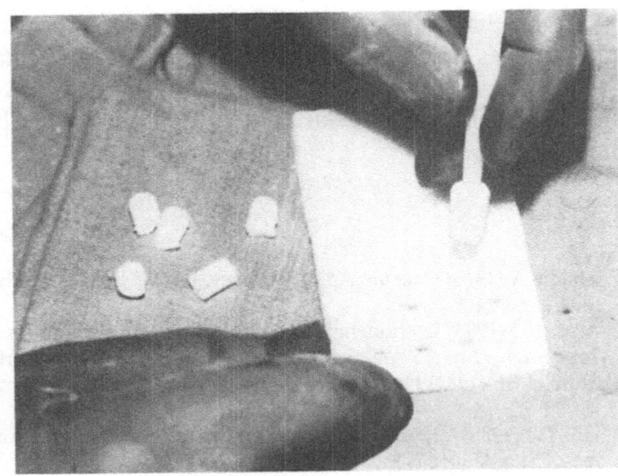

Abb. 2. Ausstanzen der Gelatinezylinder zur temporären Stanzlochtamponade

le Stanzen entnommen sind, werden noch blutende Stanzlöcher mit solchen Gelatinezylindern „zugestöpselt" und später gegen die implantationsbereiten punchgrafts ausgewechselt. Letztere lassen sich dann einfach einsetzen und mit einem Acrylatkleber problemlos im Hautniveau fixieren. Es gibt allerdings auch Operateure, welche die Zylinder der Empfängerregion nach dem Ausstanzen quasi als Tampons in ihrer Position belassen. Dies kann jedoch beim späteren Austauschen gegen die Transplantate durch erst dann neu auftretende Stanzlochblutungen das Procedere verlängern und komplizieren.

Hochlagern des Op-feldes

Eine Erhöhung des Op-gebietes von 15–20 cm könnte theoretisch den lokalvenösen Druck um bis zu etwa 10–15 mmHg erniedrigen und somit der Blutungstendenz etwas entgegenwirken. Insbesondere kreislauflabile Patienten tolerieren den Eingriff jedoch nicht immer in halbschräger oder sitzender Position.

Manuelle Kompression

Vornehmlich bei narbigen Alopezien und auch bei ausreichender Adrenalininfiltration des Op-Gebietes wird die alleinige vorübergehende manuelle Tamponade der Empfängerregion mit aufgelegten Mullkompressen in den meisten Fällen bereits eine effektive Blutstillung in den Stanzlöchern herbeiführen ohne die Notwendigkeit zusätzlicher Maßnahmen.

Schlußbemerkung

Es sei abschließend noch erwähnt, daß sich Probleme bezüglich Stanzlochblutungen in der Donorregion erübrigen, wenn man letztere in der von Hill beschriebenen Weise in toto spindelförmig exzidiert und primär verschließt.

In der Empfängerregion allerdings ist eine saubere Hämostase ebenso wichtig wie ein gutes Anästhesieverfahren, um die Haartransplantation gesamthaft zu dem zu machen, was sie sein sollte: Eine einfach praktizierbare „office procedure" und eine Bereicherung im Spektrum dermatochirurgischer Behandlungsmethoden.

Literatur

1. Abadir A (1976) Capsule Anesthesiology, Use of Local Anesthetics in Dermatology J of Derm Surg 2: 63–68
2. Arouete J (1983) Instruments européens utilisés dans les greffes de cheveux. Vortrag gehalten am 1er Congrès Franco-Americain de Dermatologie in Monte-Carlo
3. Frankel BF (1981) Nerve Block Anesthesia for Hair Transplantation. J Dermatol Surg Oncol 7: 73–75
4. Hill TG (1980) Closure of the Donor Site in Hairtransplantation by a Cluster Technique. J Dermatol Surg Oncol 6: 190–192
5. Kaufmann R, Landes E (1983) Haartransplantation: Gelatinetampons zur Hämostase. Z Hautkr 58: 1139–1141
6. Orentreich N (1959) Autografts in Alopecias and Other Selected Dermatological Conditions. Ann Acad Sc 83: 463–479
7. Snow JC (ed) (1982) Manual of Anesthesia. 2nd ed Little, Brown and Comp, Boston Toronto

Klinische Erfahrungen mit der Anwendung eines injizierbaren Kollagens im Gesichtsbereich

A. A. Blank

In der täglichen dermatologischen Sprechstunde stellen atrophische Narben der unterschiedlichsten Ätiologie und kosmetisch entstellende kutane Atrophien häufige Befunde dar. Vom Patienten wird eine Korrektur dieser Defektzustände durch den Hautarzt nicht selten gewünscht. In der Multiplizität der eingesetzten Therapieverfahren machte seit zirka zwei Jahren ein injizierbares Kollagenprodukt auf sich aufmerksam. Da die theoretischen und experimentellen Vorarbeiten [5, 9, 11, 13] sowie die ersten publizierten klinischen Resultate vielversprechend ausfielen [13, 14], begannen wir vor anderhalb Jahren mit den ersten Kollagen-Implantationen, um eigene praktische Erfahrungen zu erarbeiten und um Effektivität sowie Nebenwirkungen nachkontrollieren zu können.

Wirkungsweise

Das verwendete Produkt ist eine Dispersion von hochgereinigtem Rinderhautkollagen (Typ I + III) in Phosphat gepufferter, physiologischer Kochsalzlösung (Zyderm[R] Collagen Implant). Zwischen 0° und 5 °C aufbewahrt, bleibt das Kollagen injizierbar [20]. Die Injektion mit der feinkalibrigen Kanüle (24–27iger Nadel) erfolgt intrakutan in die mittleren Bereiche des Koriums, wobei sich in der Zwischenzeit mehrere technische Feinheiten [2, 3, 6–8, 15, 18] als wesentliche Kofaktoren für den Erfolg herausgestellt haben. Das implantierte xenogene Kollagen vollzieht eine reizlose Integration mit Besiedelung durch Gefäße und Bindegewebszellen des Empfängers und bewirkt konsekutiv eine Elevation des eingesunkenen Hautanteils [9].

Histologie und Histochemie

Das verwendete telopeptid-arme xenogene Kollagen ist in der Haematoxilin-Eosin-Färbung als gut gefärbte, dicke und amorphe Bündel sichtbar, es kommt zu keiner degenerativen Veränderung, Riesenzellinfiltration oder Granulombildung. Die Kolonisierung durch Bindegewebszellen und die Vaskularisation machen bei ungestörtem Ablauf das Implantat zu einer histokompatiblen Gewebsfüllung mit integrierter Versorgung [9, 13]. Eine Unterscheidung von den Fibrillenbündeln des körpereigenen Strukturproteins ist indes morphologisch und aufgrund des unterschiedlichen Färbeverhaltens möglich [13, 14, 18].

Eigene klinische Erfahrung

Unser Beitrag analysiert die Erfahrung mit der Behandlung der ersten 25 Patienten
mit eingesunkenen Narben und kutanen Atrophien. Versuchsweise wurde eine Er-
folgsbeurteilung vorgenommen, indem die erreichte Besserung bezüglich Elevation
mittels Prozentzahlen quantifiziert wurde. Die durchschnittlich erreichte Besserung
betrug in einem Kollektiv von 20 Fällen 70% [3]. Dabei handelt es sich um einen
Mittelwert, der von Patient und Arzt getrennt geschätzten Defektplanierung. In der
Nutzen-Aufwand-Analyse ergab sich im Mittel ein Verbrauch von 2,9 ml des Präparates pro angegangenes Problem. Es fanden eine bis fünf, im Durchschnitt drei Sitzungen pro Patient statt. Es kam zu keiner positiven Reaktion anläßlich der Testim-
plantationen. Als Behandlungs-Nebenwirkungen sahen wir einmal nach der ersten
Injektion eine Lokalreaktion mit Juckreiz und Rötung für die Dauer von einer Woche sowie einmal nach der dritten Behandlung eine erbsgroße noduläre Induration
für die Dauer von einem Monat. Diese Zustandsbilder wurden klinisch interpretiert
als mögliche Spättyp-Reaktion bzw. als Fremdkörperreaktion. Um eigene Follow
up-Ergebnisse zu präsentieren, ist das Zeitintervall noch zu kurz.

Diskussion

Aus den Vereinigten Staaten wird seit 1977 über die erfolgreiche Anwendung des
verwendeten xenogenen Kollagenpräparates bei korrektiv-dermatologischen Indikationen berichtet [7, 8, Lit. in 14, 15, 18].
   Die ersten Erfahrungsberichte europäischer Dermatologen [2, 3, 10] sind bisher
eher optimistisch. Im Katalog der Indikationen erster Wahl sind vorwiegend eingesunkene Narben ohne marginale Induration, insbesondere an Hautstellen mit geringer Gewebsspannung, iatrogene oder spontane kutane Atrophien sowie subjektiv störende dynamische Linien und altersbedingte Falten des Gesichts angegeben
worden [2, 3, 8, 10, 15, 18]. Mutilierende, kraterförmige Narben, fibrosierte, unter-
minierte Narben bei ausgebrannter Acne conglobata und Narben bei ausgeprägter
Komedonen-Acne stellen indes keine guten Indikationen dar. Neben der differenzierten Patientenauslese hat sich vor allem die technische Fähigkeit des Arztes als
entscheidender Faktor zur Erreichung optimaler Resultate herausgestellt [3, 7, 8].
Die erreichte Korrektur besteht nicht ohne zeitliche Beschränkung. Eine Wiederho-
lungsbehandlung muß gemäß Literatur bei Narben und Atrophien nach Ablauf
von etwa 2½ bis maximal 4 Jahren, bei Falten bereits nach zirka 6 Monaten erfolgen
[7, 8, 14, 15, 18].
   Kollagen gilt als ein schwaches Immunogen [5]. Das verwendete injizierbare
Kollagenprodukt dürfte eine noch weit geringere Antigenität haben, da bei der Fa-
brikation die antigenen Seitenketten hydrolysiert wurden [9, 20]. Die bisherige klinische Verwendung bei mehr als 40 000 Patienten scheint dies zu bestätigen. Allerdings ist die klinische Verwendung nicht völlig nebenwirkungsfrei. In Einzelfällen
sind Fremdkörpergranulome [4] und Granuloma anulare-artige, nekrobiotische
Granulome (Spättyp Allergie?) [1] im Bereich der Teststelle beschrieben worden.
Gemäß Präparatbeschreibung ist bei 3,0% der getesteten Personen mit einer positiven Reaktion auf die Testimplantation zu rechnen, wobei in 0,6% unterschiedliche

systemische Symptome wie generalisierter Pruritus, Urticaria, Arthralgien, Myalgien und Fieber auftreten können [20]. Bei negativer Testimplantation wird die Wahrscheinlichkeit einer Behandlungskomplikation mit 0,7% [15] bis 1,3% [20] angegeben. Es können granulomatöse Lokalreaktionen [16], akute Dermatitiden [3] und in seltenen Fällen eine Urtikaria oder zusätzlich eine Infektion (viral und bakteriell) vorkommen [20]. Alle diese Nebenwirkungen waren zeitlich begrenzt und haben sich spontan oder unter Therapie vollständig zurückgebildet.

Im Tierversuch erwiesen sich Kollagen Typ I + III als weniger immunogen als Typ II [Lit. in 17]. Transplantiertes Haut-Kollagen wird im Fall einer Resorption eher einer unspezifischen Digestion unterzogen als durch zelluläre oder humorale Immunantwort eliminiert [12] und gilt als nicht arthritogen [Lit. in 17].

Aus rheumatologisch-immunologischen Studien ist aber die Sensibilisierung gegen Typ II-Kollagen im Tierversuch als experimentelles Modell einer induzierbaren Arthritis bekannt [Lit. in 17]. Eine neuere Studie erbrachte Hinweise, daß die Autoaggression gegen Kollagen II bei einer Patientengruppe mit psoriatischen und rheumatoiden Arthritiden pathogenetisch eine Rolle spielen könnte. Es wird darauf hingewiesen, daß die Kollagen-Aktivierung allerdings erst im bereits stattgefundenen Krankheitsverlauf auftritt [17]. Die bisherige klinische Verwendung des beschriebenen Produktes aus Kollagen I + III während fünf Jahren hat in dieser Beziehung keine entsprechenden Nebenwirkungen aufgezeigt. Trotz der niederen Inzidenz von Test- und Behandlungsreaktionen nach Anwendung des Bio-Implantats wurde eine Studie zur Untersuchung der subklinischen Zeichen einer Immunantwort angelegt [5]. Bei 61 Patienten wurden Anti-Zyderm-Antikörper mittels Radio-Immuno-Assay vor und nach der Implantation bestimmt. In nur zwei Fällen wurden gering erhöhte Anti-Zyderm-Antikörpertiter nachgewiesen. Der Antikörpertiter war nicht dosisabhängig, im Verlauf nicht progredient und eine Kreuzreaktion mit

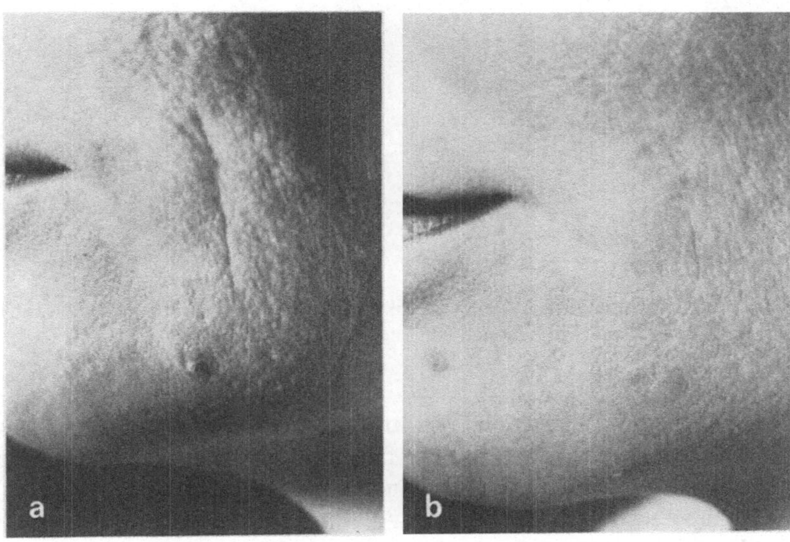

Abb. 1. a Hautfalte an der Wange vor Behandlung (Aufnahme vom 21.10. 1982) **b** Nach der Behandlung mit 2 Injektionen von total 2 ml (Aufnahme vom 5.11. 1982)

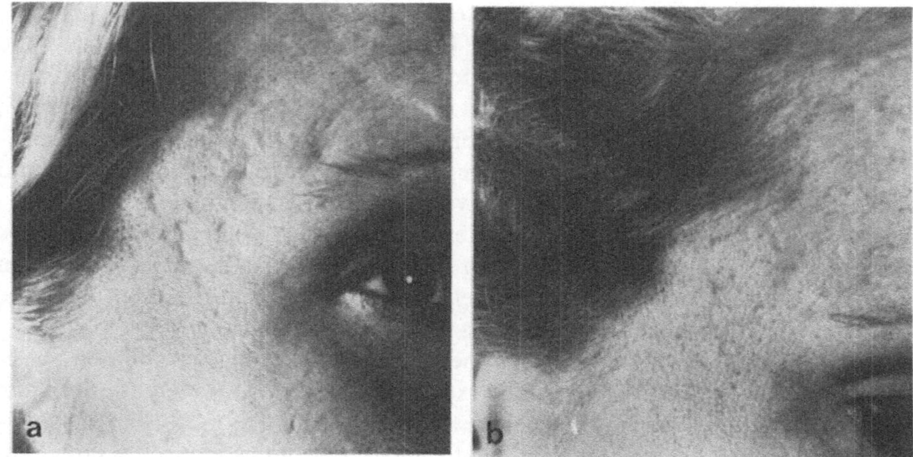

Abb. 2. a Aknenarben vor Behandlung (Aufnahme vom 2.11. 82) **b** Nach Therapieabschluß mit 3 Injektionen von total 4,0 ml (Aufnahme vom 7.1. 1983)

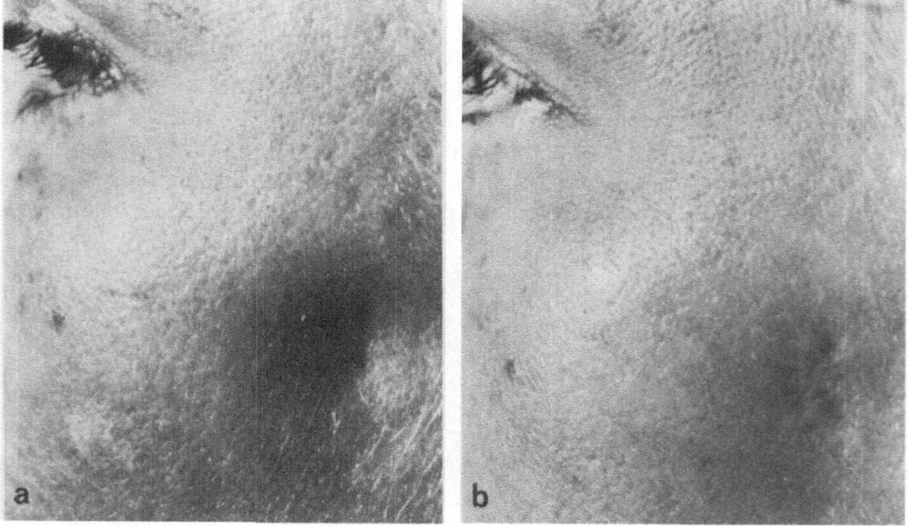

Abb. 3. a Hautatrophie nach Depot-Kortikosteroid-Injektion (Aufnahme vom 4.11. 82) **b** Nach Therapieabschluß mit 2 Injektionen von total 2,0 ml (Aufnahme vom 20.1. 83)

menschlichem Kollagen vom Typ I und III fand nicht statt. Es wird postuliert, daß die Überempfindlichkeitsreaktion, falls sie stattfindet, gegen das Implantat und nicht gegen das Bindegewebe des Empfängers gerichtet ist [5, 18]. In Anbetracht all dieser theoretischen Indizien gelten Autoimmunkrankheiten beim Patienten oder in der Familienanamnese als absolute Kontraindikationen für eine Testung oder eine Behandlung [20]. Zusätzliche immunologische Verlaufsstudien dürften notwendig sein. Es besteht ein Einzelbericht über plötzlichen, partiellen, einseitigen Visusver-

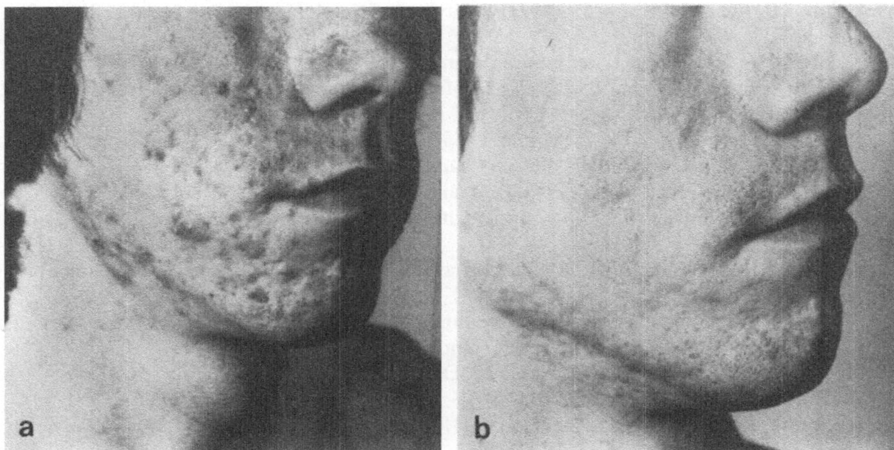

Abb.4. a Noduläre Akne mit tiefen Aknenarben vor Behandlung (Aufnahme vom 21.4. 80) **b** Nach Therapieabschluß mit einer Dermabrasion am 22.4. 80 und später 4 Injektionen von total 4,0 ml (Aufnahme vom 20.12. 82)

lust bei einem Patienten, einige Minuten nach der Implantation im Bereich der Glabellarfalte und Wange [19]. Durch adäquate intrakutane Injektionstechnik dürfte eine intraarterielle Injektion vermeidbar sein.

Mit der Möglichkeit von xenoplastischen Kollagen-Implantationen allein oder in Kombination mit einer Hautstanzung, Exzision oder Dermabrasion [15] ist insgesamt eine interessante Erweiterung der Behandlungsverfahren bei ausgelesenen Patienten mit Narben oder Hautatrophien mit wenig Subcutisdefizit gegeben. Allerdings ist die Langzeit-Effizienz des Präparates noch nicht genügend dokumentiert. Hinsichtlich der immunologischen Potenz bei langjährig wiederholter Anwendung am Menschen lassen sich derzeit keine definitiven Angaben machen.

Literatur

1. Barr RJ, King DF, McDonald RM, Bartlow GA (1982) Necrobiotic Granulomas associated with Bovine Collagen Test Site Injections. Am Acad Dermatol 6: 867–869
2. Bezzola A, Hofer R, Pieyre JM (1983) Le collagène injectable: premiers résultats. Méd et Hyg 41: 1048–1050
3. Blank AA, Eichmann F: Xenogenes Kollagen zur Implantation bei der Behandlung eingesunkener Narben und kutaner Atrophien. (In press bei Akt Dermatol)
4. Brooks N (1982) A Foreign Body Granuloma Produced by an Injectable Collagen Implant at a Test Site. J Dermatol Surg Oncol 8: 111–114
5. Cooperman L Final Report: Protocol for Testing for Subclinical Signs of Immunological Reactions in Zyderm[R] Collagen Implant Exposed Subjects. (Submitted for Publication)
6. Gasiorowski HC, Gormley DE (1983) A Supplemental Technique for the Use of Injectable Collagen. J Dermatol Surg Oncol 9: 351–352
7. Hunter D, Kamer F (1983) Use of Injectable Collagen for Cosmetic Lines of the Face: Preliminary Report. Laryngoscope 93: 950–952
8. Klein AW (1983) Implantation technics for Injectable Collagen. J Am Acad Dermatol 9: 224–228

9. Knapp TR, Luck E, Daniels JR (1977) Behaviour of Solubilized Collagen as an Bioimplant. J Surg Res 23: 96–105
10. Nicolle FV (1982) Use of Zyderm in the Aging Face. Aesthet. Plast Surg 6: 193–195
11. Oliver RF, Grant RA, Kent CM (1972) The fate of cutaneously and subcutaneously implanted trypsin purified Dermal Collagen in the pig. Br J Exp Path 53: 540–549
12. Oliver RF, Barker H, Cooke A, Stephen L (1982) ^{3}H-Collagen turnover in non-cross-linked and aldehyde-cross-linked Dermal Collagen Grafts. Br J Exp Pathol 63: 13–17
13. Shakespeare PG, Griffiths RW (1980) Dermal Collagen Implants in Man. Lancet 12: 705–796
14. Stegman SJ, Tromovitch TA (1980) Implantations of Collagen for Depressed Scars. J Dermatol Surg Oncol 6: 450–453
15. Stegman SJ, Tromovitch TA (1982) Cosmetic Dermatologic Surgery. Arch Dermatol 118: 1013–1016
16. Swanson NA, Stoner JG, Siegle RJ, Solomon AR (1983) Treatment Site Reactions to Zyderm Collagen Implantation. J Dermatol Surg Oncol 9: 377–380
17. Trentham DE, Kammer GM, McCune WJ, David JR (1981) Autoimmunity to Collagen. Arthritis and Rheumatism 24: 1363–1369
18. Watson W, Kaye RL, Klein A, Stegman SJ (1983) Injectable Collagen: A Clinical Overview. Cutis 31: 543–546
19. Zyderm Collagen Implant Safety Notice. Collagen Corp., Palo Alto (1983)
20. Zyderm Collagen Implant: Summary of Clinical Investigation. Collagen Corp., Palo Alto (1982)

Erfahrungen bei der Beseitigung von Närbchen mit injizierbarem Collagen (Zyderm)

H. C. Friederich und E. Vogt

Jede Durchtrennung von Epidermis und Cutis heilt mit einer Narbe ab. Für den Ablauf dieses Wundheilungsvorganges ist es von untergeordneter Bedeutung, ob der Hautdefekt traumatisch entstand, als Krankheitsfolgezustand auftrat oder iatrogen als Behandlungsfolgezustand (Stanze, Skalpell, Dermatom, Mucotom, Coriotom, Figuralmesser, Elektrokaustik, Chemochirurgie, Ionisierende- oder Laser-Strahlen) ausgelöst wurde.

1. „Narben" (N) überbrücken Substanzverluste der Haut verschiedenster Genese durch die Bildung faserigen, gefäßarmen Bindegewebes mit glatter bzw. glänzender Oberfläche.
2. „Keloide" (K) und „hypertrophische Narben" (H) heben sich über das Niveau der umgebenden Haut, durch Form und Farbe, durch Umfang, Größe und Flächenausdehnung von der unveränderten umgebenden Haut ab.
3. „Eingesunkene Narben (E) beeinflussen durch den den Niveauunterschied markierenden Schattenwurf das Körperbild negativ, besonders wenn sie im Bereich freigetragener Hautanteile – z. B. als Symptom einer „ausgebrannten" Akne – lokalisiert sind.

Der heutige Trend der N.-therapie geht darauf hin, operative Eingriffe mit topisch-medikamentösen und physikalischen Behandlungsmethoden zu kombinieren. Das Ziel einer solchen Therapie ist ein Krankheits- und Behandlungsfolgezustand, der im Niveau der umgebenden, gesunden Haut liegt und sich von der Oberflächenbeschaffenheit des umgebenden Hautareals weder farblich noch formal unterscheidet.

Das Problem der Anhebung eingesunkener Hautareale durch intracutane Einbringung niveauausgleichender Substanzen gewann in den letzten Jahren wieder an praktischer Bedeutung. Vorausgehende, bis in das letzte Jahrhundert zurückreichende, therapeutische Versuche (Gersuny) mit Vaseline und Paraffin scheiterten alle an der carcinogenen, unerwünschten Nebenwirkung der verwendeten Implantate. Die Narbenhebung durch Wismutunterspritzung hat sich nicht durchgesetzt. Die Diskussion um die Brauchbarkeit von Silikon-Injektionen hohen Reinheitsgrades ist sicher noch nicht abgeschlossen. Es zeichnet sich aber ein eindeutiger Trend zu der Auffassung ab, wegen des Auftretens einer Reihe unerwünschter Nebenwirkungen auf die Injektion von Silikon in flüssiger Form zu verzichten. Man wird wohl zweckmäßigerweise abwarten müssen, welche Beobachtungen sich aus den Arbeiten unserer amerikanischen Kollegen ergeben, die mit der Prüfung des Stoffes betraut sind, welche Beobachtungen sich aus der Kontrolle der im letzten Jahrzehnt verlegten Silikonprothesen im Schrifttum der „plastischen" Chirurgie ergeben.

Gegenstand von Untersuchungen im letzten Jahr an der Marburger Hautklinik war die Frage, ob die im Schrifttum aufgetauchte Mitteilung über die erfolgreiche Unterspritzung von Narben mit flüssigem Collagen eine Bestätigung der Vorstel-

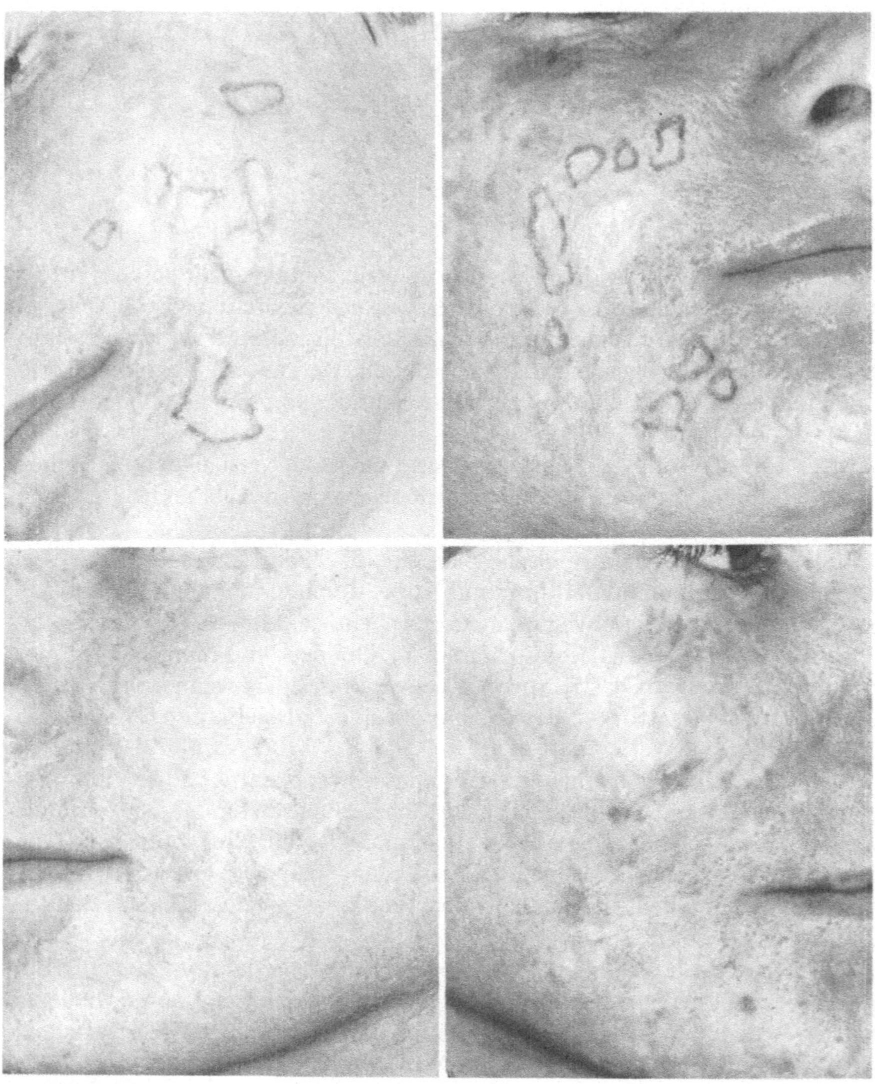

Abb. 1 und **2** (oben). Ausgebrannte Akne. Die Injektionsstellen sind markiert

Abb. 3 und **4** (unten). Zustand 2 Tage nach Zyderm-Injektion

lungen von Gersunys Grundidee mit geeigneten, unschädlichen Medikamenten bedeutet. Über die ersten Ergebnisse der Untersuchungen wurde auf dem 5. Jahreskongreß (1982) der VOD in München berichtet.

Verwendet wurde Zyderm Collagen Implant. Insgesamt wurden 10 Patienten damit behandelt. 9 davon wegen E.. Es handelte sich durchweg um Patienten, bei denen vorausgehend das Krankheitsbild der ausgebrannten Akne mit multiplen Dermabrasionen, Coriolysen, Stanz-Punch-Excisionen, Stanz-Punch-Elevationen behandelt worden waren. Zurückgeblieben waren bei allen einzelne Närbchen, die im Bereich des Gesichtes licht ausgestreut Gegenstand der Behandlung waren. Die Implantation von Zyderm Collagen Implant erfolgte mit einer dünnen Nadel. Bei allen Patienten wurde zunächst eine Überkorrektur durchgeführt, die sich aber nach 48 h wieder nivellierte. Umständlich war, daß bei jedem Patienten 4 Wochen vor dem Eingriff eine Testung von Zyderm Collagen Implant durchgeführt werden mußte. Ein Patient schied nach dieser Testung aus, da er Arthroalgien im Bereich des getesteten Armes am Ellenbogengelenk angab. Durch die Implantation von Zyderm gelang es, die Vertiefung auszufüllen, so daß die Haut im Bereich der Läsion mit dem umgebenden Gebiet wieder eine ebene Fläche bildete. Unmittelbar an die Testimplantation trat durch die Überkorrektur eine geringe Schwellung und Rötung ein. Druckempfindlichkeit war nicht festzustellen. Die Erscheinung bildete sich nach 24 h zurück. Eine Unverträglichkeit gegenüber Zyderm war bei keinem Patienten feststellbar. Nach den bisherigen Erfahrungen der Klinik, insbesondere unter Berücksichtigung und Erfahrungen, die Landes aus der Darmstädter Klinik auf dem VOD-Kongreß, München 1982, mitteilte, erscheint die Auffassung berechtigt, daß die Zyderm Collagen Implantation eine wichtige Methode darstellt, die dem Behandelnden erlaubt, eine Nivellierung der E. auszuführen. Die jetzigen Ergebnisse reichen noch nicht aus, um zu der Frage Stellung zu nehmen, ob vielleicht 3 bis 6 Monate nach der Implantation bei farblichen Differenzen des „gehobenen" Gebietes eine Dermabrasio notwendig ist. Darüber soll später berichtet werden.

Kryochirurgie bei dem Erythematodes chronicus discoides

M. Rothenstein und E. W. Breitbart

Die Kälte stellt im dermatologischen Bereich ein historisches Therapiespektrum dar [9]. So im besonderen mitgeteilt 1903 durch Arning, der die Kälte als Gemisch einer Aethyl-Methyl-Verbindung (sog. Bengue'sche Mischung) anwendete und ebenso wie Juliusberg 1905 [3] mit dem Kohlensäureschnee hervorragende Resultate in der Behandlung von Hautkarzinomen, des Lupus vulgaris und auch des Erythematodes chronicus discoides erzielte [3]. Die Methode der Behandlung mit dem Kohlensäureschnee fand schließlich anläßlich einer Tagung amerikanischer Dermatologen in Chicago 1907 Anerkennung als „sog. Kryotherapie", die von dem Dermatologen W. A. Pusey als Begründer dieser Therapieform vorgestellt wurde [5]. Bis zum heutigen Zeitpunkt stellt die Kälteanwendung mit flüssigem Stickstoff nach entsprechenden Weiterentwicklungen und Verbesserungen der Methodik als die „Kryochirurgie" eine berechtigte Alternativmethode im therapeutischen Spektrum der Behandlung des Erythematodes chronicus discoides dar [2]. Vorbedingung für die Anwendung des kryochirurgischen Verfahrens beim Erythematodes chron. disc. ist der Ausschluß der systemischen, akuten Form. Sie sind beide den sog Kollagenosen, d.h. den Autoimmunerkrankungen des Haut-Bindegewebes zuzuordnen, die durch generalisierte Veränderungen, vornehmlich der extrazellulären Bindegewebskomponente, gekennzeichnet sind. Der Erythematodes chron. disc. ist durch seinen meist erst im 4. Lebensjahrzehnt zu beobachtenden Beginn sowie die Bevorzugung des weiblichen Geschlechts gekennzeichnet. Weiterhin ist die chronische Verlaufsform ein entscheidendes Charakteristikum mit entsprechender positiver prognostischer Beurteilung quod vitam [7]. Für den Erythematodes visceralis ist sein plötzliches Auftreten mit erheblicher Beeinträchtigung des Allgemeinbefindens typisch und ebenso die Bevorzugung des weiblichen Geschlechts [8].

Im Vordergrund kann bei beiden Formen die Gelenksymptomatik mit Raynaud-artigem Beschwerdebild stehen, jedoch ist die akute Form von weitaus gravierenderen Symptomen begleitet, bedingt durch die Organbeteiligung wie Pneumonien, Pleuritiden und besonders der folgenschweren Nierenbeteiligung mit Proteinurie [7, 8]. Entscheidende histopathologische Kriterien sind u. a. die herdförmigen lymphocytären Infiltrate um den Haarfollikel, perivaskulär und um die Hautanhangsgebilde, die lyophile Degeneration des Stratum basale sowie die typischen follikulären Hyperkeratosen [4]. Die direkte Immunfluoreszenz zeigt bandförmige Immunkomplexablagerungen an der Basalmembran, die zirkulierenden Antikörper im Serum sind beim Erythematodes visceralis obligat nachweisbar, während sie bei der chronischen Form nur in Ausnahmefällen diagnostiziert werden [10].

Auffallend ist die für den chronischen Verlauf typische Leukocytose, während die Hypergammaglobulinämie und die erhöhte Blutsenkungsgeschwindigkeit beiden Formen eigen ist. Der gründlichen Labordiagnostik sollte daher für die Entscheidung zur Diagnose: akut oder chronisch, besondere Sorgfalt gewidmet werden. Liegt ein Erythematodes chron. disc. definitiv vor, so stehen uns verschiedene Therapiemöglichkeiten zur Auswahl:

Die intensiven Lichtschutzmaßnahmen in den Sommermonaten, kombinierte Anwendung der fokalen Steroidbehandlung in Salbenform, ergänzt durch intraläsionale Kortikoid-Kristallsuspension-Injektionen, mit der internen Resochinmedikation. Eine Focussanierung ist für den Verlauf des Erythematodes chron. disc. entscheidend [7, 8]. Häufig beobachtet man eine gewisse Therapieresistenz des cutanen Befundes, sowohl bei der Lokalbehandlung als auch der internen Medikation, so daß sich die Möglichkeit des kryochirurgischen Verfahrens anbietet. Es dürfen jedoch ausschließlich chronische, in ihrer Ausprägung konstante Herde der Haut, die sich nicht im Exazerbationsstadium befinden, behandelt werden.

Folgende Kriterien sollten beim kryochirurgischen Vorgehen eingehalten werden: nach entsprechender Markierung des perifokalen Sicherheitsabstandes von 4–5 mm gesunder Haut und Plazierung der Thermosonden zur Sicherung der Tiefenausdehnung der Eisballfront, wird der flüssige Stickstoff (− 195,8 °C) im offenen Sprayverfahren über eine Dauer von ca. 15 s in zwei Zyklen appliziert [1].

Falldarstellung

Das Ergebnis des von uns durchgeführten kryochirurgischen Verfahrens wird bei einer 43jährigen Patientin mit einem Erythematodes chron. disc. dargestellt. Nach einem bereits im Jahre 1962 von der Pat. beobachteten Beginn der Erkrankung in Form minimaler, typischer Effloreszenzen im Oberlippenbereich, wurde die Diagnose jedoch erst im Jahre 1964 in einer auswärtigen Klinik gestellt. Befunde waren nicht zu erbringen. Im nachfolgenden Zeitraum wurde eine kontinuierliche Progredienz des Hautbefundes im Gesichtsbereich beobachtet. Die Pat. führte die Therapie unter Berücksichtigung mehrerer Schwangerschaften nur intervallartig durch. Die interne Steroidbehandlung wurde wegen ossärer Beschwerdesymptomatik 1979 durch Resochin ersetzt, das jedoch bei der Pat. Sehstörungen verursachte, und somit eine sehr unregelmäßige Tabletteneinnahme resultierte.

Der konstant schlechte Hautbefund der Pat. führte schließlich zur erneuten Überweisung in unsere Klinik (Abb. 1). Nachdem im Rahmen der klinischen Diagnostik, wie auch davor 1979, ein systemischer Erythematodes ausgeschlossen werden konnte, erfolgte die erste kryochirurgische Behandlung. Die gesamten Hautveränderungen des Gesichtes wurden in insgesamt 7 Einzelsitzungen mit dem offenen Sprayverfahren in Lokalanaesthesie angegangen. Trotz eines über ca 2 bis 4 h von Schmerzen begleiteten Vorganges und nicht unerheblichen Beschwerden im exsudativen Stadium, war die Pat. letztlich vom kosmetischen Resultat gegenüber der Primärsituation so überzeugt, daß wir die Behandlung kontinuierlich durchführen konnten (Abb. 2). Eine dermato-kosmetische Nachbehandlung der Narbenareale erfolgte sofort im Anschluß.

Unter dem Wissen, daß die Plaques des Erythematodes chronicus discoides obligat narbig abheilen, erscheint uns die kryochirurgische Behandlung nach Ausschöpfung aller anderen Lokaltherapeutika durchaus gerechtfertigt, denn sie liefert, unter Berücksichtigung der Tiefenausdehnung des zu erreichenden Eisballes bis in das obere Drittel des Coriums, immer eine hypopigmentierte, weiche Narbe. Eine Beeinflussung des Krankheitsbildes wird dadurch jedoch nicht erreicht.

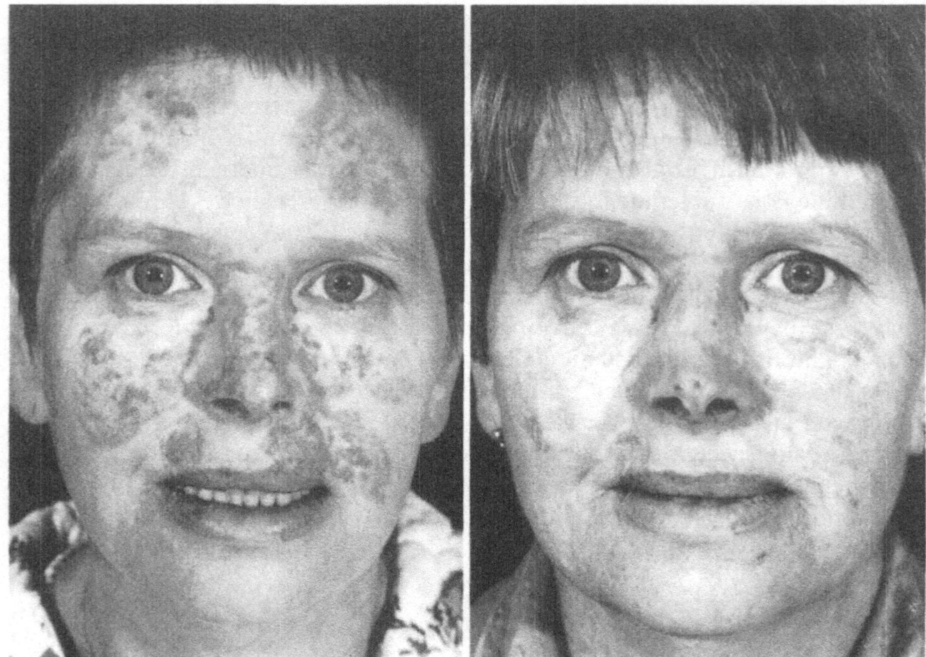

Abb. 1 (links). Hautbefund im Jahre 1979

Abb. 2 (rechts). Zustand 15 Monate nach Kryochirurgie

Literatur

1. Breitbart EW, Rothenstein M (1981) Kryochirurgie in der Dermatologie. Therapiewoche 41: 6390–6396 40
2. Farrant J, Walter CA (1977) The cryobiological basis for cryosurgery. J Dermatol Surg Oncol 3: 403–407
3. Juliusberg M (1905) Berl Klin Wschr 10: 260–263
4. Lever WF (1975) Histopathology of the skin. 5th ed., London
5. Pusey WA (1905) J. A. M. A. 44, 1496–1504
6. Pusey WA (1908) Kohlensäureschnee zur Behandlung von Hautkrankheiten. Berl Klin Wschr 24
7. Rook A, Wilkinson DS, Ebling FJG (1982) Discoid Lupus Erythematosus, Vol 2, 3rd ed., London, 1155–1171
8. Rook A, Wilkinson DS, Ebling FJG (1982) Systemic Lupus Erythematosus, Vol 2, 3rd ed., London, 1171–1198
9. Sladkovich SE (1961) On the history of cryotherapy in Dermatology. Acta Dermato-Venerologica, Vol 41, 492–495
10. Ueki H, Meurer M (1983) Immunkomplexe in der Dermatologie heute. Eine kritische Bestandsaufnahme. Der Hautarzt. 34, 371–376

Sachverzeichnis